浙派中医系列丛书

专科卷

总主编　范永升
副总主编　张光霁

内科卷

黄平　主编

全国百佳图书出版单位
中国中医药出版社
·北京·

主编单位　浙江省中医药学会　浙江中医药大学

图书在版编目（CIP）数据

浙派中医系列丛书 . 内科卷 / 黄平主编 . -- 北京 :
中国中医药出版社 , 2025. 1
ISBN 978-7-5132-9110-1

Ⅰ. R242

中国国家版本馆 CIP 数据核字第 2024X7S352 号

中国中医药出版社出版
北京经济技术开发区科创十三街 31 号院二区 8 号楼
邮政编码　100176
传真　010 - 64405721
北京盛通印刷股份有限公司印刷
各地新华书店经销

开本 787 × 1092　1/16　印张 33.5　字数 600 千字
2025 年 1 月第 1 版　2025 年 1 月第 1 次印刷
书号　ISBN 978 - 7 - 5132 - 9110 - 1

定价　138.00 元
网址　www.cptcm.com

服 务 热 线　010-64405510
购 书 热 线　010-89535836
维 权 打 假　010-64405753

微信服务号　zgzyycbs
微商城网址　https://kdt.im/LIdUGr
官 方 微 博　http://e.weibo.com/cptcm
天猫旗舰店网址　https://zgzyycbs.tmall.com

如有印装质量问题请与本社出版部联系（010 - 64405510）

浙派中医系列丛书·专科卷

编撰指导委员会

主任委员 王仁元 黄文秀 陈 忠 肖鲁伟
副主任委员 徐旭卿 温成平 肖 锋 柴可群
委　　员 冯红德 刘 怡 王晓鸣 卢建华
顾　　问 葛琳仪 王永钧

编委会

总 主 编 范永升
副总主编 张光霁
编　　委（以姓氏笔画为序）
马睿杰 包利荣 吕立江 朱德明 刘英超
江凌圳 张光霁 陈 华 陈 健 范永升
郑 洪 赵 虹 钦丹萍 徐光星 黄 平
崔 云 章 勤 童培建 楼 彦
学术秘书 谢冠群 楼 彦 方敏娟 林 瑶 王 婷
马昇越

《内科卷》编委会

主　编　黄　平

副主编　袁　晓　徐俪颖

编　委　高祥福　李亚平　张永华　朱彩凤　陈　炳
董　雷　夏永良　裘生梁　关　昊　朱启航
陈　涵　吴　萌　王宣懿　吴东晓　何舒仪
徐晓聪　骆　淳

于 序

中医药学是中华民族的伟大创造，是中国古代科学的瑰宝，也是打开中华文明宝库的钥匙。它蕴含着中华民族几千年的健康养生理念及实践经验，凝聚着中国人民和中华民族的博大智慧，为中华民族的繁衍生息做出了巨大贡献。党和政府历来高度重视中医药工作，特别是党的十八大以来，以习近平同志为核心的党中央把中医药工作摆在突出的位置。2019 年全国中医药大会召开期间，习近平总书记对中医药工作做出了重要指示，要求遵循中医药发展规律，传承精华、守正创新，充分发挥中医药防病治病的独特优势和作用。为中医药发展指明了前进方向，提供了根本遵循。

浙江作为中医药发祥地之一，历史悠久，源远流长，名医辈出，流派纷呈，在我国中医药学发展史上具有重要地位和作用。2017 年，以首届全国名中医、浙江省中医药学会会长范永升领衔的专家团队率先提出“浙派中医”作为浙江中医学术流派的统一称呼，很快得到了浙江乃至全国中医药界的认可。近年来，浙江省中医药学会更是在传承发展“浙派中医”方面做了大量卓有成效的工作，如启动“浙派中医”宣传巡讲活动；连年开设“浙籍医家”朱丹溪、张景岳、王孟英等专题研讨会；在世界中医药大会上设立“浙派中医”专场，开展国际交流活动；在全国率先发布“中西医学协同发展杭州共识”，开设“浙里新医学 · 中西医对话”品牌学术论坛等。这些工作不仅促进了浙江中医药学术的发展与进步，也在全国中医药行业中发挥引领和示范作用。

近日，喜闻浙江省中医药学会编撰的“浙派中医系列丛书”即将面世，这是浙江省中医药学会积极响应国家关于促进中医药传承创新发展的号召，深入挖掘和整理“浙派中医”学术思想精华的又一重要成果。这套丛书包括“地方卷”12册、“专科卷”9册。丛书全方位、多角度展示了浙江中医药的历史脉络、地域特色、医人医著、学术思想、临证经验、发展现状等内容。两套丛书内容丰富、研究系统、实用性强，对了解浙江中医药的发展历程具有重要的临床价值和文献价值。希望浙江中医界的朋友们再接再厉，不断深入挖掘“浙派中医”的学术内涵与临床经验，出版更多的精品力作，为弘扬中医药文化，促进“健康中国”建设做出更大的贡献。是为序！

于文明

写于甲辰寒露

注：于文明，国家中医药管理局原局长，中华中医药学会会长

葛 序

浙江位居我国东南沿海，地灵人杰，人文荟萃，文化底蕴十分深厚，素有“文化之邦”的美誉。就拿中医中药来说，在其发展的历史长河中，历代名家辈出，著述琳琅满目，取得了极其辉煌的成就。

由于浙江省内地域不同，中医传承脉络有异，从而形成了一批各具特色的医学流派，使中医学术呈现出百花齐放、百家争鸣的繁荣景象。其中丹溪学派、温补学派、钱塘医派、永嘉医派、绍派伤寒等最负盛名，影响遍及海内外。临床各科更是异彩纷呈，涌现出诸多颇具名望的专科流派，如宁波宋氏妇科和董氏儿科、湖州凌氏针灸、武康姚氏世医、桐乡陈木扇女科、萧山竹林寺女科、绍兴三六九伤科等，至今仍为当地百姓的健康保驾护航，厥功甚伟。

值得一提的是，古往今来，浙江省中医药界还出现了为数众多的知名品牌，如著名道地药材“浙八味”，名老药店“胡庆余堂”等，更是名驰遐迩，誉享全国。由是观之，这些宝贵的学术流派和中医药财富，很值得传承与弘扬。

有鉴于此，浙江省中医药学会为发扬光大浙江省中医药学术流派精华，凝练浙江中医药学术流派的区域特点和学术内涵，由范永升教授亲自领衔，组织相关人员，凝心聚力，集思广益，最终打出了“浙派中医”这面能代表浙江省中医药特色、优势和成就的大旗。此举，得到了浙江省委省政府、浙江省卫生健康委员会和浙江省中医药管理局的热情鼓励和大力支持。《中共浙江省委 浙江省人民政府 关于促进中医药传承创新发展的实施意见》中提出要“打造‘浙派中医’文化品牌，实施‘浙派中医’传承创新工程，深入开展中医药文化推进行动计划。加强中医药传统文献研究，编撰‘浙派中医’系列丛书”。浙江省中医药学会先后在省内各地多次举办有关“浙派中医”的巡讲和培训等学术活动，气氛热烈，形势喜人。

为深入挖掘和传承“浙派中医”的学术内涵、发展规律、临床经验，浙江省中医药学会于 2022 年 7 月 1 日联合浙江中医药大学启动了“浙派中医系列丛书”地方卷和专科卷的编写工作。“地方卷”包括省中医药发展史 1 册和各地市中医药发展史 11 册，展现各地中医药发展的历史积淀、特色与优势。“专科卷”共 9 册，分别论述了内科、妇科、儿科、针灸、推拿等专科发展脉络、名人医著、发展状况等。本套丛书经过大家的辛勤努力，历经两年余，现已完成，即将付梓。我为此感到非常欣慰。这套丛书对传承浙江中医药而言，具有基础性的作用，十分重要。相信丛书的出版将为深入研究“浙派中医”提供有力支撑，以及借鉴和帮助。

我生在江苏，长在浙江，在浙江从事中医药事业已经六十余年，虽然年逾九秩，但是继承发扬中医药的初心不改。我十分感谢为“浙派中医系列丛书”地方卷和专科卷编写出版付出辛勤劳作的同志们。这套丛书的出版，必将为我省医学史的研究增添浓重一笔，必将会对我省乃至全国中医药学术流派的传承和创新起到促进作用。我更期望我省中医人努力奋斗，砥砺前行，将“浙派中医”的整理研究工作做得更好，把这张“金名片”擦得更亮，为建设浙江中医药强省做出更大的贡献。

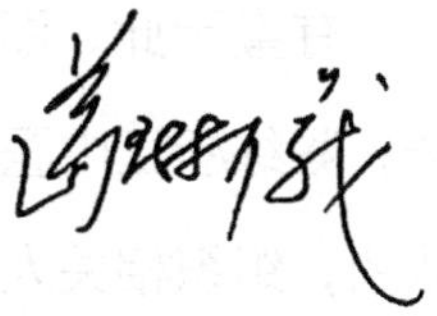

写于甲辰寒露

注：葛琳仪，国医大师，原浙江中医学院院长

前　言

浙江地处东海之滨，物华天宝，人杰地灵，文脉悠久，名医辈出，在中医发展史上具有重要地位和作用。千余年来，浙江的医家们不断传承发展，守正创新，形成了众多独具特色的医学流派，使浙江中医学术呈现出百花齐放的繁荣景象。2009 年在浙江中医药大学本科办学 50 周年之际，我牵头编写了《浙江中医学术流派》，提出了浙江中医药的十大学术流派。随着社会的不断发展，许多省都有了各具自身特色的流派名称，如黑龙江的龙江医派、广东的岭南医学、云南的滇南医学、安徽的新安医学等。我省如能提炼一个既能代表浙江中医药学术流派，又能涵盖浙江全域的综合称谓，则有利于浙江中医药对外交流与合作，也有利于促进浙江中医药的传承与创新。

2015 年我向时任浙江省中医药学会会长肖鲁伟教授汇报了这一想法，得到肖会长的肯定与支持。此后，由我牵头，组织相关人员，梳理了浙江中医药有关文献，调研了全国各地的基本状况，提出了综合称谓的初步方案，邀请了严世芸等全国著名专家进行论证，最后经浙江省中医药学会第六届理事会第五次会议表决通过，一致同意把“浙派中医”作为浙江中医药及其学术流派的综合称谓。2017 年 7 月 1 日正式向社会发布了这一决定，在推出“浙派中医”历史十大流派的同时，又凝练了“浙派中医”的八大特色，分别是源远流长、学派纷呈、守正出新、时病诊治、学堂论医、本草增辉、善文载道、厚德仁术。

“浙派中医”发布后，社会反响热烈。浙江省中医药学会在全省范围内广泛开展“浙派中医”宣传巡讲;《中国中医药报》开设专栏并长篇报道了“浙派中医”有关内容；在意大利等地召开的世界中医药大会上设立“浙派中医”专场，得到了国内外中医药界的广泛认可。《中共浙江省委 浙江省人民政府 关于促进中医药传承创新发展的实施意见》提出要“打造‘浙派中医’品牌，实施‘浙派中医’传承创新工程，深入开展中医药文化推荐行动计划”。《浙江省中医药发展“十四五”规划》也提出要“加强中医药文化保护研究，梳理浙江中医药发展源流与脉络，整理医学文献古籍，编撰‘浙派中医系列丛书’”。浙江省中医药研究院中医文献信息研究所江凌圳主任牵头编撰出版了“浙派中医原著系列丛书”。

整理“浙派中医”地方、专科发展史，挖掘其中的内涵、特色及其规律，是一项研究“浙派中医”的基础性工作，极为重要。为此，在我的提议下，浙江省中医药学会于2022年7月1日启动“浙派中医系列丛书”地方卷和专科卷的编撰工作。该套丛书由浙江省中医药学会、浙江中医药大学牵头编写。地方卷共计12册，包括浙江省中医药发展史1册和11个地市中医药发展史各1册，系统介绍浙江省内11个地市中医药文化的独特魅力和历史积淀，展现不同地域“浙派中医”的特色和优势，这不仅是对地方中医药资源的梳理和整理，更是对“浙派中医”整体文化的一次全面展示。同时，为完整反映浙江省全域中医药整体发展脉络，我们又编撰了《浙派中医史》，使“浙派中医”各地特色与整体发展相互印证。专科卷第一辑共9册，分别针对内科、外科、妇科、儿科、针灸、推拿等专科领域进行深入整理，每一册都汇集了历代浙江医家在各自领域内的学术建树和临床经验，全面展示了“浙派中医”临床各科的历史发展过程、医家医著、学术思想、发展现状等内容。

本套丛书的出版，全景式、立体式展示了“浙派中医”地域与专科的独特魅力，为医学工作者和研究者提供了宝贵的参考和借鉴，同时为大众了解和学习浙江中医药提供了一套有益的读物。丛书的出版必将为提升浙江中医药的整体水平，促进健康浙江建设发挥积极作用。

丛书编撰出版过程中，得到了浙江省中医药管理局领导的关心与指导；编写人员克服了时间紧、任务重等诸多困难，忘我投入；编写专家组细致严谨，倾注了大量心血；中国中医药出版社的领导及王秋华编辑也给予了大力支持；国家中医药管理局原局长、中华中医药学会会长于文明，第三届国医大师葛琳仪教授百忙中拨冗作序，体现了对“浙派中医”的关怀与厚爱。在此一并表示衷心感谢！

“路漫漫其修远兮，吾将上下而求索。”这套丛书的完成只是整理研究“浙派中医”基础性工作的一部分，今后的整理研究依然任重而道远，希望我省中医药界的同道们，牢记使命，薪火相传，为“浙派中医”的发扬光大而不懈努力！

范永升

2024 年 10 月 8 日

注：范永升，浙江省中医药学会会长，浙江中医药大学原校长，首届全国名中医

编写说明

在中华文明的五千年历史长河中，中医学作为一个独特而古老的医学体系，深刻影响着人们的健康观念和生活方式。中医学不仅是治病救人的医学，更是一种与自然、社会和谐共存的哲学思维。中医内科古称“杂医”“疾医”“大方脉”等，范围甚广。中医内科学是运用中医学理论和中医临证思维方法，阐述内科所包含的各类疾病的病因病机、辨证论治及预防康复规律的一门临床学科。它以中医脏腑、经络、气血津液等生理病理学说为指导，结合历代中医经典名著、名医学术思想及临床经验等，系统反映辨证论治的特点，将中医基础理论与临床各学科紧密联系起来，具有承上启下的重要作用。

浙派中医内科，源远流长。自古以来，浙江因其独特的地理位置与繁荣的经济，成为文化与学术交流的中心。祖先在这片土地上，与自然和谐相处，逐步探索出适合自身的医疗方法。纵观中医学的发展历史，浙派中医是伴随着地域文化的积淀和历史的发展而逐步建立起来的一套完整的医学体系。倡导整体观念，注重辨证论治，强调气血和脏腑的协调是浙派中医的重要特色，体现了其深邃的哲学思想和丰富的实践经验。

随着历史和社会的发展变迁，浙派中医内科的理论和实践也在与时俱进。从秦汉时期的《黄帝内经》，到金元时期的丹溪学派，再到明清时期的温病与伤寒理论，浙派中医内科思想逐步成熟。在不同历史阶段，浙派中医不仅吸收了外部文化的养分，更融合了自身的实践经验，形成了独特的医学理论与实践方法。这种传承与创新精神，使得浙派中医在各个历史时期都能与时俱进，始终保持鲜活的生命力。

浙派中医内科的独特之处在于其灵活应变的诊疗方法。浙派医家擅长通过细致的望、闻、问、切，精准把握患者的整体状态，强调个体化的治疗方案，注重通过饮食、情志和环境调整促进康复。这种整体观念使得浙派中医内科不仅在治病方面成效显著，更在疾病预防和健康维护中展现了独特的优势。

《浙派中医系列丛书·内科卷》的编撰，旨在系统总结浙派中医内科的理论、经验和成果，让更多人了解浙派中医内科的发展历程与传承现状，传播这一宝贵的医学遗产，也为中医学界研究浙派中医提供了重要的参考资料，为中医的传承与发展贡献力量。全书共分为六章，分别为浙派中医内科源流、浙派中医内科学术特色、浙派中医内科传承发展、浙派中医内科名医荟萃、浙派中医内科名著精要和浙派中医名医传承创新。对浙派中医内科的发展源流、学术特色、理论成就、临床实践、医家流派及学术思想等方面进行了全面而详细的阐述，展示浙派中医内科在理论认识和临床应用中的深刻性与灵活性。

回顾历史，展望未来，浙派中医内科作为中医内科学的重要流派之一，将秉持传统，结合现代医学发展成果，不断推进理论创新和临床实践相结合，将古老的中医智慧与现代科学相融合，为更多患者提供有效的治疗方案。

本书的完成是一个艰辛而充实的过程，感谢浙江省中医药学会的指导，感谢江凌圳、郑洪、朱德明、徐光星等教授的大力支持，我们也向所有参与编撰、审核和贡献智慧的专家、学者们表示最诚挚的敬意与感谢！同时，由于编委学识和资料的局限，书中难免存在不足之处，或有遗漏与错误，恳请广大读者不吝指正，帮助我们再版时改进与完善。我们希望与广大读者进行更多的交流与分享，共同探索进步。

黄　平

2024 年 4 月 15 日

目　录

第一章　浙派中医内科源流

第二章　浙派中医内科学术特色

第三章　浙派中医内科传承发展

第四章　浙派中医内科名医荟萃

第五章　浙派中医内科名著精要

第一章 浙派中医内科源流

第一节　两汉至隋唐

一、社会发展

西汉时期，浙江一带人口稀少，劳动力匮乏，生产力水平低下，经济发展落后。直至东汉时期，北方先进生产技术及科学文化的传入，才使得浙江经济文化较西汉有了一定的发展。

三国魏晋南北朝时期，浙江境内的3个郡被划分为18个县，地处江左的钱唐县发展较快，成为钱塘江下游的重要县城。饱受战乱之苦的北方人民纷纷南迁，增加了浙江地区的劳动力，也带来了北方先进的生产技术和文化知识，促进了浙江地区的发展，浙江进入了一个承前启后、继往开来的发展时期。

隋大业六年（610年），京杭大运河的开通极大地促进了我国南北方经济、文化的交流，这为杭州的发展与繁荣奠定了良好的基础。至此，杭州成为大都会的基础已经夯实，从此拉开了钱唐繁荣的序幕。唐代近300年间，经过劳动人民的辛苦建设，杭州的经济发展实现了突飞猛进。

二、医学发展

东汉时期江南的医疗卫生状况较西汉已有较大改善，以张仲景为代表的一批医家，精研医术，使江南的流行病、传染病得到有效控制，为人口的自然增长提供了条件。关于江南医学水平的提高还可以从长沙马王堆出土的《五十二病方》和《导引图》中得到佐证。《五十二病方》全书分52题，每题都是治疗一类疾病的方法，少则一方，多的有二十几方，涉及内科、外科、妇产科、儿科、五官科等各个方面。《导引图》包含操练图44幅，填补了我国医学史和体育史在秦汉时有关导引疗法的空白。由于秦汉时期全国的政治、经济、文化中心都在黄河流域，浙江各方面的发展进程不及中原地区，科学成就远不如黄河流域丰硕，医药学的发展亦是如此。

魏晋南北朝时期，浙江医药学有了长足发展。西晋时期，我国最高医药卫生行政兼医疗综合管理机构太医署成立。北魏时期，地方医院诞生，但浙江在医政机构建设方面仍较落后。491 年，湖州水灾泛滥，萧子良开仓救济贫病交加的百姓，他在府第北面建廨，向贫病者布医施药，这是中国私立慈善医院或养济院的开始。但除此之外，未再觅到有关史料，故认为浙江此时的医学水平仍处于初级阶段。

隋唐时期，医事机构逐渐增加，仅隶属于太医署、尚药局和药藏局的医官与医药人员就达 500 多人，杭州医药卫生行政管理机构正式见诸史册就在此时。唐贞观三年（629 年），浙江各府州县设置医药博士，官秩从九品下，杭州也不例外。这一时期，也是浙江其他地区有史料记载设置医官的开始。唐代浙江医官的设置，开启了设官建制管理浙江医药行业的先河。随后，浙江省部分府州县，如台州、浦江、龙游等地均设立了相关机构，对后世影响深远。

第二节　宋金元

一、社会发展

北宋时期，浙江地区的社会经济在隋唐五代的基础上迅速发展，成为全国发达地区，苏东坡赞曰："两浙之富，国用所恃。"这一时期，浙江的经济、文化、科技、教育、学术都位居全国前列。当时，浙江在水利开发、手工业、印刷业等行业都取得了举世瞩目的成就，呈现出一派欣欣向荣的景象。其中，杭州成为"四方之所聚，百货之所交，物盛人众"的大都会。南宋时期的中国正处于封建社会的中期，其地域虽只有北宋的三分之二，又屡遭金、蒙（元）的攻击，领土日渐缩减，但此时中国政治、经济、文化重心正从黄河流域向长江流域转移，中国的封建文化从此迈入最光辉灿烂的阶段。

元代，浙江地区是全国农业生产最发达的地区，土地平均亩产量超过南宋时期。其他行业如丝织业、造船业、陶瓷业等在全国也占有举足轻重的地位。其中商业极其繁荣，海外贸易从口岸和品种来看也超过了宋代，并且，学术、文学艺术均处于领先水平，书院达 67 所，位列全国第一。

二、医学发展

北宋末年，浙江各州县设立了医学官制和惠民药局，负责掌管药物和为民治病，并诞生了杭州第一所也是当时中国为民服务的最大医院"安乐坊"。这个时期，学医风潮席卷浙江，出现了在浙从政者、文化巨擘兼精医药的现象，许多人通过家传、拜师、私淑、考取科举转而学医等途径治学成长，使得浙江医学人才济济。同时，浙江与国外的医药交流愈发频繁，香药等国外药材纷纷进入中国，在传统的中药谱系中增添了许多新药。其间，涌现出了庞安时、陈无择、朱肱等一批著名医家，《伤寒总病论》《三因极一病证方论》《南阳活人书》等一大批医药名著。1075年，沈括撰《沈存中良方》（后人增入苏轼收集的方剂合编为《苏沈良方》），书中记载了“秋石”（类固醇激素）的制备法，其技术已达到20世纪的化学制剂水平。他在《梦溪笔谈》中以丰富的生物科学知识纠正了前人在药物研究上的不少失误，强调药物实效，提出药理作用。1107～1110年，太医裴宗元、提辖措置药局陈师文，校订北宋官药局所收集的药方，编成世界上最早的官修方书《太平惠民和剂局方》，并颁行全国。1130年，临安（今杭州）设政府药物专卖机构熟药所，后改名为太平惠民局，一直延续到元代。综上可知，这一时期浙江中医药的发展已处于全国领先地位。

南宋时期，位于浙江的中央及省级医药卫生机构较为完善，御药院、太平惠民局、惠民和剂局等在体恤民情、诊治疾病、规范行规、炮制药物等方面起到了重要作用。南宋朝廷十分重视医学教育，设太医局，从事相关工作，在招生和考试方面有严格的规定。这些举措为浙江及全国培养了大量的医务人员，是医学教育得以重视的具体体现。

元代的医政机构十分庞大、完善，设有太医院、官医提举司、广济提举司等14个医药机构，有各级医官数百人。约1264年，杭州改施药局为医学提举司，负责考校诸路医生、课艺，试验太医教官、校勘名医撰述、辨验药材。据嘉靖《仁和县志》载，约1270年始置惠民药局，官给药职，设提领一员管理局事，这是施药于民的官办慈善机构。而后宁波、温州、富阳等地亦相继设惠民药局，择良医主之。由于政府设置机构管理医药，使浙江医疗事业得到了较好的发展。

三、医家医派

（一）永嘉医派

1. 学派简介

温州，在东晋时为永嘉郡，宋代下辖永嘉、乐清、瑞安、平阳四县，所以习称温州为永嘉。以叶适为代表主张事功学说的一批温州学者，史称“永嘉学派”，循例我们称同时活跃于温州的一批医学家为“永嘉医派”。南宋淳熙至淳祐年间（1174～1241年），金元四大家的学术活动进入高峰期，河间、易水两大学派形成，南方形成了以陈无择为代表，陈氏弟子王硕、孙志宁、施发等为骨干，以《三因极一病证方论》为理论基础，以《易简方》为代表著作的永嘉医派。《三因极一病证方论》由陈无择所著，他抓住了当时社会由博返约的思潮，适时提出了三因致病理论，其特点是在继承张仲景病因“三因说”的基础上，进行了发挥和创新，重点论述了致病的内因、外因、不内外因的“三因”学说，强调了明确区分三种不同的致病因素，以达到治病求本这一目的。陈无择在分析三因学说的同时，还注意到了自唐宋以来积累起来的丰富的医学实践经验，对众多的方药进行筛选鉴别，确认疗效。由此可见，陈无择所创立的理论和对方剂学进行归类的思维方法，代表了当时医学发展的必然要求，为永嘉医派的产生和发展奠定了基础。因此，陈无择不仅是一位著名的医学家，还是一位伟大的思想家。永嘉医派是最早的浙江医学流派，为南宋时期江南医学的高峰，对后世影响深远。虽因国家分裂，南北方学术上缺乏交流和联系，但永嘉医派的学术成就也足以与河间、易水鼎足而立。因温州地处温带，依山傍水，四季气候温热而且潮湿，永嘉医派在认病识证、处方用药和医学理论探讨方面都充满浓郁的温州地方特色。

2. 学术特点

（1）鲜明的地方特色

①陈无择创制养胃汤。陈无择长期侨居温州，其医学思想和医疗实践深受地域特征的影响。当时，温州有乡绅余使君光远，用独创的炮制方法精心调制平胃散，并长期服用，结果身体康健，饮食快美，数次平安出入西南烟瘴之地，并享近百岁的高寿。受此启发，陈无择领悟到胃气是人体的根本，“正正气，却邪气”是医疗第一要义，因此在他平胃散的基础上增添药物创制了“养胃汤”，载于《三因极一病证方论》。另外，温州依山傍海，冬无严寒，夏少酷暑，四季湿润，属海洋性气候，湿之为患尤多，故适合应用除湿理气的平胃散和养胃汤之类的方剂。陈氏此方一出，即广泛流传，风行一时。此后，他的弟子撰《易简方》系列著作，都引用这个处方，还详细记载了“余使君平胃散”独特的炮制方法，给我们留下了一份宝贵的遗产。温州的医生至今在临床上仍习用平胃散、藿香正气散和养胃汤之类芳香化湿、理气和胃的方剂，自有其地理因素和历史渊源。陈无择以其广泛的医事活动和精湛的医疗技术，在温州赢得了很高的声望。时至今日，温州部分医家忌用麻黄之类辛燥温热的解表药物，也源于陈无择的主张。

②王硕丰富养胃汤之用。王硕于《易简方》中载养胃汤。经其发挥，该方主治范围远超出《三因极一病证方论》的胃虚寒证。王硕认为，不问伤风伤寒，可以为发汗；不分内外，可以之养胃和中；四时瘟疫，饮食伤脾，发为疟，均可为治。王硕大大扩充了养胃汤的应用范畴，许多见解亦颇有独到之处。如其论养胃汤组方九品，并无一味发汗解表药而可治风寒表证，主要是

辛温芳香药，有发汗作用。卢祖常认为，这一见解是前人未曾提及、未见运用的，也是《易简方》以前各种本草学著作中未见的。又如，王硕参阅《三因极一病证方论》“己未年，京师大疫，汗之死，下之死，服五苓散遂愈”的记载，继承陈无择用养胃汤“辟寒疫”之意，提出用于治疗“四时瘟疫”的见解，并言：“大抵感冒，古人不敢轻发汗者，止由麻黄能开腠理，用或不能得其宜，则导泻真气，因而致虚，变生他证。此药乃平和之剂，只能温中解表而已，不至妄扰也。”至今，温州中医界仍不轻用麻黄，甚至有畏用麻黄的倾向，即可上溯至此。

③孙志宁主张快脾。孙志宁强调甘温补益之品有恋膈碍胃的弊端，主张辛温理气以快脾。在《增修易简方论》真武汤条下，孙氏指出：“今人每见寒热证，多用地黄、当归、鹿茸辈补益精血，殊不知药味多甘，却欲恋膈。若脾胃大段充实，服之方能滋养，然犹恐因时致伤胃气。胃为仓廪之官，受纳水谷之处，五脏皆取气于胃，所谓精、气、血者，皆由谷气而生。若用地黄等药，未见其为生血，而谷气已先有所损矣。”这成为其恋膈碍胃说的理论解释。同时，孙志宁强调辛温理气，言：“觉快之药，自当用消化之剂，如枳壳、缩砂、豆蔻、橘皮、麦芽、三棱、蓬术之类是也。”他主张用平胃散、二陈汤之类快脾，则饮食倍进。

（2）崇尚温燥，又有所醒悟：范行准先生在归纳永嘉医派的学术特点时指出，由于《太平惠民和剂局方》是官书，并极普遍，所以当时医家很受影响，几乎所有的医方都以辛香温燥之药为主要组成部分。其中最著名的为陈无择《三因极一病证方论》，虽以《金匮要略》三因为名，而实发挥《太平惠民和剂局方》之学。其后有永嘉王硕的《易简方》，无名氏的《校正注方易简方论》，孙志宁的《增修易简方论》等。永嘉医派崇尚温燥，对于温热药物多能结合自身实践，拓展应用范围。

陈无择治疗寒呕，喜用硫黄以温阳散寒，甚至和附子配伍，或以绿豆反佐。其对寒呕的治疗，在使用硫黄、附子等大热药物的同时，还要求患者以米汤送下，体现了顾护脾胃的思想。以大辛大热之硫黄治疗呕吐似乎并不多见，陈无择可谓医学史第一人。陈无择虽不能脱当时习用辛热的窠臼，但其创制和气饮却很发人深省，“无择先生每念麻黄桂枝二汤，世人不识脉证者，举用多错”，故而制和气饮。方由白芷、川芎、炙甘草、茯苓、当归、肉桂、白芍、法半夏、陈皮、枳壳、苍术、干姜、桔梗、厚朴等组成。此方虽有肉桂、干姜辛燥温热之品，但忌用麻黄、桂枝之类辛燥温热的解表药物，温州医家至今仍然恪守这一原则，似另有深意。圣散子是由温热药物组成，用治寒疫的著名方剂，苏东坡曾著文极力推崇，一时天下通行。陈无择自有卓识，并不盲从，敢于提出异议。他在《三因极一病证方论》中批评苏东坡的言论说："一切不问，似太不近人情。"进而指出，辛未年（宋高宗绍兴二十一年，1151年），永嘉瘟疫，被害者不可胜数。陈无择目睹其事，且将此作为圣散子之害的唯一事实证据收录于著作之中，既反映了他忠于事实、不畏权威的科学态度，又表现出他突破辛温燥热束缚的卓识。

《太平惠民和剂局方》辛温燥热的用药习惯，在王硕身上体现得最为突出。《易简方》所载的30味生药中，辛温燥热者就有20味之多，而补益药仅人参、白术、甘草、当归、白芍、五味子，苦寒药仅黄芩一味。书中所载30方中，大多也属辛燥温热，补益方仅四君子汤、白术散、建中汤等少数几首，而寒凉泄热方竟无一首。由此可见，王硕受《太平惠民和剂局方》的影响，无法摆脱当时的大环境，也习用辛燥方药。

孙志宁在王硕《易简方》的基础上加入自己的观点，辛温燥热倾向自不可免，但已在某种程度上认识到这种风气的缺陷。这主要体现在讨论伤寒证治时，他告诫慎用温热药和艾灸法。以慎用温热艾灸讨论伤寒，在当时习用辛温燥热的大环境下，确实并不多见，甚至称得上是一种"空谷足音"了。这可以认为是对当时医学界习用辛温燥热的反思，对《太平惠民和剂局方》和《易简方》用温热的纠正，也是辨证论治精神的复苏。

（3）从简易到全面周到：王硕《易简方》继承了《太平惠民和剂局方》由博返约的研究方向，求易求简，走得更远，但缺乏执简驭繁的思想和手段，缺乏对辨证沦治的全面认识，于认病识证和处方用药也就难免失之于粗浅了。因此，后人多有批评，施发、王暐规其过失，补其不逮，成为王氏功臣。

这方面的认识当数王暐最为全面，《续易简方脉论》虽选病不多，但论述简略，选方精当，通过方剂的加减配伍以适应证候的变化，体现辨证论治的原则。该书诸病首论病因病机，再及证候表现，一证一方，加减辨治，虽简短扼要，却也理法方药俱全，颇有可法之处。值得注意的是，王暐在最后另立炮制煎制专篇，讨论四诊及证治方剂的著作论述药物的炮制煎制，并不多见。全书仅万余字，能有如此全面、完整的体系，这是王暐的独特之处，也是其书的一大特色。虽然这部分内容散佚不存，但原书目录留给我们的信息，仍值得回味。

王硕的《易简方》因虚损痨瘵等疾病难以速愈，故不予收录。书中虽首列论痨瘵痼疾，但并没有提出有效的治疗方法，只是进一步强调了治疗困难。言“痨瘵之病甚多，自古至今未尝有治而愈者”，又言“痨瘵疾，良医弗为”。从当时的医疗条件和认识水平来看，这可能是无可奈何的实话。

（4）善用毒药：孙志宁善用毒药。如巴豆，孙氏认为“治挥霍垂死之病，药至疾愈，其效如神，真卫生伐病之妙剂”，且“此药自是驱逐肠胃间饮积之剂，非加毒性安能有荡之功？故以治饮积之患，邪气入腹，大便秘结，心腹撮痛，呕吐恶心诸疾，颇为得心应手。不仅病初始萌，身体壮实，对证运用可获十全；即使体虽不甚壮实，若属对证，自可放胆使用，最忌犹豫不决以致病势攻扰，愈见羸乏”。他对于运用指征、用药反应、掌握尺度、解毒方法等都有详细说明，甚至认为孕妇有适用之证，亦可照用不误。医不至精，学未至深，验未及丰，是不敢出此大言的。《医方类聚》《杂病广要》亦载有其治肠风脏毒便血方，用温州枳壳不拘多少，逐个刮去穰，入去壳巴豆一粒，合定用线扎紧，米醋煮枳壳烂熟，去巴豆，取枳壳洗净，锉末焙干为丸。可以治疗大便出血，也可以治疗痢疾。其设计取法既巧妙，又富有温州的地方特色。从这些内容可以看出孙志宁对于毒药的运用之纯熟、经验之丰富。对此，连严厉批评孙、王的卢祖常也只能感叹：“治疗饮积气积，驱逐荡涤四字亦难轻发，驱逐荡涤一药委难用也。”

3. 学派发展

瑞安利济医学堂和普安施医施药局的创办是永嘉医派的另两个代表。瑞安利济医学堂及利济医院由陈虬等创办于1885年，是我国第一所采取欧美办学制度和方法开办的新式中医学校（附属医院制），办学17年，培养了300多名学生，为浙江中医药事业的发展作出了重要贡献。

1923年秋，在瑞安利济医院停办20年及温州利济分院停办10年后，永嘉工商界蔡冠夫、陶履臣、陈子明、陈庆新、王文卿等开明商人本着“专以施医施药救济贫病者”为宗旨，以“普天安康”为定义，特发起募办浙江省规模最大的民间医疗慈善组织——永嘉普安施医施药局（简称“普安局”）。蔡冠夫等人发起之初，觉得善门虽开，然而资金来源不易，恐难持久。但他们深感医疗慈善事业的重要，且已得到社会热心人士的鼎力支持，遂下定决心，冲破阻力，积极进行。他们在“募办永嘉普安施医施药局初创缘起”一文中申明：“凡人处最苦之境遇，受最苦之况味者，莫贫苦也。至贫而不幸，复罹于病，其境遇，其况味，更有不堪言状者……同人等有鉴于此，因思一救济之法，创设医药局一所，聘请医士，内设药局，凡遇贫而病者，无论就诊出诊，施医给药，不取分文……但经费浩繁，深愿大慈善家解囊慨助，踊跃捐输。”倡议一出，在当时温州社会各界产生了极大反响，并深得各界人士的大力支持。“普安局”费用筹备，首先由蔡冠夫、陶履臣、陈子明等发起人各自解囊捐助，租定府城殿巷（今城区广场路）黄席如三间民房试诊。次年（1924）四月初八（释迦牟尼诞辰）正式开诊。局内除常驻医士、杂役外，管理及财会人员皆为义务兼职，诊病给药，概不收费。“普安局”开办后，各项基金及经费都依靠社会募捐。1952 年 5 月，“普安局”因资金耗尽而停业。同年，温州市人民政府将“普安局”交由温州市卫生局管理，并改名为“温州市普安医药局”，正式隶属于温州市卫生局，采取自愿组合、经济独立、民办公助的经营方式，经营管理秩序和医疗业务建设不断得到完善和加强。1955 年 12 月，经温州市人民政府批准，“温州市普安医药局”改名为“温州市中医门诊部”，属全民体制。1957 年下半年，受温州市卫生局委托，“温州市中医门诊部”主办了温州市第一期“中医学徒班”，学徒班不久改名为“温州中医学校”，学制 5 年，招收高中毕业生 28 名，白仲英出任校长，朱湘舟任教导主任，由于当时尚无中医教育机构，这批学员中的部分人成为医院业务发展急需的中医专业人才。1958 年 7 月，“温州市中医门诊部”更名为“温州市中医院”，院址仍设在扬名坊，由白仲英任院长。回首往昔，从一个以慈善助医为宗旨的中医门诊部，逐步发展壮大成三级甲等中医医院，见证了永嘉医派的发展壮大。

（二）丹溪学派

1. 学派简介

朱丹溪是“金元四大家”之一，“滋阴派”创始人，在中国医学史上有举足轻重的地位，他的学术思想、医学理论、医学成就对中医学的发展产生了深远影响。丹溪的医学理论上承刘河间，旁参李东垣、张子和，而与当时盛行的《太平惠民和剂局方》之学格格不入，这是从总体上描述了丹溪医学理论的基本特点。丹溪受学于罗知悌，取其长而去其短，更参以江南气候潮湿，湿热相火为病甚多的地理特点，以及人多情欲过极、戕伤气血的社会风气，提出阳有余而阴不足之相火论，且在杂病气、血、痰、郁、火的辨证论治方面有独到造诣。丹溪的医学理论比起刘完素、李东垣、张子和三家之学更为完备和严密，主要表现在以下四个方面：一是有着更为严谨的理论体系，丹溪由儒入医，建立起自己的医学哲学思想体系。二是医学理论更为完备，丹溪在“金元四大家”之末，对诸家之说取长补短，推陈出新，集其大成，在前人的基础上取得了更大的成就。三是更具战斗性，丹溪在医疗实践中深刻体会到《太平惠民和剂局方》的弊端所在，而接受了刘完素、李东垣、张子和三家之学的新理论，进而形成了自己的医学思想，为了医学的进步，他不得不向《太平惠民和剂局方》发起挑战。四是影响更为深远，《局方发挥》改变了整个医学界的风气，由儒入医的医学哲学思想使医学理论在明代有了新的发展，形成了中国医学史上哲学思想进入医学领域的高潮。丹溪学派的许多骨干成员成为明代医学的掌舵人，对明清时期温病学派、温补学派都有直接的学术影响。

2. 学术特点

（1）阳有余阴不足论："阳有余阴不足论"是《格致余论》的重要篇章，丹溪的两大名论之一，也是丹溪学术思想的核心内容。"阳有余阴不足论"是养生专论，讨论了人体阳有余阴不足的生理状态，阐发情欲伤阴的机理，进而提出一系列修身养性的方法，充实和完善了戒色欲的养生理论。"阴常不足，阳常有余"学说的提出，除与相火论密切相关外，还同丹溪法象自然的思想有关，他认为"天大也为阳，而运于地之外，地居于天之中为阴，天之大气举之。日实也亦属阳，而运于月之外，月缺也属阴。禀日之光以为明者也"。是谓自然之理本阳盛阴衰，而人受天地之气以生，天之阳气为气，地之阴气为血。所以气常有余，血常不足。何况在人的一生中，还必须依靠阴精来满足生长、发育、生殖的需要，因而在人体内，阴精迟成而早衰。又兼"人之情欲无涯，此难成易亏之阴气，若之何而可以供给也"，故言阴常不足。若再加上相火妄动，进一步煎熬，则无疑会导致疾病。基于这一理论，他首先强调在平时养生中，要注意保存真阴，而保存真阴的根本在于清心寡欲，勿使相火妄动。在《格致余论》中有"饮食箴""色欲箴""茹淡论""养老论"等篇章，针对人的一生，提出许多保存真阴的方法，如幼年时不宜过于饱暖、青年时当晚婚以待阴气长成、婚后应节制房事等。在治疗方面，他特别强调滋阴降火，认为滋阴与降火是相辅相成的，补阴即火自降，善用大补阴丸等滋阴降火之剂，反对《太平惠民和剂局方》喜用香燥、温补之品，所以也被后世称为"滋阴派"。

（2）相火论：为了说明"阳有余阴不足论"，丹溪提出了"相火论"作为理论基础。相火首先应该脱胎于于刘完素的"火热论"，并受到易学中太极理论的启发。他认为宇宙间的一切事物皆以动为主，人体的生命活动也是如此，而动的产生是相火的作用。所谓"天主生物，故恒于动。人有此生，亦恒于动，皆相火之为也""天非此火不能生物，人非此火不能有生"。但相火具有常与变的双重性，在正常情况下，人身相火寄于肝肾二脏，以肝肾精血为其物质基础，成为人体生理功能、生命活动的根本。相火之动受到相应节制，即"唯有裨补造化，以为生生不息之运用”。而若相火动失其常则为变，“其害甚大，其变甚速，其势甚彰，其死甚暴”，可成为疾病产生、病机逆转甚至死亡的主要原因。相火妄动的后果是真阴受伤，即“火起于妄，变化莫测，无时不有。煎熬真阴，阴虚则病，阴绝则死”。丹溪在《内经》“少火壮火说”的基础上，继承了河间火热论、东垣阴火说，并吸取陈无择、张子和等人的观点，提出了相火的生理病理理论。“相火论”创造性地发展了内生火热理论，使中医学对火热病证的病因病机、辨证论治都有了长足进步。“相火论”的中心内容是阐述相火，亦即内生火热的病因病理。丹溪强调两个关系：一是君火、相火的关系，二是相火和阴的关系。君火、相火关系的实质是精神情志对人体生理病理的影响，主要内容是相火病因的意义。相火与阴的关系，生理情况下相火有赖于阴，病理情况下则相火伤阴。丹溪相火概念与《内经》不同，富有创造性，后人或不理解，或执己见，便纷纷提出疑问。

（3）气血辨治心法：丹溪气血辨治的要点在于辨治其虚，实际上是“攻击宜详审，正气须保护”治疗思想的具体体现，是继承东垣思想的直接结果。“阳有余阴不足论”讨论气常有余、血常不足的生理状况，提出生理状况下敛神、保养气血的养生论，并强调在病理状态下保养气血的观点。养生与论治相辅相成，构成了丹溪王道医学的主要内容。

（4）痰证郁证辨治心法：丹溪从气机入手认识痰、郁诸证的病因病机，是其杂病辨证论治的重要内容。他不仅完善了有关理论，也大大丰富了治疗手段，在理法方药一致的基础上充实了中医学的有关内容，构成其学术体系的重要一环。

（5）内生火热辨治心法：丹溪承河间余绪，研究湿热相火的病证，亦即内生火热病证。其“相火论”创立和阐述了内生火热的病因病机论，并用于临床治疗杂病，理论与实践的统一，反映了丹溪火热论的全貌。

第三节 明清

一、社会发展

明代，浙江社会发展迅速，区域性的社会经济结构出现了一些显著的变化。诸如由蚕桑棉麻的革新所引起的农业经营方式的改变、农村阶级的分化、市镇经济的繁荣、资本主义萌芽的出现等。明末清初，有十多位传教士到浙江传教，也带来了西方的科技、文化。在传教士身边聚集了一大批文人墨客，中西方文化在这里初步交融，近代民主与科学的思想崭露头角。

清沿明制，设浙江省，钱塘（今杭州）为省会。清代杭州市的面积基本与中华人民共和国成立初期相当。江南的秀丽，杭州的繁华，使秦始皇之后的诸多帝王在钱塘这块圣地上留下了足迹。康熙、乾隆曾多次下江南，也使钱塘闻名遐迩。清代中叶，浙江传统的自然经济逐渐衰落，商品经济却十分活跃。新型的绅士地主（即城市地主）把部分土地用于工商业，促进了市镇经济的繁荣，店铺目不暇接，出现了“杭民半商贾”的现象，资本主义萌芽的诸多因素深刻地影响了这一地区的意识形态和生活习俗。史学、经济学、文学、艺术等领域的人才层出不穷，各领风骚。学校教育更趋发达，共有府州学 11 所、县学 75 所。

二、医学发展

明代，浙江的医政机构已渐趋完善，达到了中国封建社会时期医政管理的最高水平，各府、州、县基本建立了医政机构，设立了医政官员。这一时期的医药学家学识渊博，文化素养高，名医荟萃，世医众多。由于这一时期浙江疫情猖獗，对各种传染病、流行病的研究和防治，直接促进了医学各科的发展。正是在防治疾病的临床实践中，培养和锻炼了一大批医术精湛的大家，浙江籍人士担任御医的就有20多人，太医院院判、吏目30多人，在全国享有很高的声誉。

清代，中医学也进入了全盛时期，浙江供职于朝廷和太医院的人士较多，全省有史料可查的名医就有1500多人。医政机构完善，医官职掌分明。各府、州、县药业兴隆，药店相继开业，药材市场颇多。1664年，杭州侣山堂的创立，使浙江在民间创办中医学教育机构处于全国领先地位。这一时期，政府和民间人士从各自的角度出发筹资创办养济院、育婴堂和漏泽园，收养医治贫病者。但此时由于受到闭关自守思想及海禁的影响，与国外的医药学交流很少。

明清时期浙江医药发展的地域时代背景优越，致使这一时期浙江省医药卫生事业取得了令人瞩目的成就。医疗制度离不开政治制度，并受制于社会文明程度和生产力发展水平，也与同时代的医疗水平紧密相连。继金元以朱丹溪、戴思恭为首的"滋阴派"后，明清时期浙江又形成以张景岳、赵献可为主的"温补派"，以张志聪、高世栻为代表的"钱塘学派"，以俞根初、高学山为首有地域色彩而无师承关系的"绍派伤寒"等学术流派。他们从医药学的不同角度努力实践、勇于探索创新，完善了各学科的建设，开创了多种学（流）派。同时，世袭专科也有一定程度的发展。

三、医家医派

（一）温补医派

1. 学派简介

金元之后，流派纷起，河间、丹溪、子和之学广为流传，几乎独占了元末明初医学界，他们重视寒凉攻下，滋阴降火，纠正了《太平惠民和剂局方》滥用温燥之风气，但有些医家不善师其法，用药每多偏执于苦寒攻伐，动辄滋阴降火，常易损伤脾胃，克伐真阳，形成了苦寒之时弊。正如《景岳全书》所说："自河间主火之论行，而丹溪以寒苦为补阴，举世宗之，莫能禁止……此后如王节斋、戴原礼辈则祖述相传，遍及海内。凡今之医流，则无非刘朱之徒。"又说："自金元以来，为当世之所宗范者，无如河间、丹溪矣。"温补学派正是在批判这种不良学术风气之下崛起的。

温补学派是以研究脾肾和命门水火的生理特性与病理变化为核心内容，以温养补虚、善用甘温为治疗特点的一个医学流派。由于这一学派的诸多医家学宗洁古，私淑东垣，因而是由金元易水学派发展演变而来的。其立论颇新，并且发展了易水学派的脏腑病机学说。该学派从研究脏腑学说转变为专论脾肾，尤其对肾命水火的理论研究逐步深化，从真阴元阳两个方面阐释人体阴阳平衡的调节机制及重要意义，并建立了以温养补虚为临床特色的辨治虚损系列方法，强调脾胃和肾命阳气对生命的主宰作用。在辨证论治方面，温补学派立足于后天，或重视脾胃，或侧重肾命，其善用甘温之味，使扶正诸法趋于完善。因此，也有人把温补学派称为“肾命学派”。这一学派以薛己为先驱，赵献可、张景岳与之并驾齐驱，合称为“温补三大家”，是这个学派的代表人物。此后，孙一奎、李中梓、高鼓峰、吕晚村、冯兆张等名家，或存其统绪，或彰其余韵，使温补一派的学说日益完善，将杂病治疗理论与实践推向了新的阶段。

2. 学术特点

（1）明辨虚实，长于温补：张景岳既精医理，又擅临床，辨证之功尤为高明。《景岳全书》开卷即指出：“凡诊病施治，必先审阴阳，乃为医道之纲领。”他把阴阳称为“二纲”，可见其重视把阴阳作为诊察疾病的纲领，即在诊病之时，根据患者的证候、脉象、舌质舌苔等表现综合分析，首先确定是阴证还是阳证，明确了证候的阴阳属性可为治疗奠定基础。其次，他将表里、虚实、寒热称为“六变”，认为“阴阳既明，则表与里对，虚与实对，寒与热对。明此六变，明此阴阳，则天下之病固不能出此八者”。（《景岳全书·新方八略》）张之所谓“二纲”“六变”，至今仍作为辨证施治的纲领而以“八纲”合称。“六变”之中，张景岳尤其重视虚实辨证。他在《景岳全书》“脉神”篇中说：“人之疾病，无过表里寒热虚实，只此六字，业已尽之。然六者之中，又惟虚实二字尤为重要。”而在虚实之中，他更加重视辨虚，认为“疾病之实固为可虑，而元气之虚，应尤甚焉。故凡诊病者，必先察元气为主”（《景岳全书·传忠录·虚实》）。因此，他在临床上十分重视顾护元气，提出“宁可失于误补，不可失于误攻”的观点；又言“若实而误补，随可解救；虚而误攻，不可生矣”。

张景岳辨虚证强调分清阴虚、阳虚，即“以寒热分阴阳，则阴阳不可混”，治疗上强调“凡阳虚多寒者，宜补以甘温，而清润之品非所宜；阴虚多热者，宜补以甘凉，而辛辣之类不可用……阳虚宜补而兼暖，阴虚宜补而兼凉”。可见，张景岳是主张以温补为主的。对一般虚证或寒热见证不显著者，持甘温有益寒无补的观点，提出“虚实之治，大抵实能受寒，虚能受热，所以补必兼温，泻必兼凉”的主张，即命门火衰，应当补肾阳，而对真阴不足者，甘能滋阴，阴性柔缓。他反对朱丹溪以知母、黄柏泻火坚阴之法，而主张以纯甘壮水、柔润濡养之品填补真阴精血。张景岳在辨证的基础上明确提出，用补的前提是无实证可据，用温的前提是无热证可据。若病因热毒实邪，火邪炽盛，张景岳是反对误认虚寒、轻用温补的。

高鼓峰继承了张景岳的温补理论，对虚实辨证有独到见解，并特别强调虚。他认为，人身元气有限，虚者宜早复，攻邪可能伤正，并强调邪之所凑，其气必虚，所以在先天阴虚、阳虚外，还有攻伐太过之虚，系经验之谈。高鼓峰谓："先天之阴虚，六味、左归之类是也。先天之阳虚，八味、虎潜、右归之类是也。有攻伐太过之阳虚，如用寒凉而致阳遏不升，当用参、芪、术以温之，甚者姜、桂以助之，又甚者八味、右归从其原以救之。有攻伐太过之阴虚，如用发散而致津液干枯，当用归、芍、熟地以滋之，枸杞、龟、鹿、阿胶黏腻之物以填之是也。"由此可见，在治疗上高氏喜用补中益气等温补脾肾之剂。

（2）治病求本，药贵精专：张景岳宗《内经》"治病必求其本"的理论，认为本为病之源，标为病之变，治病当抓住疾病的本质而施治。他在《景岳全书·传忠录》中说："万事皆有本，而治病之法，尤唯求本为首务……故明者独知所因，而直取其本，则所生诸病，无不随本皆退矣。"在辨明标本、充分把握疾病表里寒热虚实属性的前提下，张景岳主张用药必当精专，反对"广络原野之术"而制方。他认为，"凡施治之要，必须精一不杂，斯为至善。与其制补以消，孰若少用纯补，以渐而进之为愈也；与其制攻以补，孰若微用纯攻，自一而再之为愈也。若用治不精，则补不可以治虚，攻不可以去实"（《景岳全书·传忠录》）。张景岳在生理上重视阳气，治疗上以温热补阳为重，推崇滋填纯补，反对滥用苦寒攻伐阳气。他还主张用补不兼泻，用温不兼寒。如对薛己用六味、八味补肾之法，他虽然推崇，但认为真阴既虚，则不宜再泻。因此，其用药特点是精纯、味厚、力专。

（3）阴中求阳，阳中求阴：阴阳互损是疾病发展过程中的常见病理阶段，临床上每见精伤及气、气伤及精的情况。张景岳以阴阳互根、命门水火互济之理，提出"善补阳者，必于阴中求阳，则阳得阴助而生化无穷；善补阴者，必于阳中求阴，则阴得阳升而泉源不竭"（《景岳全书·新方八略》）。不仅阴阳如此，精气的关系亦是如此。"善治精者，能使精中生气；善治气者，能使气中生精，自此有可分不可分之妙用也。"（《景岳全书·传忠录》）精气如此，水火亦如此，因为"火为水之主，水即火之源，水火原不可相离也……使火中无水，其热必极，热极则亡阴，而万物焦枯矣。使水中无火，其寒必极，寒极则亡阳，而万物寂灭矣"（《景岳全书·传忠录》）。施之于气血，亦是如此。"血气本是互根，原不可分为两。如参、芪、白术之类，虽云气分之药，若用以血药，则何尝不补血？归、地黄之类，虽云血分之药，若用以气药，则何尝不补气”（《景岳全书·传忠录》）。因此，张景岳创制了左归丸、左归饮、右归丸、右归饮等一系列补肾阴肾阳的名方，配伍组成均寓阳中求阴、阴中求阳之意。

（4）重视治形，填精补血：张景岳温补理论的另一显著特点是扶阳不忘养阴，填补精血以治形，并常施以柔润填精和血肉有情之品。他十分强调形体的重要性，并专立“治形论”。张景岳认为，“人之所有者唯吾，吾之所赖者唯形耳。无形则无吾矣，谓非人生之首务哉”。以此说明人的形与神息息相关，密不可分，人的各种生理活动和思维活动都是通过形体实现的。人之所以生病，均因为不善养形，情志劳役过度所致。故养生、治病，都不能离开形体。而精血又是形体的物质基础，与形体密不可分。总之，治形之大法在于补益精血。又因命门为真阴之脏，是精血之海、气血之根、水火之宅，因此，对于阴精不足或阳气虚耗者补养真阴以使精血充足、化源不断，是治疗的首要任务。

（二）钱塘学派

1. 流派简介

明末清初，浙江钱塘（今杭州）形成以卢之颐、张卿子、张志聪、张锡驹为中坚人物，高世栻与仲学辂为传承代表的医学流派。他们的医疗教学活动，使钱塘逐渐成为中医教学研究中心，出现了我国医学史上鲜有的繁荣局面。最早提及“钱塘学派”的，是清代名医陈念祖。他极为推崇张志聪、高世栻等编撰的《伤寒论集注》与《本草崇原》，在其所撰《医学三字经》中赞曰“大作者，推钱塘”，并注曰：“张志聪，号隐庵，高世栻，号士宗，俱浙江钱塘人也……各出手眼，以发前人所未发，为后汉第一书。”明末钱塘有名医张卿子，他的学术主张为其学生张志聪、张锡驹继承并发扬，故合称“钱塘三张”。任应秋教授在论及伤寒学派时指出，钱塘张卿子、张志聪及长乐陈念祖等都是这一派的代表人物，这可以说是维护旧论最有力的一派。

2. 学术特点

（1）治伤寒，慎用消散寒凉：伤寒作为外感热病之一，钱塘学派对其研究较深。内感伤寒，病情较重，稍有不慎，往往有性命之虞，故治法应以温补元气为主；如不效，更当加大温补药物的用量。钱塘学派认为，当时治疗内感伤寒之说，世医施治之法，无非消散寒凉，病本可一二剂而愈者必用十数剂。始为发散，继则消磨，终则攻下。原本壮实而病在三阳者，其身或不死，身虽不死，而耽延时日，狼狈已极矣。针对这种情况，高士栻指出，其原因是世医不明“人以胃气为本，若病伤寒，更以胃气为先”之理。钱塘学派还对消导法的运用进行了辨析，认为“上脘是为宿食，若归中脘，便腐化传导，无宿食矣。病人数日不食，则应无宿食。若胸膈胀满，按之而痛，非上焦虚寒，即气机不转，当益其气机，温其三焦，正气流行，则胸膈舒畅”。

（2）**治咳嗽，当从五脏论治**：谚语说“咳嗽咳嗽，医之棘手”。这是因为引起咳嗽的原因很多，不止于肺，故难治。钱塘学派宗《素问·咳论》“五脏六腑皆令人咳，非独肺也”之说，将咳嗽分为外因、内因两类。《侣山堂类辩·咳嗽论》曰：“在皮毛而为肺咳者，有五脏受邪，各传与之肺而为咳者，此外因之咳也。有寒饮食入胃，从肺脉上至于肺，则肺寒而咳者；有脏腑之郁热，上蒸于肺而为咳者，此内因之咳也。”由于肺为五脏之长，轻清而华盖于上，所以脏腑之病皆能上传于肺而为咳。故其标见于肺，而其本则在于脏腑之间，治疗当以标本之法兼而行之。在此基础上，高士栻仔细分析了五脏咳嗽，其《医学真传·咳嗽》谓：“是以咳病初起，有起于肾者，有起于肝者，有起于脾者，有起于心包者，有起于胃者，有起于中上二焦者，有起于肺者。”现将其证型及治疗概述如下。

若喉痒而咳，是火热之气上冲，火欲发而烟先起，烟气冲喉，故痒而咳。又有伤风初起，喉中一点作痒，咽热饮则少苏，此寒凝上焦，咽喉不利而咳。或寒或热，治当和其上焦。其有胸中作痒，痒则为咳，此中焦津血内虚，或寒或热而为咳，法当和其中焦。此喉痒之咳而属于上中二焦。

若气上冲而咳，是肝肾虚。心肺居上，肝肾居下。肾为水脏，合膀胱水腑，随太阳之气出皮毛以合肺。肺者为天，水天一气，运行不息。今肾脏内虚，不能合水腑而行皮毛，则肾气从中土以上冲，上冲则咳。此上冲之咳而属于肾。又肝藏血，而冲任血海之血，肝所主也，其血则热肉充肤，淡渗皮毛，卧则内归于肝。今肝脏内虚，不合冲任之血，出于肤腠，则肝气从心包以上冲，上冲则咳。此上冲之咳属于肝。

又有先吐血，后咳嗽者。吐血则足厥阴肝脏内伤，而手厥阴心包亦虚，致心包之火上克肺金。心包主血主脉，血脉内虚，夜则发热，日则咳嗽，甚则日夜皆热，日夜皆咳，此为虚劳咳嗽。先伤其血，后伤及气，阴阳并竭，血气皆亏，服滋阴之药则相宜，服温补之药则不宜。如是之咳，百无一生，此咳之属于心包。

又手太阴属肺金，为天；足太阴属脾土也，为地。在运气则土生金，在脏腑则地天交。今脾土内虚，土不胜水，致痰涎上涌，地气不升、天气不降而为咳，咳必兼喘，此咳之属于脾。又胃为水谷之海，气属阳明，足阳明主胃，手阳明主大肠，阳明之上，燥气治之，其气下行。今阳明之气不从下行，或过于燥而火炎，或失其燥而停饮。咳出黄痰，胃燥热也；痰饮内积，胃虚寒也。此为肠胃之咳，咳虽不愈，不即殒躯，治宜消痰散饮，此咳之属于胃。夫痰聚于胃，必从咳出，使不知咳嗽之原，而但以清肺、消痰、疏风、利气为治，为害不已。

（3）*治肿闭，巧用补升发汗*：钱塘学派根据外窍通则内窍通、上窍通则下窍利的原理及汗与水液的关系，去上闭以通流，发汗以利水，以治疗癃闭、水肿等证，取得较好疗效。如治疗癃闭，通常用通利的方法，而张志聪却用补中升提法。问起其中的道理，言："公不见夫水注子乎？闭其上而倒悬之，点滴不能下也；去其上之闭，而水自通流。"取法自然，用补中升提之法以去上闭，其经验值得借鉴。

张志聪另以发汗宣肺法治疗水肿。关于其机理，张氏云："虽然邪之所凑，其正必虚。若初肿之时，行去其水，正气易于平复。医者不知发汗行水之法，唯以疏利之药利之，肿或减而无尾闾之泄，犹以邻国为壑耳。"当然，此法并非任何时候都有效，尤其是对虚证难以奏效。张氏云："如久服疏利之药，则正气日消，水留日久，则火土渐灭，然后以此法行之，无济于事矣。"

（4）*治消瘦，抑胃强扶脾弱*：能食而肌肉消瘦的病机主要是胃强脾弱。《侣山堂类辩》列"能食而肌肉消瘦辩""枳术汤论""太阴阳明论"三篇，论述了胃强脾弱的病机及治疗方法。"能食而肌肉消瘦辩"篇指出："胃乃受纳之腑，脾为转运之官，故水谷入胃，得脾气之转输，而后能充实于四肢，滋养于肌肉。胃为阳，脾为阴，脾与胃以膜相连，阴阳相交。如能食而瘦者，阳与阴绝也。夫阳明不从标本，从太阴中见之化。阳明乃燥热之腑，不得太阴之湿化，则悍热之气更盛；脾不得禀水谷之气，则太阴之气愈虚。是以胃中热则消谷善饥，脾气虚则肌肉日瘦，盛者愈盛而虚者愈虚，渐至五有余而二不足，则死不治矣。"其治宜强者抑之，弱者扶之。接着，张志聪又在"枳术汤论"篇中继续阐发："《金匮要略》用枳术汤治水饮所作，心下坚大如盘。盖胃为阳，脾为阴，阳常有余而阴常不足，胃强脾弱，则阳于阴绝矣。脾不能为胃行其津液，则水饮作矣。故用术以补脾、用枳抑胃。后人不知胃强脾弱用分理之法，咸谓一补一消之方。"尔后又在"太阴阳明论"篇中说："三阴三阳者，天之六气也。五脏六腑者，有形之五行也。胃属土，而阳明主秋令之燥。阳明者，胃之悍气，别走阳明，犹膀胱乃津液之府，而太阳之气为巨阳，五行六气之有别也。夫两阳合明，故曰阳明，阳盛之气也，故胃土之气柔和，而阳明之气燥热，是以阳明得中见太阴之湿化，则阴阳相和矣。胃土得戊癸之合，则火土之气盛矣。故阳明之气宜于和柔，胃土之气宜于强盛。如火土之气弱，而又秉太阴之湿，则水谷不消而为虚泄矣。此宜人参、橘皮、甘草、半夏之类以助胃；白术、苍术、厚朴、茯苓、姜、枣之类以益脾，甚者加附子以助癸中之火。若阳明悍热之气盛，而不得太阴之化，则阳与阴绝，渐能食而瘦矣。此又宜黄连、枳实之类以抑胃，芪、术、姜、枣之类以扶脾。”综合以上三篇内容，可知胃强脾弱之病机乃胃火亢盛，脾气虚弱，治疗宜抑胃扶脾，用黄芪、白术等扶脾，黄连、枳实等抑胃。其胃强脾弱之说本《内经》《伤寒论》《金匮要略》之旨，发前人之未发，至今对临床仍有指导意义。

（5）*治中风，重补脏腑气血*：钱塘学派论治中风，经过了两个阶段的发展，第一阶段是张志聪从病位、寒热、燥湿、虚实等方面阐发病机，第二阶段是高世栻提出的强筋骨、补气血的治疗方法。中风历来有内外之分，张志聪却不以为然。他从病位的深浅、寒热、燥湿、虚实变化来阐发。《侣山堂类辩·中风论》说：“夫邪之中于人也，有皮肉、筋骨、脏腑之深浅，有阴阳、寒热、燥湿之气。”如风伤于皮毛，则为中风轻证，表现为头痛发热、咳嗽流涕等；入于血脉，则表现为肌肤不仁，或为疡，或为肿痿；邪在肌肉筋骨，则为痛痹，或为拘挛，或为偏枯；邪入于腹，或为飧泄，或为燥结；邪入于腑，即不识人；邪入于脏，舌即难言，口唾痰涎。“此邪之入有浅深，而病之有死生轻重也。”其病机是“天有六淫之邪，风有六气之化。邪袭于阳，则为热化；中于阴，则为阴寒。湿盛者，则痰涎上壅；燥盛者，则肠胃下结；邪气盛者，则病气形气皆盛；正气虚者，则病气形气皆虚。总属天之风邪，而人身中有寒、热、燥、湿、虚、实之化”。所以河间谓中风主于火，丹溪谓中风主于痰，东垣谓中风主于气。针对“中风之病，唯年老者有之”之说，张志聪认为中风“年少壮盛者比比，又非独于老人也”。他又指出老年多中风的原因是“年老之人，天癸已绝，血气虚衰，腠理不密，故易于受风。且精气竭而痰火盛，是以有因痰、因火、因气之说焉”。

钱塘学派论治中风重脏腑辨证，以补益气血为主要方法。中风有真中风、类中风之别。明末以来，内风、类中之说盛行，高世栻从之，并进一步阐述曰：“风者，厥阴之本也，在天为风，在地为木，在脏为肝。人身肝血内虚，木不条达，外不充于经络，内不荣于脏腑，则血虚生风，而有中络、中经、中腑、中脏之不同，实皆中风病也。”其论中风，谓病家素体气血亏虚，脏腑阴阳失调，是发病的病理基础。中风为病，病情有轻重缓急之别，轻者仅限于血脉经络，重者常波及有关脏腑。中经络者一般无神志改变而病轻，中脏腑者常有神志不清而病重。高世栻引用《金匮要略·中风历节病脉证并治》“风之为病，当半身不遂，或臂不遂，邪在于络，肌肤不仁”的原文，认为“此言风中于络，或中于经，伤有形之经络而为病，中之浅，病之轻者也……若中风历节，则伤肾主之骨、肝主之筋，疼痛如掣。此言风伤有形之筋骨而为病中之深，病之重也”。高世栻在研习仲景之说时已认识到，内虚邪中是中风立论之本，故云：“虽有浅深轻重之不同，皆不死也……邪入于腑，即不识人，邪入于脏，舌即难言，口吐涎。此不伤有形之筋骨，而伤无形之真气，中腑中脏，皆必死矣。”根据以上认识，高世栻治疗中风别出一法，“不入脏而连经者，所用之药总宜强筋壮骨，补气补血，如芪、术、熟地、归、芍、参、苓、附、桂等”。由于所处的历史条件及个人经验所限，他没有给出中风中脏腑的治疗方案，认为连脏则死，但他提出的强筋壮骨、补益气血的方法却给后世医家以启发。清代王清任用补气活血法治瘫痪，并创补阳还五汤，与之相关。

（三）温病学派

1. 学派简介

温病病名最早见于《内经》，《素问·阴阳应象大论》云：“冬伤于寒，春必病温。”认为温病是发生于春季的外感热病，为后世伏气温病学说奠定了基础。《素问·热论》云：“凡病伤寒而成温者，先夏至日者为病温，后夏至日者为病暑。”明确了温病的发生季节，为后世“四时温病”的命名提供了依据。《难经》认为，“伤寒有五，有中风，有伤寒，有湿温，有热病，有温病”，明确指出温病是五种伤寒之一，广义伤寒和狭义温病学说至此形成。《伤寒论》曰：“太阳病，发热而渴，不恶寒者，为温病。”指出温病的辨证提纲，并与伤寒进行了明确的鉴别。王叔和在继承《内经》“冬伤于寒，春必病温”观点的基础上，进一步提出“寒毒藏于肌肤，至春变为温病，至夏变为暑病”这一观点，对后世有很大的影响。此外，王叔和还提出“时行之气”的概念，对后世创立新感温病说和疫病说均有一定的影响。

刘完素据《素问·热论》“人之伤于寒也，则为病热”，提出“热病只能作热治，不能从寒医”之说。他在热性病的治疗上提出新的观点，创制新的方剂，主张“六经皆从火化……六经传受，由浅至深，皆是热证，非有阴寒之证”，认为热病初期，单用辛温解表，足以误人，从而创制了双解散、防风通圣散等方剂，为治疗热病开创了清热解毒的先河。河间学派治疗热病为人所推崇，因而有“外感宗仲景，热病用河间”之说。至此，温病逐渐从伤寒中分离出来，自成一派，而刘完素亦成为温病学派的奠基人。明末医家吴有性一生从事中医传染病学的研究，以瘟疫辨治而立论，创造性地提出了瘟疫不同于伤寒的独特见解，认为瘟疫的病因为天地间另有一种异气所感，即疠气，并著有《温疫论》一书。自此，不但瘟疫证治有绳墨可循，而且温热与瘟疫逐步合为一家，充实了中医传染病学的内容。

清代叶天士对温病学说的发展作出了重大贡献，是创立温病辨证论治体系的杰出代表。由他口授，顾景文整理而成的《温热论》是学术价值很高的温病学专著，首创用卫、气、营、血四个层次作为辨证的依据，并通过察舌、验齿等方法，发展和丰富了温病学的诊断方法。这些至今仍是温病学的核心内容，是指导临床辨证施治的主要依据。吴鞠通继承叶天士学说，采用《伤寒论》的形式，著成《温病条辨》，并于条文后加注，把方药附于证后，是一部理、法、方、药兼备的温病学专著。另外，吴鞠通确立的三焦辨证，补充了卫气营血辨证的不足。这两种辨证体系相辅相成，使温病辨证理论趋于完善。薛生白著有《湿热病篇》，对湿热性温病的病因病机和辨证论治进行了详细论述，进一步丰富了温病学的内容。王孟英编著的《温热经纬》，以《内经》《伤寒论》《金匮要略》中有关热病的论述为经，以叶天士、陈伯平、薛生白、余师愚等诸家温病学说为纬，附以后世医家的注解，并结合自己的体会加以按语，提出自己的见解，是温病学之集大成者。除此之外，温病学派还有许多著名的医家及著作，如杨栗山的《伤寒温疫条辨》、陈伯平的《外感温病篇》、余师愚的《疫疹一得》、柳宝诒的《温热逢源》、雷少逸（雷丰）的《时病论》及戴天章的《广瘟疫论》等，都从不同侧面丰富和补充了温病学的内容。至此，温病学逐渐形成一门独立的学科。

2. 学术特点

（1）*善辨证，精鉴别*：王孟英于寒热、虚实、燥湿之间，对呕利、二便、痰饮、舌脉、黄疸之辨证有独到之心得。

①辨虚实，脉症合参。《温热经纬·仲景伏气温病篇》言：“三阳病，脉当浮大，而亦有微弱不起者，从邪热抑遏，不得外达，勿谓阳衰，故脉微。”王氏补注道：“更不可误以为阳证见阴脉……沉细之脉，亦有因热邪闭塞使然，形证实者，下之可生，未可概以阴脉见而断其必死。”②辨寒热，当审小便。对《温热经纬·薛生白湿热病篇》所言“若苔滑而口不渴者，即属太阴证，宜温之”，王氏补充道：“苔白不渴，须询其便溺不热者，始为宜温之证也。”③审大便，湿有别。对《温热经纬·叶香岩外感温热篇》“伤寒化热，肠胃干结，

故下宜峻猛。湿热凝滞，大便本不干结，以阴邪瘀闭不通”之言王氏有异议，言：“伤寒化热，固是阳邪；湿热凝滞者，大便虽不干结，黑如胶漆者有之，岂可目为阴邪，谓之浊邪可也。”唯其误为阴邪，故复以温脾汤下寒实。④辨呕利，多主实证。对“太阳与少阳合病，自下利者，与黄芩汤”，周禹载理解为“外发未久，内郁已深，其人中气本虚，岂能一时尽泄于外，势必下走作利矣”。王氏反驳曰：“少阳胆木，夹火披猖，呕是上冲，利由下迫，何必中虚始利、饮聚而呕乎？半夏、生姜专开饮结，如其热炽，宜易连、茹。”⑤辨痰涎，另有见解。对于痰涎，王孟英认为，“浊气上泛者，涎沫厚浊，小溲黄赤；脾虚不摄者，涎沫稀黏，小溲清白，见证迥异……辨痰之法，古人以黄者为热，稀白者为寒，此特言其大概而不可泥也。以外感言之，伤风咳嗽，痰随嗽出，频数而多，色皆稀白，误作寒治，多致困顿。盖火盛壅逼，频咳频出，停留不久，故未至于黄稠耳。迨火衰气平，咳嗽渐息，痰之出者，半日一口，反黄而稠。缘火不上壅，痰得久留，受其煎炼使然耳”。⑥辨舌苔，当问口感。《温热经纬·叶香岩外感温热篇》言：“章氏所释，白为寒，非大温其湿不去是也。然虽白而不燥，还须问其口中和否，如口中自觉黏腻，则湿渐化热，仅可用厚朴、槟榔等苦辛微温之品；口中苦渴者，邪已化热，不但大温不可用，必改用淡渗苦降微凉之剂矣。或渴喜热饮者，邪虽化热，而痰饮内盛也，宜温胆汤加黄连。”⑦辨黄疸，注解精辟。王氏论曰：“湿热发黄，名曰黄疸，皆是暴病……黄汗及冷汗、便溏、气虚之阴黄，身面浮肿、睛白能餐、劳倦之弱黄；神志不足、猝受恐吓、胆气外泄之惊黄；肝木横肆、脾胃伤残、土败而色外越之萎黄；皆与暴病不同，不可概目为湿热病矣。”

（2）轻清透解治温病：王孟英治疗温病的指导思想是无论邪在卫分还是气分、营分、血分，概以轻清透解为立法宗旨。章虚谷认为，叶天士所确立的辛凉轻剂，以吴人气质薄弱，故用药多轻淡，是因地制宜之法。王孟英则不以为然，认为其用药有投轻清平淡者，取效更捷，如真懂其道理所在，则药味分量或可权衡轻重，至于治法则不可改易。关于温邪犯肺的治疗，王孟英指出，“温邪仅宜清解，上焦之治，药重则过病所”，医者必先议病而后谈药，所以温病邪在上焦必须用轻清之剂，这是不可更易的理法。

温病邪在气分，叶天士曾论“到气才可清气”。王孟英进而阐述，所谓清气即以轻清之品宣展气化，如山栀、黄芩、瓜蒌、芦根等。邪在气分，不可贸然使用寒滞之药，且厚朴、茯苓亦在禁例。那种一听说是温病，即乱投寒凉药固属可叹，而不辨有无湿滞，一概用枳壳、厚朴等，亦岂无遗憾。王氏明言：

"温邪在气分者，既不可率投寒凉，亦不能过于温燥。如温邪始终在气分流连者，可冀其战汗透邪。"对此，叶氏提出"法宜益胃"。章虚谷认为，益胃即补益胃气。王孟英认为，此说未能尽合题旨，以温热之邪自口鼻入，先犯于肺，不从外解，则里结而顺传于胃，胃为阳土，宜降宜通，所谓腑以通为补也。因此，益胃者主要在于调其枢机，灌溉汤水，俾邪气松达，与汗液一起从外而解，一经战汗，病变可霍然痊愈。

关于邪入营分的治疗，叶天士明确指出"入营犹可透热转气"，意即用清营泄热之品，使其转出气分而解。王孟英与叶天士的观点相同。至于邪入血分的治疗，叶天士指出"直须凉血散血"，常用千金犀角地黄汤治疗。王孟英治疗此等病变常用"犀角地黄汤（晋三）"，即犀角、生地黄、连翘、生甘草，酌加玄参、银花、竹叶类，使血分热毒向外透解。对温病斑出热不解的治疗，叶天士主以甘寒法，轻者如梨皮、蔗浆之类，重者如玉女煎。王孟英认为，这是指玉女煎之石膏与生地黄同用，清泄未尽之热，救已亡之液，故变白虎加人参法而为白虎加地黄法。不称白虎加地黄，而说"如玉女煎"者，是简洁明快的说法。而唐大烈删去"如"字，径直作"重则玉女煎"，岂不知胃液虽亡而身热未退者，熟地黄、牛膝安可投用？孟英治疗此类病证，立案必先正名，故称白虎加地黄法，这才是清泄气血热邪的正确方法。由此可见，温病邪在卫气营血，王孟英皆主以轻清透解，其目的全在有助于驱邪外出。温病邪从外解，除由汗而泄外，二便也是病邪外出的途径。故对脏热移腑的大便溏泄，王孟英认为是邪有下泄之机，不可妄行提涩。温热之邪最易伤津劫液，因此王孟英辨治温病很重视存阴，主张甘凉濡润，力戒温燥。他认为，凡治外感病证，须首先重视患者胃液的盛衰，如邪渐化热，即当濡润胃腑，使胃气流通，则热邪有出路，津液不致进一步受损，意即生津养液与驱邪外出相辅相成。

（3）知时论证，以法统方：雷丰《时病论》全书拟订治法 60 则，并以法作名，附有临证医案 85 例。以法作名列时方，体现了雷氏方可以不定，而法必须确定的"以法统方"的治疗学思想。对于外感病的治疗，雷氏有着鲜明的观点，即赞同因时制宜的原则，指出"前人用药宜分四时，洵非谬也"。《时病论·自序》言："医者之难也，而其最难者尤莫甚于知时论证，辨体立法盖时有温、热、凉、寒之别，证有表、里、新、伏之分。"对于四季外感病的诊断，根据季节时令，结合证候特点，即"知时论证"。这一诊断学思想是在博采诸家之说的基础上加以发挥，并有新的见解，为外感病的治疗打下了基础。

（4）药简量轻，组方严谨：雷丰对古方研究极为深刻，加之其基础理论功底深厚，所拟诸法具有药物简单、剂小、组方合理、结构严谨等特色。正如雷氏自述，“所用诸法细心参究，不敢随意妄用以误人”。据统计，其所列60法中，药物最少者3～4味，最多不超过9味，一般6～7味，而且分量很轻，每药3～9g，最多不超过15g，就连一些矿物药，如石膏、龙骨、牡蛎、滑石等，用量亦多为9～15g。如治命门火衰所致的病证，用补火生土法，方中附子2.4g，肉桂1.8g，菟丝子3g，补骨脂3g，吴茱萸2.4g，益智仁3g，芡实6g，莲肉10粒。药仅8味，分量极轻，全方重量不超过30g，而且组方合理，配伍严谨。《时病论》中像这样可圈可点的治法处方，不胜枚举。

（5）治湿病，分表里：《时病论》分湿为六，即伤湿、中湿、湿热、寒湿、冒湿、湿温。据其表里，病因有居湿涉水、雨露沾衣，从外而受之者，有喜饮茶酒、多食瓜果，从内而受之者。治疗亦分表里：在表之湿用辛散之法，如冒湿用宣散表湿法，伤湿用辛散太阳法；治里湿有渗利法、燥运法，如治伤湿、湿热的通利州都法，治寒湿的辛热燥湿法，治湿温的清宣温燥法。观今人治湿，多以三焦辨证为主：上焦病位在于上，症多见头身困重、胸痞、苔白不渴，治宜辛散开泄，即叶氏所云“宣通气滞，以达归于肺，如近俗之杏、蔻、橘、桔等，是轻苦微辛，具流动之品可耳”；在中焦者，病位在中，症多见脘闷、痞胀、纳少，治宜燥运，药用苍术、厚朴、藿香、佩兰、半夏等；在下焦者，以二便的异常为多见，治宜渗利。然而三焦的辨治并非绝对，通常三焦病位多夹杂而出现，其治疗亦不能单纯以一法而治。雷氏常表里分治，言：“治表湿宜辛散太阳法减去桂、豉，加之苍、朴，俾其在表之湿，从微汗而解也。治里湿宜通利州都法，俾其在里之湿，从小便而去也。”在本质上与三焦并无违背，而更接近临床实践。

（6）治泄泻重类证鉴别：泄泻一病，《时病论》据其病因病机的不同而有飧泄、洞泄、寒泻、热泻、暑泻、湿泻、痰泻、食泻的区别。书中言：“盖飧泄则完谷不化；洞泄则直倾而下；寒泻则脉迟溺白，腹中绵痛：火泻则脉数溺赤，痛一阵，泻一阵；又有烦渴面垢为暑泻；胸痞不渴为湿泻，或时泻，或时不泻为痰泻；嗳气作酸、泻下腐臭为食泻。”雷氏对病证鉴别的重视是为其治疗而服务的。飧泄乃因土虚木胜，症见脉两关不调，弦而缓，肠鸣腹痛，完谷不化，治以培中泻木法为主。洞泄为土虚木乘，兼有湿邪为乱，症见脉软缓乏力，或关脉兼弦，身重神疲，肢体倦息，下利清谷，小便短赤，故在培土泻木中兼以运湿。寒泻是因肝脾肾虚寒，症见下利清冷，状如鸭粪，腹中绵痛，小便清白，脉缓息近迟，故用温肝脾肾的暖培卑监法。火泻及湿热为患，症见暴注下迫，肠鸣，痛一阵，泻一阵，尿赤，口渴，脉数，苔黄，用通利州都法加茯苓、黄连。暑泻因暑湿所致，小便短赤，泻下稠黏，小便热赤，脉濡数或沉滑，面垢有汗，口渴喜饮，通体热似火炎，治以清热涤暑法。湿泻因湿困中焦，而见脉来缓涩，泻水而不腹痛，胸前痞闷，口不渴，小便黄赤，或腹微痛，大便稀清，用通利州都法以渗湿。痰泻是痰阻气滞，见胸腹郁闷，头晕恶心，脉来弦滑，神色不瘁，或时泻，或时不泻，用化痰顺气法。食泻是宿食为患，见嗳腐吞酸，胸脘痞闷，得泻而痛减，故治以健脾消食的楂曲平胃法。

（7）*辨病位浅深，判病情轻重*：雷丰十分注重从病位的浅深来判断时病的病情轻重。他认为，发生于同一季节、感受同一时邪的病证，由于邪犯部位的浅深不同，病情有轻重之别。这一特性在新感时病尤为明显，故他对每一类新感时病划分为冒、伤、中三级，指出“轻为冒，重为伤，又重则为中”。凡言冒者，感邪微而病位浅，在躯壳肌表；凡言中者，感邪最重而病位最深，多为直中于里；介于两者之间的则为伤。至于其具体辨别，则以临床表现为依据，如春伤于风的病变，冒风乃风邪初冒皮毛，尚未传经入里，仅见鼻塞、咳嗽等症；伤风为风邪伤卫，营卫不和之证，故见寒热有汗等全身症状，较冒风稍重；而中风之病，如矢石之中人，骤然而至，常突然昏倒，不省人事，发病特急，病情特重。其他时病亦如此划分。所以在治疗上，雷氏对不同证候亦区别对待。一般治冒证只须轻剂解表，即可透邪外出；治伤证虽亦旨在驱邪外出，但用药较冒证稍猛；治中证则以逐邪开闭为法，窍通神苏为度。如用微辛轻解法治冒风，解肌散表法治伤风，于中风则立顺气搜风法、活血祛风法、宣窍导痰法等，分别施治于中经、中络、中腑、中脏等证。可见雷氏对同一病因引起不同病证的剖析具体明确，界限清楚，在立法用药上也谨守病机。

（四）绍派伤寒

1. 学派简介

《通俗伤寒论·序》曰：“吾绍伤寒有专科，名曰绍派。”上溯明清，下逮民国，300多年来，随着临证经验的不断积累，绍派伤寒之学说不断丰富。其间出现了不少临床大家，形成擅治热病，诊断重目诊、脉诊、腹诊，辨证重湿，施治主化等具有鲜明地域特色的诊断治疗及组方用药体系，著称于杏林。该学派与吴门之温病学派虽同治热病，但其辨证纲领和论治内容却迥然不同，而又与一般仲景学派相异，自成一体，故称“绍派伤寒”。该学派发端于《伤寒论》与《景岳全书》的学术观点，发扬与形成于清代俞根初的《通俗伤寒论》，但彼时的理论体系尚欠完整。后经任沨波、何秀山、何廉臣、章虚谷、邵兰荪、傅再扬、陶晓兰等医家继承发扬，《通俗伤寒论》也几经修订，其理论学说日益丰富。该书奠定了绍派伤寒的学术理论体系，因此后世称张景岳为绍派伤寒之开山鼻祖，俞根初为集大成者，何秀山、何廉臣是深化与细化者。他们皆为绍派伤寒的形成与发展作出了重大贡献。

2. 学术特点

（1）论重伤风：伤风有轻有重，陆九芝说的是轻伤风，所以不发热，但咳嗽清涕，鼻塞声重而已。俞根初说的是重伤风，所以头痛身热，恶风怕冷，声重，咳清涕，痰多白滑而稀，或自汗而咳甚，或无汗而喘息，治疗拟从表。而何廉臣则见微知著着眼于咳嗽，认为“咳嗽一日不除，病根一日不芟”。其引绍兴“伤风咳嗽，郎中对头”之谚语，并引徐灵胎“伤风难治论”之说，失治误治，病机日深，或成血证，或成肺痿，或成哮喘，或成怯弱，比比皆然。最后，何廉臣介绍自制疏风止嗽汤（由荆芥穗、薄荷、光杏仁、橘红、百部、紫菀、白前、炙甘草组成），该方仿程钟龄止嗽散，以光杏仁代桔梗，有桔梗之用而无桔梗之弊，为治疗重伤风的效方。

（2）论伏暑：暑邪为病，唯伏暑证比较难理。暑而名伏，当然不同于新受，何廉臣对此病治疗有一套比较完善的方案。他说：“余治伏暑内发，新凉外束，轻则用益元散加葱、薄荷，重则用叶氏荷杏石甘汤加葱，皆以辛凉泄卫法解外。外解已而热不罢，伏暑即随汗而发，必先审其上、中、下三焦，气、营、血三分，随证用药。”他按照上、中两焦，以及气分、血分的不同，各出治法。在下焦则又分阴分血室、阴分精室施治。其善后则以滋养阴液、肃清余热为主，选方叶氏加减复脉汤及甘露饮加西洋参、蔗浆。他还补充“当病在中下焦胃肠，夹食积者最多，每用陆氏润字丸磨荡而缓下之，或用枳实导滞丸消化而轻逐之”，并认为这是治伏暑晚发博采众长之疗法。暑病分新感与伏暑，是绍派伤寒医家的系统认识，其论治确为发前人所未发。

（3）论燥：俞根初将肺燥分为凉燥犯肺、温燥犯肺、肺燥脾湿、脾湿肾燥、肺燥肠热和胃燥肝热6个证型。何廉臣补充了沈目南、喻嘉言、张路玉三家之言，以及叶天士、石芾南、张禾芬诸法，可以说是集秋伤于燥证治之精华。后他在《全国名医验案类编》中说：“六气之中，唯燥气难明。盖燥有凉燥、温燥、上燥、下燥之分。凉燥者，燥之胜气也，治以温润，杏苏散主之。温燥者，燥之复气也，治以清润，清燥救肺汤主之。上燥治气，吴氏桑杏汤主之。下燥治血，滋燥养荣汤主之。”绍派论燥确实仔细精当。

（4）论火：风、寒、暑、湿、燥五气多从火化，种种传变中火证极多。对其证治，绍派医家也有丰富经验。如何廉臣指出：“热之浅者在营卫，黄芩、石膏为主，柴、葛为辅；热之深者在胸，以花粉、栀、豉为主；热在肠胃者，当用下法，不用清法，或下法兼清法亦可；热入心包者，黄连、犀、羚为主；热直入心脏则难救矣，用牛黄犹可十中救一。”他将火热证按部位分热在营卫之候，热在胸膈、气分抑郁之候，热在胃肠之候，热陷肝肾之候，热陷冲任之候等证候，随证立辛凉开达、轻清化气、甘寒救液、苦寒直降、清络宣气、清火导滞、清火通瘀、苦寒复甘寒、苦寒复酸寒、苦寒复咸寒10个治法。

（5）论痰：痰涎随气升降，无处不到，其变证最多。《重订通俗伤寒论》载晕厥、痰厥、痰胀、痰结、痰喘、痰哮、痰躁、痰注、痰膈等病证，每证都详述病因、病机、症状及治法。此列举痰晕、痰喘的证治，以窥一斑。

痰晕表现为抬头屋转，眼常黑花，甚则见物飞动，猝然晕倒。此痰火上冲头脑，治须先辨其因。因于外风者，麻菊二陈汤为主；因于内风者，香茸六味丸加减。痰喘表现为咳逆气粗，咳痰稠黏，甚则目突如脱，喉间辘辘有声，此寒痰遏热壅阻气管，法当豁痰下气。治以白果定喘汤为主，重则以小青龙加石膏汤或定喘五虎汤，口噙痰喘丸。

（6）论哮病：根据长期观察，绍派医家将哮病分肺、胃、督脉三种证型论治。

①肺证：多起于风寒，遇冷则发，气急欲死。审其内外皆寒者，用麻黄二陈汤，散外邪以豁痰，送下加味紫金丹，通内闭以除哮；审其客寒包火者，用白果定喘汤，调下猴枣二宝散，常屡用屡效。②胃证：多起于痰积，内夹湿热，日久化为痰浊热饮，致肺气不利，呀呷有声而为哮，遇风遇劳皆发，秋冬季日夜如此。其哮较肺证稍缓，必待郁闷之极，嗽出一两口宿痰如鱼脑状而气始宽，哮始减。治此证，审其湿痰上泛窒滞中气者，初用香苏二陈汤，继用三子导痰汤加炙皂角，豁痰理气以燥湿。审其随火升、上胸者，初用竹沥涤痰汤送服节斋化痰丸，以祛痰降火，继用费氏鹅梨汤缓通肺窍，除其积痰。③督脉证：与肺证相因，遇冷即发，背部恶寒，喘息不能着枕。初起用小青龙汤加减，辛散太阳以温肺，继用金匮肾气丸加减，温通肾阳以煦督脉，一般有疗效而不能根治。因这类哮喘属于虚寒，病机已阳损及阴，用药偏刚偏柔，两难措置。何廉臣治疗初用金水六君煎加减，继则晨用通补肺督丸以治其本，晚用加味苓桂术甘汤以治标。他还主张按穴灸治，外贴膏药，以除病根。

（7）论胸腹痛：胸腹上下诸痛，寒热虚实皆能致之，温胃补消诸剂及发表攻里诸法，皆可以止其痛，故止痛无定方。通则不痛，治痛之理也。但通法各有不同，即调气以和血、调血以和气、上逆者使之下行、下郁者使之上行、中结者使之旁达、闭痹者使之走窜、寒者温之使通、热者清之使通、虚者补之使通、实者攻之使通。这10种治痛法都有例方、适应证及随证加减，可与缪希雍“治血三法”、李士材“治痢七法”、王旭高“治肝三十法”同为临床参考。

（8）论肿病：绍派医家对肿病认识较深，其辨证分阴水肿、阳水肿、气肿、水肿、黄肿、妇女水分肿、血分肿、虚肿、实肿9种，治疗结合当时学说，吸收叶天士“初病在气，久必入络”之言，每于方中加行气通络之品。如因寒客皮肤而成气肿者，用叶氏五皮饮加生香附、苏梗、鲜葱须等，辛通络气以消肿。寒郁下焦而成水肿者，用麻附五皮饮，重用泽兰梗，温通络气以消肿。其方法均推陈出新，给人以启发。

四、中医传承教育

明末清初，杭州民间医学教育如火如荼、声势浩大，著名的中医教育机构侣山堂在吴山脚下成立，延续30年，讲学论道，著书立说，培养了一批医学专家，撰写医书近百种，形成了以张志聪为代表的钱塘医派，并有三大学术特色：一是临床疗效卓著而名噪杭城；二是医家理论功底深厚，以维护医经旧论见长；三是医学教育与集体研究相结合而富有承前启后的传承魅力。在中国医学教育史上留下了不可磨灭的辉煌一笔。

第四节　近现代

一、社会发展

清代后期（1840 ～ 1911 年），浙江的官吏和军队十分腐败。在思想上严密控制，继续推行高压统治和愚昧、迷信的政策，提倡维护封建正统的理学和脱离现实的考据学，并以八股取士的科举制度来麻痹和笼络知识分子。吏治的腐败给浙江人民造成了深重灾难，激化了社会矛盾和阶级斗争。在这样的历史背景下，涌现出了一批新思想家，形成了一股维新思潮。杭州人龚自珍的开拓思想直接启迪了近代浙江的革故鼎新思潮，浙江的汤震、汪康年、章太炎等一大批进步人士提倡学习西方的科技文化，振兴中华。民国时期（1912～ 1949 年），浙江风云变幻，政局动荡。1911 年 11 月 5 日，资产阶级革命党人在杭州起义，摧毁了清王朝的统治，在杭州成立了浙江军政府。辛亥革命后，浙江人民在崎岖的道路上继续奋进，在经济、文化诸方面仍取得了一些成就。

二、医学发展

以 1840 年鸦片战争为转折点，素以“人文之邦”著称的浙江与全国一样，经历了半殖民地半封建社会的坎坷命运。但是，民众在荆棘丛生的道路上顽强斗争，在医疗卫生事业方面仍有一定的发展。随着西医学在浙江的传播，中西医学交相辉映，推动着当地医药事业艰难地向前迈进。这一时期，颇具完整意义上的医疗卫生管理机构及中西医院开始建立。西医院规模较大的有浙江广济医院、省立医药专科学校附属医院等。而医学院校方面，近代浙江真正的西医学校则是 1881 年创办的浙江私立广济医学各科专门学校和 1912 年成立的浙江省立医药专科学校，中医学校则首推瑞安利济医学堂。也是在这一时期，中西医人才辈出，代表性的有吴尚先、仲学辂、傅嬾园等。此外，一大批文豪和革命志士也涉猎医药学，如龚自珍、丁丙、俞樾等。但总体而言，浙江医药学发展的速度比较缓慢。

进入民国时期，由于历史条件的局限，浙江医药学发展仍举步维艰，与世界医学的发展拉开了较大差距。但这一时期，医政机构建设方面趋于完善，中西医院数量有所增加，西医人才不断涌现。医药行业尤其是药业发展势头强劲，杭州民生药厂是当时的代表之一。中西医学术团体及刊物的创办与发展成绩斐然，浙江中医专门学校等职业教育机构纷纷成立，省立救济院等慈善机构也有所发展。

三、中医传承教育

1. 瑞安利济医学堂

1885 年由陈虬等创办的瑞安利济医学堂是近代浙江第一所中医学校，地处瑞安城东杨衙里的利济医院内。利济医学堂落成时招收学生，陈虬亲自制定《习医章程》，规定学徒入学年龄为 14 岁，学习年限 6 年，学成要经过严格的考试，才批准试医，并发给试医图章。考试采取每季度考 1 次，根据成绩分班，以便次第转课。医学堂的教师聘请浙南各地名医，陈虬亲自主持教授。除了教授中医经典著作外，还把当时西方传入我国的医学著作及其他书籍也介绍给学生阅读，实乃我国中西医教学相结合的先河。学堂尤其注重临床，教导学生临证时不要只开处方，还必须写好医案。陈虬的民主改革思想和新的教学方法，为开启医界学术新风气、培养中医药新人才作出了极大的贡献。值得一提的是，学堂出版的《利济学堂报》一经发售，畅销全国，极大推进了浙南地区的学术研究与争鸣。

2. 浙江中医专门学校

民国之初，近代著名中医学家傅嬾园联络浙江中医药界人士，集资创办中医专校。1916 年，杭州中药行业在吉祥巷四明养庐创办私立浙江中医专门学校，于 1917 年正式招生，由傅氏任校长兼医务主任。他在任校长期间亲自授课，编撰《众难学讲义》《嬾园医案》《嬾园医话录》等讲义；还筹划资金，在杭州开设两处施医所。傅氏对中医人才培养倾注心血，他认为欲振兴中华医药，当先注重人才，人才越多，学术研究则越精。他不仅对学生的学业要求严格，而且重视医德教育，以古今名医医德言行教诲学生。在中医学术上，傅氏为绍兴伤寒学派的中坚力量，遵从张仲景六经辨证之法，以六经辨时病，辨证重湿，施治主化，用药朴实稳健，注意邪有出路，其学术主张至今对临床仍有参考意义。

该校由于接受了时代潮流的影响，在课程设置与教学内容上已重视结合现代科学，单独设立解剖、生理、外科等西医课程。即使在中医课程中，也注重融会贯通近代自然科学的内容，如杨则民所编的《内经讲义》，除将中医理论讲深讲透外，还结合西医与哲学加以深化。毕业考试分为理论与实习两个方面，后者还分成处方实习与临床见习两步，先由教师提出医案，学生处方，唯有合格方能进入临床见习，即直接面对患者处方。可见，该校在办学的各方面都较为严谨和正规。

3. 兰溪中医专门学校

1919 年，兰溪中医专门学校建在兰溪城北严氏花园内，由县药业公会承办。诸葛超任校长，张山雷任教务长。该校的章程是学生读预科 2 年，以基础理论为主；正科 2 年，以临床实习为主。学校的全部讲义由张山雷编写，共计 20 多种，100 多万字。学校的教学特点是由浅入深、循序渐进，注重基础和中西医结合，广征兼容中医各家学说而又有独到见解，以及重视临证实践等。由于学校师资雄厚，管理严格，办学十分出色，历时 19 年，共毕业学生 556 人。

第二章

浙派中医内科学术特色

第一节　理论特色

一、三因学说

医家对病因的思考自古有之。早在《内经》中已有“其生于阳者，得之风雨寒暑；其生于阴者，得之饮食居处，阴阳喜怒”的记载。阴阳指内外，将疾病分为内因和外因两类。东汉张仲景在《金匮要略》中提出“千般疢难，不越三条：一者，经络受邪，入脏腑，为内所因也；二者，四肢九窍，血脉相传，壅塞不通，为外皮肤所中也；三者，房室、金刃、虫兽所伤”，提出了病因分类的方法。南宋时期永嘉学派的医家陈无择综合以上分类方法，提出了三因学说，并著《三因极一病证方论》加以论述。其弟子王硕著《易简方》，孙志宁、施发、卢祖常、王暐等围绕编著、增修、校正和评述《易简方》，展开激烈的学术争论，丰富和发展了三因学说。

陈无择秉承整体观念和天人相应理论，并据人体生理病理特点提出了三因分类的依据，“夫人禀天地阴阳而生者，盖天有六气，人以三阴三阳而上奉之，地有五行，人以五脏六腑而下应之。于是资生皮肉、筋骨、精髓、血脉、四肢、九窍、毛发、齿牙、唇舌，总而成体。外则气血循环，流注经络，喜伤六淫；内则精神魂魄志意思，喜伤七情”（《三因极一病证方论·三因论》）。陈无择重视养生，认为“将护得宜，怡然安泰”，若“役冒非理，百疴生焉”。如确已成疾患，则以三因方法寻其病源。

三因学说认为，“六淫，天之常气，冒之则先经络流入，内合于脏腑，为外所因；七情，人之常性，动之则先自脏腑郁发，外形于肢体，为内所因；其如饮食饥饱，叫呼伤气，尽神度量，疲极筋力，阴阳违逆，及至虎狼毒虫，金疮踒折，疰忤附着，畏压溺等，有背常理，为不内外因”。将病因归纳为三大类，即外感六淫为外因，七情内伤为内因，饮食所伤、叫呼伤气、虫兽所伤、跌打损伤、中毒、金疮等为不内外因。“如欲救疗，就中寻其类例，别其三因，或内外兼并，淫情交错，推其深浅，断其所因为病源，然后配合诸证，随因施治，药石针艾，无施不可。”三因学说不离辨证论治思想，在辨清病因、病性、病位、病势并概括判断为某种证的过程中，对辨清病因提出了独到的见解，是辨证过程的主要方法论。

在内所因方面，陈无择仅以情志失调作为致病内因，“然内所因唯属七情交错，爱恶相胜而为病”（《三因极一病证方论·内所因论》）。七情者，喜、怒、忧、思、悲、恐、惊是也。陈无择将七情致病的病机关键归纳为脏腑气机失调，“夫五脏六腑，阴阳升降，非气不生，神静则宁，情动则乱，故有喜、怒、忧、思、悲、恐、惊，七者不同，各随其本脏所生所伤而为病……虽七诊自殊，无逾于气”（《三因极一病证方论·七气叙论》）。

七情内伤致病具有广泛性，如《三因极一病证方论·疟病内所因证治》指出：肝疟“以蓄怒伤肝，气郁所致”，心疟“以喜伤心，心气耗散所致”，脾疟“以思伤脾，气郁涎结所致”，肺疟“以忧伤肺，肺气凝痰所致”，肾疟“以失志伤肾”。总之，“五种疟疾，以脏气不和，郁结涎饮所致”。《三因极一病证方论·五积证治》指出：名曰肥气之肝积，名曰伏梁之心积，名曰痞气之脾积，名曰息贲之肺积，名曰奔豚之肾积，皆乃因情志所伤，致脏气不平，又遇时相逆而成。《三因极一病证方论·五劳证治》指出：“五劳者，皆用意施为，过伤五脏，使五神不宁而为病。”《三因极一病证方论·内因衄血证治》指出“五脏衄”的病因为“积怒伤肝，积忧伤肺，烦思伤脾，失志伤肾，暴喜伤心，皆能动血”。《三因极一病证方论·内所因心痛证治》指出心痛由“脏气不平，喜怒忧郁所致”。《三因极一病证方论·内因腰痛论》指出：失志伤肾，郁怒伤肝，忧思伤脾，皆致腰痛”。《三因极一病证方论·内因咳嗽证》中对五脏咳的情志因素进行了论述。

对于内所因所致内伤杂病的诊治，陈无择崇《素问·灵兰秘典论》十二官之说，认为应随四时调养十二官之阴阳消息盈虚，以平为期。具体来看是依据五行生克制化原理，施以补泻，他将这种脏腑归属五行的相对太过或不及比作“父子兄弟不足”，而把依据五行生克原理来调整脏腑虚实的方法比作“以礼格之”。对于七情致病的药物治疗，陈无择以七气汤“治脏腑神气不守正位，为喜、怒、忧、思、悲、恐、惊忤郁不行，遂聚涎饮，结积坚牢，有如坯块，心腹绞痛，不能饮食，时发时止，发则欲死”，针对其情志所致之气虚病机，用人参、炙甘草益气，佐以半夏、桂心行气。又在仲景半夏厚朴汤的基础上加减而成大七气汤，用治七情致病之实证，言："喜怒不节，忧思兼并，多生悲恐，或时振惊，致脏气不平，憎寒发热，心腹胀满，傍冲两胁，上塞咽喉，有如炙脔，吐咽不下，皆七气所生。"大七气汤中紫苏理气宽中，厚朴行气除满，半夏降逆消痞，佐以茯苓利水渗湿，用于实证的喜怒震惊、脏气不平之证。

在"外所因"方面，陈无择仅以外感六淫作为致病外因，"夫六淫者，寒暑燥湿风热是也"。他提出四气为病的季节特点，以暑热一气，燥湿同源，将六淫进一步归纳为四类，"冬伤寒，春温病；春伤风，夏飧泄；夏伤暑，秋痎疟；秋伤湿，冬咳嗽"。他又提出如果将护失宜，则不拘于四时为病之序，亦可触冒四气，"若其触冒，则四气皆能交结以病人"（《三因极一病证方论·外所因论》）。

陈无择认为，六淫邪气常兼夹为病。如痎疟，常偏胜于暑，但初期亦可由寒暑风湿互结所致。又如咳嗽，非独因于湿，亦可由寒、热、风所致。"所谓风寒、风温、风湿、寒湿、湿温，五者为并，风湿寒、风湿温，二者为合，乘前四单，共十一变……又兼三阳经络亦有并合"。

六淫邪气致病各有特点，其临床表现在共性之中又有个性。如温病恶寒发热，可由伤寒引起，亦可由风、暑、湿造成。风者能散能行，故兼见有汗；暑者耗气伤津，故兼见乏力；湿者重着，故兼见肢困。又如飧泄，可由伤风引起，亦可由湿热久客肠胃，滑而下利。

关于六淫常交织为患，又有所区别的特点，陈无择提出六淫本乎一气的理论依据，"四气本于六化，六化本乎一气，以运变而分阴阳，反则为六淫"。因此，他认为外邪难辨，而不似内证易知。虽辨明外所因具体属何者不易，但陈无择仍持严谨态度，认为应治病求本，审察症状，甄别脉证，明辨所反映的病因属于六淫中何者，以及是否有多种六淫邪气杂合为患，当通明病因，"毫厘不滥，乃可论治"。

三因学说的提出有一定的时代背景，并源于医疗实践的需要。当时的政治、经济、文化重心均由黄河流域向长江流域转移，南宋的皇帝重视医疗卫生工作，设有较为完善的医药卫生行政机构和管理系统，制定了一系列医事制度和法规，促进了医疗卫生事业的发展。此前的唐宋医学已经积累了丰富的实践经验，出现了大批大部头方书，如《太平圣惠方》《圣济总录》等，卷帙浩繁。因此，这一时期的医学由博返约，成为必然。陈无择生活于温州，当地"七山二水一分田"的地理条件，孕育了功利主义思想，重视实用。当地以叶适为代表的主张唯物主义，提倡功利，反对朱熹道学的儒家"永嘉学派""永嘉四灵"

诗派及中国最早的戏剧——南戏，共同开创了温州文化学术空前繁荣的新局面。在这一背景下，陈无择的《三因极一病证方论》，以消除繁芜、把握枢要的分类方法，每类有论有方，文辞典雅，而理致简赅，简单实用，将致病因素与发病途径结合起来，是在辨证论治基础上的方法论，对后世病因学的发展影响极为深远。

浙江省首位国医大师何任先生根据三因学说提出了养生方法——内因注意调摄精神，外因重视适应气候、改善居住环境，不内外因着眼于饮食与起居的调理。这种三因学说的养生方法，提纲挈领，简单易行，有助于增强人体正气和体质，从而促进人体的生殖功能。

二、相火论

金元时期，《太平惠民和剂局方》之学盛行，元代医家朱丹溪曾致力于《局方》的研究，但在实践中揣知其弊，认为"操古方以治今病，其势不能以尽合"，其理论并不能完全满足实践，提出当遵《内经》《难经》诸经，起度量，立规矩，称权衡。他拜访名师罗知悌，继承刘完素、张从正、李东垣之学，奠定了医学思想基础。朱丹溪根据江南气候潮湿、湿热相火为病甚多的地理特点及人多情欲过极、戕伐气血的社会风气，著《格致余论》，提出了"相火论"。丹溪弟子众多，如赵良仁、戴世垚、戴思恭、戴思温、楼英、徐彦纯、虞抟、王纶等继承其学术思想，并发挥了"相火论"学说。

朱丹溪借用《内经》中作为运气术语的君火、相火，赋予了二者生理病理的不同概念。在生理概念层面上，君火、相火的共性是"动"，"火内阴而外阳，主乎动者也，故凡动皆属火"。君火乃"以名而言，形气相生，配于五行"，相火乃"以位而言，生于虚无，守位禀命，因其动而可见"。由于名位形气的不同，五行归属不同而分君相。君火为有形、有气、有名，五行属火的心，"心，君火也，为物所感则易动"，特指精神情志活动。相火内涵丰富，一指无一定形质，不独居一脏的生命活动动力，"天主生物，故恒于动；人有此生，亦恒于动。其所以恒于动，皆相火之为也""天非此火，不能生物，人非此火，不能有生"。二指生殖功能活动，归于肝肾，上属于心，心动则火起精走。

在病理概念层面上，君火、相火之含义则全然不同。"君火之气，经以暑与湿言之"，当属外感火热；"相火之气，经以火言之，盖表其暴悍酷烈，有甚于君火者也"，相火因"五性感物"而动，证分脏腑而言，当属内生火热。"相火论”的中心内容是阐述相火，亦即内生火热的病因病理。以病机十九条的五条火证为纲，脏腑症状为目，又引《素问玄机原病式》脏腑诸火之动、升、胜、用来讨论相火的表现，“是皆火之为病，出于脏腑者然也”。以脏腑辨证为内生火热的主要辨证方法是“相火论”的重要内容，联系《格致余论》“湿热相火为病甚多”的论述，这种相火当非阴虚生内热之虚火，亦非气虚下陷之火，而是“气有余便是火”，偏指机体脏腑阴阳平衡失调所致的内生实火。人于有知之后就有“为物所感不能不动”的本性，而“动”即为五火，由此触发相火而导致一系列病变。

丹溪还强调相火和阴的关系。相火属阴，在病理情况下相火又伤阴。“肝肾之阴悉具相火”“火起于妄，变化莫测，无时不有，煎熬真阴，阴虚则病，阴绝则死”，因而“其暴悍酷烈，有甚于君火者也，故曰相火元气之贼”。丹溪在《格致余论·阳有余阴不足论》中指出，阴阳含义有二：一者以天地日月为喻，取象比类，说明人体气血阴阳的有余不足，气常有余而血常不足，以阴与阳指代血与气；二者又提出男子二八、女子二七阴气始成，而可与阳气为配，以阴指代生殖功能的物质基础。指出阴气难成易亏的生理特点，“阴气之成，止供给得三十年之视听言动，已先亏矣”。这样的生理特点，再加之人之情欲无涯的一般倾向，易阳动而致阴亏。针对情欲伤阴的病机，朱丹溪认为相火是关键，在脏腑则责之心，又与肾、肝、胆有关，相火静而藏则属肾，动而发则属肝胆，又“上属于心”，若心为外界事物（情欲）所触，“相火翕然而起，虽不交会，亦暗流而疏泄矣”，而致精亡伤阴。在养生上，朱丹溪提出了静心的养生方法，主张心不妄动、不见所欲。药物治疗上，提出郁火当发、实火可泻、虚火须补的治则治法，并不主张纯用苦寒。朱丹溪亦善用滋阴降火法，创制了三补丸、大补丸、大补阴丸等方剂，后人称其为“滋阴派”。

针对内生火热的相火病机，朱丹溪提出了相应的辨证治法。在辨证方面，论痛风提出了“大率因血受热，已自沸腾……寒凉外抟，热血得寒，污浊凝滞，所以作痛”的观点。论疝气，提出了“此证始为湿热在经，郁而至久，又得寒气外束，湿热之邪不得疏散，所以作痛”的观点。论涩脉“固多虚寒，亦有痼热为病”等，补充了从火热立论的内容。在治法方面，他认为一者郁火当发，以汗、吐、下三法泻火郁；二者实火可泻，以下、通、清三法正治降火；三者虚火须补，补气之中更兼升、兼降、兼缓。

相火论的主旨重在阐发其病理，从病因病机到证候表现，从辨证观点到预防之法均一一言明。相火论创造性地发展了内生火热理论，使中医学对火热证的病因病机、辨治规律的认识都有了长足的进步。丹溪之学与宣和局方之争，是医之门户分于金元的标志。《太平惠民和剂局方》盛行于宋元之间，至震亨《局方发挥》出而医学始一变也。相火论为丹溪学派的重要理论之一，深刻影响了后世中医学的发展，对明清时期的温补学派、温病学派都有直接的影响。

三、命门学说

命门学说的提出，受当时宋明理学兴起的影响，传统以五运六气学说及天人相应思维模式的医学学术观点，不能与当时哲学主流思想相适应。在对更好阐释生命原动力的需求的推动下，出现了百家争鸣的局面。金元之后，流派纷起，许多医家尊崇河间、丹溪之学却不得其法，“自河间主火之论行，而丹溪以寒苦为补阴，举世宗之，莫能禁止”，形成了苦寒之时弊。明代张景岳、赵献可批判这一现象，重视命门学说，提出了“阳非有余、真阴不足”的见解，相关代表作有《类经》《景岳全书》《医贯》等。

张景岳以太极理论阐释命门，他认为命门内含人之真阴真阳，“即人身之太极，由太极生两仪，而水火具焉，消长系焉”。认为命门有位有形，其“居两肾之中而不偏于右”。他反复强调阳气在生命活动中的主导作用，在《景岳全书·传忠录》中提出：“夫人之所重者，唯此有生，而何以能生，唯此阳气，无阳则无生矣。”在《类经附翼·大宝论》中提出：“万物之生由乎阳，万物之死亦由乎阳，非阳能死物也，阳来则生，阳去则死矣。”这些论述均体现了他重视命门，认为命门乃立命之门户，为水火之府，为阴阳之宅，为精气之海，为死生之宝，强调了命门之于人身的重要性。

张景岳从形气、寒热及水火之辨三个方面来说明人体阳气的重要性。形气方面，他提出“阳化气，阴成形，阳气易脱，相对不足”的观点。他在《类经附翼·大宝论》中提出：“夫形气者，阳化气，阴成形。是形本属阴，而凡通体之温者，阳气也；一生之活者，阳气也；五官五脏之神明不测者，阳气也。及其既死，则身冷如冰，灵觉尽灭，形固存而气则去，此以阳脱在前，而阴留在后，是形气阴阳之辨也，非阴多于阳乎？”寒热方面，他提出热为阳，虽过热亦可为害，但如不过亢，则为万物生发的动力；但寒为阴，肃杀了无生意，认为阴寒之力甚于阳热。他提出：“寒热者，热为阳，寒为阴。春夏之暖为阳，秋冬之冷为阴……是热能生物，而过热者唯病；寒无生意，而过寒则伐尽。然则热无伤而寒可畏，此寒热阴阳之辨也，非寒强于热乎？”在水火方面，他提出“水为阴，火为阳”“造化之权，全在水火”。但水亦由天一之阳而生，也即水之生亦有赖于阳气。他提出："天一者，天之一也，一即阳也，无一则止于六耳。故水之生物者，赖此一也；水之化气者，亦赖此一也。""生化之权，皆由阳气。"

因此，他认为人体虚多实少，应慎用寒凉攻伐，针对临床命门火衰和真阴耗竭的疾患，提出"善补阴者，必于阳中求阴……善补阳者，必于阴中求阳"的观点，创制了左归丸、右归丸等方剂。但同时亦不偏废真阴，"此一阴字，正阳气之根也"。他亦反对辨证不明，在无虚证、无寒证或无寒热不显的情况下滥用温补之法。

赵献可认为命门有位无形，"命门无形之火，在两肾有形之中"，亦即"两肾间动气"。"对脐附脊骨，自上数下，则为十四椎，自下数上则为七椎……其右旁一小白窍，即相火也；其左旁之小黑窍，即天一之真水也。此一水一火，俱属无形之气"。(《医贯·内经十二官论》)他主张君主命门学说，认为命门是"真君真主，乃一身之太极"，统摄十二官。君主命门具有以下特点：其一，司性与生殖，主"人之初生受胎"；其二，为十二经、十二官之君主；其三，以君主之火为生命的原动力和人体正气，"火旺则动速，火微则动缓，火熄则寂然不动""主气固，客气不能入"。此外，赵献可亦重视阴精真水，认为它们与命门之火相依而永不相离。因此在治疗上，若见水火之有余不足，则不用攻伐之法。如火有余，则"壮水之主，以制阳光"，方用六味地黄丸；如火不足，则"益火之源，以消阴翳"，方用八味地黄丸。

命门学说，着眼于人之元阴元阳易虚致病的病机，创新命门的概念及其功能的认识，强调温补肾阳和滋养肾阴在养生、预防中的重要性，为后世广泛学习和实践。

四、运气理论

运气，即五运六气的简称。运气理论以天人相应整体观念为指导思想，以阴阳五行为理论框架，以天干地支系统为演绎工具，研究六十甲子周期天地自然气候、物候变化规律及人体疾病发展和临床防治规律的理论。五运，即木运、火运、土运、金运、水运，"土主甲己，金主乙庚，水主丙辛，木主丁壬，火主戊癸"(《素问·五运行大论》)。其分别配以天干，用以推知每年岁运及季节气候变化。"六气"的概念，可追溯到春秋秦国医和提出的"阴、阳、风、雨、晦、明"，滥觞于《内经》，指风、寒、暑、湿、燥、火六种自然现象，分别配以地支，用以推测每年岁气及六个时段气候变化。五运六气理论在《内经》中形成了较为系统的知识体系，陈无择、朱丹溪等医家均受当时《内经》气化理论的影响。

陈无择秉天人相应观点，在《三因极一病证方论·五运论》中提出“夫五运六气，乃天地阴阳运行升降之常道也。”“凡不合于德化政令者，则为变眚，皆能病人。”在《三因极一病证方论·五运时气民病证治》中收录了调治五运太过、不及之年常见症状的10首“五运证治方”，因简易、有效受到关注。陈无择指出：“夫六淫者，寒暑燥湿风火是也。以暑热一气，燥湿同源，乃因四时之序。”故将六淫统为四气，并与四时相合。在外所因中，四气证治之后还论述了“五运时气民病证治”“六气时行民病证治”及“疫病证治”等，因此可将四气致病看成是四时之气致病。五运的内容包括岁运和主运、客运。岁运又称中运、大运，影响全年的气候、物候、人体疾病变化，可对天、地、人产生影响，十干统运，按年干匹配，岁运太过、不及每十年一循环。主运和客运是将一年分为五个时间段，主运年年不变，依木、火、土、金、水五行相生的顺序依次分司，客运随岁运不同而变化轮替。五运在理论发展过程中与六气结合，形成五运六气理论体系，在临床应用中对主运和客运的作用较少提及，在《内经》运气体系中，五运仅保留着主岁的大运的作用。《三因极一病证方论》提及的五运太过、不及，实际是指岁运太过、不及。岁运有太过、不及和平气之分。岁木太过，肝木之气克脾土、致泄泻，且将胁痛准确定位到左胁痛，以苓术汤治疗。岁火太过，痎疟、上气咳喘、咯血痰壅、嗌干等皆为火热之邪伤肺的症状，胸痛、胁痛等均为心火过盛自伤的症状，骨痛为肾水亏，浸淫为热邪周流全身，谵妄为热扰心神，以麦门冬汤主治。岁土太过，雨湿流行，肾虚脾湿，肝旺脾虚，以附子山茱萸汤主治。岁金太过，燥气流行，可见肝病、肺病，火气来复动血的表现，以牛膝木瓜汤主治。岁水太过，寒水流行，可见身热烦躁谵妄、手足厥冷等心阳内郁，腹胀大、肠鸣、溏泄为脾肾阳虚的表现，以川连茯苓汤主治。岁木不及，燥乃盛行，可见肝虚脾虚、热邪犯肺的表现，以苁蓉牛膝汤主治。岁火不及，寒乃盛行，可见心胸中痛等心阳虚的表现，髋髀痛等太阳经虚寒的表现，以及溏泄、腹痛等脾阳虚的表现，以黄芪茯神汤主治。岁土不及，风乃盛行，可见飧泄、筋瞤、胁痛等脾虚肝旺的表现，以白术厚朴汤主治。岁金不行，炎火盛行，可见咳逆上气、肩背臂痛等火邪伤肺，头脑痛等格阳于上，发热、口疮、心痛等心火旺的表现，以紫菀汤主治。岁水不及，湿乃盛行，而致肾病、脾病、肝病，以五味子汤主治。

五运太过、不及之年，相应的五运之气盛衰不同，可以影响人体五脏盛衰，故可依据五脏虚实而调治五运太过、不及之气对人体的影响。陈无择内化并发挥了《内经》中的相关理论，根据天人相应模式，或引用或创制了10首方剂，为指导我们治疗或预防六气致病提供了宝贵经验。

"君火""相火"的概念首见于《内经》,《内经》还提出了"壮火食气""少火生气"的气火关系。朱丹溪倡"相火论"，在继承《内经》火与气关系的基础上有所发挥。朱丹溪认为："阳动而变，阴静而合，而生水、火、木、金、土，各一其性。唯火有二：曰君火，人火也；曰相火，天火也。"他在《内经》的少火、壮火的基础上，又结合刘河间、李东垣等人的观点，提出相火的生理病理理论，将火视为病因，提出"相火为元气之贼"的观点。朱丹溪言："见于天者，出于龙雷，则木之气；出于海，则水之气也。具于人者，寄于肝肾二部。""肝肾之阴，悉具相火，人而同天地乎。"认为相火存在于肝肾之中。他引龙雷之火来指代相火的猛烈特性，"火与元气不两立，一胜则一负"，相火妄动导致消耗真阴，损伤元气，故为元气之贼。

朱丹溪厘清了火与气的关系，他将火置于气中讨论，吸纳火作为运气系统中的合理成分，但同时相火会因妄动而成为损害人体之气的元凶，由此肯定了火与气的一元性。此外，朱丹溪明确了相火的位置，同时将太极与相火、命门相联系，扩大了火的研究层面，为后世医家研究命门学说提供了新思路。

第二节　临床特色

一、外感辨证体系

（一）伤寒

伤寒研究方面，首推朱肱、柯琴。宋代朱肱撰《活人书》，全书分四部分，分论伤寒各证及杂病。卷一至卷十一，以问答形式剖析伤寒的各种相似证候的诊断及辨治；卷十二至卷十五，释伤寒论 113 方；卷十六至卷十八，载各家伤寒方，计 126 方；卷十九至卷二十一，介绍妇人、小儿伤寒病及治疗方药；卷二十二为伤寒十劝。该书从经络辨病位，脉证合参辨病性，因名识病，因病识证，辨病与辨证相结合，开"以方类证、以证论方"之先河，受到历代医家的推崇。

朱肱首倡六经即经络说，"治伤寒先须识经络，不识经络，触途冥行，不知邪气之所在，往往病在太阳，反攻少阴，证是厥阴，乃和少阳，寒邪未除，真气受毙"。首倡表里阴阳辨证，治伤寒须辨表里，表里不分，汗下差误，治伤寒须识阴阳二证。言："阳务于上，阴务于下。阳行也速，阴行也缓，阳之体轻，阴之体重。阴家脉重，阳家脉轻。阳候多语，阴证无声。阳病则旦静，阴病则夜宁。阳虚则暮乱，阴虚则夜争。阴阳消息，证状各异。然而物极则反，寒暑之变，重阳必阴，重阴必阳。阴证似阳，阳证似阴，阴盛隔阳，似是而非，若同而异。"当时有"只知有《活人书》，而不知有长沙之书也"的说法。清代医家徐灵胎高度称赞《活人书》曰："宋人之书，能发明《伤寒论》，使人有所执持而易晓，大有功于仲景者，《活人书》为第一。"

明代绍兴医家俞根初著《通俗伤寒论》，融古今论著，结合个人经验，创立绍派伤寒。他首尊仲景，旁参方中行、陶节庵、张景岳、吴又可诸家，深得其要，融会贯通，又别出新意而自成一家。其论治四时感证，以六经为纲，治法多与仲景相合，并结合三焦辨证；制方遣药，每从江南滨海多湿的特点出发，主张轻清宣化，即用辛温发散，也佐以淡渗。《通俗伤寒论》集其验方101首，多轻灵稳验，如玳瑁郁金汤、羚角钩藤汤等。并于察目、按腹、望舌、切脉、饮食宜忌、疾病调护等方面多有经验与见地。

清代慈溪医家柯琴著《伤寒来苏集》，该书为《伤寒论注》《伤寒论翼》《伤寒附翼》之总括。《伤寒论注》对《伤寒论》原文进行了逐条逐句的研究、校正。编法上的特点是以证为主，如麻黄汤证、桂枝汤证、白虎汤证等，各以相关条目归纳类聚。《伤寒论翼》秉"仲景之六经为百病立法，不专为伤寒一科"的思想，认为伤寒、杂病治无二理，咸归六经之节制，于上卷列论伤寒大法、六经、合病及风寒、温暑、痉湿等证，并附平脉法；下卷纲领性地论述六经分证；书末附制方大法，为《伤寒论》辅助读物之一。《伤寒附翼》结合病因、病机及脉证阐述方义及适应证，为研究《伤寒论》方剂的参考。柯琴还撰有《伤寒晰疑》，以辨阴阳，论太阳中风桂枝汤脉证八条，对太阳经伤寒提纲等逐条加以注释、评述。

此外，明代钱塘卢之颐撰《仲景伤寒论疏钞金錍》，根据《内经》理论阐释《伤寒论》，详辨注家中违背《内经》或仲景原旨者。钱塘张遂辰参订《张卿子伤寒论》，推崇成无己《注解伤寒论》，并博采朱肱、许叔微、庞安时、王履、王肯堂等诸家学说，选论颇精。清代钱塘高世栻纂集张志聪所注解的《伤寒论集注》，选录前人的部分论述，并加入自己的见解。钱塘张锡驹撰《伤寒论直解》，融会《内经》理论注解《伤寒论》，帮助我们理解条文并联系临床实际。绍兴高学山撰《伤寒尚论辨似》，详解喻嘉言《尚论篇》，指出其不恰当之处；提出伤寒诊法，唯以形、症、声、色，合之浮、大、数、动、滑、沉、涩、弱、弦、微之十脉以为印证，便可得其大概。嘉兴徐彬撰《伤寒方论》，以喻嘉言《尚论篇》论证大意，分注于113方下，并发挥己见补充方解，可于其中体会辨证选方的精义。嘉兴沈明宗的《伤寒六经辨证治法》推崇方有执、喻嘉言，认为六气外感，主要是风伤卫，寒伤营，燥湿于寒伤营，春夏温热该于风伤卫；在编次方法上，突出六经主病，而将合病、并病、过经不解、瘥后劳复、误治诸变等另立篇目。嘉善沈又彭撰《伤寒论读》，对于临证识病，分辨相似证候有一定启发。海盐吴仪洛的《伤寒分经》重订喻嘉言《尚论篇》，补注"暴卒中寒"一门，并附秋燥。钱塘吕震名撰《伤寒寻源》，指出伤寒包括风、寒、湿、热等因，书中首辨风、寒、湿、温、热之源流及六经辨证诸法，次辨别各证疑似之处，后述制方精义。绍兴章虚谷撰《伤寒论本旨》，以风伤卫、寒伤营、风寒两伤营卫为提纲，阐述各种病证。近代嵊县王邈达撰《汉方简义》，将113方按《尚论篇》编次依次阐释，释病部分本于《伤寒尚论辨似》，释方部分宗于《本经疏注》，书末附汉末补遗三方。黄岩周子叙译《皇汉医学》，以新知发挥古义，可谓中日医学交流之典范。兰溪邵餐芝撰《素轩医语》，诠释《伤寒论》，学贯中西，文辞通达。

（二）温病

叶天士的《外感温热篇》首创卫气营血辨证，成为后世诊治温病的准绳。薛生白的《湿热病篇》对湿热病证的发挥，充实了温病学说的内容。吴鞠通在其《温病条辨》中提出三焦辨证。王孟英《温热经纬》集温病之大成，完善了内科热病学术体系。浙派中医在温病学方面，以清代王孟英、雷丰的成就最为卓著。

杭州王孟英撰《温热经纬》，集诸家温病之说，条分缕析，丰富全面。王孟英从新感、伏邪角度阐发温病病因病机。认为阴精不足是病邪伏藏的内因，并从舌象的变化审视邪伏的深浅、治疗的依据、病邪的转归，并以此与新感温病作鉴别，《温热经纬》言："若伏气温病，自里出表，乃先从血分而后达于气分……故起病之初，往往舌润而无苔垢，但察其脉，软而或弦，或微数，口未渴而心烦恶热，即宜投以清解营阴之药，迨邪从气分而化，苔始渐布，然后再清其气分可也。伏邪重者，初起即舌绛咽干，甚有肢冷脉伏之假象，亟宜大清阴分伏邪，继必厚腻黄浊之苔渐生，此伏邪与新邪先后不同处。更有邪伏深沉，不能一齐外出者，虽治之得法，而苔退舌淡之后，逾一二日舌复干绛，苔复黄燥，正如抽蕉剥茧，层出不穷，不比外感温邪，由卫及气、自营而血也……秋月伏暑证，轻浅者邪伏膜原，深沉者亦多如此。"

王孟英按顺传、逆传诠释温病传变规律，《温热经纬》言："盖温邪始从上受，病在卫分，得从外解，则不传矣……不从外解，必致里结，是由上焦气分以及中下二焦者为顺传。唯包络上居膻中，邪不外解，又不下行，易于袭入，是以内陷营分者，为逆传也。然则温病之顺传，天士虽未点出……而细绎其议论，则以邪从气分下行为顺，邪入营分内陷为逆也……苟无其顺，何以为逆？"指明了顺传、逆传的机制，并据此判断预后，言："肺胃大肠，一气相通，温热究三焦，以此一脏二腑为最要。肺开窍于鼻，吸入之邪，先犯于肺，肺经不解，则传于胃，谓之顺传。不但脏病传腑为顺，而自上及中，顺流而下，其顺也有不待言者，故温热以大便不闭者易治，为邪有出路也……若不下传于胃，而内陷于心包络，不但以脏传脏，其邪由气分入营，更进一层矣，故曰逆传也。”

王孟英认为暑多兼湿，但暑不必兼湿。他指出：“暑令湿盛，必多兼感，故曰夹……非谓暑中必有湿也。”他还认为，并非湿热相合而为暑。他针对李东垣清暑益气汤“虽有清暑之名而无清暑之实”的论述，对不兼湿之暑邪，治以王氏清暑益气汤，“每治此等证，辄用西洋参、石斛、麦冬、黄连、竹叶、荷秆、知母、甘草、粳米、西瓜翠衣等，以清暑热而益元气，无不应手取效也”。

王孟英论治温热病重视顾护阴液，他认为：“实其阴以补其不足，此一句实治温热之吃紧大纲。盖热病未有不耗阴者，其耗之未尽则生，尽则阳无留恋，必脱而死也。真能体味斯言，思过半也。耗之未尽者，尚有一线之生机可望，若耗尽而阴竭，如旱苗之根已枯矣。”王孟英在临证中，每遇温邪耗伤肺阴者，起手便用沙参、芦根等甘寒药滋养肺阴，清热生津。遇真阴素亏者，则善用大剂养阴之品，如石斛、鳖甲、肉苁蓉等。其余如天冬、麦冬、生地黄、熟地黄，亦是他常用的养阴药物，梨、藕、甘蔗等价廉易得之果品，更常被采用。

衢州雷丰著《时病论》，详论70余种时令外感病的诊治，并附个人验案，切合临床实际。雷丰对伏气温病多有发挥，他极力推崇伏气学说，在《时病论》中将《素问·生气通天论》中“冬伤于寒，春必病温；春伤于风，夏生飧泄；夏伤于暑，秋必痎疟；秋伤于湿，冬生咳嗽”四句经文作为全书的纲领。他最早提出了瘟疫和温病的联系和区别，言：“一为瘟疫，一为温热，时不同而病亦异。由是观之，温病之书不能治瘟疫，瘟疫之书不能治温病。”

清代钱塘卢之颐撰《痎疟论疏》，以《内经》理论为主，结合后世论疟及个人体验详述痎疟证治，分析诸疟之常证和变证的证治。嘉兴郭志邃撰《痧胀玉衡》，鉴于痧胀病证发病多、传变快等特点，搜前人有关学术经验，总其大纲，撮其要领。上卷列痧胀发蒙论、痧胀要语及痧胀脉法，中卷、下卷结合实际案例，叙述多种痧证，末附备用要方，是一部比较系统的痧胀专著。归安吴贞撰《伤寒指掌》，认为伤寒包括伤寒和温热两类病证，在温病方面推崇叶天士、薛生白学说。平湖茅钟盈辑、钱椒校刊《感证集腋》为感证之专辑，部分见解被王孟英选入《温热经纬》。钱塘连文冲撰《霍乱审证举要》，述霍乱阴证、阳证，发病与气候的关系，以及相关脉证。近代鄞县胡安邦撰《湿温大论》，总结治疗湿温的心得体会。黄岩徐佩华，于1919年夏秋之交，霍乱流行之时，搜罗古今中外医籍，旁征博引，罗列诊治之法而撰《中西霍乱刍言》。

二、内伤杂病体系

（一）肺系病证

1. 感冒

感冒是以鼻塞、流涕、喷嚏、咳嗽、头痛、恶寒、发热、全身不适为主症的一种疾病。《内经》首先提出感冒是以风邪为主要致病因素，以寒热、头痛、身痛为主要症状。

元代义乌医家朱丹溪确立了感冒的治疗大法，他在《丹溪心法·中寒》中提出："伤风属肺者多，宜辛温或辛凉之剂散之。"

明代余杭医家陶华在《伤寒全生集》中提出感冒的病因除六淫外，还有时行之气致病，且具有较强的传染性，言："时气者，乃天时暴厉之气流行人间，凡四时之令不正者，则有此气行也。若春应温而反寒，夏应热而反凉，秋应凉而反热，冬应寒而反温，此时行不正之气也。"

明代绍兴医家张景岳，清代绍兴医家俞根初、衢州医家雷丰均秉持感冒有轻重之别的观点。张景岳在《景岳全书·伤风》中提出："伤风之病，本由外感，但邪甚而深者，遍传经络，即为伤寒，邪轻而浅者，止犯皮毛，即为伤风。"俞根初在《重订通俗伤寒论·伤寒本证》中提出："小伤寒，一名冒寒，通称四时感冒，如冒风感寒之类，皆属此病。"雷丰在《时病论·春伤于风大意》中提出："夫风邪之为病，有轻重之分焉，轻则曰冒，重则曰伤……如寒热有汗，是风伤卫分，名曰伤风病也；鼻塞咳嗽，是风冒于表，名曰冒风病也。"此外，雷丰还提出风邪常兼夹他邪为患，言："风为六气之领袖，能统诸气，如当春尚有余寒，则风中遂夹寒气，有感之者是为风寒；其或天气暴热，则风中遂夹热气，有感之者是为风热。"

2. 咳嗽

咳嗽是以发出咳声或伴有咳痰为主证的一种肺系病证。《内经》对咳嗽作了专篇论述，提出"五脏六腑皆令人咳，非独肺也"的观点。

明代宁波医家赵献可提出咳嗽主脏在肺。他在《医贯·咳嗽论》中提出："盖肺为清虚之府，一物不容，毫毛必咳。又肺为娇脏，畏热畏寒。火刑金故嗽，水冷金寒亦嗽。故咳嗽者必责之肺。而治之之法，不在于肺，而在于脾，不专在脾，而反归重于肾。"

明代绍兴医家张景岳将咳嗽分为外感与内伤两类，并分别论述其病理过程，提出辨证当明辨阴阳虚实。他在《景岳全书·咳嗽》中提出："咳嗽一证……止惟二证……一曰外感，一曰内伤，而尽之矣。夫外感之咳，必由皮毛而入……内伤之嗽，必起于阴分……但二者之中，当辨阴阳，当分虚实耳。”

3. 肺痈

肺痈是指肺叶生疮，形成脓疡的一种疾病，属于内痈之一。临床表现为发热、咳嗽、胸痛、咯吐腥臭脓血浊痰。张仲景首创“肺痈”病名，并提出病起于风热伤肺，热壅血瘀，分别提出脓成与否的证治。

明代萧山医家楼英提出肺痈饮食不节的病因。他在《医学纲目》中提出：“肺痈者，由食啖辛热炙煿，或酣饮热酒，燥热伤肺所致。”张景岳在《景岳全书》中载如金解毒散，提倡在热盛成痈之时使用降火解毒之剂。

明代绍兴医家陈世铎提出肺痈由正虚邪侵所致，他在《辨证录·肺痈门》中提出：“盖肺之所以生痈者，因肺火不散也，然肺火来因肺气虚也，肺虚而火留于肺，火盛而后结为痈。”

4. 哮喘

哮证是以喉中哮鸣有声，呼吸困难，甚至喘息不能平卧为主证的发作性痰鸣喘息疾患。喘证是以呼吸困难，甚至张口抬肩，鼻翼扇动，不能平卧为特征的病证。《医学正传》指出：“哮以声响言，喘以气息言。”后世医家鉴于“哮必兼喘”，故一般统称哮喘。

陈无择提出喘之病位在肺，在《三因极一病证方论·喘》中提出：“肺为五脏华盖，百脉取气于肺，喘既动气，故以肺为主。”

朱丹溪首创哮喘病名，并阐明病理因素为“专主于痰”，提出“未发宜扶正气为主，已发以攻邪为主”的治疗原则，把本病从笼统的“上气”“喘促”“喘鸣”中分离出来，成为一个独立的病名。朱丹溪还认为七情、饮食、久病都能致喘，他在《丹溪心法·喘》中指出：“六淫七情之所感伤，饱食动作，脏气不和，呼吸之息不得宣畅而为喘急，亦有脾肾俱虚、体弱之人，皆能发喘。”

张景岳提出哮喘有“夙根”，《景岳全书·喘促》言：“喘有夙根，遇寒即发，或遇劳即作者，亦名哮喘。”还提出辨证可分为虚实两类，言：“实喘者有邪，邪气实也，虚喘无邪，元气虚也。”“气喘之病，最为危候，治失其要，鲜不误人，欲辩之者，亦唯二证而已。所谓二证者，一曰实喘，一曰虚喘也。”

5. 肺胀

肺胀是多种慢性肺系疾患反复迁延，导致肺气胀满，不能敛降的一种病证。临床表现为喘咳上气、痰多、胸部膨满、胀闷如塞、烦躁等，日久则见面色晦暗，唇甲紫绀，心慌动悸，脘腹胀满，肢体浮肿，甚或喘脱等危重证候。病程缠绵，时轻时重，常因感受外邪而反复发作，以致病情日渐加重。

朱丹溪提出肺胀而嗽的病机是痰瘀阻滞肺气，在《丹溪心法·咳嗽》中提出"肺胀而嗽，或左或右，不得眠，此痰挟瘀血碍气而病，宜养血以流动乎气，降火疏肝以清痰"，开活血化瘀法治疗肺胀之先例，可用四物汤加桃仁等药物治疗。

（二）心脑系病证

1. 心悸

心悸是指患者自觉心中跳动，惊惕不安，甚则不能自主的一种病证，包括惊悸和怔忡。因惊而悸者谓之惊悸，时作时止，病情较轻，无所触动而悸者，谓之怔忡，发作无时，病情较重。一般怔忡多伴惊悸，惊悸日久可发展为怔忡。

朱丹溪提出心悸"责之虚与痰"的理论，认为血虚、痰迷、痰火是主要病因。他在《丹溪心法·惊悸怔忡》中提出："怔忡者血虚，怔忡无时，血少者多，有思虑便动，属虚；时作时止者，痰因火动。瘦人多因是血少，肥人属痰，寻常者多是痰。"治疗上，提出"惊悸有时，以朱砂安神丸；痰迷心隔者，痰药皆可，定志丸加琥珀、郁金"。朱丹溪认为惊悸发病之本在心虚，标在痰饮，提出"惊者与之豁痰定惊之剂，悸者与之逐水消饮之剂""扶虚，不过调养心血，和平心气而已"的治疗方法。

张景岳对心悸病因病机和证治论述的较全面，他在《景岳全书·怔忡惊恐》中提出：惊有因病而惊和因惊而病二证，因病而惊，当察客邪，以兼治其标；若因惊而病，宜安养心神，滋培肝胆，当以专扶元气为主。认为怔忡"唯阴虚劳损之人乃有之"，治宜养气养精，滋培根本，节欲节劳，切戒酒色，而医家"不可误认为痰火而妄施清利"。

2. 不寐

不寐是以经常不能获得正常睡眠为特征的一种病证，轻者就寝后难以入睡，或时寐时醒，或寐后易醒，醒后难以再寐，甚者则彻夜不眠。本证《内经》称为目不瞑、不得眠、不得卧，《难经》始称不寐。

明代金华医家戴思恭提出不寐分虚实，《证治要诀·不寐》言："不寐有二种，有病后虚弱及年高人阳衰不寐，有痰在胆经，神不归舍，亦令不寐……大抵惊悸健忘、怔忡、失志、不寐、心风，皆是胆涎沃心，以致心气不足，若用凉心之剂，太过则心火愈微，痰涎愈盛，病愈不减，唯当以理痰气为第一义。"

张景岳较全面地归纳总结了前人对不寐的病因病机及辨治方法。他在《景岳全书·不寐》中将不寐分为有邪与无邪两种情况，认为有邪者多实证，无邪者多虚证。有邪分伤寒、伤风、疟疾等外邪所致，以及“如痰如火，如寒气水气，如饮食忿怒”“饮浓茶”“心有事”等内邪所致者。无邪是指“思虑劳倦，惊恐忧疑，及别无所累而常多不寐者，总属真阴精血之不足，阴阳不交，而神有不安其室耳”。他提出不寐的病机为“寐本乎阴，神其主也，神安则寐，神不安则不寐。其所以不安者，一由邪气之扰，一由营气之不足耳”。在治疗上，他提出“无邪而不寐者……宜以养营气为主治……即有微痰微火皆不必顾，只宜培养气血，血气复则诸证自退，若兼顾而杂治之，则十曝一寒，病必难愈，渐至元神俱竭而不可救者有矣”“有邪而不寐者，去其邪而神自安也……仍当于各门求法治之”。

3. 中风

中风又名卒中，是以半身不遂、肌肤不仁、口眼㖞斜、言语不利，甚则突然昏仆、不省人事为主要表现的病证。由于本病起病急剧，症见多端，变化迅速，与自然界风之陡起于顷刻之间，骤变于瞬息之时，来势较猛的特性相类似，故类比而名曰中风。

朱丹溪结合南方多湿热的气候特点，提出“中风乃湿痰化热生风所致”的观点，他在《丹溪心法·论中风》中提出：“《内经》已下，皆谓外中风邪。然地有南北之殊，不可一途而论……西北二方，亦有真为风所中者，但极少尔。东南之多，多是湿土生痰，痰生热，热生风也。”

张景岳认为“内伤积损”是中风之本，并列举具体病因病机，他在《景岳全书·非风》中指出：“非风一证，即时人所谓中风证也。此证多见卒倒，卒倒多由昏愦，本皆内伤积损颓败而然，原非外感风寒所致。”“凡病此者，多以素不能慎，或七情内伤，或酒色过度，先伤五脏之真阴，此致病之本也。再或内劳外伤，复有所触，以损一时之元气，或以年力衰迈，气血将离，则积损为颓，此发病之因也。盖其阴亏于前，而阳损于后，阴陷于下，阳乏于上，以致阴阳相失，精气不交，所以忽尔昏愦，卒然仆倒。”此外，他还论述了肝邪、痰涎、气血等与中风的关系及其治法，如《景岳全书·杂证谟》中提出：“非风之多痰者，悉有中虚而然……唯是元阳亏损，神机耗败，则水中无气，而津凝血败，皆化为痰耳。”“治痰者，必当温脾强肾以治痰之本，使根本渐充，则痰将不治自去矣。”张景岳在论治中风时，强调诊察虚实，辨其中经中脏，他在《景岳全书·诸风》中提出：“凡治风之法，宜察浅深虚实及中经、中脏之辨。

盖中经者，邪在三阳，其病犹浅。中脏者，邪入三阴，其病则甚。若在浅不治，则渐入于深。在经不治，则渐入于脏。此浅深之谓也。又若正胜邪者，乃可直攻其邪。正不胜邪者，则必先顾其本。此虚实之谓也。倘不知此，则未有不致败者。”

赵献可在先天水火不足理论的指导下，认为中风“当专主虚论，不必兼风”。他在《医贯·中风论》中提出“治中风，又当以真阴虚为本”的观点。对于中风的病理产物痰，赵氏认为其本源亦在肾。其治疗宜标本兼顾，涤痰治标与补肾治本应同时进行，不可一味逐痰而使正气虚脱，言：“凡治中风者，既以前法治其根本，则痰者不治而自去矣。若初时痰涎壅盛，汤药不入，少用稀涎散之类，使咽喉疏通，能进汤液即止。若欲必尽攻其痰，顷刻立毙矣。”

（三）脾胃系病证

1. 胃痛

胃痛，是指以胃脘部近心窝处疼痛为主证的病证。

朱丹溪提出寒邪犯胃，且可向热演化的胃痛病因病机，他在《丹溪心法·心脾痛》中提出：“若明知身受寒气，口吃寒物而得病者。于初得之时，当与温散或温利之药。若曰病得之稍久则郁，久郁则蒸热，热久必生火。”

张景岳对于胃痛的病因，着重强调气滞，提出理气的治疗方法，他在《景岳全书·心腹痛》中提出：“胃脘痛证，多有因食，因寒、因气不顺者，然因食因寒，亦无不皆关于气，盖食停则气滞，寒留则气凝。所以治痛之要，但察其果属实邪，皆当以理气为主。”

明代杭州医家皇甫中提出胃痛湿热中阻的病因，在《明医指掌·心痛》中列“胃脘湿热痛”，具有临床意义。

2. 噎膈

噎膈是指吞咽食物哽噎不顺，饮食难下，或食而复出的一种病证。

朱丹溪在《局方发挥·噎膈》中提出噎膈的发病主要在于“血液俱耗，胃脘干槁”。

戴思恭在《证治要诀·痞塞》中提出：“诸痞塞及噎膈，乃是痰为气所激而上，气又为痰所膈而滞，痰与气搏，不能流通。”为今天认为的噎膈病初期的病理机制。

张景岳对噎膈病因病机的描述较为全面，提出房劳过度、年老精衰的病因。他在《景岳全书·噎膈》中提出：“噎膈一证，必以忧愁思虑，积劳积郁，或酒色过度，损伤而成。盖忧思过度则气结，气结则施化不行。酒色过度则伤阴，阴伤则精血枯涸，气不行则噎膈病于上，精血枯涸，则燥结病于下。”同时还指出此证“唯中衰耗伤者多有之”“正以命门无火，气不化精，所以凝结于下而治节不行……即噎膈之属是也”。

赵献可提出了噎膈与反胃、关格的鉴别诊断，他在《医贯·噎膈论》中提出：“噎膈、翻胃、关格三者，名各不同，病原迥异，治宜区别，不可不辨也。噎膈者，饥欲得食，但噎塞迎逆于咽喉、胸膈之间，在胃口之上，未曾入胃，即带痰涎而出，若一入胃下，无不消化，不复出矣，唯男子年高者有之，少无噎膈。翻胃者，饮食倍常，尽入于胃矣，但朝食暮吐，暮食朝吐，或一两时而吐，或积至一日一夜，腹中胀闷不可忍而复吐，原物酸臭不化，此已入胃而反出，故曰翻胃，男女老少皆有之。关格者，粒米不欲食，渴喜茶水饮之，少顷即吐出，复求饮复吐，饮之以药，热药入口即吐，冷药过时而出，大小便秘，名曰关格，关者下不得出也，格者上不得入也，唯女人多有此证。”

清代钱塘医家高世栻认为本病预后较差，并提出如治疗得当，可适当延长生命，他在《医学真传·隔》中提出：“患此病者，百无一生，但有中上、中下之分，速死、迟死之异。中上者，上焦、中焦不和也；中下者，下焦、中焦不和也。中下不和其死迟，中上不和其死速。然治得其宜，速者可迟，治失其宜，迟者亦速矣。”

3. 呕吐

呕吐是指胃失和降，气逆于上，迫使胃中之物从口中吐出的一种病证。呕者有物有声，吐者有物无声。

陈无择指出呕吐病因多端，在《三因极一病证方论·呕吐叙论》中提出：“呕吐虽本于胃，然所因亦多端，故有寒热饮食血气之不同，皆使人呕吐。”

朱丹溪提出火与痰致呕吐的病因及治疗，他在《丹溪心法·呕吐》中提出：“有痰膈中焦食不得下者，有气逆者，有寒气郁于胃口者，有食滞心肺之分，而新食不得下而反出者，有胃中有火与痰而呕者。”“胃中有火与痰而呕者。”“胃中有热，膈上有痰者，二陈汤加炒山栀、黄连、生姜。”“有久病呕者，胃虚不纳谷也，用人参、生姜、黄芪、白术、香附之类。”

张景岳从寒热虚实四个方面阐释呕吐，他在《景岳全书·杂证谟·呕吐》中提出：“呕吐一证，最当详辨虚实，实者有邪，去其邪则愈。虚者无邪，则全由胃气之虚也。所谓邪者，或暴伤寒凉，或暴伤饮食，或因胃火上冲，或因肝气内逆，或以痰饮水气聚于胸中，或以表邪传里，聚于少阳阳明之间，皆有呕证，此皆呕之实邪也。所谓虚者，或其本无内伤，又无外感，而常为呕吐者，此既无邪，必胃虚也。”他认为寒邪致呕为最常见的病因，因此应慎用寒凉，曰：“呕家虽有火证，详列后条，然凡病呕吐者，多以寒邪犯胃，故胃寒者十居八九，内热者十止一二，而外感之呕，则尤多寒邪，不宜妄用寒凉等药。”

4. 呃逆

呃逆是以气逆上冲，喉间呃呃连声，声短而频，不能自制为特征的一种病证。

宋代湖州医家朱肱提出呃逆缘于寒热相激，他在《活人书·咳逆》中提出：“凡咳逆，多有先热而吃生冷，或凉药多相激而成，盖阴阳二气相搏。”咳逆即指呃逆。

陈无择提出呃逆的病位在胃与膈，他在《三因极一病证方论·哕逆论证》中提出：“哕者，咳逆也，古方则谓之哕。凡吐利后，多作哕，大率胃实即噫，胃虚则哕。此由胃中虚，膈上热，故哕……亦有哕而心下坚痞眩悸者，以膈间有痰水所为。”

张景岳提出呃逆名称的由来为拟声，他在《景岳全书·呃逆》中提出：“因其呃呃连声，故今以呃逆名之。”他提出呃逆的总体病机为胃气上逆，言：“虽其中寒热虚实亦有不同，然致呃之由，总由气逆，气逆于下，则直冲于上，无气则无呃，无阳亦无呃，此病呃之源，所以必由气也。”他还提出了具体的三种分类及治疗方法，谓：“然病在气分，本非一端，而呃之大要，亦唯三者而已，则一曰寒呃，二曰热呃，三曰虚脱之呃。寒呃可温可散，寒去则气自舒也，热呃可降可清，火静则气自平也，唯虚脱之呃，则诚危殆之证，其或免者亦可万幸矣。”

高世栻提出呃逆病久入肾者的不良预后，他在《医学真传·呃》中提出：“败呃者，病起于阴，肾脏先虚，不救其虚，反以实治，致胃腑亦虚，于是戊癸不合，火无生原，发而为呃，是为败呃，百无一生，虽有参、附，亦徒然耳。”

5. 泄泻

泄泻，是指排便次数增多、粪质清稀，甚至大便如水样为特征的一种病证。泄者势缓，泻者势急。

陈无择从三因角度阐释泄泻的病因病机，认为内因、外因、不内外因皆可致泄泻，他在《三因极一病证方论·泄泻叙论》中提出：“经云：寒甚为泄。春伤风，夏飧泄。论云：热湿之气，久客肠胃，滑而利下，皆外所因。喜则散，怒则激，忧则聚，惊则动。脏气隔绝，精气夺散，必致溏泄，皆内所因。其如饮食生冷，劳逸所伤，此不内外因，以此类推，随证主治，则不失其病源也。”

朱丹溪《丹溪心法·泄泻》认为泄泻有湿、火、气虚、痰积、食积之不同，并分别立法遣方，论证确切具体。他在《平治会萃·泄》中提出：“故凡泄泻之药，多用淡渗之剂利之。”在《脉因证治·泄》中指出：“五病治虽不同，其湿一也，有化寒、化热之异故也。虚则无力，不及拈衣而已出，故谓之不禁故也。温之、热之。实则圊不便，虚坐努责，宜下之。”简述了泄泻的寒热虚实之别。朱丹溪还提出依据脉象辨别泄泻之病性寒热，他提出：“脉疾身多动，音声响亮，暴注下迫，此阳也，热也。脉沉细疾，目睛不了了，饮食不下，鼻准气息，此阴也，寒也。”

张景岳认为泄泻的病位在脾胃，他在《景岳全书·泄泻》中提出：“泄泻之本，无不由于脾胃。”他对于久泻，提出可加酸收之品。还提出泄泻之暴病、脾阳素虚、真阴不足、肾泻、脾泻久泻、大泻如倾、酒泻、气泻、风泻九种情况，并分别阐述病因病机及治疗。

陈士铎治泄泻经验丰富，他在《石室秘录》中提出多种治疗方法，如“脾经之病，如水泻，乃脾气不温……水泻用白术一两，车前五钱，二味煎汤，服之立效。方名分水神丹”。又提出“大泻者……腹必大痛，手不可按，完谷不化，饮食下喉即出……若不急用大剂治之，而尚王道之迟迟，鲜不败乃事矣。方当用大黄一两，人参二两，黄连五钱，车前子五钱，甘草一钱，水煎服”。

雷丰在《时病论》分别论述“飧泄”“洞泄”“寒泻”“火泻”“暑泻”“湿泻”“痰泻”“食泻”，丰富并发展了对泄泻的辨证论治理论。

6. 痢疾

痢疾是以腹痛、里急后重、下痢赤白脓血为特征的一种疾病，四季均可发病，而以夏秋季节多见。表现为腹痛窘迫，时时欲便者为里急；肛门重坠，便而不爽者为后重。《内经》将痢疾称“肠澼”，《金匮要略》以“下利”统括痢疾与泄泻，后世有“滞下”“痢”“痢病”等名。

朱丹溪对痢疾的认识，在继承前人的基础上加以创新。其一，在《丹溪心法·痢》提出“痢赤属血，白属气”。其二，时疫亦可作痢，“又有时疫作痢，一方一家之内，上下传染相似”。其三，认为痢疾的病因，皆湿热为本。其四，提出通因通用的治痢之法，言：“初得之时，元气未虚，必推荡之，此通因通用之法，稍久气虚，则不可下，壮实初病，宜下。虚弱衰老久病，宜升之。”其五，提出“噤口痢”一证并阐明了其病机与治法，言：“噤口痢者，胃口热甚故也。大虚大热，用香连丸、莲肉各一半，共为末，米汤调下。又方，人参二分，姜炒黄连一分，为末浓煎，终日细细呷之，如吐则再服。”朱丹溪还提出痢疾之预后不良的情况，谓：“下痢不治之证，下如鱼脑者，半死半生；下如尘腐色者，死；下纯血者，死；下如屋漏水者，死；下如竹筒注者，不治。”

戴思恭提出痢疾日久不愈的病理过程及治疗，他在《证治要诀·痢疾》中提出：“劳痢，因痢久不愈，耗损积血，致肠胃虚空，变生他证，或五心发热如劳之状，宜蒳莲饮。”

张景岳认为痢疾的病位在肠，其本在脾肾，他在《景岳全书·痢疾》中提出：“凡里急后重者，病在广肠最下之处，而其病本，则不在广肠而在脾肾。”在辨证论治上，他提出当辨寒热虚实，曰：“凡治痢疾，最当察虚实、辨寒热，此泻痢中最大关系，若四者不明，则杀人甚易也。”

7. 腹痛

腹痛泛指胃脘以下，耻骨以上部位发生的疼痛。

朱丹溪针对腹痛的病因病机在《丹溪心法·腹痛》中提出“有寒、积热、死血、食积、湿痰”，有客寒阻之不行，有热内生郁而不散，有死血食积湿痰结滞，妨碍升降，故痛。同时，提出依据腹痛的新久虚实，来确定治则，“初得时，元气未虚，必推荡之，此通因通用之法。久必难。壮实与初病宜下。虚弱衰与久病，宜升之消之”。

张景岳在《景岳全书·心腹痛》中对腹痛提出了以下见解：其一，疼痛部位与脏腑的关系，曰：“凡病心腹痛者，有上中下三焦之别，上焦痛者……此即胃脘痛也……中焦痛者，在中脘脾胃间病也，下焦痛者，在脐下，肝肾大小肠膀胱病也。”其二，腹痛的虚实鉴别，曰：“辨之之法，但当察其可按者为虚，拒按者多实，久痛者多虚，暴痛者多实，得食稍可者为虚，胀满畏食者为实，痛徐而缓，莫得其处者多虚，痛剧而坚，一定不移者为实，痛在肠脏中，有物有滞者多实，痛在腔胁经络，不干中脏而牵连腰背，无胀无滞者多虚。”其三，寒热之辨，认为以寒为多，谓：“痛证有寒热，误认之则为害不小，盖三焦痛证，因寒者常居八九，因热者十唯一二。”“盖寒则凝滞，凝滞则气逆，气逆则痛胀由生。而热则流通不然也。”其四，辨在气在血，言：“痛证当辨有形无形，无形者痛在气分，凡气病而为胀为痛者，必或胀或止，而痛无常处，气聚则痛而见形，气散则平而无迹，此无形之痛也……有形者痛在血分，或为食积，凡血癥食积而为胀痛者，必痛有常所，而胀无休息，不往不来，不离其处者，是有形之痛也。”他在论治方面，共立十五论，除两论外，其余皆为腹痛而立，说理透彻，用方精当，临床价值高。

8. 便秘

便秘是指粪便在肠内滞留过久，排便周期延长，或粪质干结，排出艰难，或经常便而不畅的一种病证。

戴思恭提出风秘、冷秘、气秘、热秘，以及老人、妇人之秘，对各种便秘的病因病机作出阐释，并提出治疗方药。如他在《秘传证治要诀及类方·大小腑门》中提出："冷秘由冷气横于肠胃，凝阴固结，津液不通，胃道秘塞，其人肠内气攻，喜热恶寒。""热药多秘，唯硫黄暖而通。"

张景岳将便秘分为阳结、阴结两种，他在《景岳全书·秘结》中言："阳结者，邪有余，宜攻宜泻者也；阴结者，正不足，宜补宜滋者也。知斯二者，即知秘结之纲领矣。"阴结中又分阳虚、阴虚，"凡下焦阳虚，则阳气不行，阳气不行，则不能传送而阴凝于下，此阳虚而阴结也。下焦阴虚，则精血枯燥，精血枯燥则津液不到而肠脏干槁，此阴虚而阴结也"。他还提出治疗便秘的禁例，言："凡属老人、虚人、阴脏人及产后、病后、多汗后，或小水过多，或亡血失血、大吐大泻之后，多有病为燥结者……皆须详察虚实。不可轻用芒硝，大黄等剂。虽今日暂得通快，而重虚其虚，以致根本日竭，则明日之结，必将更甚，愈无可用之药矣。"

（四）肝胆系病证

1. 胁痛

胁痛是以一侧或两侧胁肋部疼痛为主要表现的一种病证，也是临床上常见的一种自觉症状。胁，是指胁肋部，在胸壁两侧，由腋部以下至第十二肋骨部分的统称。故胁痛即以部位和自觉症状而命名的一种病证。

朱丹溪提出了胁痛因情志、风邪所致的病因病机，他在《脉因证治·胁痛》中提出"肝木气实火盛，或因怒气大逆，肝气郁甚，谋虑不决，风中于肝，皆使木气大实生火，火盛则肝急，瘀血恶血，停留于肝，归于胁下而痛"。还提出了胁痛的治则及用药，曰："木火盛，宜以辛散之，以苦泻之，当归龙荟丸、泻青丸主之；死血，宜以破血为主，润血为佐，复元活血、当归导痰等主之，痰积，宜以去痰行气，二陈汤加南星、青皮、香附、青黛等主之。"

张景岳丰富了关于胁痛病因、病位的认识，他在《景岳全书·胁痛》中提出："胁痛之病，本属肝胆二经，以二经之脉皆循胁肋故也，然而心肺脾胃肾与膀胱亦皆有胁痛之病，此非诸经皆有此证，但以邪在诸经，气逆不解，必以次相传，延及少阳、厥阴，乃致胁肋疼痛。""凡以焦劳忧虑而致胁痛者，此心肺之所传也，以饮食劳倦而致胁痛者，此脾胃之所传也，以色欲内伤水道壅闭而致胁痛者，此肾与膀胱之所传也。”他还对胁痛的治疗颇有心得，列方剂45首，具有疏肝理气、清肝利胆、温化痰饮、活血化瘀、健脾和胃、调和肝脾、养血柔肝等作用。

2. 积聚

积聚是腹内结块，或胀或痛一类病证的统称。积聚分述有别，积触之有形，固定不移，痛有定处；聚触之无形，聚散无常，痛无定处。

朱丹溪对积聚的证候、病机及用药进行了阐述，他在《丹溪心法·积聚痞块》中言："块有形之物也，痰与食积死血而成也。”在治疗上，“用醋煮海石、醋煮三棱、蓬术、桃仁、红花、五灵脂、香附之类为丸，石碱白术汤吞下……行死血块”。他还提出了对于虚人积聚的治疗，在《丹溪治法心要·块》中言："诸块虚中，块攻胀，无可奈何，不可用攻战之药，四君子汤加半夏、陈皮，作大剂服之，候元气平复，却用攻药。”此外他还提出了对于积聚块去必用大补、凡积病下亦不退的病理过程及治疗方法，对积聚的认识较为完善。

张景岳详细论述了积聚的鉴别，他在《景岳全书·积聚》中提出："积聚之病，凡饮食、血气、风寒之属，皆能致之，但曰积曰聚，当详辨也。盖积者，积垒之谓，由渐而成者也，聚者，聚散之谓，作止不常者也。由此言之，是坚硬不移者，本有形也，故有形者曰积，或聚或散者，本无形也，故无形者曰聚，诸有形者，或以饮食之滞，或以脓血之留。凡汁沫凝聚，旋成癥块者，皆积之类，其病多在血分，血有形而静也。诸无形者，或胀或不胀，或痛或不痛，凡随触随发，时来时往者，皆聚之类，其病多在气分，气无形而动也。故《难经》以积为阴气，聚为阳气，其义即此。凡无形之聚，其散易，有形之积，其破难。临此证者，但当辨其有形无形，在气在血，而治积治聚，自可得其梗概矣。”他对积聚的病因病机、辨证论治有较为系统的论述，在《景岳全书·积聚论治》言："凡无形之聚其散易，有形之积，其破难。”治疗四法为攻、消、散、补，并提出了针灸及外治方法。

3. 疟疾

疟疾是以寒战壮热、头痛、汗出、休作有时为临床特征的一种疾病，多发于夏秋季。

陈无择在疟疾的病因方面，认为三因均可致疟，言："夫疟，备内、外、不内外三因，外则感四气，内则动七情、饮食、饥饱，房室、劳逸，皆能致疟。”他还在《三因极一病证方论·疟叙论》中提出了五种“以外感风寒暑湿，与卫气相并而成”的疟疾，如寒疟；五种“以脏气不和，郁结涎饮所致”的疟疾，如肝疟；还提出五种“名状不同”的由不内外因所致的疟疾，如疫疟。

朱丹溪较早提出了疟疾具有传染性的观点，在《脉因证治·疟》谓：“母疟有母，传染者也。”他还总结出热型不同的疟疾有不同的病程，并提出砒霜治疟的时弊，他在《丹溪心法·疟》中提出：“一日一发者，受病一月。间日一发者，受病半年。三日一发者，受病一年。”“世用砒霜等毒，不可轻用。”

张景岳进一步肯定疟疾因感受疟邪所致，批判由痰、食引起疟疾的观点，并厘清了疟疾与痰、食的关系。他在《景岳全书·疟疾》中提出：“疟疾之作……无非外邪为之本，岂果因食因痰有能成疟耶？”“先因疟而后滞于食者有之，未有不因乎外邪，而单有食疟者也。”还对疟疾别称“脾寒”进行了阐释，他引刘宗厚言“肌肉属脾，发则恶寒战栗，乃谓之脾寒耳……然古人称疟不得为脾寒者，正恐人专于温脾之说，不明造化之源。而失病机气宜之要故也”。张景岳还对疟疾做出了分类，即冷瘴、热瘴、哑瘴，他在《景岳全书·瘴气》中引《指迷方瘴气疟论》言“南方之瘴，疟轻者寒热往来正类痎疟，谓之冷瘴，重者蕴热沉沉，昼夜如卧炭火中，谓之热瘴，最重者一病便失音，莫知其所以然，谓之哑瘴”。

4. 瘿病

瘿病是以颈前喉结两旁结块肿大为主要临床特征的一类疾病，又称为瘿气、瘿瘤、瘿囊、影袋。

陈无择提出根据局部症状体征给瘿病分类的方法，他在《三因极一病证方论·瘿瘤证治》中曰：“坚硬不可移者，名曰石瘿；皮色不变，即名肉瘿；筋脉露结者，名筋瘿；赤脉交络者，名血瘿；随忧愁消长者，名气瘿。”还提出了不可轻易用针刀决破局部，言：“五瘿皆不可妄决破，决破则脓血崩溃，多致夭枉。”这种分类及治疗禁忌沿用至今。

（五）肾系病证

1. 水肿

水肿是指体内水液潴留，泛滥肌肤，引起头面、眼睑、四肢、腹背，甚至全身浮肿的一类病证。严重的还可能伴有胸水、腹水等。

朱丹溪强调水肿与中焦脾胃的关系，反对一味用利小便的方法治疗，认为应当实脾，在《丹溪心法·水肿》提出：“水肿，因脾虚不能制水，水渍妄行，当以参、术补脾，使脾气得实，则自健运，自能升降。运动其枢机，则水自行，非五苓神佑之行水也。”

张景岳、赵献可都强调水肿与肾阳不足的关系，强调温补。张景岳认为

"气"和"水"二字可高度概括水肿的主证及主要病机特点，且二者同源，通过进一步辨气和水，判断病性虚实，确定治法，他在《景岳全书·水肿》中提出："肿胀之病，气水二字足以尽之，能辨而知其虚实，无余蕴矣。病在气分，当治气为主；病在水分，则治水为先。然气水本为同类，故治水者当兼理气，益气化水自化也；治气亦当兼水，以水行气亦行也。"基于理气以治水的理论，他提倡用温补，在《景岳全书·肿胀》中言："温补即所以化气，气化而痊愈者，愈出自然，消伐所以逐邪，逐邪而暂愈者，愈由勉强，此其一为真愈，一为假愈，亦岂有假愈而果愈者。"

赵献可在《医贯·气虚中满论》中强调中满须与鼓胀、水肿鉴别，其中关于水肿病则提到"肾虚者，下焦之火虚也"。这是命门学说在水肿病机上的具体应用，丰富了水肿理论。

戴思恭在《证治要诀·诸气门》中对水肿亦有较为系统的认识。他将水肿根据部位不同进行分类，认为"肿病不一，遍身肿、四肢肿、面肿、脚肿，方谓之水气。然有阳水、有阴水"。并提出"宜先用五皮饮、升降汤，或除湿汤，加木瓜、腹皮各半钱；如未效，继以四磨饮，兼吞桂黄丸""外并宜赤小豆粥佐之"的总的治疗方法。又根据水肿部位不同分述其辨证及方药。如遍身肿，结合烦渴、大小便情况，辨别阴水阳水；或结合有无"感湿"，或"患生疮，用干疮药太早"之诱因，或为病后的体虚阶段，分述用药。再如四肢肿，言"谓之肢肿，宜五皮饮，加姜黄、木瓜各一钱，或四磨饮"。又如面独肿，治以"苏子降气汤，兼气急者尤宜，或煎熟去滓后，更磨沉香一呷"。

2. 淋证

淋证是指小便频数短涩，滴沥刺痛，欲出未尽，小腹拘急，或痛引腰腹的病证。又名淋闭、淋泌、诸淋、五淋，简称淋。根据其临床表现的不同，又有各种淋的名称，如热淋、血淋、气淋、石淋（砂淋）、膏淋、劳淋等。若起病急骤者，名曰卒淋，或称暴淋。妇人妊娠，产后患淋者，称子淋、产后淋。老年人罹患淋者，称老人淋。

朱丹溪继承了刘完素的火热之说，认为淋证与热相关，在《丹溪心法·淋》中提出："淋有五，皆属乎热。"认为病位在心与小肠，"大凡小肠有气则小便胀，小肠有血则小便涩，小肠有热则小便痛"。进而提出相应的治疗原则，即"执剂之法，并用流行滞气，疏利小便，清解邪热。其于调平心火，又三者之纲领焉，心清则小便自利，心平则血不妄行"。此外，他还提出了淋证与癃闭、转胞、遗溺，以及血淋与尿血的鉴别要点，"痛者为血淋，不痛者为尿血”，具有一定的实用价值。

张景岳根据病程、症状判断淋证的寒热虚实，并分别提出不同的治则，他在《景岳全书·淋浊》中提出：“淋之初病，则无不由乎热剧，无容辨矣，但有久服寒凉而不愈者，又有淋久不止及痛涩皆去，而膏液不已，淋如白浊者，此唯中气下陷及命门不固之证也，故必以脉以证，而察其为寒为热为虚。庶乎治不致误。”倡导“凡热者宜清，涩者宜利，下陷者宜升提，虚者宜补，阳气不固者宜温补命门”。

3. 癃闭

癃闭是指小便量少，排尿困难，甚则小便闭塞不通为主症的一种疾患。其中又以小便不利，点滴而短少，病势较缓者称为“癃”；以小便闭塞，点滴不通，病势较急者称为“闭”。

张景岳区分癃闭与淋证，他将癃闭的病因归纳为四个方面，他在《景岳全书·癃闭》中提出：“有因火邪结聚小肠膀胱者，此以水泉干涸而气门热闭不通也；有因热居肝肾者，则或以败精，或以槁血，阻塞水道而不通也；有因真阳下竭，元海无根，气虚不化而闭的；有因肝强气逆，移碍膀胱，气实而闭的。”他还分别提出了相应的治则，“火在下焦而膀胱热闭不通者，可以利之”“肝肾实火不清者可去其火，水必自通”“肝强气逆，壅闭不通者，可破气行气”。而对于“元海无根”这一病理类型，张景岳展开了详细的阐述，言：“夫膀胱为藏水之腑，而水之入也。由气以化水，故有气斯有水；水之出也，由水以达气，故有水始有溺。经曰：气化则能出矣。盖有化而入，而后有化而出；无化而出，必其无化而入，是以其入其出，皆由气化，此即本经气化之义，非单以出者言气化也。然则水中有气，气即水也；气中有水，水即气也。今凡病气虚而闭者，必以真阳下竭，元海无根，水火不交，阴阳痞隔，所以气自气，而气不化水，水自水，而水蓄不行。气不化水，则水腑枯竭者有之；水蓄不行，则浸渍腐败者有之。气既不能化，而欲强为通利，果能行乎？阴中已无阳，而再用苦寒之剂，能无甚乎？”对此，他提出应当辨脏气之寒热，治当调平阴阳，言：“若素无内热之气者，是必阳虚无疑也。或病未至甚，须常用左归、右归、六味、八味等汤丸，或壮水以厘清，或益火以化气，随宜用之，自可渐杜其原。若病已至甚，则必用八味丸料，或加减《金匮》肾气汤大剂煎服。”“若素禀阳脏内热，不堪温补，而小便闭绝者，此必真阴败绝，无阴则阳无以化，水亏证也，治宜补阴抑阳，以化阴煎之类主之。或偏于阳亢而水不制火者，如东垣之用滋肾丸亦可。”

4. 遗精

遗精是指不因性生活而精液自行频繁泄出为主要特点的一种病证。其中因梦淫事而遗精的，名为“梦遗”；无梦而遗精，甚至清醒时精液滑泄的，名为“精滑”或“滑精”。两者时或兼见，滑精亦可因梦遗发展而成。用“梦遗”“精滑”分证定名始于丹溪。

朱丹溪倡相火论，他区分梦遗、滑精，并阐释了遗精由肝肾相火妄动引起的病机。他在《格致余论·阳有余阴不足论》中提出：“主闭藏者肾也，司疏泄者肝也。二脏皆有相火，而其系上属于心。心君火也，为物所感则易动，心动则相火亦动，动则精自走，相火翕然而起，虽不交会，亦暗流而疏泄矣。”

张景岳认为心神情志因素可引起遗精，他在《景岳全书·遗精》中提出：“精之藏制虽在肾，而精之主宰则在心，故精之蓄泄无非听命于心。”他还提出劳倦致心、肝、脾之不足亦可引起遗精，谓：“有值劳倦即遗者，此筋力有不胜，肝脾之气弱也。有因用心思索过度辄遗者，此中气有不足，心脾之虚陷也。”

赵献可提出肝肾水火不济致遗精的理论，他在《医贯·梦遗并滑精论》中提出：“是故肾之阴虚，则精不藏，肝之阳强，则火不秘，以不秘之火，加临不藏之精，除不梦，梦即泄矣。”“治以肾肝为主。”

（六）气血津液病证

1. 郁证

郁证，古谓之“郁”，是由于情志不舒，气机郁滞而引起的疾病的总称。郁证既是一个病因病理学概念，又是一个综合病证，临床表现错综复杂。广义的郁证，泛指由外感六淫，内伤七情引起的脏腑功能不和，从而导致气、血、痰、火、湿、食等病理产物的滞塞和郁结。狭义的郁证，则主要指由情志不舒、气郁不伸而引起的情绪抑郁，悲伤善哭，胸胁胀痛，咽中如有异物梗阻等多种复杂症状。

陈无择在《三因极一病证方论》中提出“七情致郁”学说，为后世“郁不离乎七情”奠定了理论基础。

朱丹溪首倡“六郁”学说，他在《丹溪心法·六郁》中提出：“气血冲和，万病不生，一有怫郁，诸病生焉。故人身诸病，多生于郁。”六郁者，即气、血、痰、火、湿、食，而以气郁为先，并立越鞠丸治郁，以香附开郁利气为主，谓气郁而湿滞，湿滞而成热，热郁而成痰，痰滞而血不行，血滞而食不化。并指出由于火郁多由其他转化，湿、食、痰、饮皆属同源，既可以互为因果，又常彼此兼夹。故六郁之中，尤以气、血、痰三者为要。

张景岳提出了“因病而郁”和“因郁而病”的区别。还指出气血不和可致郁，以及“郁由于心”等观点。他在《景岳全书·郁证》中提出：“凡气血一有不调而致病者，皆得谓之郁。”“凡五气之郁，则诸病皆有，此因病而郁也。至若情志之郁，则总由乎心，此因郁而病也。”并提出以怒郁、思郁、忧郁三者为主的见解。

赵献可扩大郁的内涵与外延，言：“凡病之起，多由于郁。郁者，滞而不通之义。《内经》五法，为因五运之气所乘而致郁，不必作忧郁之郁，忧乃七情之病，但忧亦在其中。”“伤风、伤寒、伤湿，除直中外，凡外感者俱作郁看。”在治疗方面，他根据五郁相因而首重木郁的特点，提出以逍遥散治郁，且似较越鞠丸更优。

2. 血证

血证，是指凡血液不循常道，或上溢于口鼻诸窍（如鼻衄、咳血、吐血），或下泄于前后二阴（如尿血、便血），或渗出于肌肤（如肌衄）所形成的疾患。

朱丹溪在《丹溪心法》中，对吐血、咳血、咯血、衄血、尿血、下血等进行了分章论述。

张景岳对血证的病因病机、辨证论治等内容均做了系统的归纳整理。他归纳出血的病机为“火盛”及“气伤”两个方面，在《景岳全书·血证》中提出：“血本阴精，不宜动也，而动则为病，血主营气，不宜损也，而损则为病。盖动者多由于火，火盛则逼血妄行，损者多由于气，气伤则血无以存。”在辨证方面提出要重视火与气的关系，言：“凡治血证，须知其要。而血动之由唯火唯气耳。故察火者但察其有火无火，察气者但察其气虚气实。知此四者而得其所以，则治血之法无余义矣。”

赵献可重视气能摄血、气能生血的关系，《医贯·血症论》中提出：“阳统乎阴，血随乎气。故治血必先理气，血脱必先益气，古人之妙用也。”

3. 虚劳

虚劳又称虚损，是指由多种原因所致的，以脏腑亏损、气血阴阳虚衰、久虚不复成劳为主要病机的多种慢性衰弱证候的总称。

朱丹溪重视阴精，认为“人之一身，阴不足而阳有余”，治疗上擅长滋阴降火，创制以大补阴丸为代表的滋阴诸方。

张景岳对虚劳的病因、证候及论治均做了比较全面的归纳。他认为病后或误治可引起虚劳，他在《景岳全书·虚损》中提出“疾病误治及失于调理者，病后多成虚损。”他秉持“精气夺则虚”的观点，谓：“病之虚损，变态不同。因有五劳七伤，证有营卫脏腑，然总之则人赖以生者，唯此精气，而病为虚损者，亦唯此精气。气虚者，即阳虚也；精虚者，即阴虚也。”他还提出了虚损的危候，如“有患虚证，别无邪热，而谵妄失伦者，此心脏之败，神去之兆也”“喘急气促者，此肺脏之败也”“劳损肌肉脱尽者，此脾脏之败也”“凡病虚损者多有筋骨疼痛，若痛有至极，不可忍者，乃血竭不能荣筋，此肝脏之败也”“劳损既久，再及大便泄泻不能禁者，此肾脏之败也”。他在治疗上运用阴阳互根理论，在《景岳全书·新方八略》中提出：“善补阳者，必于阴中求阳，则阳得阴助而生化无穷，善补阴者，必于阳中求阴，则阴得阳升而泉源不竭。”创制了左归饮、右归饮，左归丸、右归丸等补肾的方剂。

第三章 浙派中医内科传承发展

第一节　家族传承

世家医学是我国特有的传统技艺传承现象，是中医学术传承和进步的活态和动态载体之一。浙派中医的发展和世家医学的传承模式相互依托，并承载于浙江独特的自然气候环境、个人体质禀赋、生活习俗的地域特点之上，逐渐形成了浙江本土世代相传的中医文化。浙派中医内科的世家医学具有丰富的内涵，既包括了家学精神的砥砺，家传经验的世代传承，又包括了家学的变迁与发展。

浙江的家传中医始于南北朝时期，当时钱塘著名医家徐之才，从他的五世祖徐熙以下传至他的兄弟，六代人中就有 11 位名医，是国内中医史有据可查的最早的世医家族的实例。这些世家各怀绝技，他们所创的行之有效的家传医学经验与方药，有流传达 40 多代、绵延 1000 多年者，充分反映了地域特色，为浙派中医的宝库增光添彩。

一、德清姚氏内科

（一）流派概述

姚氏世家是吴兴武康（今浙江湖州德清县）地区的世家大族，其家族传承延续数代而不衰，而医学一术，以姚菩提为始，姚僧垣为盛，姚最为承，三世传承。创始人姚菩提，史料记载不多，为南朝人，曾在萧梁时期担任过交州高平县令，《周书·姚僧垣传》载其“尝婴疾历年，乃留心医药”，从学习《内经》《难经》等典籍入手，并深入民间医治疾病，积累了诊疗的知识经验。梁武帝“性又好之，每召菩提讨论方术，言多会意，由是颇礼之”。《净业赋》中记载梁武帝“四体小恶，问上省师刘澄之、姚菩提，疾候所以”。从以上史料记载可以看出，姚菩提常与梁武帝探讨医理，深受梁武帝信任并为其诊病，姚菩提的医术可见一斑。

姚僧垣（499—583年），字法卫，姚菩提之子，《周书》卷四十七为其列传，是记录姚僧垣生平事迹的重要参考。姚僧垣幼年时便天资聪慧，年二十四，即传家业，综合史料记载，此“业”即医术，可见姚僧垣24岁时开始学习医术。36岁时，正式步入仕途，任临川嗣王国左常侍，几经辗转，至45岁时回到政治权力中心，被任命为殿中医师。2年后，姚僧垣凭借过硬的医术，被提拔为太医正。他身处的时代是动荡的时代，之后几十年，他曾为梁武帝与叛军英勇作战，最终兵败为叛军所俘，也曾因战乱避世，携妻儿暂避一隅，曾遭遇侯景之乱、荆州之围，也曾两度封公封伯。但无论世事命运如何起伏，姚僧垣始终凭借卓越的医术受到尊重优待，从南齐、梁、北周到隋，历经九位君王，担任了数个大小官职，85岁逝世，官至从一品，死后追封荆、湖二州刺史。有关姚僧垣政绩的史料不多，他名留青史的是精妙绝伦的医案、精湛的医术及他虽已散佚但依然被视为珍宝的十二卷《集验方》。《周书》载姚僧垣“僧垣医术高妙，为当时所推，前后效验，不可胜记。声誉既盛，远闻边服。至于诸蕃外域，咸请托之”。

姚最是姚氏内科的第三代传人，任隋蜀王司马，随父入关中，他习医道，可以说是“被迫”。《周书·姚僧垣传》载“最幼在江左，迄于入关，未习医术”，因当时的社会重义理而轻“杂艺”，世家大族的子弟以学习医术等艺为耻。至天和中，北周齐王宇文宪奏高祖，“遣最习之”，姚最于是始受家业，“十许年中，略尽其妙。每有人造请，效验甚多”。后隋建立，姚最也因家族和自己的医术得到隋文帝的重视。著有《本草音义》三卷。

（二）学术特色

因所处年代久远，姚氏内科的学术及临床特色只能通过为数不多的史料中窥得一二。且姚僧垣的代表著作《集验方》原书已散佚，幸而在《外台秘要》《医心方》等方书中有部分收录，通过对姚氏医案及著作的研究，现将姚氏内科的学术理论及临床特色总结如下。

1. 辨证精准，用意绵密

与《伤寒论》《金匮要略》的“辨……脉证并治”体现的以辨病机为主的体例不同，姚氏内科所展现的辨证论治思想是准确精妙的。

姚僧垣最著名的一个医案体现了分阶段辨证的思想。公元575年，姚僧垣随周武帝于文邕东讨伐北齐，武帝突然出现口不能言、脸（睑）垂覆目、一足短缩的症状，急召姚僧垣诊病。姚僧垣诊察后判断武帝为诸脏俱病，不可一同医治。按照行军的轻重缓急，先治其口，武帝服药后很快便可以开口讲话。然后又治好了武帝的眼睛、腿。其他人都以为周武帝的身体康复了，但姚僧垣预判了武帝的疾病预后不佳，果然不久后武帝便去世了。周武帝所患的疾病，根据描述的症状很有可能是中风，对于复杂的病机，姚僧垣根据病情及患者的实际情况，分阶段治之，药之所至，病之所愈。

另一个案例是北周武帝保定四年，时任金州刺史的伊娄穆患了怪病，从腰部到脐部的身体好像有三条绳索束缚，下肢痿痹疼痛不能行走。姚僧垣为其切脉诊察后开了三剂药。伊娄穆服第一剂后上缚即解。服三剂后上、中、下三缚全部解除。但两腿仍然痹痛，挛弱无力。姚氏改用散剂，伊娄穆双腿便稍能屈伸。姚僧垣嘱其"终待霜降，此患当愈"。果然，霜降之后，伊娄穆便行走自如。两个医案虽然都没有留下具体的方药，但是从姚僧垣诊疗疾病的过程可以看出他辨证之精准，遣方用药疗效之迅奇，剂型变化之丰富，判断预后之神妙。

而在《集验方》中，这种辨证分型论治的思想更是体现得淋漓尽致。姚僧垣将淋病分为五淋，即石淋、气淋、膏淋、劳淋、热淋，且详细描述了各种淋证的症状。治疗痢疾载有赤白痢、冷痢、水谷痢、杂痢、泄泻不禁等诸方，如治热水谷痢用黄连阿胶汤（黄连、阿胶、栀子、乌梅、黄柏）清热涩肠，治疗杂下用乌梅丸（黄连、黄柏、熟艾、附子、甘草、干姜、乌梅）。难怪任应秋主编的《中医各家学说》中，将姚僧垣《集验方》列于"六朝诸家经验方"之一。

梁武帝曾赞赏姚氏，说他"用意绵密，乃至于此，以此候疾，何疾可逃"。对姚氏诊病辨证的功力做出了极高的评价和认可。

2. 用药缜密，因人制宜

姚氏内科家传医术中非常重要的一部分就是对用药的精准把握。梁武帝曾经因身体发热，欲服大黄以泄热。姚僧垣劝诫道："大黄乃是快药，然至尊年高，不宜轻用。"但自信的武帝并未听从，还是服用了大黄，遂致病情危笃。《周书》又载，梁元帝曾患有心腹疾病，众医生讨论诊治之法，皆认为皇上至尊至贵，不可轻率用药，宜选用平和的药物，以渐渐宣通。姚僧垣则通过元帝洪实的脉象，认为是内有宿食积滞之故，劝告元帝"非用大黄，必无差理"。梁元帝服药之后，果然泻下宿食，因而痊愈。同样一味大黄，姚僧垣面对两位皇帝，根据他们不同的病情，给出了不同的答案。最终疾病的发生发展也正如姚氏所料。

可见，姚氏在遣方用药上，根据不同的疾病、证候、体质有不同的见解，心思细密，用药得宜。

3. 代表名方

温胆汤是治疗胆寒痰郁的经典名方，此方据考证，其源头正是姚僧垣《集验方》第五卷，原书虽已佚，但在唐代孙思邈的《备急千金要方》及王焘的《外台秘要》中收录了此方，二者对《集验方》温胆汤的组成和主治描述基本一致，《外台秘要》载其“疗大病后虚烦不得眠，此胆寒故也。宜服此汤方。生姜四两，半夏二两，橘皮二两，竹茹二两，枳实二枚，甘草一两。(《备急千金要方》作橘皮三两，枳实二两，余相同)”。胆为清净之府，喜静而恶扰。故温胆汤原方以生姜为君，温散少阳胆腑之虚寒；半夏、陈皮性辛温，理气化痰、燥湿和胃止呕，竹茹性甘、微寒，可清热化痰、除烦止呕；佐以枳实导滞化痰；甘草为使，调和诸药。全方虽性偏辛温，但有寒凉之制，温凉并用，理胆和胃，通利少阳枢机，使痰浊得去，则胆无邪扰，如是则复其宁谧，诸症自愈。

至南宋时期，陈无择所著的《三因极一病证方论》，将温胆汤化裁运用，在卷九、卷十中论述“治大病后虚烦不得眠，此胆寒故也，此药主之。又治惊悸”“治心胆虚怯，触事易惊，或梦寐不祥，或异象惑，遂致心惊胆慑，气郁生涎，涎与气搏，变生诸证，或短气悸乏，或复自汗，四肢浮肿，饮食无味，心虚烦闷，坐卧不安”。在药味变化上，首先是减少了生姜的用量，由四两改为五片，减弱了温胆散寒的功效，并增加了茯苓、大枣，增强其安神宁心、和胃燥湿之功。在病机的认识上，指出“心虚胆怯，气郁生涎，涎与气搏”，并扩展了主治病证。汪昂在《医方集解》中评论此方，曰：“此足少阳、阳明药也。橘、半、生姜之辛温，以之导痰止呕，即以之温胆；枳实破滞；茯苓渗湿；甘草和中；竹茹开胃土之郁，清肺金之燥，凉肺金即所以平肝木也。”以达不寒不燥而胆常温的功效。

现代医家所言之温胆汤，多指衍化后的《三因极一病证方论》中的组成，多用于治疗少阳胆腑不宁，中焦痰阻气滞产生的诸症，如惊悸怔忡、失眠眩晕、呕吐纳差等。此方也被收录于《中医内科学》《方剂学》《古代经典名方目录（第一批）》等书籍中。

二、萧山楼氏世医

（一）流派概述

“崔嵬怪石立溪滨，曾隐征君下钓纶。东有祠堂西有寺，清风岩下百花春。”这是初唐四杰的王勃在路过楼塔时写下的赞美诗句，楼塔位于浙江萧山最南端的丘陵地区，地处萧山、浮阳诸暨之要冲。据《仙岩楼氏宗谱》记载，楼塔“楼氏始祖楼晋于公元897年，从义乌迁居于此”，在唐末形成了集镇，此后楼氏一族在这里定居，受两浙文化博纳兼容和经世致用思想的影响，慢慢形成了儒而通医的家风，楼塔也逐渐成为滋养孕育名医的土壤，其中最著名的当属被民间尊称为“神仙太公”的楼英。

楼氏家族是非常庞大的氏族，楼英的曾祖父楼文隽（1221—1295年），字元英，号澄斋，家中排行十七，聪慧好学，精通经史、天文、历算、阴阳、医药。宋开庆中，秘书少监洪公荐于朝，授登仕郎行在院检阅，称检阅公，不久，因父病辞官，回到家乡业医。

楼英的祖父楼寿高，字云齐，号云斋、南山。他同样才华横溢，却不愿做官，认为读书的目的是“明道达行”，于是隐居楼塔，嗜学业医。《仙岩楼氏宗谱·云齐公列传》载：“公天资挺出，目之所阅不忘，笔之所撰不加其点，元世祖至元己卯科，年二十四，以尚书艺捷浙闱，如公学业魁元天下，勒名元廷，犹如拾芥。特慨先人世受宋恩，不旦争分闰位，甫掇科名，终成灰冷，专以读书、谭道、奉亲、课儿为乐，潜隐不仕，而家资累万。”他建了“排翠楼”供子孙读书，收藏了大量的书籍，并聘请名儒教授子孙课业，此后楼塔的几代人都因此受益，读书氛围浓厚，书香代代传承，为楼氏世家崇学重道的家风奠定了重要的基础。

楼英之父楼友贤（1298—1359年），后改名咏，字信可，号仙岩耕耘叟，喜《易》善诗，尤精于轩岐之学，楼氏至楼友贤一辈于医药学研究更有造诣，他曾说，贫欲资身，贱欲救世，莫如行医。《仙岩楼氏宗谱·处士友贤公传》记载楼友贤美髯长身，仪表非凡，与里人胡允文、杨维祯、郭思道同学于乡先生胡思梅先生门下，人称“浙东四俊”。其余“三俊”皆走上仕途又官运坎坷，楼友贤因此对入仕途更无念想，他的连襟戴士尧与名医朱丹溪是挚友，戴士尧之子戴思恭（字原礼）拜朱丹溪为师，因此友贤常与朱丹溪切磋经史、医学，成了师友之交。因此，楼友贤贯通《内经》之旨，深究丹溪之学。《仙岩楼氏宗谱·处士友贤公传》提到，楼友贤“处心慈良乐施，与喜交游，好积阴功，家虽穷，未尝一毫妄取于人”。

楼英生于元至顺三年（1332年），卒于明建文三年（1401年），字全善，一名公爽，号全斋。《仙岩楼氏宗谱·全善先生楼府君墓铭》描述楼英的生平，曰：“先生儒学子，少嗜书尚志，揭其室曰真实心地，于道早有所闻，专尚力行于经史、天文、地理，无所不习，而尤邃于医，唯不好佛老书。”性格“素厌寰尘，轻财帛，隐居元度岩，读书采药”。楼英自幼聪颖，得益于家学渊源及优良的家风，博览群书，潜心医道，4岁识字，7岁读《周易》，12岁读《内经》。13岁时，孝顺的楼英见母亲之病被名医戴思恭治愈，更是坚定了他行医的理想，于是拜师戴思恭学习。20岁时，楼英开始正式行医。“隐仙岩洞，勘李东垣、朱丹溪不传之秘。”31岁时，他广泛收集资料，于清燕楼研习经典，接诊患者，收集病案，收徒授业，会客交流，编撰《医学纲目》等书，历经30余年，终成大器。

《仙岩楼氏宗谱·全善先生楼府君墓铭》还提到明洪武十年（1377年），楼英曾被朱元璋召见治疾，曰：“遨游金陵，明太祖高皇帝闻名召见，调治俱合上意，命官医院，固辞还。”“其自得之功，殆过于古之以医名家者，声誉播于江湖，闻于朝署，朝廷将遂用之，以老得赐归。”楼英闻名的不仅是他的医术著作，更有他高尚的医德，他曾说：“吾之医得于天授，将以济吾欲，乃今不俾于行，是达于天也。又曰世人得一秘方，往往靳而不以示人，盖欲为子孙计也。吾今反之，将以惠天下，非求阴骘也。”

楼氏著作甚丰，除最具代表性的《医学纲目》外，还有《内经运气类注》《仙岩文集》《参同契药物火候论释》《江潮论》《仙岩日录杂效》《守分说》《正传录》等著作。其中，《医学大纲》全书结构紧密，条理清晰，博采群书并结合楼英本人的临床经验，集《内经》及历代医家方书、文献之大成，是中国医学史上的重要著作。

楼英之后，楼氏家族的医学传承并未中断，跟从他学习医术的主要是楼氏本族后生。楼氏有三子，长子名“衮”，次子名“裿”，三子名“师儒”。幼子楼师儒，自号“水南先生”，跟随楼英学医，继承其父之志，终生致力于医术，德艺双馨，闻名乡里。师儒著述甚丰，撰有《水南文集》《丙申吟稿》《正草辑要》《稽源备考》等著作，传于后人，惜均散佚。楼英之侄楼维观也自幼跟随楼英学习，学问渊博，名扬浙东，后与师儒共同编纂了楼氏宗谱。其余楼氏后人如楼克明、楼岩、楼启元、楼邦源、楼忠显、楼铭璋、楼延臣、楼国楝等均以医为业，大多是根据楼英的《医学纲目》自学成才。楼塔镇自楼英后一直到民国时期，医药氛围浓郁，小小一条街上就同时存在着5家药铺，即天元堂、回春堂、万裕堂、同仁堂、义信堂，虽然这些药铺今已不存，但走在楼塔古街上，参观药铺遗址，仍能感受到楼英的济世精神在当地的延续。

元末明初，正是局势动荡的时代，楼英及楼氏家族于仙岩宝地，读经问道，行医济世，造福一方百姓，他精湛的医术、集大成的医学著作、“惠天下”的济世精神都流传至今，成为宝贵的知识及文化财富。

（二）学术特色

1. 以阴阳五行为要，通于易理

楼氏自幼攻读《易经》之学，除医理之外，亦善易理。在他的著作中，《内经运气类注》对《素问》中关于运气条文的内容进行了详细注解，并配以图画帮助理解，见解独到。另有“周易参同契药物火候图说”“江潮论”“守分说”专篇，也体现了楼英深厚的易学思想。

阴阳五行的易理也被楼氏融入他的医学思想中，在其代表作《医学纲目》的自序中写道：“盖天以阴阳五行，化生万物。其禀于人身者，阴阳之气，以为血气表里上下之体；五行之气，以为五脏六腑之质。由是人身具足而有生焉……故禀阴阳五行之气浓者，血气脏腑壮而无病；薄者，血气脏腑怯而有病。阳多者，火多，性急而形瘦；阴多者，湿多，性缓而形肥。阳少者，气虚、表虚、上虚，而易于外感；阴少者，血虚、里虚、下虚，而易于内伤。”指出了阴阳五行是人体的物质基础、体质形成和致病特点。

同时，楼英将阴阳五行之理统领气血、表里、上下，以指导临床诊治疾病，明确了调和阴阳脏腑的治疗原则，他强调凡诊治疾病“必先分别血气、表里、上下、脏腑之分野，以知受病之所在；次察所病虚实寒热之邪以治之。务在阴阳不偏倾，脏腑不胜负，补泻随宜，适其病所，使之痊安而已”。他昼读夜思，废餐忘寝者30余年，“始悟千变万化之病态，皆不出乎阴阳五行。盖血气也，表里也，上下也，虚实也，寒热也，皆一阴阳也；五脏也，六腑也，十二经也，五运六气也，皆一五行也”。足可见其对阴阳五行之理的尊崇。

2. 以《内经》为本，博采诸家

《医学纲目·自序》言：“英爰自髫年，潜心斯道，上自《内经》，下至历代圣贤书传，及诸家名方。”深厚的家学底蕴、丰富的藏书，以及“设义仓、立义学、延名师、奖才俊”的家风，使楼氏之学，严谨而明辨，他既有扎实的《内经》基础，又博采诸家之长。“凡经有衍文错简脱简者，一以理考而释正之。传失经旨，众论矛盾者，各以经推而辨明之。”不盲从一家一派之言，以理推之，以实际临证效果论之，求真务实，皆有自己独立的见解。

从《医学纲目》的编撰体例中，亦可窥见楼英的学术思想。每部之中，病证、治法、方药，各有区别；治法皆以正门为主，支门为辅，如心痛为正门，卒心痛等为支门；凡门分上下者，其上皆《内经》之原法，其下则为后贤之续

法，诸家之异同得失，得以触类旁通。

同时，楼氏的学术思想受到丹溪学派的深刻影响。《仙岩楼氏宗谱·宗望公列传》记载："全善公之学，得于朱丹溪友益为多，因嘱公必住从事，故得其真传。"虽楼英并未直接拜朱丹溪为师，但戴思恭为丹溪弟子，并与楼英父亲关系密切，因此由于师从戴思恭的缘故，楼英得以了解朱丹溪，并私淑丹溪的学问。楼英在书中大量引用丹溪的思想观点，涉及后者的著作包括《格致余论》《局方发挥》《丹溪心法》等，如《医学纲目》卷四、卷九引用了丹溪的"相火论""阳有余阴不足论"等。同时，对于金元四大家其他三位的学术思想也多有借鉴。

3. 同病异法，洞烛脉证

宋金元时期是中国医学史上非常繁盛的时期，呈现出医学大家众多、医学派别林立、学术流派争鸣的盛况，医家各有所长，各有其理，楼英言："仲景详外感于表里阴阳，丹溪独内伤于血气虚实，东垣扶护中气，河间推陈致新，钱氏分明五脏，戴人熟施三法，凡历代方书甚众，皆各有所长耳。故后世用历代之方治病，或效、或不效者，由病名同、治法异，或中其长，或不中其长故也。"

楼英认为，诊治疾病应以辨证论治、审证求因为本，主张同一疾病须明晰辨别，证不同治则不同。"病有同其门者，立枝门以附之；法有同其标者，立细标以次之。"如他提到："恶热病，热病之名同，但治法异，四君治血实之热也，四物治血虚之热也，白虎治气实之热也，补中治气虚之热也，麻黄治表热也，承气治里热也，四逆治假热也，柴胡治真热也，泻青、导赤、泻白、滋肾、泻黄治五脏热而各异也。"抓住不同的病机，分析不同的证型，同时明晰脉证，那么诊断必然有法度，治疗自然有效果。

三、姚梦兰中医内科

（一）流派概述

余杭姚派中医内科是杭嘉湖一带重要的中医流派之一，在浙北、上海、苏南有较大影响。

姚梦兰中医内科以余杭仁和永泰姚梦兰为奠基人物，传承至今170余年。奠基人姚梦兰，名仁，字仁斋，号梦兰，以号行，清仁和永泰钱家兜（今余杭区獐山镇）人。姚梦兰为晚清浙江四大名医之一，擅治温病、虚劳、湿热，精内、妇、儿诸科。初习儒，年长后患肺痨病，垂死。被瓶窑镇回龙寺老僧接至寺中，授以气功，每夜相对静坐，年余病愈。又授以技击，竟成伟丈夫。从此改学医术，刻苦钻研，终成良医。40岁后，医名大振，在杭、嘉、湖一带享有盛誉。远近求医者，日逾百人。平时乐善好施，贫病者求治，不收分文。

姚梦兰受业弟子颇多，遍及江苏、浙江两省。其子姚耕山、良渚莫尚古、平宅马幼眉，声名尤著，人称“三鼎甲”。名医叶熙春师莫尚古，史沛棠师姚耕山，高如章师马幼眉皆姚梦兰之传人。姚梦兰著有《医学大成》手稿，惜遗失，现只剩其子姚耕山抄录的医案手稿数页。姚梦兰早年习儒的启蒙老师俞生辉之子俞奕侧从姚梦兰习医，他为答谢师恩，悉心传授，始终不以师徒相称。俞氏擅治痨病，行医乡里，也颇有声誉。后自成一支，然与姚氏内科渊源甚深。

170余年来姚派中医内科已相传七代，传人辈出，迄今已有三百余人，其中第三、四代传人中叶熙春、史沛棠、李学铭、史奎钧均是国家级名中医。现存著作有《姚梦兰医案》和手抄《医灯集焰》。姚梦兰中医内科于2009年获评浙江省非物质文化遗产，评定鲁硕彦为省级代表性传承人，俞建卫、王建定为区级代表性传承人。

（二）学术特色

姚派中医内科运用中医四诊合参、辨证论治等基本理论，以温病学说为基础，秉承清初名医叶天士思想，吸取伤寒、温病家之优点，又博采众长，熔于一炉，形成了自己的特色。如主张祛邪为先，邪去则正安；以胃为本，注重后天调摄；用药主张轻灵等。姚梦兰独有的“香炉烛台”型处方书写格式带有传奇色彩，成为姚派的特征。历代传人宗其温病之旨，又代有发展，到第三、四代达到鼎盛，影响遍及浙江省内外。

四、吴氏中医内科

（一）流派概述

吴氏中医是嘉善乃至嘉兴市比较著名的中医流派，其医疗范围广，不仅擅长内科，对温热病、痹证等也有丰富的经验，对舌诊也有独到的研究。吴氏内科创始人为吴炳，字云峰，生活于清代嘉庆、光绪年间，嘉善人。禀性颖慧，15岁就喜好易学、天文、兵法，后跟张希白学医。张希白，名仁锡，清代乾隆嘉庆间人。原籍青浦（今上海市），精于流行病的诊治，后来移居魏塘（今嘉善县），医声更振，晚年著《夺锦琐言》《四言药性》《痢证汇参》等。吴炳以医术济世，享誉嘉善、上海一带，特别注重“学、问、思、辨”四字。光绪二年（1876年），写成《证治集腋》（一名《证治心得》）12卷，这本书内容“半出古人，间有自己论说及半生临证所得”，深入浅出。吴氏治学严谨，主张由博而约，必须“厚积”而得“薄发”，他门人很多，凌文炳、周经魁、莫镛、丁友渔、周倬云等，都有医名，其子树人，继承家业。

吴树人，字仁培，生活于清代咸丰、光绪年间，嘉善人。曾参加科举考试，高中后不愿当官，于是跟随父亲吴炳学医，他抱有济世之心，德高技精，医名超过其父，学识、经验都很丰富。除纂注《证治心得》外，还有《延陵医案》遗世。

吴树人学生陈良夫，名士楷，号静庵，生于同治八年（1869年），逝于1921年，享年52岁。世代居住魏塘（今嘉善县），清光绪十三年中秀才，后弃文从医，师从同邑名医吴树人，吴树人以“良医力同良相”勉励他，传给他希白、云峰的书，陈良夫亲手抄录，早晚诵读。陈良夫行医30多年，因忙于诊务，没有写书。只留下《额川医案》十二册，是其门人徐石年、陈昌年等随诊纪实，后由陈良夫的儿子陈可南整理，用来教学，部分医案秦伯未先生曾选入《清代名医医案精华》。为了系统整理陈良夫的学术经验，浙江省卫生厅、浙江省中医药管理局曾组织人员，经两年辑成《陈良夫学术经验（专集）》出版。陈氏弟子先后达30多人，遍及上海、平湖、嘉兴、嘉善等地，如今他再传学生均成栋梁之材，他的学术思想也一直影响着浙北医家。

吴氏内科后代有吴啸江，早年师从浙沪名中医朱裴君，出师后在嘉善县天凝镇行医。由于他精研医术，对待病人患者态度和蔼，以其高超的医术深得患者的信赖，在20个世纪40年代就已成为当地家喻户晓的中医。新中国成立初期，他组织成立了天凝镇联合诊所，同时建立了嘉善当时最早的中医医疗机构，有50余张床位的防治血吸虫病的住院部。吴啸江生前虚心好学，对医术精益求精，全身心投入中医事业。他还为该县培养了一批优秀的中医人才，不少学生现在已经成为该县中医界的骨干。其子吴静芝，用心刻苦学习，曾整理编著了《类方推演》，合作编写了《王孟英医著精华》，组织编写了《嘉善县名医传略》等著作。吴氏中医内科还入选省级非物质文化遗产代表性项目名录。

（二）学术特色

1. 仁心济世

吴氏内科的创始人吴炳，古道热肠，《嘉善名医传略》言其生平淡于名利，为人振奇磊落，或啸傲林泉，或徜徉于山水之间而自乐。《嘉善光绪县志》总编撰顾福仁先生在《证治心得》的序中曾有如下描述：“诸君子篝灯一室，呵毫而笑。”吴炳生性洒脱，本当无所牵挂，然其年幼家贫，深知百姓穷苦，故多有仗义疏财之举。《嘉善县志》记载其“贫病乞诊者，不取其酬，且赠之药，性好施予，凡茕独之抑给予同善会者，每苦额溢，岁暮必筹钱米絮衣择优给之”。先生不仅乐善好施，更以百姓疾苦为己苦，故未及而立之年即已着手将生平所学著作成书，为百姓所用，这才有了“阅二十年，裒然成帙，复为之芟芜订谬，凡三易稿”后，《证治心得》一书的问世。先生本意不为名扬后世，只为集心得传于同道。

吴炳之子吴仁培承父志，济世为怀。据《嘉善县志》记载：“清光绪十年遭父丧后，仰承先志，仁济为怀。盛夏隆冬，辄至城门口为贫病者施诊给药，或与鳏孤寡独者，给予钱资，从而活人无算。”

2. 论理透彻

《证治心得》全书共12卷，以内科杂病为主，附妇、幼、耳、鼻诸科。全书按人体生理、脏腑表里及疾病性质分类，包括107种病证的诊治方法。首卷以“六淫致病”开篇，其后或以病因，或以病位，或以病情表现将诸病集结成册。具体到各个病证，书中采撷自《内经》以来历代名著有关病证的精论，分门别类，先概述其病因病机、辨证治则，再述其脉法、死候，然后分附方药遣治；其间亦每参以吴氏临证心得，融会贯通于诸病证治之中。对于部分进一步病变可危及生命之证，先生于脉法之前专立死证一项，详细介绍死证的病因、表现、有无施救可能等以警示后学。全书论理透彻，贯穿各家之说，沿流溯源，以穷其变，由博返约而守其常，可资临证启迪思路之一助。此书一经问世，江浙医家皆以珍贵为藏。嘉善一带为医者，治杂病均宗其法。

五、湖州陆氏内科

（一）流派概述

陆岳（生卒年不详），字养愚，乌程（今湖州）人。少时习儒，后精于医学，《乌程县志》中提到他“嘉靖中名重三吴，外至闽峤粤海，皆敬信之”。陆岳生平与董浔阳、茅鹿门、朱远斋最称莫逆。朱远斋亦是湖州名医，声名与陆岳难分伯仲。朱不事权贵，归安县令屡召不赴，县令借故将其入狱。湖郡乡绅为朱说情者不下十人，终无效。朱妻竟日哀号于陆门。陆岳如坐针毡，计无所出。值按院巡视湖州时患疟疾，陆岳开药方，服二剂，病减十之六七。陆岳乘间说：“老爷症减而脉不退，且恐日后有变。余有师兄朱如玉（远斋名），术高百倍，若得此人商治，百无一失矣。”按院即令人召朱，冤狱始脱。朱远斋诊视后，细谈病情，言之凿凿。服用药剂，疟疾全除。

陆岳晚年采取古代名医方书精蕴，佐以临床经验，著成《红炉点雪》8卷。《乌程县志》曰："陆岳，子桂，孙士龙。皆能医，著有《三世医验》。其子陆桂，字肖愚；孙陆士龙，字祖愚，都以医学传家，并遗有医案若干，题为《陆氏三世医验》，又称《习医钤法》，有名于时。"

孙衍庆在《陆氏三世医验序》中提到，陆岳"明于九针十二原之论、四时之气、五乱五瘫、五阅五使、五变五禁、百病始生之源，覃思数十年，审于未然，决其将然，凡切脉投药之不可为者，得先生治之而辄已"。且陆岳之医术授业于子肖愚、孙祖愚，"皆能世精其艺以进乎道，当时活人无算，缙绅先生咸重之"。

（二）学术特色

1. 治病能求得其本

既能抓住主要病证，又能舍证从脉，或舍脉从证。随证处方，灵活化裁。寓变于常，颇有特色。如胎逆则重用大黄峻下，痢疾则用补塞法等。

2. 秉承经典，家学渊源

陆氏内科区别于其他家传中医，其后世传承更为明确。二世、三世托于医以自行其志，从他们的经历和展现的学术成就来看，家学的承传无疑有夯实根基的作用，特别第三世，虽"于《内经》、仲景百家之书，愧无深悉"，然于此中微理耳濡目染有年，庶几略有家学渊源。《陆氏三世医验》又名《习医钤法》，共五卷。是陆岳及其子肖愚、孙祖愚共同编撰，刊于1838年。内载一世医案66例，二世39例，三世63例。附陆氏自制各方，为陆岳祖孙三代治疗验案的总结，具有很高的学术价值，自清代至民国以来，本书是医家必读的著作。书中每论皆以《内经》《难经》《伤寒论》为经旨，成为后人学习应用中医经典著作的楷模。

3. 辨伪求真，治病求本

陆氏在临证时能辨伪求真，抓住疾病的本质加以论治。在"矜惧发病似中风治验"案中，患者林公已逾五旬，病发似有余之中风，但陆氏认为是肝肾二经不足所致，用壮二经之气以治其标，滋二经之血以治其本，患者立愈。在"下消温补治验"案中，患者出现下消之症，通常治以滋肾生津，但陆氏以桂枝、附子、人参益肾中之阳，候下元充足再微升之，病情得以转危为安。

4. 四诊合参，尤重舌脉

《陆氏三世医验》几乎都是对答体，问诊是陆氏了解患者病情的基本手段。

医案详载病状、病因及望、闻、问、切辨证过程。在“烦劳热极胁痛治验”案中，患者头痛身热，其他医生欲散欲补，几致谬治。而陆氏以脉之浮数无力求之，其余外症，悉置勿论，治法用清暑利溲，加人参以培元气。

第二节 师授传承

师授传承是指师徒相授的医学传承模式，在浙派中医的学术特色形成和传承过程中也起了重要作用。浙江中医内科的师授模式自南宋开始出现，这种师带徒的模式打破了“医术秘不外传”的局限，扩大了医学流传的范围，培养了更多优秀的医家，传播各地进而惠及百姓。具体包含了师授教育、院校教育的不同模式，本节分别以丹溪学派及国医大师何任为例进行介绍。

一、丹溪学派为师授教育典范

师授教育最典型的就是丹溪学派，由朱丹溪创立新说，自成一家之言为开端。丹溪学派的成功不仅源于其学说本身的学术价值，更在于师授教育的传承方式。自元代以来，丹溪学派的入室弟子传承有序，经过多代传承，形成了丰富的学术内涵。同时，众多医家私淑丹溪学派，盛极一时，在其基础上进行研究和创新，使得丹溪学派得以不断发展和完善。这种师徒授受的传承方式，使得丹溪学派得以广泛传播，其学说成为明清时期各个医学流派之源。丹溪学派的形成与价值得到了广泛的认可，不仅对中国医学史产生了重要影响，而且其学说也为现代中医药学的发展提供了重要的借鉴和启示。

（一）朱丹溪生平及其主要学术贡献

1. 朱丹溪生平

浙江省义乌市南部的赤岸镇因一位曾居住在这里的名医而闻名天下，他就是朱丹溪。朱丹溪（1281—1358 年），名震亨，字彦修，出生于元代婺州义乌（今浙江义乌市）。他不仅是“金元四大家”之一，也是滋阴派的创始人。

朱丹溪自幼好学，天资聪颖，能日记千言，读书即了大义，声韵诗赋刻烛而成，老师长者咸器重之。30 岁时，因母亲患病而开始粗略学习医术。《格致余论・序》说：“震昌三十岁时，因母之患脾疼，众工束手，由是有志于医。遂取《素问》读之，三年似有所得。又二年母氏之疾，以药而安。”这段文字描述了朱丹溪学医的第一阶段。他的目的是治愈母亲的病，形式主要是自学。除了学习《素问》等中医基础理论，他还学习了当时盛行的《太平惠民和剂局方》之学。经过五年多的刻苦学习和实践积累，终于治好了母亲的疾病，这也为他日后的医学之路打下了坚实的基础。

自北宋时期开始，浙江婺州（金华）及其周边地区的文化氛围就十分浓厚，许多儒家学者都来这里讲学。南宋后期，赤岸镇的朱氏家族便开始在当地开设学堂，讲授六经。朱丹溪在这样的环境中成长，从小就接受了良好的教育。朱氏家族的长辈们寄予他厚望，希望他能够通过考试取得功名，为家族争光。36 岁时，为了考中举人，朱丹溪拜了学者许谦为师。许谦被尊称为文懿公，为朱熹五传弟子，通贯经传，教授弟子并潜心著述，提倡程朱理学的圣人“心传”之说。宋濂云：“时乡先生文懿许公，讲道东阳八华山中，公上承考亭朱子四传之学，授受分明，契证真切，担簦而从之者亡虑数百人。先生叹曰：丈夫所学，不务闻道，而唯侠是尚，不亦惑乎？乃抠衣往事焉。先生之年，盖已三十六矣。”这是丹溪重要的人生转折点，许文懿“公为开明天命人心之秘，内圣外王先生闻之，自悔昔之沉冥颠济，汗下如雨。由是日有所悟，心扃融廓，体肤如觉增长”，有了大彻大悟的体会。由此，“每宵挟朋坐至四鼓，潜验默察，必欲见诸实践，抑其疏豪，归于粹夷。理欲之关，诚伪之限，严辨确守，不以一毫苟且自恕。如是者数年，而其学坚定矣”。朱丹溪在这个学习阶段中不仅经历了道德修养上的重要转变，同时他待人接物的态度也发生了重大改变。他的思维方式得到了提升，这为他日后阐述医学理论、为病患治疗提供了思想基础。

40 岁时，朱丹溪已经参加过两次科举考试，但均以失败告终，科举上的一再失利，使他受到了沉重的打击，他不无自我解嘲地说：“不仕固无义，然得失则有命焉。苟推一家之政，以达于乡党州闾，宁非仕乎？”虽然仕途无望但是他仍然保持信念，认为学医救人也是很好的选择，不当良相，便当良医。此时他的老师许谦已因病卧床许久，他认为朱丹溪比常人更聪慧，是学医的“好材料”，便想鼓励朱丹溪去学医，于是许谦对他说：“吾卧病久，非精于医者，不能以起之。子聪明异常人，其肯游艺于医乎？”丹溪闻许谦之言，即慨然曰：“士苟精一艺以推及物之仁，虽不仕于时，犹仕也。”乃悉焚弃向所习举子业，一于医致力焉。

朱丹溪曾专注于《太平惠民和剂局方》的学习，手抄口诵，日夜揣摩，逐渐在实践中认识到其不足之处，即所谓“操古方以治今病，其势不能以尽合，苟将起度量、立规矩、称权衡，必也《素》《难》诸经乎？然吾乡诸医鲜克知之者”。朱丹溪当时已经年过四十，毅然决定出门拜师学习医术。他四处打听名师，只要听说哪里有名医，就会前去拜访，但这条路并不顺利。直到元泰定二年（1325年），他听闻武林（浙江杭州）有一位名医罗知悌，精通医学，不仅是刘完素的再传弟子，还通晓张从正、李东垣之说，于是前往拜见。但是罗知悌性格高傲，朱丹溪几次拜访都没能见到他。于是，朱丹溪每天都会在罗知悌家门口拱手而立，无论风雨，都不动摇。最终，他的决心感动了罗知悌，成为了他的弟子。朱丹溪的这一拜师经历，宋濂所叙尤详，丹溪独疑《太平惠民和剂局方》之学，“于是寻师而订其说走吴，又走宛陵，走建业，皆不能得。复回武林，有以罗司徒知悌为言者。知悌，字子敬，宋宝中寺人，精于医，得金士刘元素之学，而旁参于李杲、张从正二家，然性倨甚。先生谒，君居江南而失此士，人将议君后矣”。“罗遽修容见之，一见如故交。为言学医之要，必本于《素问》书详于内伤而日，度刻如岁，而欲自逸耶”。朱丹溪未拜师前，罗知悌就已经知道他在医学领域颇有声望，于是将刘、李、张等诸家的著述传授给他。在罗知悌门下学习三年，朱丹溪不仅继承了刘、李、张三家的学说，而且还获得了丰富的实践经验。这为他未来形成自己的医学思想奠定了重要的基础。

朱丹溪学成归来时，已经47岁，开始在家乡义乌行医，编写医书，授课传艺。他的医学思想与陈、裴（即陈师文、裴宗元等校定《太平惠民和剂局方》）等医者大为不同，这引起了他们的惊奇、反感甚至嘲笑，称他的理论不过是“空谷足音”。但是，朱丹溪很快以实际效果征服了众人，特别是他的师父许谦，在患有肢端疾患卧床10年之久后，经过朱丹溪精心治疗，最终痊愈。吴之器描述说：“学成而归，每治往往以意为之，巧发奇中，按之书，无有也。诸医皆惊，已而讪且排者，卒乃大服，愿为弟子。其名藉甚遍，浙河东西，以至吴中，罕不知有丹溪生者。”戴良云：“遇病施治，不胶于古方，而所疗皆中。然于诸家方论，则靡所不通。他人靳靳守古，翁则操纵取舍，而卒与古……于是诸医之笑且排者，始皆心服口誉。数年之间，声闻顿著。”宋濂《石表辞》载：“四方以疾迎候者无虚日，先生无不即往，虽雨雪载途，亦不为止。仆夫告痛，先生谕之曰：疾者度刻如岁，而欲自逸耳？窭人求药无不与，不求其偿；其困厄无告者，不待其招，注药往起之，虽百里之远弗惮也。”朱丹溪每天都面对着源源不断的求诊者，但他总是不厌其烦地解答他们的疑问，尽力帮助他们。当遇到一些贫穷的百姓需要治疗时，他从不收取任何诊费，还会自掏腰包为他们购买所需的药物。他高超的医术和敬业的精神让他在当地受到了极高的尊重。

朱丹溪67岁时，应众多弟子的邀请，他着手写作书籍，其中除了医学外，还广泛涉及历史和地理等领域，著作有《伤寒论辨》《金匮钩玄》《格致余论》《丹溪心法》《为门人所辑》《局方发辉》《本草衍义补遗》《外科精要发挥》等书。这些著作简洁深刻，包含前人未曾涉及的领域，对后人产生了深远影响。朱丹溪因此备受赞誉，被誉为四家学说之长，意为其学术造诣超越了刘、张、李三家。

2. 朱丹溪主要学术贡献

朱丹溪是金元四大家之一，也是中医滋阴学说的创立者之一。他的学术思想源于《内经》，师从罗知悌，同时继承融合了刘完素、张从正、李东垣等前辈的学术精华。此外，他曾向理学大师许谦求学，故还受到理学思想的深刻影响。他认为学习医学必须深入探究医理，言："读前人之书，当知其立言之意。苟读其书，而不知其意，求适于用，不可得也。"通过其主要著作《格致余论》可以将其学术思想和贡献总结为"阳有余阴不足""相火论""气血痰郁四伤学说"。他还创立了众多流传百世的处方，如大补阴丸、二妙散、越鞠丸、保和丸、左金丸等，至今仍被广泛应用。

（1）阳有余阴不足论：人之阴阳动静，动多静少，动者为阳，静者为阴。朱丹溪的阴阳动静观源于周敦颐的《太极图说》，曰："无极而太极，太极动而生阳，动极而静，静而生阴，静极复动，一动一静，互为其根。"故《相火论》开篇即指出："太极动而生阳，静而生阴。阳动而变，阴静而和。而生水火木金土，各一其性。"强调人体常居于阳动的状态之中，故精血津液最易耗伤。他明确指出"火起于妄，变化莫测，无时不有，煎熬真阴，阴虚则病，阴绝则死"的观点，即"动则苛疾起"。病理状态下"阳有余"，即为相火妄动、虚火上炎。强调了人之阴阳动静平衡的重要意义。从而指导人们的生活方式，告诫人们要修身养性，动静得益，"主之以静，动而中节"是维持健康的关键，提出"收心养心"，通过高尚的道德修养来克服各种私欲妄念。七情五志不宜妄动，远嗜欲才能保持阴精秘固。

该学术思想的另一层含义为"气血阴阳"。朱丹溪提到："人受天地之气以生，天之阳气为气，地之阴气为血，故气常有余，血常不足。"认为人体气血阴阳的状态为气有余而血不足，就人体生理状态而言，不是气多血少，而是指体内的精血津液每易耗伤。同时他认为："血气者，身之神也。神既衰乏，邪因而入，理或有之。若夫血气两亏，痰客中焦，妨碍升降，不得运用，以致十二官各失其职，视听言动，皆有虚妄。"病理状态下，气血虚是导致外邪侵袭、痰客中焦等病证的原因。同时，该理论也体现在疾病的治疗上，如认为"血以摄精""欲得子者，必须补其阴血"。难产责之气虚不运，用大达生散方"补其母之气，则儿健而易产"。

（2）相火论：是丹溪学派的另一个具有代表性的纲领性学术思想，与"阳有余阴不足论"相互补充。朱丹溪认为，"主闭藏者，肾也，司疏泄者，肝也，二脏皆有相火，而其系上属于心""天之火虽出于木，而皆本乎地""因其动而可见，故谓之相"，将火分为君火和相火，人体内之动气即为火，君火指心火，解释了相火是根藏于肝肾之火，与心之君火相对应，也与其天人合一的易理思想相符合。并强调了相火对人体生理功能正常运行的重要性，"天非此火不能生物，人非此火不能有生"。

生理状态下，相火具有维持机体生命活动、推动脏腑功能运行的作用，"天主生物，故恒于动，人有此生，亦恒于动，其所以恒于动，皆相火之为也"。相火是生命的动力，阴精是生命的物质基础。两者互根互用。病理状态下，"相火主动""暴悍酷烈，有甚于君火"，是"元气之贼"。朱丹溪认为相火主动，易动难静，五志劳欲过度，过亢之相火为邪火，灼伤阴津，损耗元气，从而产生阴虚火旺的病证。

朱丹溪用相火理论指导治疗时，重视节制情绪以静心，保持理智以克服人欲，以静制动，将"恬淡虚无，精神内守"与"阳有余阴不足"的理论相结合。"虚火可补，实火可泻，轻者可降，重者则从其性而升之。火郁可发，当看何经。凡气有余便是火，火过甚重者必缓之，以生甘草兼泻兼缓，参术亦可。"强调滋阴降火、培补肾水，使相火"禀命守位"。如朱丹溪所创的典型滋阴方剂大补阴丸，滋阴与降火并用，补肝肾之阴虚，降离位之相火。同时，饮食养生上主张清淡，少食肥甘厚味，不宜饮酒，多食瓜果蔬菜及谷类以补阴。

（3）气、血、痰、郁四伤学说：是朱丹溪学术思想的另一精髓，是形成丹溪学派辨治内伤杂病理论体系的重要特色。《丹溪心法》中提到："气血冲和，万病不生，一有怫郁，诸病生焉。故人身诸病，多生于郁。"强调了气血郁滞在疾病发生发展过程中的重要地位。《丹溪心法》中还引用严用和的思想，同时提出了"人之气道贵乎顺，顺则津液流通，决无痰饮之患。调摄失宜，气道闭塞，水饮停于胸腑，结而成痰"的观点，强调了"痰"在病因病机中的重要角色，并且与气机的调畅密切相关。气血痰郁共同组成了后人所谓丹溪学派的“四伤学说”。

朱丹溪灵活运用四伤学说指导内伤杂病的辨证和治疗。王纶在《明医杂著》中总结其师的四伤理论治病用药方法，说：“丹溪先生治病，不出乎气、血、痰，故用药之要有三：气用四君子汤，血用四物汤，痰用二陈汤。久病属郁，立治郁之方，曰越鞠丸。”准确地指出了气血痰郁所对应的经典治法和方剂，补益气血，温散痰饮。其中，越鞠丸是朱丹溪对郁证的进一步发挥，气血痰结聚而不得发越，升降失司，传化失常，气、血、痰、湿、热、食积聚，以方中六味药针对六郁散邪，其方之精妙、其医理之经典，让四伤学说、六郁理论成为丹溪学派的学术思想核心，也使“杂病宗丹溪”之说广为流传。

（二）丹溪学派嫡传弟子的传承与创新

朱丹溪作为明代浙派中医的代表人物之一，他的贡献远不止他的学术思想和医学成就，还包括他在“授业而不拘一格”的师授教育模式影响下，形成的广为推崇的丹溪学派。受当时时代环境、理学氛围及丹溪个人经历、师传熏陶等因素的影响，从元泰年间丹溪学成归乡，诸医相率为其弟子，丹溪学派开始形成。到明代中后期，尊崇丹溪推行其说者不绝于世，学派绵延300多年，在学术史上产生了深远的影响。

其中，遍布全国的门生中涌现出了诸多优秀者，嫡传的丹溪学派以赵震道、赵以德、戴思恭、王履、刘纯为代表，他们不仅完整地继承了朱丹溪的医学思想和临证经验，而且是其学说的传人。作为朱丹溪的亲授弟子，他们宗朱丹溪的学术之旨，又不拘门户之见，在养阴、治火、治痰、解郁等方面的成就，与丹溪的启发是分不开的。

赵道震是朱丹溪的亲传弟子，字处仁，原籍金华（今浙江义乌）。据了解，他至少经历了元朝至正，明朝洪武、建文、永乐四代。在洪武己巳年（1389年），他迁徙至定远（今安徽省定远县），直至去世，享年84岁。尽管生卒年份无法确定，但可以确认他是一个具有广泛影响的医学家。赵氏与朱丹溪是同乡，早年就对医学颇有研究，精通《内经》及其他医学经典。后来，他拜师于朱丹溪，得到了深刻的指导和启迪。在丹溪的其他弟子中，戴思恭在洪武年间被征为御医，治疗效果显著，朱元璋非常重视他；王履在洪武初年担任秦府良医正；而赵以德因为张士诚踞吴，屡召不赴，最终隐居华亭乡间，从事医学活动，没有被迁移户籍，后来又回到吴中，占据常州，高寿而终。1403年，明成祖继位，年号“永乐”，永乐三年，赵氏被召入京编修《永乐大典》中的“五运六气”部分，并担任主编，历时数年，直到书成，但未被重用，又返回家乡。赵氏运气学的研究，从《素问》七篇大论开始，涉及医学、天文学、地理学、气象学、物象学和历法学，是《内经》中最深奥的一章。赵氏的才华因坎坷的经历未能得到充分发挥。他在定远居住时，“讲授子孙医术，治愈不少，却未曾谋取利益”，思念家乡，就唱《楚辞》来自我安慰。根据丹波元简在《中国医籍考》中所载，赵氏著有《伤寒类证》一书，可惜至今未发现传世本，他的学术思想也无法得知。

赵良仁，是宋太宗赵炅第八子周王元俨的后裔，字以德，号云居。他的先祖本为汴京开封人，后迁至浦江浦阳城内得仁杏巷定居，为浦阳赵氏的始祖。其父必俊，字用章，以医处官，娶妻朱氏生育四子，其中良仁是幼时就学习儒术的。元至元三年（1343 年），赵良仁与兄良本、戴元礼学习医术，十年后尽得朱丹溪所传，治疗多有奇效，声名远扬。后赴吴中从官宪司，并再次拜访朱丹溪，窥探医学奥秘达两年之久。《丹溪药要或问》一书后所附赵氏自述，言：“初授以《素问》《难经》，读之三年，尽以前人所发明者而极言之，后随朱氏临证视药，切脉处方。又两年，令其诊视辨证，告以某是某非，详加校正。悬壶三年，往还论难又两年。”可知其尽得赵氏真传。元至正十七年（1357），赵良仁在苏州长洲寓居，著有《医学宗旨》和《丹溪药要或问》等书。赵良仁的家族在当地享有崇高的地位，他因高超的医术而备受尊敬。朱丹溪对《金匮要略》推崇备至，称其为“万世医门之规矩准绳”“引例推类可谓无穷之应用”，但同时认为“仲景之书，收拾于残编断简之余，然其间或文有不备，或意有未尽，或编次之脱落，或义例之乖舛，吾每观之，不能以无疑”。赵良仁在学习期间深受朱丹溪的影响，并接受了其系统的医学思想。当时，《伤寒论》是当之无愧的医学经典，备受研究者的关注，而《金匮要略》则被冷落。但赵良仁专注于研究《金匮要略》，他深厚的知识储备和扎实的文字功底，使其在研究中取得了重要的进展。在其师朱丹溪思想的指引下，赵良仁最终撰成了《金匮方论衍义》，这是一部对《金匮要略》进行全面研究的著作，具有重要的学术价值。

戴思恭，字元礼，元泰定元年（1324 年）出生于浙江浦江，家世儒学，同时对医学有浓厚兴趣，为丹溪弟子中医术最精者之一。他在义乌朱彦修先生门下学习，因其聪慧绝顶，朱彦修先生尽心传授其医术和治疗经验。朱元璋看中他的才华，任命他为御医。戴思恭著有多部医学书籍，包括对朱丹溪所著《金匮钩玄》三卷的订正，附加了自己的见解，以及《证治要诀》十二卷，

《证治类方》四卷（1955年商务印书馆将两书合刊书题名为《秘传证治要诀及类方》)，《推求师意》三卷，还有《类证用药》《戴复庵方书》等。这些书籍都是在对朱丹溪所著书籍深入理解和运用的基础上撰写的。戴思恭生前在医学领域有着很高的声望和地位。他于明永乐三年（1405年）逝世，享年82岁。戴思恭是一位以学术严谨著称的医学家，他深受刘河间、朱丹溪、李东垣、张子和等前辈的思想启发，特别是在朱丹溪的指导下，充分发扬丹溪学术，展现出自己的创新思维。他反复强调学医需要用心，而行医则更需要谨慎。在继承传统基础的同时，他深入分析了郁证和痰饮证，并在临床实践中得到验证。他所著的书籍精准有序，包括《证治要诀》十二卷、《证治类方》四卷及他校补的《金匮钩玄》三卷。他的《推求师意》两卷论述各类病、脉、因、证、治等内容，以朱震亨之意为本，进行推求发挥。同时，他对朱氏养阴学说及临床运用进行了深入分析。戴氏学术思想中，尤为强调"火"的危害，且认为人身之火，除君相之外，各脏皆有。他还对朱丹溪关于"久身诸病，多生于郁"的观点进行了发挥，对气郁、湿郁、痰郁、血郁、热郁、食郁"六郁"之病的辨证治疗阐述和体会较多，反对用燥热、温补之药，倡用滋阴降火治法。可以说，戴氏作为丹溪的嫡传弟子，是丹溪学派的中坚力量。虽然他的《复庵方书》《类证用药》等著作未传世，但现有的资料足以反映出戴思恭的学术思想。正如胡濙（明代官至礼部尚书）说："味其论断，出新意于法度之中，推测病源，着奇见于理趣之极，观其随病加减之妙，不特药之咸精，抑亦治疗之有据，诚医门之规矩准绳也。"

（三）丹溪学派私淑弟子的传承与创新

丹溪的私淑弟子遍布全国，大概分三种类型：一是如程充、杨楚玉、卢和、方广、高子正等人，私淑丹溪之学，编纂修订丹溪著作而成"丹溪心法"系列，影响深远，但往往述而不作，自己的学术思想并不明晰，可称为"心法派"，是传播丹溪之学的功臣；二是如虞抟、王纶、汪机等，私淑丹溪之学，发扬光大丹溪学说并参以己见，形成自己的学术思想，从而取得成就，也产生了深远影响，可称为"创新派"，使丹溪学说继续提高和发展，并对明清时期的其他医学流派产生了影响；三是如蒋用文、王世相、卢铣等私淑丹溪之学，并在实践中运用体会，有心得经验，也能在著作中有所体现，是丹溪学派的群众基础，可称为"基础派"。可见，丹溪学派私淑弟子人数众多且默默无闻，学术建树虽不出众，但正由于他们的努力，使丹溪学派具有了实践和理论的生命力。

王纶，字汝言，号节斋。浙江慈溪（现宁波市慈城镇）人，生卒年不详。据《慈溪县志》载：王于明成化二十年（1484年）中进士，曾任广东参政，湖广右布政使，广西左布政使，后擢都御史，巡抚湖广。王纶年轻时，因其父病，求医罔效，遂研学医道，之后虽入仕途，但仍奋读医籍，且常于闲暇时为亲友治病疗疾。《明史》记载他为“士大夫以医名者”“精于医，所在治疾，无不立效”，《慈溪县志》有“朝听民讼，暮疗民疾，历著奇验”的记载。其代表作有《本草集要》《名医杂著》。他学各师之法，临证尤宗丹溪，提出“杂病用丹溪”的观点。他在《明医杂著·医论》中以“丹溪治病不出乎气血痰郁论”为题，道：“丹溪先生治病，不出乎气、血、痰，故用药之要有三：气用四君子，血用四物汤，痰用二陈汤。”又云：“久病属郁，立治郁之方，曰越鞠丸。盖气、血、痰三病，多有兼郁者。或郁久而生病，或病久而生郁，或误药杂乱而成郁。”他对气、血、痰、郁的认识尤为全面而深刻，最早明确提出以气、血、痰、郁为丹溪的杂病纲领。同时他在继承其六郁学说的基础上，提出了“气血痰郁关系论”，对六郁病证的治法有了进一步的发挥。对于朱丹溪“阳有余阴不足”论，他补充道：“人之一身，阴常不足，阳常有余”。主张“常补其阴，使阴与阳齐，则水能制火，而水升火降，斯无病矣”，既朱丹溪的学术思想一致，又有自己的独到看法，突出“养生护阴”这一主旨。王纶的学术师于丹溪，博采诸家，论病定方不泥于古，将金元诸家的学术思想有机结合，提炼成自己的观点。如结合李东垣的思想阐述内伤杂病的病机，认为“益气补阴，皆内伤证也。一则因阳气之下陷，而补其气以升提之；一则因阳火之上升，而滋其阴以降下之。一升一降，迥然不同矣”。

卢和，字廉夫，号易庵。生于明正统十四年（1440年），系雅溪卢氏第15世孙，排行第三；卒于明正德十年（1515年）。根据家乘中的记载，卢和“少游南都，与鲁都谏诸公，同从罗公崇岳习举子业”“为文尚理致，充然有得”“寻厌科举，遨游四方，周览其胜，以大所见闻”“以先大父（即卢洙）为医误，早世。痛自愤激，乃旁通内难，穷极指归，由是医道闻于海内，余润所及，全活者甚众”。父亲因痢疾得庸医误治，让卢和发愤习医，以医道闻名。卢和跟随太医章湣济学医，虽未直接师从朱丹溪，但他精研丹溪医理，认可“阳常有余，阴常不足”的“滋阴派”理论，主张补阴为主，滋阴降火，并编撰了《丹溪纂要》《丹溪先生治法心要》等著作，故被认为是朱丹溪的私淑弟子。卢和认为程充校订的《丹溪心法》遗漏尚多，于是和叔父卢涛一起，在丹溪遗稿的基础上，将朱丹溪的各种医著如《丹溪衣钵》《丹溪荟萃》《丹溪钩玄》《丹溪心法》等删正裁取，加以润色并附己见，编撰而成《丹溪纂要》两卷，另著有《食物本草》《儒门本草》等。

虞抟，字天民，浙江义乌人，自号花溪恒德老人。虞抟家世业医，其曾叔祖父虞诚斋与朱丹溪为同乡，曾拜于朱丹溪之门。自虞诚斋始，世代相传，都以丹溪为宗，故受朱丹溪学术思想影响颇深。《义乌县志》评曰“丹溪之后，唯抟为最”。充分说明虞抟是继承和发扬丹溪学术思想之典范。他勤于治学，纵贯诸说，端本澄源，正传医学，精研医理，博采众长，注重实践，继承创新，医术精良，施治讲究实用，其法其方，务求效廉。《医学正传》是虞抟在晚年集毕生所学及临床实践体悟所著，他在序中云“愚承祖父之家学，私淑丹溪之遗风”，对丹溪的思想推崇备至，认为《格致余论》《局方发挥》等著作“皆所以折衷前哲，尤足以救偏门之弊，伟然百世之宗师也”。《医学正传》中多列有“丹溪要语”“丹溪方法”“丹溪活套”，即丹溪对每一病证的理论阐述、治疗方法与方剂化裁。不但见其对丹溪学说的敬仰之心，而且确得真传。

例如，他对丹溪“阳有余阴不足论”的发挥，倡言“阴阳气血有余不足论”，独具心得。丹溪认为“人有气如火从脚下起，入腹者，此虚极也，盖火起于九泉之下也，此病十不救一。治法以四物汤加降火药服之，外以大附子末，津调贴脚心涌泉穴，以引火下行”。虞抟本人曾患此病，因冒雨涉水，衣湿而得，自用清利湿热法治疗，以苍术、黄柏加牛膝、防己为丸，服后即愈，后用此法治疗同样患者数人而获效。故认为此类患者，与体质因素有关，体质不同，则病机有别，治疗迥异，“如果劳怯阴虚之人有此，固当作阴虚治；若壮实之人有此，则是湿郁成热之候也”。可见，虞氏崇尚丹溪，但并非盲目崇拜，而是以实践为准则，在继承中创新。

虞氏虽学宗丹溪，却博采众长，他提出：“丹溪之书，不过发前人所未发，补前人所未备耳，若不参以诸贤所著，而互合为一，岂医道之大成哉。”因而他阐述医理，既以丹溪之说为立论依据，又采历代名医可法之语阐发之。《医学正传》中共计 1000 余方，“其伤寒一宗张仲景，内伤一宗李东垣，小儿科多本于钱仲阳，其余诸病悉以丹溪要语及所着诸方冠于其首。次以刘、张、李三家之方，选其精粹者继之于后。外有诸家名医有理妙方，又采附于其末”。所辑之方，大多力专效宏。

二、国医大师何任师授教育

何任是首届国医大师，曾任浙江中医学院（现浙江中医药大学）院长，浙江省中医药学会会长，是著名的中医教育家、理论家、临床家。何任临床精于内伤杂病、妇科及肿瘤，对于湿温时病也多有研究。凡重病大病，常以金匮伤寒方取效；疑难杂症则以历代医家名方选而用之；肿瘤治疗首倡“扶正祛邪”大法，并探索出“不断扶正，适时祛邪，随证治之”的十二字治疗原则；妇科法宗陈素庵、傅山，以健理法治经带，益调奇经法治崩漏，运利经脉法治癥瘕；治疗湿温病时宗江南温病学派，以轻清渗解为上。

何任世居钱塘，精研金匮，与北京刘渡舟先生并称南何北刘，开浙江中医药大学学院教育之先河，桃李无数，师授嫡传，亦是枝繁叶茂。

（一）医教并重，国医楷模

何任（1921—2012 年），字祈令，别署湛园，浙江杭州人。父何公旦，为当时名医，誉满江南。何任医学得自家传，并于 1941 年毕业于上海新中国医学院。1959 年参与浙江中医学院的筹建，遂从教不止，直到生命最后亦在指导工作室的学术继承人。何任精研仲景学说，尤其是《金匮要略》，被日本学界誉为“中国研究《金匮要略》的第一人”。2009 年 4 月，被人力资源和社会保障部、卫生部和国家中医药管理局联合授予“国医大师”称号。

1. 幼承庭训，长师岐黄，耄耋之年尤不悔

何任一生热爱中医，对中医的执着和信任，使他虽 90 岁高龄仍然不舍离开临床一线。何任家本是杭州城里的一个世医之家，祖父亦懂医道，父亲何公旦更是一位名中医，誉满江南。还在何任总角之年，父亲便让他诵读四书五经及《古文观止》《史记》等书。他当时虽然年幼，但是已经记得家中每天上午都有二三十个患者，他就是在这样的氛围中长大的。及至垂髫，父亲觉得他天资聪颖，更有“普救含灵之心”，便开始刻意栽培，在诵读经书之余，又让他逐渐接触《汤头歌诀》《药性赋》《医学心悟》等中医入门书籍，而每次诊病，也多让何任侍诊左右。几年之间，何任对这些入门书籍已然能熟读背诵，加上父亲医术高明，遣方用药恰如其分，疗效卓著。当年诊室里，患者赠送的银盾（当时患者感谢医生是送银质纪念牌的，类似现在的锦旗）不下数十架，因此何任的临床技能和理论水平日渐增长。

1938 年，何任以祖传家学的医学基础和中学毕业的学历，考取上海新中国医学院的二年级插班生，这所学院是老一辈名中医朱南山等私人集资创办的，汇集了当时上海滩的名医。在这里，何任系统地学习了医经、医史通论、中药、方剂、伤寒杂病、温热病、生物化学、药物化学、生理学、解剖等中西各门临床课程，并进行见习、实习，使他对基础理论和临床各科都有了比较系统的了解。

1941 年，何任学成归来再随父行医，由于战乱，当时患者很多，特别是急性传染病，如天花、麻疹、猩红热、伤寒、副伤寒等，另外还有内科、妇科、儿科诸病，使得他在短期内就积累了大量的经验医案，而他的医术也在实践中得到了锻炼和提高。

何任感到，医道渊深，学海无涯，学校毕业不应该意味着学习的结束，更意味着是自己独立进行艰深研究的开始。于是，在临证之余，他依然孜孜于中医学术的精研细究。四大经典、金元诸家、明清专著，无不批阅摘记。虽年岁增长，但并没有影响他对学术勤奋刻苦的追求。即使耄耋之年，他依然每天都要抽出时间读书，每月都要撰写论文。令人赞叹的是，从 1977 年《浙江中医学院学报》第 1 期开始，何任每期都有学术论文刊出，30 多年来从未间断，在其他杂志中亦可常见到他的精深医论。

2. 深研《金匮要略》，博采众家，学术造诣誉东洋

优秀的家学传承，正规的院校教育，赋予了何任坚实的中医基础，而广博的学识，丰富的阅历，让他对中医经典及各家学术又有了独到的见解。综合各家，何任以中医第一部临床内科杂病学专著、中医四大经典之一的《金匮要略》为研究重点，开始了自己成为金匮大家的探索之旅。1958 年，何任编撰出版了新中国成立后我国第一部《金匮要略》辅助读物——《金匮要略通俗讲话》。此书以白话形式对《金匮要略》原文进行了全面译释，极大地方便了初学者，该书也是第一部《金匮要略》的全文白话解。接着，何任又整理出版了《金匮归纳表》，第一次以图表示例的形式全面阐述了《金匮要略》的学术体系与要点，提纲挈领，精要独到。1982 年，由何任编撰的《金匮要略新解》正式出版。此书以《金匮要略》历代注家为依托，结合自己 30 余年的《金匮要略》研究、临床实践之经验，并纵横联系《内经》《伤寒论》等经典，提出了许多新的见解，同时也为《金匮要略》的研究提供了新思路。1985 年，何任编撰《金匮要略提要便读》《金匮要略讲义》二书，分别由北京科技出版社、湖南科技出版社出版，供西学中及短期学中医使用，为《金匮要略》的教材编撰探索出了一种沿用至今的范式。同年，应日本汉方医界和东京医校邀请，何任前往日本讲学，为日本学者作“《金匮要略》之研究”的学术报告。精深的研究、丰富的成果、生动的报告，由此他被日本学者誉为“中国研究《金匮要略》的第一人”，深得日本学者的尊奉与推崇。1991 年，他受国家中医药管理局委托主编的《金匮要略校注》《金匮要略语译》由人民卫生出版社出版，其中《金匮要略校注》获国家中医药管理局科技进步奖二等奖，并成为现代校注《金匮要略》最权威的版本。由此，也就正式确立了何任《金匮要略》学术权威、《金匮要略》第一人的地位。同年，《金匮要略新解》日文版由日本东洋学术出版社出版发行，成为日本医生学习中医的教材。1992年，何任主编的《金匮要略百家医案评议》由浙江科技出版社出版，为学习者更好地将《金匮要略》之理法方药运用于临床提供了直接借鉴的途径。而之后收于《何任临床经验辑要》一书中的"金匮燃犀录"，通过摭拾历代名家探究《金匮要略》之灼见，并酌加按语，把《金匮要略》的研究推向了更高更深的层次。

3. 情系国学，卫道中医，振臂高呼上云天

何任九秩高龄，依然工作在临床一线。四世同堂，儿孙皆有自己不错的事业，他们一次次劝阻何老在家休养，共享天伦。但是他做不到，说："我热爱中医，我的生活离不开中医，更加离不开病人。"正因为对中医有如此的忠诚之心，当几次中医学面临发展瓶颈的时候，何任总是走在最前面，以自己的实际行动来捍卫中医。

当代中医发展史上有两次著名的"十老上书""八老上书"，何任不但均列其中，而且第一次他还是发起人，这足以显示他对中医的赤诚之心和坚定信念。1984年，焦灼于中医药事业发展的举步维艰，他高瞻远瞩，毅然联合成都中医学院李克光教授、南京中医学院丁光迪教授、山东中医学院张灿玾教授和徐国仟教授、湖南省中医研究所欧阳琦研究员、湖北中医学院李今庸教授、广州中医学院沈炎南教授、上海中医学院凌耀星教授、中国中医研究院广安门医院路志正主任医师、辽宁省中医研究院史常永主任医师十位当时全国著名的中医专家，书呈国务院总理，力陈制约中医药发展的严重制度缺陷，恳切希望中央能建立独立的中医药管理系统，成立国家中医药管理局。信中写道："这些年来，党中央、国务院落实了各项政策，对于中医事业的发展也是十分关怀和支持的。但中医政策的贯彻阻力很大，始终没有按照党中央、国务院的指示很好地落实，之所以阻力大，主要是由于中医事业的发展没有组织保证，没有中医药的管理系统，各级卫生行政管理机构极少中医内行担任领导，中医政策的贯彻没有保障。虽然《宪法》有了规定，但没有具体实施办法，致使中医事业财力、物力极度困难。中医后继乏人、乏术，中医的医、教、研单位名不副实，大多数单位中，中医在科技人员中所占的比例极少……如此下去，中医事业的前景是不堪设想……为此，我们恳切地希望：①加强党对中医药事业的领导。②建立独立的中医药管理系统，成立国家中医药管理局，各省、市、县成立相应的管理机构。③各级中医药管理机构和事业单位必须由中医药内行担任领导。④制定中医药实施法。⑤给予中医药事业财力、物力的支持，以保证按比例的发展。正是这一批全国顶尖老中医的力推，引起了党中央、国务院及相关部门的高度重视，1986 年，国务院成立了专门负责管理中医药事业发展的国家中医管理局，从此中医药事业的发展有了自己独立的政府行政机构。1990 年，在获知有关部门准备精简中医药管理局的关键时刻，有识之士公推广州中医学院邓铁涛教授执笔，何任同其他六位全国著名的中医专家（中国中医研究院方药中教授、路志正教授、步玉如主任医师，中日友好医院焦树德教授，黑龙江省中医研究院张琪教授，长春中医学院任继学教授），一道呈书党中央，恳切呼吁加强国家中医药管理局的职能，尽快建立各省市中医药管理机构。“八老上书”得到了党中央和国务院领导的高度重视，最后，作为中医药事业发展的最高行政机构，国家中医药管理局得到保留，其职能得到加强，并相继成立了省、市级中医药管理局。此时，何任也终于露出了宽慰的笑容。

4. 大医无言，德技双馨，杏林虎啸橘井香

虽然何任幼年时候家境殷实，生活富足，但是他同样经历过山河破碎、举家飘零的日子。“七七事变”后，淞沪会战发生，日本侵略者将战火延烧到浙东地区，何任一家被迫避难到浙南严州、处州等地。几年后重返浙东时，抗日战争尚处在胶着阶段，浙南各地除遭敌机轰炸外，还疾病流行。诸如天花、鼠疫、疟疾、痢疾、伤寒、副伤寒、肺痨等急慢性传染病和各种杂病蔓延。正是在这样艰苦的条件下，何任更加感受到患者的痛苦和凄凉，在实际工作中克服重重困难，提升自己的医疗技术。

1942 年至 1943 年，日军发动细菌战，丽水、云和、龙泉除了各种急性传染病流行外，还有鼠疫流行。在龙泉，何任每天都能听到鼠疫感染者死亡的消息，他当时业医不久，明知此病凶险，弄不好自己也会被传染上，但面对如此惨境，他怎能袖手旁观？为此，他查阅了大量的中西医资料，拟定治疗方法。并亲自诊病，与当时驻龙泉的一个二战国际组织医疗队合作，治好了很多患者。何任通过清代余伯陶《鼠疫抉微》认为鼠疫即《诸病源候论》所谓的“恶核”。由于疫毒入血，瘀阻不行以致病，据此采用清热解毒、活血化瘀为治法。先期药用玉枢丹加连翘、金银花、板蓝根、蒲公英、生甘草、当归、桃仁等治疗。后期据《金匮要略》阴阳毒病，酌参升麻鳖甲汤加藏红花化裁治疗，多得效验。当时医疗条件落后，如链霉素等西药是否问世姑且不论，即使已有，在我国民间亦不可能得到。磺胺药亦稀少，且昂贵难得。故全赖中医药治疗，既能控制，也能治愈，足见中医药对急症重症的确切疗效。当时，无明确原因的高热不退、头痛类似重流感等症流行一时，何任创制了治疗这类流行病的经验方“青苏散”，交到当地药铺按方制作，价廉效高，治愈了不少患者。

5. 精于辨证，长于用药，学术思想传后学

作为临床大家，何任在临证辨治方面具有丰富的经验和独到的见解，足可让后学效法。

（1）临证之时，全神贯注：《素问·宝命全形论》有“凡刺之真，必先治神。五脏已定，九候已备，后乃存针。众脉不见，众凶弗闻，外内相得，无以形先，可玩往来，乃施于人”的记载。何任认为此中虽然是说针刺之时，然医生临证，亦全应如此。疾病表现，隐奥细微；医生临证，审谛覃思。若医生临证时稍有不慎，疏漏万一，便会错失全局，而危及患者生命。故他每次临证，从不带手机，也不允许别人高谈阔论，接听电话。其诊病开方之时，学生也不能随便提问。“病人找你看病，就等于把他的生命完全交给了你。作为医生，此时只应全神贯注，竭尽全力救治病人。只有这样，才无愧于医生这一神圣的称号。”这就是何任经常告诫我们的感人之言。

（2）诊病之时，四诊合参：《难经·六十一难》载“望而知之谓之神，闻而知之谓之圣，问而知之谓之工，切而知之谓之巧”。何任认为，《难经》将望、闻、问、切并列论述，亦明示四诊合参之意。在诊病之时，因疾病各异，望、闻、问、切虽时有侧重，但四诊合参，仍为必然。古代医著、现代教材虽屡有舍症从脉、舍脉从症之谓，有些医生、老师亦常将此挂在嘴边，以示不凡，甚至单凭脉症治病，但这毕竟是极少数，或可说是四诊合参之后的一种选择，并非诊病之初就可持有舍症从脉或舍脉从症之心。而且，在更多时候，当症、脉不一致时，其表明的是病证复杂，或虚实夹杂，或寒热交错，或表里同病，此时更应四诊合参，综合考虑。

（3）辨证之时，首重八纲：近人祝味菊《伤寒质难》有云“所谓‘八纲’者，阴阳、表里、寒热、虚实是也。古昔医工观察各种疾病之证候，就其性能之不同，归纳于八种纲要，执简驭繁，以应无穷之变”。何任认为，辨证之法，除八纲之外，还有气血津液辨证、脏腑辨证、六经辨证、三焦辨证、卫气营血辨证、经络辨证等方法，但临床运用最多、最有指导意义的还是八纲辨证。因此，他辨证首重八纲。他认为，现在教材、临床上似乎有这样的倾向，即辨证越分越细，以为辨证越细就越精确，其实不然。辨证过细，就可能一叶障目，顾此失彼，丢失整体观念这一中医精髓。

（4）治病之时，兼顾邪正：《素问·评热病论》载“邪之所凑，其气必虚”。《素问·刺法论》曰：“正气存内，邪不可干。”此二文，为历代关于疾病发生之最经典、最精要的论述。何任对此深有感悟，并时时运用于临床实践之中。他认为，祛邪与扶正，两者方法虽然不同，但却是相辅相成、相互为用的。扶正，可以补益正气，增强机体抗御和祛除病邪的能力；祛邪，能消除病邪对人体正气的侵袭与损耗，有利于正气的保存与恢复。特别是对于肿瘤等慢性危重疾病，他对扶正祛邪兼而顾之更是强调有加。“不断扶正，适时祛邪，随证治之”，这是何任治疗肿瘤的十二字原则，即“治病之时，兼顾邪正”的最好体现。

（5）用药之时，力求准确：清人徐灵胎《医学源流论》有云“以草木之偏性，攻脏腑之偏胜，必能知彼知己，多方以制之，而后无丧身殒命之忧”。故正确辨证之后，处方用药，又为临证之关键步骤。何任认为，用药之时，必须力求准确，而要达到这一目的，又必须注意以下几点。

①以经方治病，须按原方配伍，力求准确。何任临床常用经方，用药味少而效宏。他认为，经方用药，须有严格规律。他常举例说：“用大承气汤就得按‘四黄、八朴、五枳、三芒’的比例。如果少其中的芒硝，那就不能说用大承气汤，而是用小承气汤。看待这个问题日本汉医比我们认真。”意思是说要准确地运用经方，要有针对性地辨病、辨证，否则就不要说是经方，只能是个人的经验方。如泻心汤，某一味药的用量加大，为主药，就分为半夏泻心汤、生姜泻心汤、甘草泻心汤等，而各方中亦有一些增减，但各有其适应证，不可混用。如用复脉汤治“脉结代，心悸动”，9 味药中，不能少麻仁的滋养，且应于全方之外视患者习惯，适当加酒煎煮，如此收效要好得多。又如用经方黄芪桂枝五物汤治痹证，断不能在方中加甘草，因为本方是桂枝汤去甘草、倍生姜、加黄芪而成，是治疗由阳气不足、营卫不和所致的痹证的。如本方加甘草，效果常不好。可见只有用方用药准确，方能切中病机，这是提高疗效的关键。

②用时方或其他医家方，必须掌握其方特点，正确使用。“时方”习惯上指的是经方以外的治温热病的各家方，如三仁汤、清营汤之类。何任认为，这种方剂，基本上是结构完整的，一般宜全方使用，不可过多增减。至于内科、妇科等其他方，都融合当时医家之探索经验，方始形成。如妇科中的完带汤，是很典型的例子。此方是明末医家傅青主经验之结晶，用于治疗脾虚带下确有显效。而方中白术一两、山药一两都较其他药为重，用此方则必须用全方，白术、山药亦必须用足，即各 30g，疗效方明显。又如用千金苇茎汤，除了照原方比例薏苡仁半升（现用 15 ～ 30g）、瓜瓣（即冬瓜子）半升（15 ～ 30g）、桃

仁 30 枚（9 ～ 15g）外，主药苇茎原是用苇的嫩茎二升煎汁放入他药，像这种现在已难配到的药，则可以改用鲜芦根 30g 以上煎汁代替。总之，有些古方经过无数次实践，其结构配合甚好，还当推崇使用全方。

③熟习方药，运用时才能得心应手。何任常说："药物之能治病，总离不开祛除病邪，协调脏腑，纠正偏颇，和调阴阳，恢复元气。故而识习药物，先当明白标志药物性能之性和味，反映药物作用部位之归经，指示药物作用趋向之升、降、浮、沉以及有毒、无毒、用量等。这必须经过一定程度的熟习和一定时间的实践，方能了然。""对于方剂，从古到今，医书所载，何止千万。即从《内经》的半夏秫米汤、四乌鲗骨一藘茹丸，至《圣济总录》《太平圣惠方》《太平惠民和剂局方》，至今仍为现代医家常用。医生应熟记各家名方，用时方可探囊取物，信手拈来。我们常用的《太平惠民和剂局方》二陈汤、逍遥散、参苓白术散，刘河间的天水散，李东垣的补中益气汤、朱砂安神丸，朱丹溪的越鞠丸、保和丸、大补阴丸等都是配伍极好的名方。至于明清各医家的名方，更是不少。如王清任的诸逐瘀汤，其组成药物、用法、功效、主治、适应证和方义都应熟悉了解，运用自能准确。用的恰当，远比临时凑合的方剂效果好。"

6. 醉心教育，桃李成蹊，浙派中医起钱塘

何任博学慎思，明辨笃行，不但自己术业精深，对学生的成长也是谆谆教导，他倡导"五宜三忌"自学方法，深刻影响了一代一代的中医学子。

1947 年，何任就在杭州创办了中国医学函授社，向全国招收中医函授学员，并亲自编写教材，亲自上课，亲身临床。新中国成立以后，他先后担任了杭州市中医协会主席、浙江中医进修学校副校长、浙江中医学院副院长、浙江中医学院院长等职，但他始终未曾离开中医教育岗位，为浙江乃至全国的中医学教育起到了巨大的推动作用。

20 世纪 50 年代末，全国中医药高等教育刚起步，没有现成的模式可以借鉴，何任亲临教学第一线，大胆探索高等中医教育教学规律，重视基础与经典教学、临床能力培养和学术理论研究，先后发表"谈治学""中医学院教学工作初探"等学术论文，使学校形成了良好的学风与教风。

1997 年担任院长后，何任更加重视专业建设和研究生教育。浙江中医学院成为华东地区《金匮要略》教学牵头单位，全国首批硕士研究生培养单位，全国中医妇科进修基地等，在全国产生了较大的影响。1982 年，他本人也被推选为全国高等中医教育教材编审委员会副主任委员。他精心育才，诲人不倦，竭其所能，倾囊相授，为中医药事业培养了一大批优秀人才，是现代中医药高等教育的先驱者和实践者。长期的临床、教学经历，使他声誉日隆，但他没有忘记根本，自己是一名医师、教师。1990 年，何任被确定为首批全国老中医药专家学术经验继承工作指导老师，招收了 2 名中医高徒。对于自己的弟子他尽其所知，倾囊相授。如今弟子都已颇具声望，在中医教育、临床、科研上都取得了令人瞩目的成绩。2006 年，中华中医药学会为何任颁发了“首届中医药传承特别贡献奖”。

一代大医，光彩照人。而让人至为敬佩的是，何任不仅是位中医深有造诣的专才，更是一位古今中外兼修的通才。他对西方的文艺情有独钟，《简爱》《仲夏夜之梦》，他百读不厌；《魂断蓝桥》《罗密欧与朱丽叶》，他几度肠回。正是这博大的国学西艺，让何任感悟了天地之广袤，汲取了东西之智慧，从而成就了他独一无二的儒医大质。

（二）师授亲传，后继传承

何任从医从教 70 多年，从 1991 年入选全国首批“国家级名老中医带高徒”项目开始，陆续建成全国名老中医药专家学术传承工作室、国医大师传承工作室等，其间培养工作室传承人。何任是现代中医学教育的开拓者之一，在此之前，中医历来强调家族传承，不传外姓，或者囿于门户之见，只可亲传。但在工作室建设期间，何老大胆创新，以大师情怀对待每一个学生，耳提面命，亲身示教。学生都从全国各地纷至沓来，学习抄方，当面求教，时间或长或短。跟师时间最长的嫡传弟子有何若苹、范永升、金国梁、徐光星、陈永灿、顾锡冬，他们在各自的专业领域都作出了不俗的成绩。

1. 何若苹

何若苹出生于中医世家，作为何任的女儿和学术继承人，可谓深得家传，何若苹幼承家学，弱冠之年，随父襄诊，耳濡目染，至今已独步杏林 40 余载。父亲常教诲其心诚行正，思贵专一，学贵沉潜，多读书、多临床。何若苹数十年来恪守教诲，孜孜汲汲，亦步亦趋，丝毫未曾怠慢。现如今，口碑传颂，誉满江南，求诊者络绎不绝。虽如此，她仍然笔耕不辍，学习不止，在承其家学的基础上，通过长期医疗实践和体悟，形成了自身鲜明的学术特点，尊经典，博众长，融新识，论肿瘤证治倡导“不断扶正，适时祛邪，随证治之”的思想，在治疗肿瘤过程中强调把握扶正与祛邪的先后缓急关系，重视随症加减，并进一步细化出分阶段、补脾肾、固气阴、祛邪浊的具体治法。内科证治善于理脾胃助后天，调肝肾资先天，首用《金匮要略》方兼采各家时方；妇科证治，重视调气血，疏肝健脾，补益其精，主张妇人诸症总以调经为第一，必通晓奇经之理，并在其父益冲任治崩漏的经验基础上，提出“调周复旧以通奇经”的学术观点。

肿瘤的发生符合《内经》提出的内外合邪的发病观，病机主要是正虚邪实。正气能防御外邪，驱除病邪，修复机体免疫功能，维持脏腑功能。正气不虚，病安从来？正气亏虚，百病丛生。正气亏虚在先，加之邪气侵袭脏腑，阴阳失和，气血凝结，聚湿生痰，热毒内蕴，诱发肿瘤。现代医学背景下，一旦发现肿瘤，常经过手术、放疗、化疗等途径，有形癌症虽可去其大半，但正气重伤，此时若不及时培补元气，则残余癌毒仍会漫延、流注，继续攻伐正气，因此治疗上坚持何任提出的“不断扶正，适时祛邪，随证治之”的原则，强调治疗肿瘤过程中把握扶正与祛邪的先后缓急关系，重视随症加减，以达到减轻放化疗不良反应、改善患者生活质量、延长生命的目的。

何若苹引用刘河间“方不对症，非方也，剂不蠲疾，非剂也”一语，指出是否能蠲疾，全在于对症。要治好病，准确辨证是前提，辨证是决定治疗方法的前提和依据。何若苹喜用金匮方，如百合地黄汤治情志病，半夏厚朴汤治梅核气，半夏泻心汤治脘腹胀痛等，均为常见。又不拘一家之言，融逍遥散、六一散、补中益气汤等后世名方，无不信手拈来，何若苹认为，经方时方之所以沿用至今，均有其独到疗效，更是经过长期的临床实践检验，经久不衰，岂是临时凑方、拼方所能比，医者应了然于胸，融会贯通。可见精辨证，巧用方，为杂病诊治见实效之不二法门。

何若苹临床诊治妇人诸疾，多参考傅青主与陈素庵，认为此二人立论定方均不落古人窠臼，用药纯和，无一峻品。辨证详明，易于了解，如完带汤治带下，定经汤治月经后期，黑蒲黄散治崩漏等。女子癥瘕，多指子宫肌瘤、卵巢囊肿，是积聚之有形者，其病因各异，历代医家均有论述。何若苹善用桂枝茯苓丸治疗癥瘕。桂枝茯苓丸为缓消癥块之剂，出自《金匮要略》。方中桂枝温经通脉，消其本寒，化气通阳，行气导滞；桃仁味苦甘平，活血祛瘀。处方之际，若大便不通反生瘀热毒邪，故应保持大便通畅，导瘀积从大便而去，便坚者加大桃仁用量，或再加冬瓜籽；气滞气郁者可用甘麦大枣汤调畅情志，或有少腹胀满不舒，加预知子疏肝理气，活血止痛；痰湿阻滞，常用鳖甲、浙贝母、生牡蛎、皂角刺、海藻、昆布软坚散结；瘀血为患，非破血不可消其瘀滞，常用三棱、莪术。郁久化热，加藤梨根、夏枯草、玄参清热散结。

作为何任的女儿和学术继承人，何若苹如今亦是声名远扬。2007年被评为浙江省优秀医师，2010年被授予“全国医药卫生系统先进个人”荣誉称号，

2016年获浙江省科学技术奖。她现为浙江中医药大学教授，博士研究生导师，第五、第六、第七批全国老中医药专家学术经验继承工作指导老师，建有全国名老中医药专家学术传承工作室。

2. 范永升

范永升是何任的学术继承人之一。1977年至1978年，他作为学校指派的助手，在何任教授身边工作了一年，1978年至1981年，他作为浙江中医药大学首届硕士研究生，在导师何任的指导下，围绕中医古典医著学习研究了3年。留校工作后，在导师的影响下，围绕《金匮要略》开展了一系列研究，传承何任学术思想，并不断突破创新，成果丰硕。

（1）界定学科内涵，深入探讨《金匮要略》学术思想：20世纪末，为改变研究生招生专业目录过细的弊端，教育部将《伤寒论》《金匮要略》《温病学》三个学科合并成为中医临床基础学科。为此，范永升对学科的性质、内涵、外延与相关学科的关系进行了深入研究，提出这三门课程既有基础理论的内容，又有临床学科的性质，是基础到临床的桥梁学科。并对中医临床基础学科提出了五大发展任务，即加强诊断方法的研究、重视辨证方法及其规律的研究、注重论治方法与规律的研究、把握证治统一规律的研究、充分发挥仲景理论与温病学说在临床中作用的研究。范永升系统研读了中医经典著作，特别是《金匮要略》，他认为《金匮要略》建立了以病为纲，病证结合，辨证论治的杂病诊疗体系，现代很多病证的辨证论治都未脱离《金匮要略》的指导，其治疗方法都是金匮方或由金匮方所衍生出来的。

（2）主编《金匮要略》教材，专列“辨证思路与要领”栏目：范永升一直从事《金匮要略》的教学工作，从2002年到2017年，主编了国家中医药行业《金匮要略》第7～10版的本科教材及成人教育和自学考试的教材。《金匮要略》作为中医临床基础的主体课程，是连接基础学科与临床学科的桥梁，其中包含诊法学、辨证学、治疗学等多方面内容，考虑到中医药院校课堂教学与临床教学存在脱节的现状，他创新编写体例，首次增设“辨证要领与思路”栏目，在每一段原文后都加入这一板块，重点提炼张仲景的临床辨证思维，有利于学生掌握张仲景辨治疾病的规律与要领，有助于学生临床能力的培养，这些提炼总结的内容提纲挈领，使学生能更好地透过条文理解张仲景的深意。

（3）经方与时方相结合，治疗系统性红斑狼疮等难治性疾病：范永升临床功底扎实，在40年的实践中，积累了大量的临床经验，特别是在金匮方药的临床应用方面颇有心得。例如，根据阴阳毒“面赤斑斑如锦纹”等症状的描述，结合阴阳毒的病机，认为阴阳毒与西医学的系统性红斑狼疮相似，首次提出了从毒瘀虚论治系统性红斑狼疮的中医基本治法——解毒祛瘀滋肾法，并将经方升麻鳖甲汤与时方犀角地黄汤相结合，创立了解毒祛瘀滋肾的基本方及其治疗方案，用于治疗系统性红斑狼疮，取得了较好的临床疗效。经过多中心、大样本、随机双盲对照研究证实，解毒祛瘀滋肾方结合西药治疗系统性红斑狼疮，具有提高疗效、减少激素用量、减轻激素不良反应、提高生活质量等效果。该成果获得2011年度国家科学技术进步奖二等奖。

1990年，范永升从日本留学回国后，就开设了浙江省内首家中医风湿病专科门诊。2004年，浙江中医药大学附属第二医院成立了风湿科病房，2007年获批国家中医药管理局"十一五"重点专科，2011年获批卫生部临床重点专科，2014年获批国家中医药管理局中医风湿病协同创新中心，2018年牵头系统性红斑狼疮中西医临床协作试点项目，系统性红斑狼疮还作为医院的重点病种，成为第二批国家中医临床研究基地。

作为何任的弟子，范永升一直非常努力，在医、教、研等方面都取得了一系列成就。他于2001年被评为浙江省名中医，2008年至今先后被确定为第四至第七批全国老中医药专家学术经验继承工作指导老师。2009年，他主持的"中医经典课程传承与创新培养体系的构建与应用"获得教育部国家级教学成果奖二等奖。2011年，"从毒瘀虚论治系统性红斑狼疮的增效减毒方案构建与应用"成果获国家科学技术进步奖二等奖。2013年，范永升作为首席科学家承担了国家重点基础研究计划973项目"上火的机理与防治研究"，通过5年的协同攻关研究，基本阐明了上火发生的生物学基础，中医药治疗的基本机理，提出了上火的诊断与防治方案，并成为中医行业标准。2016年，范永升获得首届"中医药高等学校教学名师"称号，2017年被评为首届全国名中医，同时又被教育部授予"黄大年式教师团队"，2018年被国家中医药管理局评为首届岐黄学者。

3. 金国梁

金国梁从1987年开始跟随何任学习，于1990年正式拜师成为学术经验继承人。从事何老临床和学术经验的继承和整理工作，深得何任器重，在学术和医术上都大有精进。数十年来，金国梁在临床实践中传承和发扬何任的学术经验和临证特色，尤其擅长对癌因性疼痛的治疗，在肿瘤的诊治方面，运用"不断扶正，适时祛邪，随证治之"的十二字法则，临床效果良好，使广大患者获益良多。

疼痛是癌症的一个症状，尤其是癌症发展到晚期，由于瘤体的增大，使得包膜紧绷或压迫侵犯组织器官或刺激神经，通过中枢神经系统的反射产生明显痛感，此时疼痛作为一个主要症状，使患者颇为痛苦。金国梁常用芍药甘草汤治疗轻度癌痛。芍药甘草汤功能和血养阴、缓急止痛，是治疗多种痛证的有效方剂，不但对内科之急性胃肠炎、急性肝炎、胆囊炎、蛔虫病等所致的疼痛有用，妇科之痛经及伤科之腓肠肌痉挛等痛证用之亦有效，而且用于治疗癌症疼痛同样有效。随着癌症病情的发展，疼痛可逐渐加重。对此类癌痛若芍药甘草汤不效者则重用仙鹤草 30 ～ 120g，白英 15 ～ 30g，失笑散（蒲黄 9g，五灵脂 9g）等配伍取效。癌症发展到晚期，尤其是肺、肝、胰等部位，患者有时疼痛剧烈，西药常用阿片类药物止痛。对此类癌痛，可用鼠妇与六神丸等配合治之。鼠妇，酸，凉，无毒，归肝经，功能利水破血、解毒止痛，是一种良好的止痛镇静药。临证时以六神丸加鼠妇，抑制癌症疼痛作用比常用的西黄丸、醒消丸效果明显。

金国梁倡导中医药靶向疗法，以提高中医治疗效果。靶向治疗是近 10 年来现代肿瘤继手术、化疗、放疗、免疫治疗后又一飞速发展的重要治疗手段。运用中医的病因学说、藏象学说、中药归经理论和现代中药药理研究成果，探索总结出治疗肿瘤的靶向中药，并倡导中药靶向治疗的临床应用，如脑胶质瘤用金剪刀草、露蜂房、蜈蚣等，乳腺癌用山慈菇、皂角刺、天冬等，食管癌用冬凌草、斑蝥、守宫等，胰腺癌用蜀葵、藤梨根、苦参等，临床效果良好。

金国梁作为何任的学术继承人，在学术上取得了不错的成绩。曾任浙江中医药大学教授、主任中医师、博士研究生导师，浙江中医药大学科研处副处长，浙江中医药大学药学院党总支书记、副院长，基础医学院党总支书记、副院长，从医从教 40 多年来发表学术论文 40 多篇，主持浙江省科技厅、教育厅、卫生厅及中医药管理局相关课题多项，获浙江省中医药科学技术进步奖三等奖一项。

4. 徐光星

徐光星自 2003 年开始跟何任学习，一直到何老去世，前后长达 8 年之久，无论是医术、医德，还是治学等方面均深得其传。他从事中医教学及临床工作 20 余年，擅长中医妇科、肿瘤科、内科等各科疾病的辨证论治，并提出“以病论治、以证论治、总以辨证论治为核心”的中医临床诊治观。在妇科病的治疗方面，在继承何任经验的基础上多有发挥。

月经不调表现为月经周期、经期、经量、经色等的异常，何任治疗月经不调常有八个基本方剂，即四物汤、益母胜金汤、逍遥散、定经汤、六味地黄丸、黑蒲黄散、通补奇经丸、香草汤。对于妇女月经不调，徐光星结合何任的经验，拟健脾疏肝益肾之法调经，基本方为柴胡、香附、陈皮、川芎、当归、党参、茯苓、芍药、菟丝子、熟地黄、白术、甘草，常用药物如党参、太子参、北沙参、黄芪、白术、茯苓、白扁豆等益气健脾，柴胡、香附、橘叶、青皮、八月扎、炒荆芥等疏肝理气，熟地黄、菟丝子、枸杞子、女贞子、续断、桑寄生、杜仲、鹿角霜等益肾调冲任。

痛经表现为经期、经前、经后少腹疼痛或痛引腰骶，甚至昏厥、呕吐、腹泻、肢冷等，何任治疗痛经常用三个基本方，即当归芍药散、少腹逐瘀汤及经验方，药用延胡索、白芍、生甘草、蒲公英、沉香曲、乌药、香附等。徐光星治疗痛经秉承何任经验，常以《金匮要略》温经汤加减，以吴茱萸、黄连、姜半夏、当归、川芎、桂枝、麦冬、炒牡丹皮、生晒参为主。痛甚则加延胡索；疼痛欲呕者合橘皮竹茹汤；疼痛滞胀则合柴胡疏肝散；月经色暗夹瘀血，则调入失笑散；伴见头昏腰酸者，予天麻、杜仲、续断、桑寄生等，并酌加合欢皮、柏子仁等养心安神。

作为何任的学术继承人和博士后，徐光星在中医教学、科研及临床方面都取得了很好的成绩。现为浙江中医药大学教授、博士研究生导师，浙江中医药大学何任中医研究所副所长，《浙江中医药大学学报》编辑部主任，浙江中医药大学图书馆馆长，世界中医药学会联合会中医药文献与流派研究专业委员会第一届理事会副会长，浙江省中医药学会医史文献分会主任委员，浙江省抗癌协会理事，中华中医药学会医古文分会常务理事、编辑出版分会常务理事。曾获得浙江省科学技术进步奖二等奖，浙江省中医药科学技术奖一等奖。

5. 陈永灿

陈永灿作为第二批全国优秀中医临床人才研修项目培养对象，于2009年开始跟随何任抄方学习。陈永灿立足中医临床，勤读中医经典，广取各家所长，基础理论扎实，实践经验丰富，崇尚仲景学说，善用经典方剂，尤其擅长采用经方治疗时病，在治疗内科常见病、多发病及一些疑难重症方面积累了丰富的诊疗经验，并形成了诊治脾胃病和神志病的特色。

陈永灿临证涉及的消化系统疾病颇多，擅长诊治以痞满为主的慢性萎缩性胃炎、胃癌前病变、慢性非萎缩性胃炎等。陈永灿灵活应用何任经方，常用栀子豉汤、小建中汤、四逆散、甘麦大枣汤、瓜蒌薤白半夏汤、芍药甘草汤、旋覆代赭汤等，尤其善用泻心汤类方治糜烂性胃炎。

临床中，脾胃病合并神志病的患者往往病情复杂，缠绵难愈，治疗容易顾此失彼，颇为棘手。何任治疗脾胃病和神志病，主张调和、疏通、清润、宁神，善用经方，活用时方。陈永灿在此基础上，对于消化道肿瘤患者并发焦虑、抑郁等精神心理变化时，提出“气血怫郁持续，当取芳化清宣”的理念，并尝试制定效方治之，已取得初步成效。如消化道肿瘤术后的患者，气血怫郁在其发病及病情发展变化过程中起着重要作用。消化道肿瘤患者原本就有情志怫郁的表现，手术后不良的情绪影响仍将延续，而手术创伤可致脾胃功能受损，运化乏力，升降失司，气血不足，气机紊乱，血行不畅以致产生湿浊、痰饮、瘀毒、郁火等病理产物，形成虚实兼具、寒热并存的复杂局面。此时通过培补脾胃、扶阳滋阴、疏肝理气、活血化瘀、清解郁火、化痰渗湿等治法，可以取得较好的临床效果。

但仍有部分患者疗效不理想，临床表现为形体偏瘦，面色萎黄，精神萎靡，情绪低落，哭笑不得，肢倦乏力，夜寐不安，饮食不香，口中黏腻，时觉口苦，咽干口燥，脘腹隐痛，全身酸楚，症状反复，迁延不愈等，病程超过3个月者，进补则碍胃，温养易上火，消导则伤正，即使阴阳并调，诸法同进，还是诸症蜂起，顾此失彼，治疗颇为棘手。对于这种病程长，病情缠绵，经多学科诊治，中西药物并用的消化道肿瘤术后患者，陈永灿经过反复实践摸索，提出尽管患者虚实夹杂，病情复杂，但辨证要抓住气血瘀滞这一关键病机，治疗借用清代王孟英“轻可去实”的原则，不用重剂破气逐瘀，而以芳化清宣为主，流通气血，使之条达。主方当以芳香平和之品为主，如百合、小麦、陈皮及花类中药。陈永灿自拟三花百草饮，药用绿梅花、玫瑰花、代代花、野百合、台乌药、广陈皮、缩砂仁、白芍药、怀小麦、大红枣和生甘草，意在芳香悦神，清润宣通，调和气血，开胃醒脾，看似平常之物，但常收意外之效。

作为何任的学术继承人，陈永灿取得了骄人的成绩，现为浙江中医药大学兼职教授，博士研究生导师，全国老中医药专家学术经验继承工作指导老师，全国优秀中医临床研修人才，浙江省名中医，中华中医药学会内经学分会常务委员、仲景学说分会委员，浙江省中医药学会中医经典与传承研究分会主任委员、中医诊断与方剂学会副主任委员，浙江省中西医结合学会消化专业委员会委员。曾获全国中医药文化建设先进个人，全国中药科普金话筒奖，现为《浙江中医杂志》和《养生月刊》常务副主编，也是国家中医药管理局中医药文化科普巡讲团巡讲专家，国家中医药管理局重点学科中医心理学学术带头人，浙江省中医药重点学科中医医案学学科带头人。

6. 顾锡冬

顾锡冬，男，1982 年 5 月出生，浙江余姚人，医学博士，浙江省中医院乳腺科副主任，副主任医师，副教授。2008 年毕业于浙江中医药大学中医学七年制专业，同年开始跟师何任，2010 年开始作为学术继承人参与“全国名老中医药专家传承工作室”建设。跟师期间，每周 3 次跟师出诊，一方面作为助手，协助何任门诊；另一方面耳濡目染，系统学习何任的临床经验。在跟师期间，老师对他是垂爱有加，经常耳提面命，悉心指导。除了发表一系列关于恶性肿瘤的治疗经验总结的论文，还结合本身的专业特点，重点钻研何任对中医乳腺病的学术经验，并在临床上能领会要旨，发扬光大。

乳腺癌是女性最常见的恶性肿瘤之一，与中医学的“乳岩”相似，按辨证分型可分为肝郁气滞型、冲任失调型、热毒蕴结型，病至后期正虚邪盛、本虚标实、虚实夹杂。何任提出“扶正祛邪”的治疗大法，扶正贯穿始终，适时使用对抗肿瘤的专药以祛邪。顾锡冬在临床上效法何老，用党参、黄芪补气健脾，女贞子、枸杞子滋补肝肾，猪苓、茯苓祛实邪而利尿消肿，并使滋阴之药补而不滞，全方共奏益气养阴、滋补肝肾、利水渗湿之效。适时以三叶青、猫人参、白花蛇舌草三味抗癌专药对抗肿瘤，祛除邪气。放化疗或手术耗阴甚兼有咳嗽者予止嗽散治疗，易感外邪者玉屏风散主之。大便艰涩，腹胀气滞者小承气汤参之，心神不附，夜寐欠安者，夜交藤、酸枣仁投之。

乳癖的常见辨证分型很多。何任认为“治乳证，不出一气字定之矣”。乳癖病因病机为肝郁气滞、痰凝血瘀、冲任不调等，故治以从肝从脾调冲任为主。一般用逍遥散加青橘叶、娑罗子、郁金、路路通等均能见效。顾锡冬在临床上也善用逍遥散，对于时日较久，增生结块较坚硬者，则常以土贝母、炮穿山甲、山慈菇、红花、柴胡、法半夏、蚤休、鹿角霜、青橘叶、郁金、王不留行、夏枯草，或加用小金丹治疗，多能见效。

作为何任最年轻的学术继承人，顾锡冬非常勤奋，并取得了不错的成绩。现为中国抗癌协会中西医整合肿瘤专业委员会常务委员，中华中医药学会乳腺病分会委员，浙江省中医药学会乳腺病分会常务委员，浙江省医师协会乳腺肿瘤专业委员会青年委员会副主任委员，浙江省抗癌协会整合肿瘤专业委员会常务委员，浙江省中西医结合学会围手术期医学专业委员会青年委员会副主任委员、乳腺病分会青委委员，浙江省医学会外科分会青委委员，第六批全国老中医药专家学术经验继承工作继承人。获得省部级以上奖励 2 项，浙江省中医药科学技术奖三等奖 1 项。

第四章

浙派中医内科名医荟萃

第一节　姚僧垣

一、生平事迹

姚僧垣（498—583 年），南北朝时期医家。据《后周书》记载，姚僧垣是吴兴武康人（今属浙江省湖州市），出身于一个世代簪缨的江南贵族之家。八世祖姚信曾任吴太常，曾祖姚郢为员外散骑常侍，封武成侯。其父名姚菩提，曾任梁高平令，因“婴疾历年，乃留心医药”，由此可见研习医药是一种业余爱好。梁武帝萧衍也有同样的爱好，据《南史·梁本纪》记载，箫衍的第七个儿子萧铎（即梁元帝）生下来就患眼病，找医生医治反而加重，“武帝自下意疗之，遂盲一目”。故萧衍常找姚菩提“谈论方术，言多会意”。父亲与梁武帝的关系决定了姚僧垣的人生道路。僧垣“少好文史，不留意于章句，时商略今古，则为学者所称”。他 24 岁就继承家业，被梁武帝召入宫中，“面加讨试，僧垣酬对无滞”。直到 22 年后，姚僧垣 46 岁时，才成为“殿中医师”，48 岁时，“转领太医正”。

从 37 岁到 57 岁，姚僧垣先后担任过临川嗣王国左常侍、骠骑庐陵王府田曹参军、殿中医师、太医正、文德主帅、直阁将军、镇西湘东王府中记室参军、戎昭将军、湘东王府记室参军、中书舍人、晋安王府咨议等职。他给梁武帝、梁元帝治过病，而且与这两位皇帝共同经历过两次事变。第一次是侯景之乱，侯景本是北朝魏尔朱荣手下将领，后投奔高欢。高欢死后又转投梁，被封为河南王。547 年，他举兵叛变，围攻建康。姚僧垣乃弃妻子赴难，受到梁武帝嘉许，授戎昭将军，湘东府记室参军，但未能阻挡侯景叛军的攻势，宫城陷落后，姚僧垣回到吴兴老家，还没等组织起有效的抵抗，吴兴就被侯景叛军攻破。姚僧垣辗转逃亡中，被侯景军俘获。侯景手下的将领侯子鉴早就听说姚僧垣的大名，“深相器遇”，姚因此得免于难。

后来梁元帝萧铎平定了侯景之乱，派姚僧垣赴荆州，授晋安王府咨议。555年，北魏大军攻占荆州，酷爱古典文化的梁元帝“聚图书十余万卷尽烧之”，姚僧垣一直不离左右，被军人制止后才泣涕而去，这一次救了姚僧垣一命的是他的医术。后周燕公于谨年事已高，“疹疾婴沉”，对姚“大相礼接”。就连周太祖派人去接姚僧垣，他都不放行。姚僧垣诊治燕公的案例，记载于《集验方》“治水肿方”中。

姚僧垣在历代名医中是爵位最高的，在后周时两度被封为“伯爵”爵位。公元559年，62岁的他治愈了燕公于谨的病，到长安后，被授予“小畿伯”。571年，他又被封为“遂伯”。578年，姚僧垣以80岁高龄致仕。579年被封为长寿县公。在《集验方》中记有“周大候郑将军于礼，患气兼水，身面肿，垂死。长寿公姚僧垣处二方，应手而瘥”。581年，姚僧垣83岁时，隋文献封他为北绛郡。公身为公爵，耄耋之年还能从事医疗活动，说明他并不把显贵的地位看得太重，表现出了一个医生的本色。

姚僧垣是我国历史上唯一一位出身贵族，又以医术获得贵族头衔的人。他除了两度封伯爵、公爵外，还有许多显赫的头衔，如戎昭将军、车骑将军、骠骑将军、仪同三司、华州刺史等，死后追赠荆、湖二州刺史。

二、学术贡献

姚僧垣所著《集验方》，是我国魏晋南北朝时期的一部重要方书，对唐宋医学的发展有一定影响。据天一阁藏明钞本《天圣令》记载：“诸医及针学，各分经受业。医学习《甲乙》《脉经》《本草》，兼习张仲景、《小品》《集验》等方。”可知宋仁宗天圣七年修成的《天圣令》中明确规定，《集验方》为医生兼习之书。宋臣孙兆在校正王焘先生《外台秘要方》序中亦云：“古之如张仲景、《集验》《小品方》，最为名家。”可见，在北宋时期，《集验方》曾与仲景著作享有同等重要的地位。《周书·姚僧垣传》载其医案十二则，称“僧垣医术高妙，为当世所推，前后效验，不可胜记，声誉既盛，远闻边服，至于诸蕃外域，咸请托之”。

《集验方》虽已亡佚，但其文字散见于《外台秘要》《证类本草》、日本《医心方》、朝鲜《东医宝鉴》等医书中。其中《医心方》为日本医家丹波康赖所编的医学著作，成书于982年，于984年上呈日本天皇，是日本现存最古老的医书，该书系统而全面地收集了中国大量的医学文献，使不少已经散佚但极为珍贵的古医学文献得以保存，且标注原文出处，未经宋代校正医书局校订，在中日两国医学交流传播方面发挥着巨大的作用。目前存世的《医心方》版本较多，但目前保存比较完整，被日本政府定为国宝者是半井家旧藏本《医心方》，1991 年由日本出版社影印出版。

三、临床特色

姚僧垣十分重视辨证论治，用药精当，注重因人因病而异。梁武帝大同九年（543 年），姚僧垣在宫中担任殿中医师。当时武陵王的生母葛修华长期患积滞病，多方治疗无效，梁武帝便让姚僧垣诊治。僧垣逐一说明疾病的本末增损，梁武帝因而赞叹曰："卿用意绵密，乃至于此！以此候疾，何疾可逃？"梁武帝曾因为患发热病，欲服大黄。姚僧垣诊后劝止曰："大黄乃是下利之药，然皇上年事已高，不宜服用。"武帝弗从，遂至危笃。梁元帝曾患有心腹疾病，于是召众医商议治疗之方。众人均以皇上至尊至贵，不可轻率，宜用平和之药。姚僧垣则认为"脉洪而实，此有宿食，非用大黄，必无差理"。元帝从之，进食大黄汤已毕，果然痊愈。

这些事例说明姚僧垣善于辨证施治，对症下药。梁武帝自谓颇通医术，且曾对姚僧垣赞赏有加，但当疾病在身时却乱了方寸，"自用意而不任臣"，导致病情危笃。可见知医固难，而任医更不易。而梁元帝在群议用"平药"之时，偏能力排众议，听从姚僧垣而服用大黄，因而疾愈。父子行事相反而结果大不同。明代张介宾在《景岳全书》中说："病家之要，虽在择医，然而择医非难也，而难于任医；任医非难也，而难于临事不惑，确有主持，而不致朱紫混淆者之为更难也。"

第二节　朱肱

一、生平事迹

朱肱（1068—1125年），字翼中，自号无求子，晚年更号大隐翁，浙江湖州吴兴人，为著名的伤寒八大家之一。曾于宋元祐三年（1088年）中进士，徽宗朝授奉议郎、医学博士等职，人称“朱奉议”。周密《齐东野语》载：“肱，祖父名承逸，为湖州孔目官。父名临，字正夫，皇祐元年进士，官至殿中丞。兄名服，字行中，官至集贤殿修撰。弟名彤，以学问道德著称乡间。”朱肱则于元祐三年中进士。朱氏堪称儒学世家，里中称之为“一门三进士”，即临、服、肱三人也。

朱肱中第后曾任雄州（即今雄安新区）防御推官等职，因直言上谏、陈诉时弊而被罢官，乃隐居杭州大隐坊，潜心医学。阅读大量著作，如《内经》《难经》《千金方》《伤寒杂病论》《外台秘要》《中藏经》等，长年的读书积累使其医学造诣极高，学术涵养也极为深厚。他苦心研究伤寒，“考古验今，首尾二十一年”，于大观二年（1108年）著成《无求子伤寒百问》一书，因张仲景居住南阳，《伤寒论》曾被华佗称为《活人书》，故朱肱在政和元年（1111年）将《无求子伤寒百问》增补至二十卷后，更名为《南阳活人书》，即《类证活人书》。当时朝廷大兴医学，“求深于道术者，为之官师，起肱为医学博士”，朱肱乃于政和四年（1114年）负责朝廷医药政令，政和五年（1115年），又因“坐书苏轼诗”，被贬达州（今四川达州）。次年，复职朝奉郎洞霄宫。史载其由达州返京途中，路经洪州时听闻宋道方医道高超，乃携《类证活人书》求教。经“指驳数十条，皆有考据，肱惘然自失”，返京后重作修改。故《类证活人书》重刊时，附记有“乙未秋，以罪去国。明年，就领宫祠以归”的记录。政和八年（1118年），朱肱著《内外二景图》三卷。他还攻于酿酒，著

《北山酒经》三卷。

二、学术贡献

朱肱的代表著作是《类证活人书》，他继承古人理论而不拘泥于古人之言，在医学理论和临床实践方面均有许多新的观点。朱肱提出《伤寒论》“世人知读此书者亦鲜，纵欲读之，又不晓其义”，他认为是“大率仲景证多而药少，使皆如仲景调理既正，变异不生，则麻黄、桂枝、青龙用之而有余，以后世望圣人难矣”之故，遂借其他著作学说来填补伤寒理论及方药之不足，言：“今采《外台》《千金》《圣惠》《金玉函》补而完之，凡百有余道，以证合方，以方合病。虽非仲景笔削，然皆古名方也，譬犹周易参同平严合论，步骤驰骋，不外乎圣人之意。”朱肱指出“仲景药方缺者甚多”，如《伤寒论》中浅述了“阴阳易”，但关于其病因病机尚未明确说明，故他在继承仲景阴阳易学说的基础上引进《内经》中关于“阴阳交”的论述。《类证活人书》曰：“《素问·热病论》云：温病汗出辄复热，而脉躁疾，不为汗衰，狂言，不能食，谓之阴阳交。”即热邪入侵阴分，阴气与之抗争，然阳盛阴无以抗争，从而导致脉不静反躁急、汗出热不解、狂言不能食的阳热之证，谓之阴阳交。再如朱肱引用《太平圣惠方》中治疗阴毒证的方剂补充于伤寒阴毒证的治疗中，这些内容使伤寒学说成体系化，更加全面合理，并奠定了宋代以后伤寒学说的发展趋势。

《类证活人书》用综合分析的方法，将《伤寒论》以通俗易懂的文字、问答的形式进行了阐述，进一步发展了伤寒学术理论，起到了推广张仲景学术思想的作用。正如《医剩》所言：“宣乎世之言伤寒者，至知有《活人书》，而不知有长沙之书也。”“伤寒唯《活人书》最重、最备、最易晓。”清代徐灵胎对该书进行了高度评价，言：“宋人之书，能发明《伤寒论》，使人有所执持而易晓，大有功于张仲景者，《活人书》为第一。”可见该书对张仲景伤寒学说的传播范围之广甚于《伤寒论》本身，“使遗惠天下后世”。

三、临床特色

朱肱所著《活人书》对《伤寒论》的研究，首创以方类证的整理方法，并大胆指出《伤寒论》证多、药少、缺方的不足，选取《外台秘要》《千金方》《太平圣惠方》等书中的方剂，充实了内容，还论述了妇人、小儿伤寒和一般杂病的治法，又增方 74 首，不但精确地阐明了仲景心法，而且善于发挥和创新，对后世研究和应用《伤寒论》作出了很大贡献。

1. 用经络立论

朱肱用足三阳三阴六条经脉的循行部位及其生理病理特点，论证伤寒三阴三阳病证的发生、传变、转归的机理及其划分传变的先后顺序，即后世研究伤寒所称的“经络学说”。朱肱认为只有重视经络，才能使证有所归属，治法有章可循。因此，辨清经络是准确辨证的前提和基础。朱肱用“经络学说”来论证伤寒三阴三阳病证阐明伤寒病证的病位问题，同时用“经络学说”来阐发伤寒病的病因病机、伤寒六经主证及六经的实质。他认为伤寒三阴三阳即是六经，而六经的实质即足三阴三阳六条经络。

2. 重视脉证合参，以脉为主诊断疾病

朱肱在分经辨证以定病位的同时，又十分重视病证的病性问题。朱肱强调用问诊来查证病证循行部位以确定病证位于何经，脉证合参以辨别伤寒的阴阳表里虚实寒热，他强调表里阴阳是伤寒辨证的大纲，尤其是阴阳两纲最为重要。

脉证合参以脉分析疾病病因病机及辨别病证的性质，并凭脉诊断疾病及处方用药，预判疾病转归及预后。并将常见的主要脉象，按阴阳表里的性质进行分类，即所谓“七表阳也，即浮、芤、滑、实、弦、紧、洪”“八里阴也，即迟、缓、微、涩、沉、伏、儒、弱”，这种分类方式成为后世类脉的纲领。

3. 强调正病名以辨病证，辨病与辨证相结合施治

朱肱在《类证活人书》中反复强调了辨病的重要意义，并认为名不正则言不顺。应先确定病名，如不先辨明疾病的病名，则辨证无据可依，治法亦无章可循，遣方用药亦无准则。“正病名”的实质是强调辨病论治，朱肱强调病名诊断并十分重视鉴别诊断，通过辨病以达到辨证的目的，把辨病与辨证相结合。辨病是辨证的基础，辨证辨病互为补充，同中求异辨病证，相似之症重鉴别。

4. 补充方药的不足，阐明遣方用药原则

朱肱认为仲景证多方少，论方药加减而补其不足，遣方用药的原则是必须方证相合，遣方应根据四时节气、地域差异及人体不同体质而灵活加减，不可执方疗病。朱肱认识到妇人与小儿的体质特点，指出了二者伤寒遣方用药应注意之处。风寒营卫之辨（即“二纲鼎立学说”）来源于朱肱的《类证活人书》，他认为伤寒非“传足不传手”，也非“以寒热辨阴阳”。

第三节　王硕

一、生平事迹

王硕（生卒年不详），字德肤，南宋处州府永嘉（今浙江永嘉）人，庆元年间官至承节郎、监临安府富阳县酒税。为永嘉医派的代表人物之一，陈无择的入室弟子，著有《易简方》，一时流传甚广。

二、学术贡献

永嘉医派诞生于南宋时期，追求删繁就简，由博返约，王硕所著的《易简方》集中代表了这种趋向，成为永嘉医派的学术主干。《易简方》正文主要内容有三：一是“㕮咀生药料三十品性治”，载人参、甘草、附子等三十味药物的性味、功效、主治；二是“增损饮子药三十方纲目”，是全书的主要部分，载方三十，附方一百，分别介绍诸方组成、功效、主治；三是“市肆丸子药一十方纲目”，介绍成药十种。

1. 首列纲目，切合临床

《易简方》中首列“增损饮子药三十方纲目”及“市肆丸子药十一种纲目”，后则相应列出了30首古方的组成、适应证、加减变化及10种丸药的处方、剂量和制作方法。这种先列纲要、后逐一详细介绍的编著方法，条目清晰，十分便于读者查阅，在宋以前的书籍中是非常少见的。在方药纲目中，王硕总结了这些方的主治证候以及适应证，起到了提纲挈领的作用，所以十分方便临床使用。王硕也言“家有其书，凡遇疾病，一批阅之，了然毕见”。《易简方》也正是本着“易则易知，简则易从”的原则，所以才能盛行于世，深受欢迎。

2. 分门别类，归类记方

《易简方》将古方进行总结，对其中有代表性的方剂分类整理，将其中主要作用或主治病证相同的方剂集中在一起，列于首方之后，以便选取使用。例如三生饮为治卒中之代表方，王硕将其中可以治卒中的方剂星香散、附香饮、醒风汤、小续命汤等都附于其后。同时也指明这些方剂的区别之处，以供临床选用。他指出同为中风，由于有不同的发病因素，所以有不同的表现，这时就须求其要领，提出总治之法，然后根据不同的表现选用不同的方剂加减使用，这样“以类而求，自可获愈”。

3. 方药精简，具代表性

王硕指出“易则易知，简则易从”，所以在他的整本书中，只选取了 30 首古方，10 种丸药。虽然所载方药不多，但却颇具代表性。王氏选方以外感杂证、内科急证为主，其自序曰：“凡仓卒之病，易疗之疾，靡不悉具，以备仓卒之患也。”他所选用的方皆为临床常用的验方，“以所验治方，抄其剂量大概，以备缓急之需”。书中所选的大部分处方，在现在临床中仍被广泛应用，如真武汤、四逆汤、平胃散、二陈汤、四君子汤等。选方虽少，却极具代表性，实用性很高。王硕亦言“病稍轻者，对方施治，自可获愈，或未全安，亦可藉此以挨招医”，足见王氏对其书的临床实用价值是很有把握的。

4. 详加注释，便于掌握

《易简方》选方虽然不多，但是对所选取的每一首处方都论述精详，以便使用。如指出妇人产后下血过多，发为寒热，可用大建中汤。但又明确了有痰饮停留之人，则难用此，盖当归、地黄与痰饮不得其宜，反伤胃气，因而不进饮食，遂成真病，致不救者多矣。又逍遥散用治女子血虚劳倦，五心烦热，但对病后虚损发热则不宜用药，而应灸膏肓俞，轻者灸五十壮，重者灸三百壮。正是由于对每一首方都进行了较详尽的介绍，所以“道途修阻，宁无急难，仓皇斗捧，即可辨集”。

5. 选方经典，多有增补

由于《易简方》所选用的多是较有代表性的方剂，故很多方剂可在其他方书中见到，但其论述却精详而不雷同。比如同是四逆汤证，在《伤寒论》《易简方》中都有记载。《伤寒论》中简要记述了四逆汤的适应证为少阴病阴盛阳虚的四肢厥逆证及少阴阴寒上逆之证。对于方后加减及其他可能出现的变证很少提及。《易简方》中则对四逆汤的适应证及方后加减等进行了详细分析，但药物用量却比《伤寒论》中少得多。尤其是对临床可能出现的各种复杂证候都进行了详细分析。

6. 治法简单，治仓促病

“易则易知，简则易从”，《易简方》中收录了不少简单易行、取材方便的验方。如“盛夏于道途间，为暑气所中，仓卒无汤”，治应“急扶在阴凉之处，切不可与冷水，掬路中热土于脐下，令热彻肌肤，温暖即渐苏醒”。又如“体冷无脉、气息欲绝之人，灸其气海、丹田，以葱一束，索缠如饼大，切去根叶，存白二寸，以热火燃一面，令通热，勿至灼人，乃以热处着病人脐下，上以熨斗盛火熨之，温则易以他饼”。

三、临床特色

1. 扩充养胃汤之应用

养胃汤为陈无择所创，王硕列该方于《易简方》中，经其发挥，主治范围远超出《三因极一病证方论》的胃虚寒证，并不限于“似感冒非感冒”“如疟非疟”。王硕认为，不问伤风伤寒，可以为发汗不惶内外，可以之养胃和中，更兼四时瘟疫，饮食伤脾，发为疟，均可为治。王硕大大扩充了养胃汤的用法范围，许多见解亦颇有独到之处。如其论养胃汤组方九品，并无一味发汗解表药，而可治风寒表证，主要是藿香辛温芳香，有发汗作用。

2. 喜用温燥

永嘉医派由于受到官书《太平惠民和剂局方》的影响，几乎所有的处方都以辛香温燥之药为主组成，这一用药习惯在《易简方》中体现得最为突出。《易简方》所备三十味生料药中，辛温燥热就有二十味之多，如温里祛寒药附子、干姜、肉桂、丁香，辛温理气药木香、橘红、枳实、厚朴，活血药川芎，化湿药苍术、藿香、草果，辛温解表药麻黄、白芷、细辛，化痰药半夏、天南星，而补益药仅有人参、白术、甘草、当归、白芍、五味子，苦寒药仅黄芩一味。所载三十方中，大多性辛燥温热，如祛寒方三生饮、姜附汤、附子汤、四逆汤、真武汤、理中汤，祛湿化痰方养胃汤、平胃散、二陈汤、四七汤、渗湿汤、降气汤、缩脾饮、杏子汤、芎辛汤、温胆汤等，补益方仅为四君子汤、白术散、建中汤等少数几个，而寒凉泄热方竟无一个。

第四节 陈言

一、生平事迹

陈言（1121—1189 年），字无择，号鹤溪，又号沐溪，南宋青田鹤溪（今浙江省景宁县鹤溪镇）人。陈言长期侨居温州，从事医学理论研究和临床工作，也收徒授业，开展医学教育，是永嘉医派的创始人。他创立"三因极一"学说，撰有《三因极一病证方论》，为永嘉医派奠定了坚实的学术基础。

二、学术贡献

陈言继承并发扬了《金匮要略》的三因说，认为"医事之要，无出三因"，"倘识三因，病无余蕴"。其辨识病因的主要依据是脉象，并由此建立起以病因、脉象为纲领的方剂学分类体系。

1. 三因说

陈言综合了《内经》《金匮要略》的病因分类法，即以六淫病邪从外入侵者为外因；以七情太过，内脏郁发者为内因；而不由外邪或情志变化而病者，为不内外因。该病因理论把疾病根据不同的发病原因加以归纳分类后辨证求因，审因论治，通过分析疾病临床症状，探知发病原因，归纳证候类型，推测病理机制，并以此作为论治依据，使"三因论"立足于辨证论治，成为辨证论治的主要方法论。

《三因极一病证方论》，简称《三因方》，成书于宋淳熙元年（1174 年）。全书共 18 卷，按病因分类，列 180 门，载方 1000 余首，辨证论治，条分缕析，详尽细致，内容丰富，后世称赞此书"文词典雅，理致简赅"。宋代之后的医学界，都非常注重该书的病因学意义，遵从并采用了陈无择的三因论，认为陈氏将复杂的疾病按病源分为外因六淫、内因七情及不内外因三大类，具体而全面，符合临床实际，而且每类有论有方，既有理论阐述推演，又有方剂加减运用，具有实用意义和价值。

2. 四脉为纲说

陈无择提出“浮沉迟数”四脉为纲说，提出以“名、体、性、用”四字“读脉经，看病源，推方证，节本草”的主张。四脉为纲说对江西崔嘉彦西原脉派的形成产生了直接影响。元天历三年（1330 年），张道中在所著《玄白子脉象纪纲图》中曰：浮沉迟数四脉，各统三脉，并为十六脉。其四脉为纲，十二脉为纪，以总万病。但识四脉，则十二脉之象可得而推。四脉为纲说与三因病因说有机结合，构成了陈无择完整的医学思想。

《三因极一病证方论》将脉象分为七表、八里、九道三类，以浮、芤、滑、实、弦、紧、洪为七表病脉，微、沉、缓、涩、迟、伏、濡、弱为八里病脉，细、数、动、虚、促、散、革、代、结为九道病脉，以七表病脉叙外感病，八里病脉叙内伤病，九道病脉叙不内外病，同时指出 24 种脉象所主病证及与之相应的二合脉、三合脉的主病。将二十四脉与人迎气口脉象部位相结合，可进一步区分病情之内外属性。此种分类方法将相关脉象与病因结合起来，既丰富了脉学理论，又为学者提供了脉学纲纪。

三、临床特色

1. 喜用温燥

范行准先生归纳永嘉医派诸医家的学术特点时指出：“由于《太平惠民和剂局方》是官书，并极普遍，所以当时医家很受影响，几乎所有的医方都以‘辛香温燥’之药为主要组成部分。”永嘉医派崇尚温燥，对于温热药物，多能结合自身实践拓展其应用领域。陈言治疗寒呕，喜用硫磺以温阳散寒，甚至和附子相伍，或以绿豆反佐。如用生硫黄丸、四逆汤治寒呕而脉弱，小便不利，身有微热者；用灵液丹治胃中虚寒，聚积痰饮，食饮不化，大便坚，心胸胀满，恶闻食气者，或妇人妊娠恶阻，胃中虚寒，呕吐不纳食者。以大辛大热之硫磺治疗呕吐似乎并不多见，陈言可称为医学史上的第一人。

2. 注重顾护脾胃

陈言受温州乡绅余光远调制“平胃散”启发，领悟到胃气是人身的根本，“正正气，却邪气”是医疗第一要义，因此在平胃散的基础上增添药物，创制了“养胃汤”，载于《三因极一病证方论》卷八。其对寒呕的治疗，注意到在使用硫磺、附子等大热药物的同时，要求患者以米汤送下，体现了顾护脾胃的思想。

3. 注重调理情志

陈言的三因说将致病条件和致病途径相结合，“外感六淫”与“内伤七情”是其中心环节。对七情致病的强调与重视也就成为《三因极一病证方论》系统深入研究的内容。他在“七气证治”中，主张药物与情志调理并举，以七气汤治“治脏腑神气不守正位，为喜怒忧思悲恐惊忤郁不行，遂聚涎饮，结积坚牢，有如坯块，心腹绞痛，不能饮食，时发时止，发则欲死”。其病机特点为气虚，或有长期郁积，脏腑虚损，或惊恐气机散乱，故用人参、炙甘草以益气，佐以半夏、桂心行气。又以大七气汤治七情为病之实证。言：“喜怒不节，忧思兼并，多生悲恐，或进震惊，致脏器不平，憎寒发热，心腹胀满，傍冲两胁，上塞咽喉，有如炙脔，吐咽不下，皆七气所生。”实即仲景半夏厚朴汤而扩充其用。

第五节　罗知悌

一、生平事迹

罗知悌（约 1243—1327 年），宋末元初医学家，字子敬（一说字敬夫），号太无，世称太无先生，钱塘（今浙江杭州）人。《古今医统》载："罗知悌，字敬夫，世称太无先生，精于医术，得刘完素之传，旁通张从正、李李杲二家之书，有异见，唯好静僻，厌与人接。唯丹溪为得意弟子，遂尽教以所学。"《杭州府志》载："以医侍穆陵，甚见宠厚……知悌能词章，善挥翰，贫病无告，予之药，无不愈者，仍赡以调理之资。"罗氏生平较为坎坷，年少时被送入宫中做宦官，后得刘完素门人荆山浮屠所传医术，又旁通张从正、李杲之书，集金代三大医家之长，继承之余又有独到见解，医术日益精湛。除医术外，又精通词章书画、天文地理，得到了宋理宗赵昀的厚待。

然德祐元年（1275 年），元兵攻破临安，掳走宋恭宗，罗知悌作为宦官被迫同行至燕京。元代孔行素《至正直记》"罗知悌高节"篇记载了他入燕京后的生活，言："罗知悌，钱塘人。故宋宦官也，侍三宫。入京后，以疾得赐外居，闭户绝人事……好读书史，善识天文、地理、术艺。武夷杜本伯原尝私问之，多所指教，因得其秘。"罗知悌性格桀骜不驯，为人耿直，不攀权贵，不吝钱财。在燕京期间，闭门绝人事，不愿做官，也很少交际应酬。其侄（罗源）当时为徽政院使，前来拜谒，罗氏拒而不见。但罗氏对友人拜访却热忱招待，元代文学家、理学家、《敖氏伤寒金镜录》的作者杜本常上门讨教，罗氏亦慷慨相授。罗氏离开燕京时，叮咛其侄不可依仗权势。临行时，将所积钱财、古玩散与邻坊故人，只将几千部书籍束于车后带回杭州。罗知悌从 30 余岁就被扣留燕京，至古稀之年才得以释放，回到杭州故乡。史料多载罗氏性孤傲，喜静僻，不善交际，应该与其流离失所的生活经历有关。

回到故土杭州，罗氏亦过着隐居的生活，甚少见客，因而朱丹溪多次拜谒都被拒之门外。戴元礼《九灵山房集》"丹溪翁传"中详载此事："元泰定二年，翁往谒焉，凡数往返，不与接。已而，求见愈笃，罗乃进之，曰：子非朱彦修乎。时翁已有医名，罗故知之。翁既得见，遂北面再拜以谒，受其所教。"朱丹溪随罗氏学医3年，"罗每日有求医者来，必令其（朱丹溪）诊视脉状回禀。罗但卧听，口授用某药治某病，以某药监其药，以某药为引经。往来一年半，并无一定之方"。罗氏回杭州前，自言"老且病颓"，后来只能"卧听口授"，身体每况愈下。1327年，罗知悌辞世。罗氏虽然性格孤傲，但对待患者恫瘝在抱，古道热肠，"凡求治者皆为诊疗，而无倦色，遇贫病无援者，赠以药资"。《丹溪翁传》所载罗氏验案，"治滇南一僧，远游江浙，思亲成疾。先生惠之以饮食药饵，复赠金一镒以资其归"。可见，罗知悌虽恃才傲物，但医德高尚，医术高超，是一位乐于济世的良医。

二、学术贡献

1. 倾其医术，授予丹溪

从促进中医学发展的角度来看，罗知悌的最大贡献无疑是培养了一代名医朱丹溪。他晚年收朱丹溪为徒，视丹溪为衣钵传人，将刘河间、李东垣、张子和三家之学及其自身临证经验倾囊相授，为创立丹溪学派提供了坚实的基础。

罗知悌将习医之法授予丹溪。《素问》《难经》为医学思想之根本，仲景《伤寒论》详释外感之疾，东垣《脾胃论》等阐析内伤之病。尤其提到"湿热、相火为病最多，人罕有知其秘者"。后来朱丹溪在湿热和相火两个方面尤有发挥，此言功不可没。

2. 口授三法，著书立说

罗知悌为朱丹溪的老师，但生前著述不多，目前仅知有《心印绀珠》和《罗太无先生口授三法》两种。钱曾《读书敏求记》记载："罗知悌《心印绀珠》一卷。知悌，字子敬，号太无先生。集六散三丸十六汤，以总持万病，意在康济斯民，甚盛心也。是册缮写精楷，乃名手所书，宜珍秘之。"此书与李汤卿《心印绀珠经》同名，但根据内容可知二者非同一书。罗知悌《心印绀珠》现已无迹可寻。

《罗太无先生口授三法》是目前所知罗氏仅存之作，未曾刊刻，仅以抄本流传。此书分述中风、伤寒、暑病、瘟疫等内科杂病及妇人胎产前后诸疾证治，共56门、90余证，每一病证按证、因、脉、药依次论述。罗知悌师从刘完素门人荆山浮屠，尽得刘氏之学，又旁通张从正、李东垣之说，故其学宗河间而兼采众家之长，每多阐发己验而立新说。其临证制方用药，灵活变通。如治伤寒一证，其以九味羌活汤代桂枝汤、麻黄汤。言："遵仲景方法，然变态百端，不能悉举，仔细详之。"又如其论中风，以河间、东垣心火盛而肾水虚立论，再从"虽缘外风之中，实因内气之虚"溯源，认为"虚之所在，气多不贯。一为风所入，肢体于是乎废也"。并根据中风部位确立治疗大法，即"中脏者宜下，中腑者宜汗，中经者宜补血以养筋，中血脉者宜养血以通气"。罗氏诊病立方，法随证出，方据法立，井然有序，简明切要，实为临证圭臬。

三、临床特色

1. 重视脉象，攻补有序

罗知悌"三法"之名缘于每病证下均详载"病因""脉""药"三个方面，其中"脉"法是罗氏临证诊病、分析病机的重要依据，"罗每日有求医者来，必令予（朱丹溪）诊视脉状回禀"。在《罗太无先生口授三法》中也处处可见罗知悌对脉象的精当把握，如论尿血、下血脉象，言："溺血者，二尺俱洪，而左尤甚。下血者，六脉俱芤，而右寸独浮洪，右寸为大肠之部也。"此言某病为某脉，并做鉴别诊断。又述癫狂之脉，言："虚弱者可愈，实者死。伤寒热狂，实大者生，沉小者死。癫病，虚滑可治，实者死。癫痫之脉，阳浮，阴沉，数热，滑痰。狂发于心，惊风、肝痫，弦急可寻。浮病腑浅，沉病腑深。"仅以脉象为据，释病因病机，断生死阴阳，判病势深浅。又如疟疾之脉，言："大率多弦。弦数为热，宜汗。弦迟为寒，宜温。疟久而不愈，脉若紧数者，死。弦短者，多食，弦滑者，多痰。脉迟缓者，自愈。"以疟疾脉弦为纲，进一步通过弦数、弦迟、弦短、弦滑等分述疟疾病性之寒热、病程长短、预后。若非对脉学造诣非凡者，无以详尽至此。

罗知悌颇为推崇《内经》治积聚痞块之法，言："不知养正气积自除，若不养正气而专攻击，则愈攻愈失矣。须以白术养脾，脾旺自消……古方枳术丸，一补一消，补多消少，积聚之圣药也。"并将消补之法灵活应用于临床。临证常根据病证不同，确定攻补次序，或先攻后补，或先补后攻，或攻补兼施，或不攻只补。如对于"其症腹大，按之如鼓，气苦急，或朝宽暮急，或暮宽朝急"的单腹胀，认为此病可补不可攻，是至虚有盛候。又如"参苏饮治伤风，兼施攻补"，此为虚人外感之用方。又如治水肿之法，"当先大补中气……然后以泽泻、木通利其水，木香、陈皮、苏子理其气，黄连、山栀清其热，厚朴、枳壳宽其中”。当先固其正气，次用利水理气、清热宽中之法而无后顾之忧。《格致余论》载有罗知悌以先补后攻之法治疗一游僧的医案，并言：“大悟攻击之法，必其人充实，禀质本壮，乃可行也。否则邪去而正气伤，小病必重，重病必死。”可见，罗知悌诊病如对阵布局，重视攻补先后、新久缓急，颇有次序。朱丹溪亦有惊叹众人的“疗叶仪滞下案”，治法与罗氏游僧案相似，即以先补后攻之法取效，乃得罗知悌医术精髓。

2. 类方加减，用药精当

罗知悌治病常用类方加减，善用四君子汤、四物汤、八物汤、补中益气汤、二陈汤等基础方。他认为阴虚者即血虚也，而阳虚者即气虚也。将阴虚、阳虚与气虚、血虚联系在一起，便于指导临证处方用药。如证属血虚阴虚者，罗氏皆以血虚论治，方用四物汤加减。《罗太无先生口授三法》中记载了四物汤加减治疗尿血下血、痛风、五淋、耳聋症、怔忡、经带胎产等20余种不同病证，效以养血滋阴。如“痛风以四物汤主治”“（痨瘵）此病以补阴为要，四物汤、知母、黄柏……之类”“下血，四物汤加黄芩、槐花、阿胶、枳壳、棕炭”“五淋则用四物汤或四苓散加山栀、黄柏、知母”等。而证属气虚、阳虚者，皆以气虚论治，方用四君子汤、补中益气汤加减。可见，罗知悌以王道之法，于平凡之中取奇效。

罗知悌虽善用类方，但不拘古方，言：“用古方治今病，正如拆旧屋凑新屋，其材木非一，不再经匠氏之手，其可用乎？”用药拟方随症脉多端而灵活变通，并随病列出病证引药及忌药。如论述治疗哮喘之方药，言：“治哮以化痰为先，贝母、半夏、花粉、瓜蒌、浮石之类；治喘以降火为先，芩、连、山栀、杏仁、五味之类。治哮不可用金石药，治喘不可用辛温发散之剂。若邪气盛者，亦可用五味子，但其太敛，用宜斟酌也。”详述用药之法及宜忌。

罗知悌善用引药和经验药，如肺痿用桔梗引药入肺金，痛风“在上者，用薄荷味引。在下者，加木瓜、防己、苡仁亦可”。恶心呕吐出于杂症者，于“杂症药中用沉香五六分，神效”。产后恶露不尽者，“世俗以四物、益母及桃仁、红花、没药、延胡索为逐恶露之剂，而不知山楂一味，驱逐败血之圣药，连核为末入药中，其效如神”。皆是罗知悌临证经验总结，对现代临床诊疗具有重要的指导意义。

3. 湿热相火，为病最多

丹溪学派的重要学术思想之一，是《格致余论》中的名篇“相火论”，认为湿热相火为病甚多，其学说也源于罗知悌。罗知悌曾言：“湿热、相火为病最多，人罕有知此秘者。”其临证所及当以外感湿热、内伤阴气之疾为多，故有此论，同时也反映出他在湿热、相火类疾病的诊断治疗方面经验丰富，颇有特色。

罗知悌认为疸证、水肿、鼓胀、下血、赤白浊等病证主要是湿热所致。如疸证，“五疸者，酒、食、女劳、湿、黄汗是也。虽分五种，同是湿热，如盦曲相似”。认为黄疸一证虽病因有5种，但病机同为湿热，治方以五苓散为基础，初起加茵陈、山栀、葛根、秦艽，数日后加苍术、川芎、柴胡、白术、青蒿，去桂枝。鼓胀则是“清浊相混，坠道壅塞，郁而为热，热流为湿，湿热相生，遂成鼓胀”。治疗上采用刘河间之法，先补中燥湿，以人参、白术、苍术、茯苓、泽泻为主，而佐以陈皮、制厚朴，随症加减，并强调此病可补不可攻。又“（赤白浊）此非肾家病，乃脾胃之湿热流注于膀胱经也”。治疗上皆以木通、泽泻、车前子、麦冬、茯神、半夏、知母、山栀、黄柏为主。从上可知，罗知悌认为湿热是导致人体水液代谢异常的主要病机，然治方用药却根据不同病证、不同病位、不同脏腑等灵活多变，得心应手。

罗知悌对“相火”致病亦有讨论，其在“梦遗”一证中详细论述了“相火”致病的病因病机及治法方药，生理上“凡人左肾藏精属水，右肾藏气属相火”。病理上“相火动则精水泄”“如锅热而水沸也”，而“相火所以动者，酒浆温热之物，可欲之色动之于外，思怒之情动之于内”，指出酒浆、色欲等外在因素和思怒之情等内在因素皆可导致相火妄动，相火动则精水泄而引起遗精。在治疗上，“总以安神定志降火为先，而以止涩之药佐之，如知母、黄柏、远志、茯神、地黄、枸杞、山萸以主治，而龙骨、牡蛎佐之”。此外，《罗太无先生口授三法》中所载因损真水而动邪火引起的耳聋症，因肾水不足、虚火上炎而致的消渴病，因精血亏损而生阴虚火动的痨瘵等病证，皆是罗知悌对相火妄动而致各种病变的思考和探索。

第六节　吴绶

一、生平事迹

吴绶，生卒年不详，浙江钱塘人，明代医家。吴绶在《伤寒蕴要全书》序中说自己出身医学世家，三代从医，年轻时熟读《内经》《伤寒论》等中医经典著作，但因“经意言简义奥，援引幽邃”，自觉天赋愚鲁，不能明其精要。曾想过放弃，后被家人训斥，又继续参悟，通宵达旦学习，仍不能参透其精华，故“访求师范，穷究诸书，申请详解”，历30余年，终有所得，后奉诏至京师入太医院，因侍药有效，升为御医，官至御医院判。后年老以疾告归。

吴氏临证技术高超，曾遇一名叫冯英的伤寒患者，诸医皆议用承气汤攻下，而吴绶视之曰：“将战汗也，非下症也，当俟之。”顷刻，果得战汗而解。吴氏精于伤寒之学，参考古今伤寒诸书，著成《伤寒蕴要全书》，流传于世。在伤寒研究方面，吴氏强调五运六气学说的意义和认识经络生理病理的重要性。

二、学术贡献

吴绶精研《伤寒论》，认为“其例三百九十七法、一百一十三方，与夫六经传变阴阳虚实，发汗吐下告戒谆谆，施治变化微妙无穷，实为济生之惠万世不易之大法也”。因历史原因，《伤寒论》原书缺损不全，令人遗憾。之前虽有众多书籍补充解析《伤寒论》，但吴绶认为不尽如人意，故广纳后世医家之精论及验方，“主倘取诸书，钩其玄者而附益之”，形成了自己的学术思想，康熙年间的《浙江通志》赞其“画图立说，究极元微”。最终于1504年编撰成书，名《伤寒蕴要全书》。

《伤寒蕴要全书》对后世影响深远。其中收录的验方为后世用药提供了参考，如明代李时珍撰写的《本草纲目》，其序中引据古今医家书目共277家，其中就有吴绶的《伤寒蕴要全书》。其正文部分论述代赭石、龙胆、玄明粉等药时，多有引用《伤寒蕴要全书》中之小验方。《伤寒蕴要全书》亦是《伤寒论》理论研究的奠基之作。明代医家赵献可说："待陶节庵《六书》、吴绶《蕴要》二书刊行，而伤寒之理始著。"清代医家汪琥评论该书"胜于陶氏六书"。在俞根初的《通俗伤寒论》后序中亦提到："吴绶《蕴要》、节庵《六书》、王宇泰《伤寒准绳》、张路玉《伤寒绪论》，俱有裨于后人，即有功于仲景。"由此可见《伤寒蕴要全书》在明清时期的影响力。

《伤寒蕴要全书》分为四部：第一部主要写中医望、闻、问、切四诊，五运六气，十二经络运行及传变，常用药味及其主治、归经、炮制等。第二、三、四部书则皆从一证、一症或某一方面问题着手，从病因病机、诊断辨证、治疗方药、预后调护等几个方面详细论述。该书是对《伤寒论》及经方的一次系统性整理和归纳。同时，也以《伤寒论》作为基础，搜集后世各医家的见解及验方，博采众家之长，归纳整理各病各证的诊疗方法。其用方既尊崇经方，又不乏时方，更是基于后世理解，在经方基础上灵活加减变通。既脱胎于经典，又不拘泥于经典，在一定程度上体现了对仲景学术的继承与发扬。

三、临床特色

吴绶的《伤寒蕴要全书》受《伤寒论》影响颇深，书中使用频率较高，加减变化较多的7种类方分别为小柴胡汤类方、桂枝汤类方、四逆汤类方、理中汤类方、五苓散类方、四物汤类方、四君子汤类方，其中前五种之原方皆出自《伤寒论》。将二者主要使用的类方进行对比，可以看出吴绶不仅对《伤寒论》有所继承和发展，而且突显了其自身的学术特点。

1. 注重气机通畅

所有类方中，条达枢机的小柴胡汤类方使用最为频繁、最为灵活。且吴绶最擅长使用的7种类方中，小柴胡汤能条达内外气机；桂枝汤能温通在表之气机；四逆汤能通散阴寒通里之气机；理中汤健运脾胃，能复气机之升降；五苓散通利小便，以通畅膀胱气机。

小柴胡汤常去人参、甘草、大枣，四逆汤去甘草，理中汤、五苓散去白术，四物汤去熟地黄，皆是畏其壅滞之性，易阻碍气机。小柴胡汤类方中常用化痰、除湿、利水之品，使气机畅通无阻；桂枝汤多配伍葛根、羌活、防风等祛风药，使表气正常宣透；四逆汤本有辛温之附子、干姜，又可配伍葱白，破阴回阳，解寒气凝滞；五苓散中常配伍茵陈、滑石等清热利湿之品，使湿邪从小便出而不滞于体内；四物汤与四君子汤配伍陈皮、木香、青皮、砂仁等理气导滞之品，气顺方能生血。

2. 擅长攻补兼施

7类方皆攻补兼备，各有侧重。小柴胡汤类方、五苓散类方偏于攻，但小柴胡汤类方有人参、甘草、大枣补中，五苓散类方有茯苓、白术健脾；理中汤类方、四物汤类方、四君子汤类方偏于补，但理中汤类方中又有干姜、附子、桂枝温中散寒，陈皮、厚朴、丁香理气，白术、茯苓、藿香以助利湿；四物汤类方中有川芎，补血又不忘活血行血，四君子汤中有白术、茯苓等，既可健脾，又能利湿，二者又多用陈皮、木香等理气药，使补气血而不致壅滞；桂枝汤类方攻补兼施，有桂枝、麻黄、细辛等辛散之品，又有白术、当归、人参等补益之药；四逆汤类方为攻补一体，扶阳则寒自去。攻补兼施，可使攻邪不伤正，补虚而不壅滞，可根据实际情况灵活调整攻补配比，以达通补的目的。

3. 喜用寒凉药物

与张仲景比较，则能发现吴绶使用滋阴清热药更为频繁。小柴胡汤类方与五苓散类方的新增药物多有黄连、黄柏、栀子等清热解毒药，麦冬、五味子、知母等滋阴敛阴药。又有四物汤类方治疗血虚发热、热在血分证，多配伍柴胡、生地黄、黄连、黄芩、黄柏、栀子、牡丹皮、地榆等清热凉血药。此因二人所处时代、地域、社会条件等因素不同，吴绶对仲景经方进行的改良，更符合自己所处明代中期江浙地区的客观情况。同时，吴绶对温热病的辨治，对后世温病学辨治体系的建立起到了一定的启发作用。

第七节　朱丹溪

一、生平事迹

朱丹溪（1281—1358 年），名震亨，字彦修，元婺州义乌（今浙江义乌）人，生于诗书世家，母家妻族均为儒学传家的“戚氏家学”。朱丹溪少孤，壮年因母病发愤为学，形式主要是自学，内容除《内经》等中医基础理论外，主要是当时盛行的《太平惠民和剂局方》之学。后因科举一再失利，朱丹溪受到沉重打击，“悉焚弃向所习举子业，一于医致力焉”，此时他已年届不惑。后朱丹溪拜罗知悌门下，尽得其学，继承了刘完素、李东垣、张从正三家之说，奠定了医学思想的基础。

朱丹溪学成归来后，年已 47 岁，在故乡义乌行医济世，收徒著书，由于卓越的医学思想和医疗实践而名燥一时。朱丹溪弟子众多，盛极一时，仅学有所成、有姓名可考者即有 20 余人，其二传、三传乃至私淑弟子更不可计数。他众多弟子形成了强大的丹溪学派，不仅远播全国各地，而且影响深远，朱丹溪也被奉为一代大师。

二、学术贡献

朱丹溪受刘、张、李三家之学于罗知悌，取其长而去其短，参以江南气候潮湿、湿热相火为病甚多的地理特点及人多情欲过极、戕伤气血的社会风气，提出阳有余而阴不足之相火论，且在杂病的气血痰郁火辨证论治方面有独到造诣，卓然为一代大家。朱丹溪晚年应众弟子之请，著书多种，内容除医学外，还广泛涉及历史地理，现存医学著作《格致余论》《局方发挥》《本草衍义补遗》《金匮钩玄》《丹溪医按》5 种，另有非医学著作《风水问答》，门人后学整理其学术之作有《丹溪心法类集》《丹溪心法》《丹溪心法附余》《丹溪纂要》

《丹溪先生治法心要》《丹溪摘玄》等。据统计，署名为丹溪撰著的书籍达44种之多，除本人手著及后人编著外，亦不免有书贾后人伪托盛名而刻者。

1. 阳有余阴不足论

“阳有余阴不足论”是《格致余论》的重要篇章，系朱丹溪两大名论之一，也是丹溪学术思想的核心内容。这一名论讨论了人身阳有余阴不足的生理状态，阐发情欲伤阴的机制，进而提出一系列修身养性的方法，充实和完善了戒色欲的养生理论，因而是养生专论。

2. 相火论

朱丹溪在《内经》“少火壮火”说的基础上，继承了河间火热论、东垣阴火说，并吸取了陈无择、张子和的若干观点，提出了相火的病理生理理论。“相火论”创造性地发展了内生火热理论，使中医学对火热证的病因病机、辨治规律认识都有了长足进步。

3. 保护正气的治疗思想

保护正气的思想源于对疾病发生机理和药物性味的认识，朱丹溪的“张子和攻击注论”从疾病发生机制出发，认为疾病发生本身就有正气不足的一面存在，虚证属精气之虚固不待言，即使邪实证，其根本原因也仍在于虚。“病邪虽实胃气伤者勿使攻击论”从药物性能出发，指出“大凡攻击之药，有病则病受之，病邪轻而药力重，则胃气受伤”，治疗上须小心谨慎。基于对这两方面的认识，确立了“攻击宜详审，正气须保护”的治疗思想。正气主要指气血，“人身所有者，血与气耳……血气者，身之神也，身既衰乏，邪因而入，理或有之”，所以朱丹溪孜孜与补气养血之治。这既是他气血论治的核心内容，也是保护正气治疗思想的具体体现。

三、临床特色

朱丹溪以善治杂病见长，主要表现在气、血、痰、郁、火的辨证论治方面。

1. 气血辨治，重在护正

朱丹溪辨治气血重在其虚，孜孜于补气养血之治，多从气血不足的角度考虑问题，常主以四君、四物，体现了其护正的观点。同时认为“东南之人阴火易于升”，故补气多兼血药的阴柔滋润，而不取风药的升浮温燥。同样，朱丹溪认为茯苓是“暴新病之要药也，若阴虚者恐未为相宜”，虽利湿化痰常用，由于不符合滋润柔阴的特点，一般的补气方中很少选用。当然，朱丹溪并不主张一味蛮补。所谓“诸痛不可用人参，盖人参补气，气旺不通而痛愈甚矣”，即其例。

2. 痰证郁证辨治，主以温散

朱丹溪从气机认识痰、郁诸证，气、血、痰、火、湿、食是郁证临床常见的六大类型，其中气郁为中心环节，尤其是痰证，更与气郁有密切关系。他认为内伤外感可致气血运行失常而为气郁之因，其中尤重火热和虚损两端。故朱丹溪主张以温散之法治疗郁结不散、气阻不运之证。苍术、香附、川芎是解郁要药，二陈是祛痰主方，俱借辛香热药以行之。虽然这一治法与其火热观点相冲突，但是朱丹溪通过寒热温凉的配伍制约，把辛热温散和寒凉清泻两大治法统一起来，成为其痰郁治疗的一大特色。

3. 内生火热辨治，慎用苦寒

朱丹溪承河间余绪，研究湿热相火之病证，亦即内生火热。其治火诸法，可归纳为三，即郁火当发、实火可泻、虚火须补。郁火发法即同郁证证治；实火泻法要点在“降”，具体有下、通、清三法；虚火须补朱丹溪则效法李东垣，补气之中兼升、降、缓。且此治火三法都不主张纯用苦寒。

第八节　戴思恭

一、生平事迹

戴思恭（1324—1405 年），字原礼，号肃斋，明初浙江诸暨人，世居诸暨兴贤之马剑九灵山下，为当地望族。1342 年起随父与姻亲赵良本、赵良仁一起拜于朱丹溪门下，深受朱丹溪赏识，得其倾囊相授，成为得意门生和传人。1358 年朱丹溪逝世，次年起戴思恭游学民间，传医论道，将其所学得的丹溪学术思想及历代医家的医学理论广为传播，深受浙东、浙西习医者仰慕和追从。1374 年，戴思恭被招贤入京后，先后为燕王朱棣、晋王朱棡、懿文太子朱标诊疗。1392 年寻授太医院御医。1398 年夏，建文帝朱允炆即位后“擢思恭为太医院院使”。1399 年，戴思恭“及任院使，订正古今方三百余”作为太医院用方。1404 年，“三月致仕，驰驿而还”。

二、学术贡献

戴思恭现存著作有《秘传证治要诀及类方》《推求师意》、校补《金匮钩玄》，残存或仅存书目的著作有整理《丹溪医按》《证治用药》《类证用药》《戴复庵方书》。

《秘传证治要诀及类方》，即《秘传证治要诀》和《证治要诀类方》。《秘传证治要诀》12 卷，书以丹溪学说为本，集《内经》《难经》直至宋元诸家学术经验，参以戴思恭的心得见解，论述多种内科杂病及疮疡、妇科、五官科等常见病的证治，分诸中、诸伤、诸气、诸痛、诸嗽、诸热、寒热、大小腑、虚损、拾遗、疮毒、妇人共 12 门，分门列证。先论病因，再叙病源，依据征象，分析病证候，最后介绍治法。《证治要诀类方》4 卷，取《证治要诀》中各门病证所引诸方，分汤、饮、散、丸、丹、膏六类，简要地说明其主治、配伍及用法等。

《推求师意》共2卷，分杂病、小儿及妇人三门，论述了50多种病证的病因病机、脉证及治法等，并附医案若干则。书中内容不仅阐述了朱丹溪的学术观点，同时根据临床实际，结合《内经》《伤寒论》《金匮要略》及刘完素、李东垣、张从正等诸医家的学术思想，进行阐述与发挥，言辞有据，见解独到。

《金匮钩玄》为戴思恭订正其师的遗著，全书3卷，卷一、卷二以内科杂病为主，兼述喉病及部分外科病证，卷三为妇人、小儿病证。分证论治，条理清晰，词旨简明。该书充分反映了朱丹溪在补阴和治郁证方面的经验。

三、临床特色

戴思恭在临床中谨遵“医时务须用心，行医尤当谨慎”的戒律，且不拘泥于一家之言，能融会贯通诸家思想。临证十分重视辨证求因，审因论治，对各种临床症状详加分析，探求病因病机，然后确立相应的治则治法。他临床阅病无数，经验颇为丰富，辨证精准，用药精当，善治疑难杂症，往往仅数味中药，每获奇效。

1. 郁证辨治

戴思恭认为六郁中，最容易出现中焦气机的郁滞。故治郁证尤重中焦，以梳理气机、开泄解郁、升降兼施为大法，用药尤为推崇苍术、香附、川芎三味。兼升降的阳明之药苍术以“强胃健脾，开发水谷气”与阴血中快气药香附子，一升一降以散其郁，“况苍术尤能径入诸经，疏泄阳明之湿”，手足厥阴药川芎，“直达三焦……疏通阴阳气血之使”，如此则“不专开中焦而已，且胃主行气于三阳，脾主行气于三阴，脾胃既有水谷之气行，从是三阴三阳各脏腑自受其燥金之郁者，亦必用胃气可得而通矣，天真等气之不达者，亦可得而伸矣”。对于七情所伤而郁结不舒、痞闷壅塞的诸气病证，重视详审起因，明辨何经，根据病变上下、脏气之不同而随经选药，分清利弊。如认为枳壳利肺气，多服则损胸中至高之气……同时从气化火的学术思想出发，指出诸气不能混作寒而类聚辛香燥热之药治之。

2. 重视胃气

戴思恭在治病时强调顾护胃气的重要性。在中风的治疗上，主张宜大补气血，特别是谨养胃气，调理脾胃，言：“中后体虚有痰，不可峻补。热燥者，宜四君子汤和星香饮，或六君子汤和之。”在疟疾的治疗上，指出疟作之际禁用针刺，以免伤及胃气，待阴阳并极而退，胃气继而复集，邪留所客之地，然后治之；或当其病未做之先，迎而夺之。指出疟为外邪所致，必用汗解，但虚者先以人参、白术实胃，然后加药取汗。对妇人生产，也注重调理脾胃，补益气血。

3. 重视未病先防

戴思恭十分重视未病先防，针对天地间唯风无所不入，风邪易导致人生病的现象，在《秘传证治要诀》中提出“避风如避寇，盖欲窒源以防患”的病因预防观。对一些具有传染性的疾病，尤其强调要注意预防。这种防患于未然的思想及方法，对当今一些急性传染病的预防仍有一定的借鉴作用。

第九节　张景岳

一、生平事迹

张景岳，名介宾，字会卿，号景岳，别号通一子，明末著名医家。山阴（会稽县）（今浙江绍兴）人。生于明嘉靖四十二年（1563年），约卒于明崇祯十三年（1640年），享年78岁。

纵观张景岳的一生，大致可以分为两个时期，即满腹经纶的儒生时期和悬壶济世的医生时期。“先世居四川绵竹县，明初以军功世授绍兴卫指挥，卜室郡城会稽（今浙江绍兴市）之东。”官宦世家的背景为张景岳日后博览群书奠定了良好的基础。其父为定西侯客，他从小就抱负不凡，聪颖过人，自幼喜爱读书，且不屑于章句，喜好钻研孙子、岐黄之学。当时天下太平，“介宾年十四，即从游于京师”，广游豪门，结交贵族。侯门聚集了不少奇才异士，张景岳“遍交其长者”，学到了很多知识。据记载，景岳幼禀聪明，好读书，自六经及诸子百家，无不考镜。在随父亲游学于北京期间，拜当时的名医金英（金梦石）为师，因其为人端静，好读书，深受其师喜爱，不几年就尽得其传。但是，在当时的社会大环境下，深受理学思想熏陶的张景岳立志要在政治上有所作为，渴望建功立业。景岳壮年曾从戎幕府，游历北方，其外孙林日蔚在《景岳全书》的跋中曾对其外祖父有这样的叙述，言：“壮岁游燕冀间，从戎幕府，出榆关，履碣石，经凤城，渡鸭绿。居数年，无所就，亲益老，家益贫，翻然而归。”当时满族龙兴于东北，国内民族起义的烽火到处点燃，大明王朝已是风中残烛，岌岌可危，面对山河破碎的时局，自然激起张景岳的一腔报国热肠。万历二十年（1592年）五月，日本大举侵犯朝鲜，明大军援朝鲜，派军至义州之时，张景岳随军过鸭绿江，时年30岁。

但是，张景岳的这种积极入世、渴望建功立业的理想被当时腐败的现实击垮了，辽东军事的节节失利使他的退隐之心渐起。张景岳博学多才，性情豪爽，好游任侠，曾在各地旅行，阅历极为丰富，“于医之外，象数、星纬、堪舆、律吕，皆能究其底蕴”。黄宗羲在撰写《张景岳传》时曾提到：“在辽阳道中，闻御马者歌声恬耳，介宾曰：此恶声也，不出五年，辽其亡矣。已而言验。所亲问以近事，介宾曰：我夜观乾象，宫车殆将晏驾，天下从此亦乱矣。未几，神宗崩。”说明前人认为张景岳在堪舆方面已达到相当高的水平。张景岳约在1620年前后卸军职归里，因当时家境欠佳，于是嗣后尽弃所学兵法章句，潜心从事医学。明代是中医学发展的鼎盛时期，而张景岳早期的生活经历就和医学有着不解之缘，其父张寿峰是定西侯的门客，素晓医理，景岳幼时即从父学医，开始研习医家的经典著作《内经》。在随父亲游学于北京时，除攻读宋明理学外，还拜当时的名医金英（金梦石）为师，尽得其传。据史料记载，金英擅长大补元气之法，张景岳重视补肾之法，可能与金英的影响密切相关。除了读有关医籍，博览诸家，淹通经史，对天文、地理、兵法、易理、术数、音律等皆究其底蕴，尤其对周敦颐、张载、朱熹等理学大家的哲学思想与医学的关系造诣颇深。此外，壮年时的军事生涯和常年的东北生活对张景岳的温补医学思想的形成也产生了积极的作用，同时也培养了他作为医生的果敢精神。多年的理论功底和扎实的临床实践使得张景岳晚年医术大进，医名日盛，求治者日盈其门，时人比之以张仲景与李东垣。余姚的大文学家黄梨洲曾说，张景岳“为人治病，沉思病源，单方重剂，莫不应手霍然。一时谒病者，辐辏其门，沿边大帅，皆遣金币致之”。明崇祯十三年（1640年），张景岳78岁，“卒之日自题其象，召三子而悔之，其门人曰：先生乃死耶！吾先生固有不死者。介宾莞尔而逝”。后世医家对张景岳给予了极高的评价，人多誉之为“医门之柱石”。不仅以温补著称的高鼓峰、吕用晦、张石顽等皆宗其说，就连擅长于治疗温热病的叶天士也对他甚为心折，多所取法。

二、学术贡献

张景岳一生著述颇丰，有《类经》《类经图翼》《类经附翼》《景岳全书》《质疑录》等著作。

1.《类经》

该书共32卷，也是张景岳的第一部著作，明天启四年（1624年）面向社会发行。该书将《内经》的原文重新分类编排，并加入张氏自己的注解，改编而成。该书的注解包括百家辨析不清楚的地方，体现了张氏对《内经》深刻独到的研究心得和感悟。该书分为标本、经络、论治、疾病、脉色、气味、针刺、藏象、运气、阴阳、会通、摄生12个大类，每个大类又分为若干个小类，小类的内容与大类的相呼应，编排合理，易于检索，方便后世对《内经》的研究。该书的学术价值很高，清代的太医院将其作为医学参考教材，至今也是医学工作者学习和研究《内经》的重要参考书之一。

2.《类经附翼》

该书共4卷，明天启四年（1624年）面向社会刊印发行。该书作为张景岳编撰《类经》的补充，体现了张氏的有关研究心得和独特见解。第一卷是医易，将《周易》的有关理论与医学理论相互联系；第二卷律原，把古音律理论与医理相互联系；第三卷为求正录，是张景岳倡导的补肾理论；第四卷针灸赋，编辑了前贤流传下来的多种针灸歌赋。该书颇具参考价值。

3.《类经图翼》

该书共11卷，明天启四年（1624年）面向社会刊印发行。本书主要用图解的方式对《内经》中的内容进行了深刻剖析，它对《类经》中阐述不清的部分做了进一步详细的说明和注解。《类经图翼》包括运气、经络、针灸要览这三个部分。运气部分的内容是关于五运六气学说的图表和论述；后面的部分则是论述经络腧穴，还载有针灸要穴歌及诸证灸法要穴等，并且附有大量的针灸经络图。该书通篇引用了大量的资料，并附带了大量的图表。

4.《景岳全书》

该书共64卷，在张景岳去世后60年，即清康熙三十九年（1700年）面向社会刊印发行。此书是张氏在晚年时编撰而成，有110余万字。第一部分是传忠录3卷，论述的是阴阳及前人得失。第二部分是脉神章3卷，论述诊断，用来观测病情。然后依次是杂证谟29卷、伤寒典2卷、小儿则2卷、妇女规2卷、痘疹诠3卷、麻疹1卷、外科钤2卷，论述的是各种疾病的病因病机与治疗方法。之后是本草正2卷，收录中药达300味之多。还有张氏所创新方的新方八阵2卷，共有方剂186首；另外有古方八阵9卷收录了古人的处方，其中“新方八阵”将方剂分为补、和、攻、散、寒、热、固、因八类，是张氏开创的方剂分类的新方法，又细分为小儿、妇人、外科、痘疹附方4卷。此书汇集了张景岳一生的学术思想与治疗经验。众多后世医家对该书有非常高的评价，该书也为中医学的发展作出了巨大贡献。

5.《质疑录》

该书共1卷，是张景岳晚年的最后一部著作，在张景岳去世后48年，即清康熙二十七年（1688 年）面向社会刊印发行。这本书收录了医学理论 45 篇，以多种病证的治则为论述重点。相比之前的医学著作，这本书更侧重讨论古人对医学知识的正误，并合理辨析了金元时期各家医学流派在理论方面有所偏执的地方。张景岳的温补学说的学术思想在这本书中得到了充分体现。不仅如此，这本书也对他早年著作中所言不当之处进行了辨析、纠正与补充。

三、临床特色

1. 明确辨证

张景岳提出“天下之病，其本则一”的观点，指疾病发生发展的机制非常复杂，症状也多种多样，但要看到病之根本。又曰“天下之方……对证则一”，对于治病方法也有许多，但关键在于辨证准确。治疗疾病医生要“必确知为寒……确知为热”，指要辨清寒热，按疾病发生发展的规律，能抓住疾病的本质，立法用药得当，达到治病求本的目的，那么消除患者的痛苦也就不难了。辨证不明病的来源，立法用药就不准确，因此就很难达到治疗疾病的目的，关键在辨证明确，抓住疾病的发生发展规律，用药立方，既能对证又能精一不乱，则药到病除。

2. 重治形为主要目的

张景岳在临床中非常强调治形，他在著作中提出“治形论”，他认为治病应以先查看患者的形体为基础。形属于阴，阴属于精与血之意。精是形的基础，形由精生，无精则无形……又是精血形体的生化之源，所以张景岳称命门为真阴之脏，而称精血形体为真阴之象。张景岳特别重视人之形体，将人身之形属于阴，盖阴为精与血，所以精血盛衰会反映人身之体质。精血不足会影响人生命活动的正常进行。可以从他的临床实践中看出，他经常用熟地黄、当归、山药、枸杞子等补益精血的药物补虚治形。简单来说，张景岳治病的重点是“治形”，而治形以治精与血为主要目标。

3. 重视扶正与补阴

张景岳在临床上很重视扶正，扶正的观点是“必当先察元气为主”，就是先观察患者的元气，后治疗疾病。他的很多方剂都兼顾补精血、补阴、补阳以扶正补其本。他用药偏于温补，但对于补阴也非常重视。无论治外感内伤，见有虚证，即应扶正温补兼补阴为本，他认为各种疾病与阴分有很大的关系，如人伤了寒邪本属于表证，伴有出汗的表现，汗属于阴。中风之病，身体多有不适，多由筋脉受损，人身之筋脉都属于阴。泄痢之病，会导致患者津液大损，津液也属于阴分。可以看出张景岳对补阴的重视程度。

4. 辨虚寒用补法

张景岳评价了当时的“伤寒无补法”，提出前人治疗伤寒有攻法、补法，《伤寒论》论伤寒有397法，伤寒脉属于虚寒证者有100种之多，所载方中含人参者有30首之多，含附子、桂枝者有50首之多。可以明显看出《伤寒论》对补法的重视程度。他从当时伤寒患者不用补法的危害进行论述，当时病伤寒者十个中有六七个是寒夹虚证。不懂虚实一见伤寒就攻，导致邪气不去正气衰败，见伤寒夹虚之证不用补法十有八九之多，所以治疗大多不能取效。张景岳又在基础理论上解释了伤寒用补法的理由，如补阴又能发汗，汗生于阴，中虚阴不能达于外，所以补阴就能发汗等。张景岳详辨虚寒，善用温补，但并没有滥用温补，该温则用温，该攻则用攻，以辨证为准。

第十节　高鼓峰

一、生平事迹

高鼓峰（1623—1670年），名斗魁，字旦中，清康熙年间浙江鄞县人。高氏少时喜好书法，兼好医药方书。因举兵抗清败归。遂由儒而精医，起痼扶衰，他行医于吴越间，以其余财，救济穷困的亲友，治病收入，随手散尽，因此临终时家徒壁立，几至无以为殓。

二、学术贡献

高鼓峰著有《四明心法》（又名《医家心法》）3卷、《四明医案》（又名《吹毛集》）1卷，另遗著诗文有《桐斋集》《语溪集》《冬青阁集》数种。

高氏论病偏重内因，重视脏腑功能失调，尤其着眼于真阴真阳的偏盛偏衰，治疗上着重调整水火之偏，补上升之阳和疏肝解郁，并有一定的创见。高氏进一步阐发了温补学说，他认为人以元气为本，病以内因为主，治疗始终不忘固护元气。并认为“人之元气有限”，故补不嫌早，攻不嫌迟，用药偏于温补，主张用扶正的手段以达到祛邪的目的。高氏不仅将温补学说广泛运用于治疗内伤杂病，并且用于外感热病，他提出温病后期伤阳的问题，指出舌苔黑滑用八味丸，并在所撰《四明医案》中记载了数例用参、附等温热药治疗热病伤阳的案例。

高氏创用益气助阳之法，以治疗温病后期阴损及阳，以及亡阳厥脱之证，实为难得。高氏不仅擅长用八味丸补阳，而且对用六味饮化裁治疗阴虚火旺之证，也积累了不少经验，他对郁证的论治尤有独到的见解，认为疾病无论内外，皆由“七情过极，必生怫郁之病”。对于郁证的治疗，一般多以逍遥散、越鞠丸加减，若阴虚火旺之体遇此，柴胡、香附等升散香燥之品伤正劫液，则易犯“虚虚”之戒，为此高氏创制了滋水清肝饮，药用六味地黄丸加柴胡、白芍、当归身、山栀、酸枣仁。取六味地黄丸滋阴，山栀降火，柴胡疏肝解郁，当归、白芍、酸枣仁养血柔肝，更适用于阴虚之郁证。高氏对于杂病的治疗亦有不少独到之处。如对于形体壮实而有“血燥大肠干枯、黑屎积叠胃底”的患者，高氏主张将大黄加入滋润药中以助血药，谓“大肠一润利，而胃自开矣”，确有其效。高氏习医20余年，深研《内经》，参前人之学，在医学上颇有建树。

三、临床特色

高鼓峰治病多奇，根本在于他不是见病治病，而是重视审病求因，务求病本。他的著作中有许多挽逆救治、起死回生、效若桴鼓的案例。纵观高鼓峰医案，匠心独运，不囿常法，超于群医之上，深得辨证施治、治病求本之精髓，言“木必有根，水必有源，而病亦有本，本者所以致病之根源也”。

1. 秉承薛赵，补养肾命为先

高鼓峰业医20余年，对易学和理学颇有研究，常援易理以入医。吴之振曰：“穷研于《灵枢》《素问》之旨，参究于张、李、朱、薛之说，神奇变化，不可端倪。”尤服膺同里赵献可，他在六味地黄丸方论中指出，“浙东谁四明医家承受赵氏之学者多”，而“赵氏得力于薛氏医案”，“细参薛氏，毕竟薛氏博大而赵氏拘浅，薛氏诸变化……大概以肝肾为主，而旁救脾肺”。因此，对薛、赵二家之学极力推崇，立法处方均以补养肾命为主。如对薛、赵二家的六味丸加减诸法倍加推崇，对八味丸之用桂附等则另辟专论，并据此二方宗旨制订了七味饮、滋肾生肝饮、生金滋水饮、疏肝益肾汤等方以治他脏病证。

2. 五行互藏，按变见五证选方

外感六淫，内伤七情，受损传变者无非脏腑。《难经·五十难》曰：“以后来者为虚邪，以前来者为实邪。以所不胜来者为贼邪，以所胜来者为微邪。自病为正邪。”五脏之病按生克关系而传变。高氏立足临床，指出“子来扶母，遇我之所生也，虽病易皮”“母来抑子，病虽不死，亦绵延日长矣”“我克者为妻，妻来乘夫，虽非正克……不足虑也”“反之，夫来乘妻，为害必矣”。并据此提出按变见五证选方用药。

以肝胆为例，《四明心法》载：“肝与胆自病为正邪，用逍遥散泻木中之木；之心病为实邪，用七味饮泻木中之火，之脾病为微邪，用小柴胡汤泻木中之土，之肺病为贼邪，用左金丸泻木中之金，之肾病为虚邪，用滋肾生肝饮泻木中之水。”其他四脏均仿此。心小肠火主病变见五证，分别选用归脾汤、远志饮子、龙骨丸、导赤散、养荣汤等治疗。脾胃土主病变见五证，分别选用六君子汤、四君子汤、理中汤、建中汤、香连丸等治疗。肺大肠金主病变见五证，用泻白散、生脉散、生金滋水饮、黄芪汤、补中益气汤等治疗。肾膀胱水主病变见五证，分别选用六味饮、疏肝益肾汤、八味丸、右归饮、左归饮等治疗。凡二十五方，主治五脏病证。值得指出的是，高氏认为凡病皆邪，均言泻而不言补。

3. 就方论药，不离君臣佐使

高氏指出“当论方不当论药，当就方以论药，不当执药以论方”。方与药关系密切，其机理正如晚清徐大椿所云：“方之既成，能使药各全其性，亦能使药各失其性。如八味丸之用桂附，均为辛热纯阳之品，性善走窜，但得三补三泻之纯阴厚味润下之品为峻导，则能补肾，又易控制。若不明此义，直以桂附为肾阳之定药，离法任意而杂用之，酷烈中上，烁涸三阴，为祸非鲜也。”

第十一节　赵献可

一、生平事迹

赵献可（1573—1670 年），字养葵，号医巫闾子，明万历、崇祯年间鄞县（今浙江宁波）人。《鄞县志》称其“好学淹贯，尤善于《易》而精于医，其医以养火为主”。赵献可好学博览，除医之外，儒、道、释均有涉猎，医德高尚，往来民间，曾游历于山西、陕西等地，人称逸士、游仙。在哲学思想上受《易经》影响较大，在医学上创立命门水火学说，提出命门为人一身之主，推崇薛己的理论，善从肾之先天真阴真阳论治疾病，反对过用寒凉损害真阳，擅长运用六味丸、八味丸，是温补学派的代表性人物，撰书名曰《医贯》。

二、学术贡献

《医贯》以命门水火学说为主，贯穿全书及疾病的辨证论治。全书共 6 卷，其中卷一“玄元肤论”，分“内经十二官论”“阴阳论”“五行论”，论述了赵献可五行学说、命门水火学说；卷二“主客辨疑”，论中风、伤寒、温病、郁病，评前人观点，述其经验所得；卷三为“绛雪丹书”，论述血证的理论与治疗；卷四、卷五“先天要论”，论温补方剂、水火病机及多种病证；卷六“后天要论”，论“脾为后天之本”理论及伤暑、伤饮食、痢疾等 6 种疾病的具体辨治。

1. 创立命门水火学说

赵献可创立的命门水火学说主要内容有三：一是肾和命门位置关系密切；二是命门为人身君主，是立命之门，是实现温养全身、化生功能的先天根本，人的生命活动离不开命门火的调节，相火即为其使者，源于命门，温煦内脏，推动机体生理活动；三是水火并重，先天真水亦十分重要，真水多少决定了髓海的盈亏，津液的盛衰，阴液的丰沛程度，命门火能否发挥作用依赖真水的滋养，而真水的布散同样离不开命门火的推动，故须重视水火和谐。

2. 丰富五行学说

赵献可于五行中独重水火，其因有三：一是他认为水、火二行是生命根本，是从“真生”，其余三行则依赖水火长养，为“寄生”；二是水火蕴含了自然生机，因而采用补养人体水火的方法易于调治疾病；三是调治水火二行可达到治疗他行疾病的目的。

赵献可提出新的五行生克关系，言：“世人皆曰：水克火。而余独曰：水养火。世人皆曰：金生水。而余独曰：水生金。世人皆曰：土克水。而余独于水中补土。世人皆曰：木克土。而余独升木以培土。”“水克火者，后天有形之水火也。水养火者，先天无形之水火也。”水生金解释为母藏子宫，肺金之气藏于肾水，并提出水生金的治法为“调肾纳气而生金”，即壮水之主，防金畏火刑，或益火之源，防水冷金寒。水中补土则采用象数说理，“天一生水，而水之凝成处始为土”。从法象解释升木以培土之理“木借土生，岂有反克之理？唯木郁于下，故其根下克”，提出补中益气汤便是升发木气以理脾土的。

《素问·阴阳别论》曰：“凡阳有五，五五二十五阳。”赵献可立论于此，认为五行之中复有五行，即每行中又有其他四行。赵献可提出火之一行，有阴火、阳火，而于水、木、土、金四行又有存在，举例水中之火，如龙火居于大海，若水中之火上炎，龙火不能安居而上游，从而引申“引火归原”这一经典治法。

三、临床特色

1. 重视命门中水火，善用六味丸、八味丸

赵献可重视命门水火，认为命门火、先天真水俱寄于肾中以温养全身，荣养周身，故其调水火深谙“益火之源，以消阴翳；壮水之主，以制阳光”之理，纵观其治法理念重于调补水火，使升降调，成既济，方药则尤为推崇八味丸、六味丸。

2. 从肾立论，辨治杂病

赵献可辨治杂病，往往从肾立论，直指病机根本，辨阴阳水火之不足。辨阴虚发热证，认为当详辨虚损之阴是真阴还是气血之阴。若辨为真阴，阴虚火动证则用六味丸，阴虚火衰证则取八味丸；辨为气血之阴，也当秉承有形之血不可速生，独参汤、当归补血汤可用。辨痰证指出痰之本于肾，当分有火、无火。阴虚火动，肾水沸腾，或动于肝，龙雷火炎致津液耗竭，痰为重浊白沫，用六味丸治火，治痰之本。无火者，肾虚不能制水，水逆行而上泛，痰纯是清水，用八味丸以其大队少阴药直入下焦，又补肾火。言咳嗽“治之之法，不在于肺，而在于脾。不专在脾，而反归重于肾”。从母子关系看，脾为肺母，肾为肺子，可按虚则补其母，虚则补其子论治。肾虚不纳气，咳嗽暴重，以地黄丸、安肾丸，虚则补子；火灼肺金或阴虚所致，提出先用六味丸使水生火降，后用人参、黄芪救肺，补金生水，如此可金水相生；水冷金寒致咳嗽，可用六君子汤加炮姜补脾土，八味丸补火，即补土母，而引水归原。

3. 阐发治郁五法，治郁病重肝郁

赵献可认为“凡病之起，多由于郁”，扩大了郁病的范围。对《内经》提出的五郁病治则“木郁达之，火郁发之，土郁夺之，金郁泄之，水郁折之”，他进行了阐发，言：“达之可升发举散；发之可发汗；夺之可吐下；泄之可解表，渗利小便；折之可调气通下窍。”又根据五行相因提出以逍遥散治肝郁，而诸郁皆因之而愈。言：“东方木者生生之气，即火气。空中之火，附于木中。木郁，则火亦郁于木中矣。不特此也，火郁则土自郁。土郁，则金亦郁。金郁，则水亦郁。”逍遥散疏散木郁，加左金丸，使木火之郁疏散，从而解散诸郁，赵献可认为此法可推而广之，凡外感者俱作郁看，均可采用此法治疗。

4. 以真阴真阳为本论治中风

赵献可论中风以真阴真阳为本，因真阴或真阳亏虚所致的火盛、痰盛、气血俱虚为标。在中风的治疗上，证见心火暴甚，肾水亏虚，又兼五志过极，所见口眼㖞斜、卒倒无知、手足牵掣，采用刘河间地黄饮子，峻补其阴，继以人参、麦冬、五味子滋化其源。对于痰盛者，认为不可攻尽其痰，可用稀涎散疏通涎盛导致的汤药不进，如张仲景“气虚痰泛”理论用肾气丸治本。因内伤劳役或六淫七情导致卒中，认为是阴虚阳暴绝证，须参附大剂，速救其阳，继用六味丸、十补丸补充真阴。还提出调补和预防中风的关键在于节制饮食、戒动七情、远离房事。预防用药则以脉辨证，两尺虚衰可用六味丸、八味丸培补肝肾。如寸关虚弱，适宜六君子汤、十全大补丸急补脾肺。证属虚者慎用搜风顺气、清气化痰药。

5. 针砭滥用寒凉之弊

赵献可重视先天真水真火，认为温养命门之火是养生治病的关键。对于阴虚火旺证，他虽赞同滋阴治法，但强烈反对过用知母、黄柏。对于何证何病宜用苦寒药，言：“独有天上火入于人身，如河间所论六气暑热之病，及伤暑中暑之疾，可以凉水沃之，可以苦寒解之。”赵献可亦反对用苦寒下法治肝火内炽证，主张辛凉发散，用凉怕火郁更甚。他还反对过用寒凉戕害脾胃，形象描述为“盖脾胃中之火，土中之火，纳音所谓炉中火。盖以热灰温养其火，一经寒水，便成死灰”。

第十二节 楼英

一、生平事迹

楼英（1332—1400年），一名公爽，字全善，号全斋，明初浙江萧山人，吴越王钱镠麾下大将楼晋后裔，仙岩始祖楼彦孚十五世孙。其曾祖父楼文隽、祖父楼寿高均博学多才，通晓经史、天文、历律、阴阳、地理、医药；其父楼友贤善诗文，于医药学研究颇有造诣。楼英少即嗜书尚志，精勤不倦，青年时期好谈《周易》，后深研《内经》及前贤名著，并悬壶济世。1361年后，隐居仙若寺清燕楼，并设馆授徒。明洪武年间，经人推荐至南京行医，以疗效显闻著名，明太祖拟留任太医院医官，楼英以年迈力辞未就。

二、学术贡献

楼英于学术上注重阴阳五行学说，理论上以阐发《内经》为主而融会诸家之长，临证强调审证求因、辨证施治，并于燮理阴阳、调和脏腑作为他数十年临床实践的指导思想。他不仅精于医学，亦兼通运气、炼丹及江潮水文之说，撰有《医学纲目》40卷、《内经运气类注》4卷、《仙岩文集》2卷，以及《周易参同契药物火候图说》《江潮论》等著作，其中尤以《医学纲目》名著于世。该书首次将中医学理论体系与临床诊疗体系有机整合为一个统一体系，并在统一的理论框架下，实现了针灸方与中药方的结合，完成了中医学理论体系一次完整的重构，对明清医学的发展产生了广泛而深远的影响，甚至潜移默化地影响了现代中医学教材的编撰。其具体贡献主要有以下几方面。

一是基于统一的理论框架，实现了针灸方与中药方的整合，使二者在一个统一的理论框架下实施，完成了中医学理论体系一次完整的重构。二是构建了更合理的疾病分类体系。在概念辨析的基础上，结合当时的临床实际进行合理且合乎实际的疾病分类，为明代以后的医学全书所遵从。三是深化了对病因病机的认识。楼英在病因病机方面提出许多真知灼见，成为后世遵循的规范，各类医学著作都遵从楼英之说，例如清代郭佩兰《本草汇》明言“唯病机则从娄全善《医学》增入焉。盖病机不辨，将药性安施，无非善全其用也，合是数者而临证不难矣”。四是构建了一套符合临床实际的诊疗规范。楼英认为辨病的虚实寒热须具体落实到血气、表里、脏腑才有实际意义。这是一种以阴阳为总纲、病位与病性结合的辨证模式，比“阴阳、表里、寒热、虚实”八纲辨证更实用，更符合临床实际。五是创新了中医学专著的编撰形式。当今的针灸学教科书的编撰常有总论、各论之分，各论的病证诊疗各篇又按内容的层次设立类目，常见的形式为“概述”“病因病机”“辨证治疗”“其他疗法”“文献摘录”等。这一编撰形式可追溯至《医学纲目》。

三、临床特色

楼英以燮理阴阳、调和脏腑作为临床治病的法则，在诊治上强调“必先分别血气、表里、上下、脏腑之分野，以知病之所在，此察所病虚实寒热之邪以治之。务在阴阳不偏倾，脏腑不胜负，补泻随宜，适其病所，使之痊安而已”。楼英诊疗尤为重视正气，认为正虚则邪气易侵，稽留不去，内外合邪，气机不畅，疾病乃成。在判断疾病预后时，亦首重正气，曰“诊人心腹积聚，其脉坚强急者生，虚弱者死”，明确指出脉象有力为正气尚强，故预后佳，若脉象虚弱，正气极其亏虚，则预后差。扶正又以脾胃健运为重中之重，无论消补兼施，还是“先与补虚，次与磨积药”之先补后消之法，均可见厚脾胃、扶正气在其临床治疗中的重要地位。对于顾护脾胃中焦、扶助正气的治疗特色不仅体现在处方配伍中，也体现在用药时间及服药方法上。《医学纲目》中对于多数消积丸药，均载有予生姜汤、枣汤或米饮等送服之法，此为在消积的同时，注重对脾胃后天之本的培护，使消积而不伤胃气。

在妇科病临证应用上，楼英针对妇人不同年龄的生理特点分而治之，青少年着重补肾，育龄期侧重于肝，绝经后着重于脾。强调妇人以血为本，善用四物汤治疗妊娠病、产后病及妇科杂病。同时强调分四时用药，以四物汤为例，“春倍川芎，夏倍芍药，秋倍地黄，冬倍当归”。同时提出胎产三禁，即“不可汗，不可下，不可利小便”。

在儿科病临证应用上，楼英宗钱乙《小儿药证直诀》的五脏所主，以证候为依据，辨脏腑之虚实。用“惊、风、困、喘、虚”来归纳心、肝、脾、肺、肾五脏的主要证候特点，用虚实来辨证脏腑的病理变化，立五脏补泻为治疗纲要。在五脏分证进行辨证的同时，绝不孤立地看待某一脏腑的证候，重视各脏腑之间的互相资生、互相联系、互相制约、互相依存的对立统一关系。

楼英临床也非常重视用针。用针必先诊脉，脉既脉象，也是“经脉之变”。用针必先候气，即辨别针下腧穴处是邪气还是谷气。重视补泻之法及浅深之分，治疗时要根据病位浅深不同，采用不同刺法，刺法又有刺络、刺经之分，如血络病用刺络放血法，大络病用缪刺法，十五络病用刺经法。强调针刺时，加强手法的运用，令经气透过肢节，顺利交接阴阳之气，疏通凝滞的经脉，以达到治疗目的。

第十三节 陈士铎

一、生平事迹

陈士铎（1627—1707年），字敬之，号远公，别号朱华子，又号莲公，自号大雅堂主人，浙江山阴（今绍兴）人。陈士铎祖父素好方术，并留有医书，陈氏诸书中亦收录有部分内容。如《辨证录》言："祖父素好方术，遗有家传秘本，凡有关各症者，尽行采入，以成异书。"《洞天奥旨》称："又虑证多方略，附祖父家传。"陈士铎幼习儒术，初为乡间诸生，后因仕途不成，屡试不中，遂专心于医学。如《洞天奥旨》所言"曾祖远公，自少习举业，以数奇，屡试辄蹶，已而出游京师，复不得志，遂究心于医学焉"。同时，陈氏性喜游历，如其在《本草新编》中所言："铎少喜浪游，凡遇名山胜地，往往探奇不倦，登眺时，多逢异人，与之辨难刀圭，实能开荡心胸，增益神智，苟有所得，必书笥中。"而这也为他两次进京，并遇"异人"传授医书埋下了伏笔。据嘉庆八年《山阴县志》记载："陈士铎，邑诸生，治病多奇中，医药不受人谢，年八十卒。"

二、学术贡献

陈士铎一生著述颇丰，据《山阴县志》记载："著有《内经素问尚论》《灵枢新编》《外经微言》《本草新编》《脏腑精鉴》《脉诀阐微》《石室秘录》《辨证录》《辨证玉函》《六气新编》《外科洞天》《伤寒四条辨》《婴孺证治》《伤风指迷》《历代医史》《琼笈秘录》《黄庭经注》《梅花易数》等书。惜其所著，多所沦没。"现今存世的有《脉诀阐微》《本草新编》《外经微言》《辨证奇闻》《石室秘录》《辨证录》《洞天奥旨》《辨证玉函》《辨证冰鉴》九种。其中《辨证冰鉴》和《辨证录》为同书而异名。以上诸书中，《外经微言》讲述医理，《脉诀阐微》讲述脉法，《本草新编》讲述组方原则及本草功效，《洞天奥旨》是外科专著，《辨证录》《辨证玉函》《辨证奇闻》《辨证冰鉴》《石室秘录》均是治疗杂病的著作。

1.《辨证录》

《辨证录》又名《辨证冰鉴》，陈士铎自述本书乃“仙授神传”，如其所言“是编皆岐伯天师、仲景张使君所口授，铎敬述广推以传世。实遵师诲，非敢自矜出奇”。全书共分14卷、126门、77证。卷一到卷十为外感及内伤病证，卷十一、卷十二为妇科病证，卷十三和卷十四分别为外科和儿科病证。每一病证先述症状、病机，后立法、处方，最后详述配伍原理。每一证除主治方外，另有附方于后以备参考。

全书以脏腑间五行生克的关系立论，特点为详于辨证而略于辨脉，其论理虽多且别出新裁，但颇为中肯，处方用药亦有颇多可取之处，具有很高的临床价值。

2.《辨证玉函》

全书共四卷，分别为阴证阳证辨、虚证实证辨、上证下证辨和真证假证辨，共载有75种病证。每证先辨病因病机，再详述辨证要点，最后再组方用药。

本书特别突出“辨证”二字，其以“阴阳、虚实、上下、真假”为纲，辨证详明，示人以规矩，组方用药亦多出新出奇，对当今临床辨证颇具指导意义。

3.《洞天奥旨》

《洞天奥旨》又名《外科秘录》，全书共16卷。卷一至卷四总论疮疡痈疽，卷五至卷十三载有157种病证，卷十四至卷十六为奇方，载有方剂281首，所载方剂，据其凡例所言，大部分为“天师岐伯”所传，同时亦收录有家传及世传诸方。陈氏在治疗疮疡痈疽时重视火毒病机，善用阴阳辨证，力主内治，反对轻用外治，形成了一套完整的诊疗体系。同时其组方用药亦值得借鉴和运用，对当今中医外科学仍有很大的指导意义。

4.《石室秘录》

全书共分6卷，分别为礼、乐、射、御、书、数六集，每集以治法为目，共计128法，每种治法都分别从理、法、方、药等方面对疾病的诊治进行了论述。其中，“书集”还记述有五行、脏腑、阴阳、气血等17论及儿科病证。“数集”还记述有伤寒、中寒、中暑、水湿、热证、燥证、内伤7门病证及16

种杂证。

本书在《内经》的基础上，对中医基础理论如阴阳、五行、气血、命门等学说多有阐发，所载的128法中大多为对治法，如男治法与女治法、正治法与反治法、缓治法与急治法、内治法与外治法等。这些立法从多个角度阐发了疾病的诊疗思路，颇具理论及临床意义。

5.《脉诀阐微》

《脉诀阐微》又名《鬼真君脉诀》，全书共5篇。第一篇论述38种脉象及主病；第二篇以浮、沉、迟、数、滑、涩六脉为纲，论述兼见之脉；第三篇论述左右手六部脉；第四篇则论述诊脉以决生死；第五篇论述妇人、小儿之脉。本书论脉有两大特色：一以五脏为主，提出“脏病而腑亦病，腑病而脏亦病，故治脏而腑在其中，切脏而腑亦在其内”。二为浅近，认为“精微出于浅近，过求乎窈杳，反致失之。此鬼真君脉诀之妙，妙在浅近，使人人易知而深入也”。

6.《本草新编》

《本草新编》又名《本草秘录》，全书共分5卷，分别为宫集、商集、角集、徵集、羽集。卷前载有凡例十六则、劝医六则、七方论、十剂论、辟陶隐居十剂内增入寒热二剂论、辟缪仲醇十剂内增升降二剂论等内容。全书以药为纲，共收录272味药物。每味药先论述性味、归经、功用等，而后多以设问的形式来阐述药理。

该书首先是阐发了七方十剂的组方规律，其次是在论述具体药味时多发前人未发之理，多出新出奇，尤其是对于人参、熟地黄、白术等药物的阐述多有让人称道之处，对后世也多有启迪。

7.《外经微言》

该书是以阐述中医理论为主的医学著作，是陈士铎晚年在医学理论上的集大成之作。全书共9卷，每卷9篇，共81篇。正合《素问》篇数。卷一论述阴阳、生育、天癸养生等，卷二论述经脉循行、标本顺逆等，卷三至卷五论述脏腑生克及气化等，卷六至卷七论述三才五运、四时六气、八风等，卷八论述伤寒、瘟疫等，卷九论述阴阳寒热等。

8.《辨证奇闻》

全书共15卷，载有162证。该书与《辨证录》基本内容一致，但《辨证录》比《辨证奇闻》多出20多万字，且文字上多有删改。

三、临床特色

1. 五行生克之变

相对于传统的五行生克关系，陈士铎提出了“五行生克之变”学说，包括生中有克、克中有生、生不全生、克不全克、生畏克而不敢生、克畏生而不敢克六种变化。

“生中有克”即金生水而克水，水生木而克木，木生火而克火，火生土而克土。具体而言是指五脏无水时所产生的一种生克变化，即五行多水则不生，五行无水亦不生。

“克中有生”即金克木而生木，木克土而生土，土克水而生水，水克火而生火，火克金而生金。具体而言是指五脏间适度克伐时所产生的一种生克变化。

“生不全生”是指肾水分配不均时所产生的一种生克变化，即各脏腑均取资于肾。心得肾水而神明焕发，脾得肾水而精微化导，肺得肾水而清肃下行，肝得肾水而谋虑决断，七腑得肾水而布化。《外经微言》曰：“然而取资多者分给必少。亲于此者疏于彼，厚于上者薄于下。”以上即五脏间生而不全生。

“克不全克”是指肾火不安时所产生的一种生克变化，即肾火易动难静，易逆难顺，易上难下，一动而无不动，一逆而无不逆，一上而无不上。入心则躁烦。入脾则干涸，入肺则喘嗽，入肝则焚烧，入七腑则燥渴。肾火为龙雷之火，其性刚猛，但聚则势专，分则势散。无不克而反不能全克，以上即五脏间克不全克。

“生畏克而不敢生”是指五脏相克太过而影响相生，相对应的治法为制克以遂其生，则生不畏克。助生而忘其克，则克即为生。

“克畏生而不敢克”是指五脏相生太过而影响相克，相对应的治法为“救其生不必制其克，则弱多为强。因其克反更培其生则衰转为盛”。

2.“六脏七腑”之说

陈士铎在《内经》藏象理论的基础上，提出了“六脏七腑”学说，即除原有的五脏六腑外，将胞胎归为“脏”、心包络（膻中）归为“腑”，并为“六脏七腑”。他在《石室秘录・二论脏腑》中曰：“五脏之外，胞胎亦为脏……然既为一脏，何以不列入五脏之中？因五脏分五行，而胞胎居水火之两歧。不便分发，所以只言五脏而不言六脏也……六腑外，更有膻中，亦一腑也。膻中，即心包络，代君火司令者也。膻中与心，原为一脏一腑。两相表里，今独称心而遗腹中，非膻中不可为腑。”

3. 命门学说与心肾相交理论

陈士铎在临床实践的基础上，创造性地发挥和拓展了传统的心肾相交理论，他认为，心肾相交包括本脏交济和上下交济。心之中有阴阳，肾之中亦有阴阳，心肾本脏的阴阳可以互相交济。心阳温心阴，心阴滋心阳，心阴心阳互济，阴平阳秘，则心藏神与主血脉的功能正常，则心神安定。肾为水火之宅，内寄元阴元阳。肾阳温肾阴，可使肾水不寒；肾阴滋肾阳，可使相火不亢。若肾阴不足，无以制约肾阳，易致相火妄动，虚火上炎。心肾本脏的阴阳协调，是心肾相交的生理基础，若心肾本脏的阴阳不能自交，则会直接影响心肾的上下交济，进而导致心肾不交。

心肾上下交济包括心交于肾和肾交于心两种方式。心阳下温于肾的过程，称为心交于肾；肾阴上济于心的过程，称为肾交于心。心属火，肾属水，火炎于上，或水沉于下，均可导致心肾不交。因此，陈士铎将心肾不交证分为心不交肾、肾不交心、心肾两不相交。心不交肾多因心阳偏亢，不能下济；肾不交心多因肾阴不足，不能上济。《外经微言》曰：“心火必得肾水以济之也。滋肾安心，则心火永静；舍肾安心，则心火仍动也。心中之液，即肾内真水也。肾之真水旺而心火安，肾之真水衰而心火沸，是以心肾交而水火既济。”

4. 胃为肾之关门

《内经》中提出“肾为胃之关”，即“肾者，胃之关也，关门不利，故聚水而从其类也。上下溢于皮肤，故为浮肿。浮肿者，聚水而生病也”。而陈士铎则提出应当是“胃为肾之关门，非肾为胃之关”。他指出胃经循行于肾经之外，胃气由肾气供养。胃的正常运转依赖肾，即胃的受纳功能根本上取决于肾气的强弱。同时，胃火必得肾水润之，若肾水不足，肾火则夹胃火上犯，则或导致脾之血欲上唾，而胃无约束，则任其越出于咽喉之上，或胃夹水谷之气而下行，或胃火沸腾，涌而上出，以致双目红痛，舌如芒刺。若肾火不足，也会导致胃功能受损，即肾病则胃病，饮食入胃，必得肾水相济，而咽喉有水道之通，则上可输挽，下易运化。若肾中无火，如釜底无薪，又不能蒸腐水谷。因此肾寒而脾亦寒，脾寒则不能运化，必然上涌于胃，胃又不肯受，则涌而上吐。即胃为肾之关，胃司开阖的功能取决于肾，肾气足而关门旺。

第十四节　吕留良

一、生平事迹

吕留良（1629—1683年），又名光纶（一作光轮），字庄生、用晦，号晚村，别号耻翁、耻斋老人、南阳布衣、吕医山人、南阳村白衣人，崇德（今桐乡崇福镇）人。吕留良从小就聪明过人，8岁能赋诗作文。时结社之风甚盛，明崇祯十一年（1638年），其兄吕原良创立澄社，崇祯十四年（1641年），孙子度建书社于崇福禅院。时吕留良仅13岁，以诗文入社，大受孙子度赞赏，并视为畏友。清顺治二年（1645年），清军渡江入浙，沿途肆意杀戮，惨案迭出。江南各地抗清义军纷起。吕留良散万金之家以结客，时其侄吕宣忠（长留良4岁）入太湖义师。兵败后，宣忠入山为僧，因父病回家探视被捕，后从容就义于杭州。临刑前，宣忠昂首先行，吕留良送之，两人谈笑如常，而无一语及家事。顺治十年（1653年），吕留良易名光纶，应清廷科举考试，成县秀才，后深悔之。时陆雯若办书社于崇德，邀吕留良同选刻时文，经吕留良创导，远近百里间，名流携诗简文卷来会者达数千人，为复社以来未有之盛事。吕留良先后结识黄宗羲、黄宗炎、高斗魁、黄周星、高世泰等抗清志士。顺治十八年（1661年），二兄吕茂良以其外务过多，荒废学业，强留于崇德西门内祖居友芳园之梅花阁，教子侄辈读书。康熙二年（1663年），黄宗羲应聘来梅花阁执教，吕留良与黄宗羲、黄宗炎、吴之振、吴自牧、高斗魁等相聚园内水生草堂，诗文唱和；又与吴之振、吴自牧共选《宋诗钞》，完成初集，为所选82位宋代诗人撰写小传。康熙五年（1666年），浙江学使至嘉兴考核生员，吕留良拒不应试，被革除秀才。此后归隐崇德城郊南阳村东庄（今属桐乡市留良乡），创办天盖楼刻局，继续选刻时文出售，并提囊行医，以自隐晦，且自食其力。原先之诗朋文友大半散去，唯与张履祥、何商隐、张佩葱专攻程朱理学，创立南阳讲学堂，设馆授徒。康熙八年（1669年），迎理学大儒张履祥至东庄，刊行朱子遗书语类。他把自己的民族意识灌注在这些文章的评论中，并对朱熹的“夏夷之防”进行公开宣传，对当时的士人产生了广泛的影响。远在两广的连州知州朱振荃立了他的牌位，设祠奉祀，连州学正王奇勋命县学生员祀敬。

康熙十七年（1679），清廷开博学鸿词科，以笼络明朝遗逸，浙江当局首荐吕留良，他誓死不受。康熙十九年（1681年），清廷征聘天下山林隐逸，嘉兴知府又荐举吕留良。他闻讯后吐血满地，卧病在床，即于枕上削去头发，披上袈裟，宣布出家为僧。取僧名为耐可，字不昧，号何求老人，于吴兴埭溪之妙山筑风雨庵隐居讲学，门人子弟甚众。康熙二十二年（1683年）病逝。临终前3日，还支撑着补辑《朱子近思录》及《知言集》。子侄劝他休息，他却说："一息尚存，不敢不勉。"葬于识村祖茔（今桐乡市晚村乡识村东长坂桥之西）。著作有《吕晚村先生文集》《东庄诗存》《惭书》等著作；与吴之振、吴自牧合选《宋诗钞初集》，与张履祥合选《四书语类抄》；又有《晚村先生八家古文精选》。后人汇刻其时文评语数种若干卷，刻印其遗文墨迹若干卷。吕留良崇奉程朱理学，尤以朱学为归，认为“救正之道，必从朱子”，对陆王之学则大加抨击。藏书甚富，大多取自山阴祁氏澹生堂藏书，均贮于拜经楼。他还通晓医道，弃诸生后曾悬壶济世近10年，远近复争求之。有《吕氏医贯》传世。

吕留良卒后46年，即雍正六年（1728年），因湖南曾静案引发了吕留良文字狱案，震惊全国。被判毁墓开棺戮尸。时其子葆中（康熙四十五年进士、翰林院编修）已卒，亦株连被戮尸；幼子毅中，斩首。亲戚门人被一一治罪，家产入官，著作均被禁毁。辛亥革命后，冤案昭雪，重建新墓。今桐乡市有留良、晚村两乡用其名号命名，并于崇福镇筑吕园以为纪念。

二、学术贡献

吕留良博学多才，著述宏富。雍正、乾隆两朝先后三次下旨禁毁其著作，被列入清代禁书的有30多种之多。因此，雍乾至晚清学者，对吕留良的学行罕有论及。吕留良在清代学术史、政治史上的重要影响毋庸置疑，他在医学史上也产生过较大影响，后来者少有论及，对吕氏医学成就也未能有一个恰如其分的评价。吕氏医书，如黄台瓜之三摘，所剩无几。由于吕留良的医学著作具有较高的学术性，《四库全书》中还保存了一些。吕留良现存的医学著作主要有《吕留良批评医贯》《东庄医案》，吕留良弟子董采《西塘感症》中的吕留良医学佚文，《四库全书》中保留的部分吕留良医籍等。

《医贯》为明代温补派医家赵献可的代表作，以其丰富的临床经验为基础，围绕“命门”，结合病证说理，对后世产生了重大影响。《吕留良批评医贯》见于簿录者，首为黄氏千顷堂书目，次见于闻氏鄞县志，乾隆《浙江通志》也引之。乾隆四年（1739年）张廷玉等撰明史时，其艺文志则不著录。据咫进斋丛书所收禁书总目四种中，《医贯》凡二见，一为军机处奏准全毁书目云“吕氏医贯，吕留良撰”，一为应缴违碍书目云“吕留良批评医贯”。《医贯》在清代医学界产生了极大影响，这在一定程度上归功于吕留良的评注。徐大椿《〈医贯〉砭序》云：“若赵养葵《医贯》之盛行于世，则非赵氏之力所能为此也。晚村吕氏，负一时之盛名，当世信其学术，而并信其医。彼以为是，谁敢曰非。”

吕留良的评注不但扩大了《医贯》的影响，而且纠正了赵献可的偏颇。更重要的是，吕留良并不是出奴入主、纸上谈兵，他的所有评论均以自己的临床经验为基础，评注扎实而实用，有很高的学术价值。需要说明的是，他所推动的是《吕留良批评医贯》，而不是赵献可本来的《医贯》，两者之间并不完全相同。对此，《续修四库全书总目提要》说：“《医贯》六卷，吕留良评本……而石门吕留良与鼓峰论医最契，亦重是书，为之评注，谓其要一归之命门，其治一归之八味益火，乃全书宗旨，推为立斋之功臣。又谓所言皆穷原反本之论，补偏救弊，功用甚大。然以之治败证则神效，治初病则多疏，主张太过，立言不能无偏，遂预执一说而尽废诸法，亦不可行。是留良虽取其书，未尝不虑其流弊也。”

三、临床特色

吕留良主张随证论治，师古不泥古，立法处方颇有特色。吕留良《东庄医案》录集其临证治验的30个医案，多用人参和地黄，反映了他的辨证思维和用药风格。他曾治一名久患下血的患者，忽滞下，口渴不饮，继而体热，脉细数。吕留良先用白术、茯苓、山药、牡丹皮等，解其积郁之热，然后用熟地黄、当归、芍药等复其阴，使患者痊愈。纵观其脉案，理法方药丝丝入扣，可见温补学派学术思想之一斑。

第十五节 俞根初

一、生平事迹

俞根初（1734—1799年），名肇源，清山阴（今浙江绍兴）人。出身世医家庭，先世祖俞日新，于明洪武年间即操轩岐业，到俞根初已历十数代。俞根初自幼耳濡目染，兼之生性慧悟，勤奋肯学，弱冠即通《内经》《难经》，尤于伤寒一门，更见功力。论病议症，多有卓识，注重临床实践，擅治外感热病，治病每能应手奏效，屡起重笃，而立之年即名噪乡里，妇孺皆知，远近求诊者门庭若市，病家敬之如神。且他学识渊博，谦恭广交，故蜚声医坛，誉满杏林，在乾嘉之间历四五十年而不衰。

二、学术贡献

俞根初毕生诊务繁忙，无多著作传世，唯于诊余将临证所悟录为心得篇，名曰《通俗伤寒论》。该书首推仲景，旁参方中行、陶节庵、张景岳、吴又可诸家，深得其要，融会贯通，别出新意而成一家之言。全书分伤寒要诀、六经方药、表里寒热、气血虚实、伤寒诊法、伤寒脉舌、伤寒本证、伤寒兼证、伤寒夹证、伤寒坏证、伤寒复证、瘥后调理诸法等章节。

全书一改历代医家对伤寒研究的格局，从注释变为重新整理归纳伤寒论的证治框架，同时还扩展了温热病的证治，成为一部完整的阐释外感病诊疗的著作。正如俞根初所说“一切感证，通称伤寒，从古亦从俗也”，俞氏通过将《伤寒论》从经典衍变成通俗，重新诠释了广义伤寒的本义，拓宽了临床证治范畴，也使后人学习应用伤寒论更加便利。

俞根初在《通俗伤寒论》中提出“以六经钤百病，为确定之总诀；以三焦赅疫证，为变通之捷诀”，将四时外感热病通称为伤寒，倡导寒温一统。俞根初论治外感病，不同于以往伤寒学派及温病学派，其以六经统摄三焦、气血辨证，注重祛邪，开郁为先，是绍派伤寒理论的精髓。发汗、和解、攻下、温热、清凉、滋补六法为俞氏六经辨证主要治法，集寒温于一体，进一步扩充了广义伤寒证治内容，实现了后世伤寒、温病两种学说的统一。

在《通俗伤寒论》中俞根初因时、因地、因人制宜，对六经辨证及方药多有引申发挥。太阳证治，《伤寒论》以麻黄、桂枝辛温解表，俞根初仍将汗法作为伤寒证治六法之首，创立发汗诸法并立方，共有辛温发汗、辛凉发汗、益气发汗、养血发汗、滋阴发汗、助阳发汗、理气发汗、和中发汗、温下发汗、化饮发汗、蠲痰发汗等法。少阳证治，兼证治法又有十多种，主方不以小柴胡汤为主，但用药多不离柴芩，且根据绍兴气候多湿的特点创制蒿芩清胆汤，至今临床应用广泛。阳明证治，俞根初引入气化学说，重视清下二法，对阳明兼证多法合用，同时不忘阳明虚寒。俞根初还对伤寒兼证做了汇总，包含风温伤寒、风湿伤寒、湿温伤寒、春温伤寒、热证伤寒、暑湿伤寒、秋燥伤寒、冬温伤寒、发斑伤寒等，补充了《伤寒论》中温病证治的内容。伤寒者常有宿疾、经产等情况，内外夹发，尤为难治，俞氏引申出夹痰伤寒、夹饮伤寒、夹哮伤寒、夹痞伤寒、临经伤寒、妊娠伤寒、产后伤寒等。又如伤寒坏证、伤寒复证等复杂证情的论治，均在《伤寒论》基础上进行了延伸。全书所载 100 多方，皆为俞根初之经验良方，以精切实用、疗效确切为临床医家所喜用。在验齿、查舌、切脉、按腹等方面，也有不少新的见解，其中腹诊专篇比日本现存最早的腹诊专著——《腹证奇览》早几十年。全书论理透彻，辨证明晰，用药见寒投温、见热投凉，绝无偏主一格之弊。被后世医家誉为“方方切用，法法灵通”的“四时感症之诊疗全书”，后迭经何秀山、何廉臣、曹炳章、徐荣斋等医家勘按加注而行于世，奠定了绍派伤寒的学术理论体系。

三、临床特色

1. 尤重望诊，更添腹诊

俞根初主张四诊合参而重视望诊，以观目诊法为特色，对病危者必察两目，通过目色判断病之存亡，并认其为诊法之首要。观目能使我们在诊病时抓住主要矛盾，迅速判断患者精气存亡，挽救于危难。“凡诊伤寒时病，须先观病人两目，次看口舌，以后用两手按其胸脘至小腹有无痛处”“凡病至危，必察两目，视其目色以知病之存亡也。故观目为诊法之首要”。

俞根初认为“胸腹为五脏六腑之宫城，阴阳气血之发源，若欲知其脏腑何如，则莫如按胸腹，名曰腹诊”。其理论依据源于《内经》“胸腹者，脏腑之廓也”，取脉诊浮、中、沉之法，以轻手、中手、重手按胸腹辨脏腑虚实、沉积何如，以辨别湿阻、肝郁、痰热、蓄饮，按腹以识疝气、瘀血、肝痈、癥瘕、食积、水气、虫病及胃家实等，其意义有虚里测吉凶、冲任辨真假寒热、察有形之实积等，对诊断疾病有很高的参考价值。徐荣斋谓俞根初之腹诊“能补中医诊断之不逮，可法可传”。另外，俞氏腹诊擅长诊治伤寒急症，在病情疑似时通过腹诊果断用药，还能借助腹诊识别体质强弱，灵活应用攻下峻剂。

2. 贯通古今，屡创新方

俞根初治方多样，有古方化裁、古方新用、自订新方等，根据绍兴气候多湿及当地人禀赋娇弱的特点，外感用药多选用芳香宣透、轻灵去实之品。古方化裁，如三拗汤加味化裁成新三拗汤，达原饮化裁成柴胡达原饮，陷胸汤化裁成柴胡陷胸汤；古方新用，如小青龙汤、葱白七味饮等变通治疗外感表证各类兼夹证；自订新方，鉴于江南滨海，地处湿温，感症自与中原迥异，拟定不少轻灵稳实之方剂，诸如玳瑁郁金汤、羚角钩藤汤等。如结合绍兴地区“伤寒恒多夹湿”的特点，制定苏羌达表汤治疗太阳证兼有湿邪、蒿芩清胆汤治疗少阳湿热，结合夏秋季节制定藿香正气汤温中化浊等。俞根初改良古方、自创新方，同时喜欢使用鲜药，因其质纯性专、力足效捷、价格低廉，其用法丰富多彩，入药方式不拘一格，随证变化，包含一同入煎、煎汤代水、药汁冲入、外用涂敷等方式。对“秋燥”的认识，俞根初首创燥分温凉，治设凉润、温润之法。

3. 擅治感症，因地制宜

俞根初对南方感症的认识，从辨证立法，到处方用药，都显得灵动活泼。“治伤寒兼证稍难，治伤寒夹证较难，治伤寒复证更难，治伤寒坏证最难。盖其间寒热杂感，湿燥互见，虚实混淆，阴阳疑似，非富于经验而手敏心灵、随机应变者，决不足当此重任。”俞根初辨感症推崇六经，治疗注重清化，认为浙江气候湿热，凡伤寒恒多夹湿，若湿从寒化，予辛温中佐以淡渗者，防其停湿也；湖南高燥，凡伤寒最易化燥，仲景于辛温中佐以甘润者，防其化燥也，辛温发汗虽同，而佐使之法则异。认为绍兴地处江南，气候温暖，患感症者，感寒者少，感温者多。鉴于感症恒多夹湿之特点，治分寒湿、湿热两端。寒湿者每以辛温法佐以淡渗，用藿香正气汤治疗。若湿从热化，则发为湿热，称为湿温伤寒、暑湿伤寒等，以清热化湿为治，湿盛者则佐以淡渗，主张轻灵宣透。俞根初用药也有一定的特色，辛温发汗法用藿香、佩兰、苏叶之类，不用麻黄、桂枝等峻猛药，体现了遣药因地制宜。伤感在表，轻则薄荷、荆芥，重则羌活、防风，意在轻清，杏仁、蔻仁、橘皮、桔梗之类，尤为宣气之通用；夹湿者，则蔻仁、藿香、佩兰、通草、茯苓、滑石，重则五苓散之类。又因湿之为患，极易生痰，故每兼用化痰药，轻则陈皮、杏仁，重则瓜蒌、贝母、胆南星、天竺黄、竹沥。清热之法也极灵动，大凡轻则金银花、连翘、山栀、夏枯草，重则川黄连、石膏、玳瑁、犀角。

4. 注重调理，制法详细

俞根初在《通俗伤寒论》“调理诸法”中对伤寒瘥后调理做了系统陈述，包括病中调护、瘥后药物调理、食物调理、气候调理、起居调理等。病后常有余邪不清、正气不复、情志不调等问题，俞氏的瘥后调理法很好地解决了这三个问题，即清余邪、防病复发，扶正气、御邪于外，畅情志、起居有常。

第十六节 章楠

一、生平事迹

章楠，字虚谷，浙江会稽（今浙江绍兴）人。生卒年未有明确记载，只能从其游历经历中推测其生活于清乾隆中后期至道光年间。

章楠自幼体弱多病，遂留心于医学，从师请益，历览诸家。但是由于医理深奥难明，而当时诸家之说则各树旗帜，互相非议，未知孰是。他在《医门棒喝·自序》中言学医十年，尚不知端绪，直到后来读到清代著名医家叶天士的医案，“见其发明奥旨，如龙点睛，而镕铸百家，汇归经义”，由此“略窥医理之奥”，医术方大进，始得左右逢源之乐。章楠后曾客游广东、河北、浙江等地，每到一地，皆以医术高明而闻名，在当时很有名望，当道者多折节下之，但章楠均淡然而处。

章楠不仅是一位医家，还是一位极为博学的学者。他受宋明理学影响颇深，在行文中每每引朱熹“天理”之学，还专门写了一篇阐释心性之学的《性说》。他并非传统意义上恪守经典的儒生，而是思想多元，出入于儒、道、释之中。虽然他说自己非道、非儒、非释，而事实上何尝不是亦道、亦儒、亦释。这实际上也是时人对他的评价，如山阴名医田鼎祚称“章子（章楠）笃性命之学，参儒释之理”。田晋元评价说：“夫天下所重者，莫若性命。儒道，性命之正禅，究性命之微。其能保卫姓名者，医也。三者，其道义而已矣……章虚谷先生贯通乎三者之理，而尤精于医。”（《医门棒喝·田晋元序》）

此外，章楠是一个勇于挑战权威，具有很强的叛逆精神的学者，其书斋名为“知非轩”，又信孟子“尽信书不如无书”之言，喜欢独立思考，常谓“知我罪我，皆我师也”。其弟子孙廷钲评价章楠说“论证则直揭根源，制方则随宜变化。离乎古而不畔乎古，合乎古而不泥乎古”。（《医门棒喝·跋》）客观来看，这样的评价是较为公允的，颇契合章楠之精神与为人。章楠的著述主要包括《医门棒喝》《医门棒喝二集》《灵素节注类编》，前两种在他生前皆曾刊行。其中《医门棒喝二集》与《灵素节注类编》皆为医学典籍的整理，而《医门棒喝》则是一部医论性质的著作，章楠阐述医易观点的内容均集中体现在该书中。

二、学术贡献

章楠明于医经原旨，见诸家偏伤流弊之言，有以补救。著《医门棒喝》4卷，包括“六气阴阳论”“太极五行发挥”等30余篇医论，杂论医理、诊法及内、儿各科病证治法，并附医案。

章虚谷推崇名医叶天士、薛生白，于温病之辨证论治颇有发挥。对刘河间、李东垣、朱丹溪、张景岳等说，则善于撷取精华，且能提出中肯之评论。鉴于《伤寒论》辞简义深，理法微妙，读者难以领会的问题，他参考方有执《伤寒论条辨》予以重编，以风伤卫、寒伤营、风寒两伤营卫为纲，阐述各经病证，撰《伤寒论本旨》9卷（1835年）。又注释了《叶天士外感温热论》，作为外感温病治法；注释《温热条辨》（旧题薛雪撰），作为暑病的治法，以补《伤寒论》之不足。另有《医门棒喝》《伤寒论本旨》两书之合刊本，总名曰《医门棒喝》（以医论，即《医门棒喝》为初集，《伤寒论本旨》为二集，故《伤寒论本旨》又有“《医门棒喝》二集”之称）。

《医门棒喝》初集是一部医论性质的著作，包括杂证医理、诊法及内、儿各科病证治法，并附医案。初集中有彼多医论影响极大，如张仲景是辨证论治的创立者和实践者，但首次明确提出“辨证论治”一词的是章虚谷。言：“可知景岳先生不明六气变化之理，辨证论治岂能善哉？”《内经》奠定了中医体质学说的基础，但集中医体质学说大成的第一人也是章虚谷。他明确提出：“以人体质不一，受邪虽同而病变不同。”并首次将人分为阳旺阴虚之质、阴阳俱盛之质、阴盛阳虚之质、阴阳两弱之质四种类型。

在《医门棒喝》初集中章虚谷还对医门中的大家之论进行分析，评其利弊。如金元四大家的朱丹溪谓“阳常有余，阴常不足”，而明代的张景岳则说“阳常不足，阴常有余”，后学者不知所从，而丹溪、景岳皆为医学大家，均拥有大批追随者。章虚谷指出二人不过发明一节经义，而非全经之理。“盖气化流行变迁靡定，人生禀质南北不同，景岳与河间、丹溪相去各百数年，其时气化，其地风土或各不同，不可相非也。又如张子和所治多藜盐中人，故其议论以汗吐下为妙法。薛立斋为太医，所治多膏粱中人，故其方案多和平温补，以缓治见功。可知各由其阅历不同而论治遂异，其余诸家亦各抒己见以之言，难免顾此失彼之弊。”（《医门棒喝》）其分析评点，言之有理，取名《医门棒喝》名副其实。《医门棒喝》不但全面反映了章虚谷的学术思想和学术经验，也记载了其学医、从医的许多经历。

三、临床特色

1. 新阐温病分类

温病分类随着温病学的发展而逐渐趋于成熟，如吴鞠通将温病分为九种（兼附疟、痢、疸、痹），而章氏在《医门棒喝》中对温病的分类及治疗有新的阐述，“兹细辨温病源流，当辨别而分治者有五：一曰春温，二曰风温，三曰暑湿，四曰湿温，五曰瘟疫”。并指出吴鞠通将风温、温热、瘟疫、冬温并为一类，不知瘟疫与风温见证大异，已属辨证未清。而初起恶寒者用桂枝汤，不恶寒而渴者主以银翘散，桂枝汤乃治风寒之方，用于温病，则以热助热；银翘散是治风温之药，以之治瘟疫，则病重药轻，病深法浅，又为立法失当。总之，以其分类而辨证论治具有一定的实践意义。

（1）春温：春温发病，《内经》已有定论，如说“冬伤于寒，春必温病”“冬不藏精，春必温病”等，即春温乃伏气之邪所发，后人多沿袭遵从。俞根初认为春温乃伏温由内而发，并新寒束于外，实邪发于少阳膜原，虚邪发于少阴血分、阴分。章氏认为不唯体弱者犯之，辛苦之人春夏温热病，亦由冬伤寒邪所致。贫苦力食，衣单耐寒，脏气固密，邪易伏于经络，日渐积蓄；冬不藏精，当春阳旺之时，阴不制阳，热势倍重，皆为春发之病，故名春温。章氏书云：“当冬令归藏之候，其邪从经入络，经直络横，气血流转于经，邪伏于络，则不觉也，即《经》所谓邪藏肌肤者耳。”若冬令之季，伤于寒邪，寒性凝滞，有寒无风，阴邪内聚，伏而不显，风为百病之长，轻扬开泄，性主动，待春阳鼓动而发。章氏细审详辨，虚实补泻合宜，认为实证以清解内热为治疗大法，虚证总以甘凉滋润方养阴退热，强调不可过投寒凉制其热盛，遏其欲出之势，以免伐伤正气。

（2）风温：叶天士的《外感温热病篇》认为风温以春季、冬月最多，春季风邪用事，冬初气暖多风。俞根初对风温从伏气、新感两点立论，一者由冷风搏引伏气发为伏温；或由天时温暖，又感风寒，搏束温邪，郁而发之，对病因、证治、方药等对举阐述。章氏以为，气候变迁，人感虚风，当温暖之候而成风温。春季乃厥阴风木当令，虽四时皆有，然春令最多。章氏书云："故四时皆有邪风。春令温暖，又为风木主令，故风温之病较三时为多。"外感之邪无不兼风，邪风鼓荡，易兼他邪共伤人体，风为诸邪领帅，故风温最为多见。风温论治以理肺气为主，夏令佐凉以救肺，秋冬稍佐温散。肺为皮毛之合，主卫分，风温先伤上焦肺卫，章氏书云："先解卫分之邪，宜薄荷、荆芥、紫苏、杏仁、贝母、葱豉之类。若春初木气未伸，亦可稍加柴胡为使。"

（3）暑温：立夏以后，暑热流行，其病证候虽有似伤寒，但异于伤寒。庸医易眩，妄用辛热发汗之药，并加衣出汗，增元气之虚，而不明其因。暑温分阴暑、阳暑，乃夏至后感热邪而发。时令热盛，暑偏走于热，人体阳旺为阳暑；季候偏湿，暑偏走于湿，人体阳虚为阴暑。章氏云："是暑而偏于湿者，非同伤寒之阴证也。"以为寒、湿之气虽在六气中属阴，然与伤寒阴证在病因病机、治法方药上迥然各异。若以姜桂附子疗阴暑，实乃昧者之举。对于偏于火者的暑温之证，应以辛凉甘缓法清热救肺。章氏强调暑温日久气伤，首推东垣清暑益气汤，又推崇"暑病首用辛凉，继用甘寒，再用酸泄酸敛，不必用下"之论。对暑温变证、坏证之论甚为精详。章氏认为为医者若不识暑必兼湿，见热投凉，易使湿闭热伏，变痢变胀，使病危殆。

（4）湿温：湿温起病，季节特定，表现特殊，病程缠绵，以消化道症状为多见。湿温之邪可入气分、乘包络、扰营血、阻上焦。俞根初常以气分、营分为论治基准，伏于膜原在气分者病轻，舍于营分在血者病重。章氏以为湿温病机总由清阳不振，阴邪窃踞所致，以苦温芳香法治之，使三焦气化，小便通利。湿温夏秋多见，乃阳虚多湿之体，夏感暑湿之邪并同四时杂气相合，热为湿遏，湿热胶着，不能宣达所致。章氏书云："或胸腹满闷，或体重痠疼，或为疟疾，或为泄痢，或为黄疸，或为痹肿。辨证多端，皆湿热为病，是名湿温也。"审证选用藿香正气、五苓、六和、消暑丸等。章氏推崇吴门薛生白《湿热条辨》三十五则，多参究之。

（5）瘟疫：章氏认为瘟疫并非与六气无涉，也非天地间别有之他气。瘟疫较风温重，乃六气主客流行之时互相克制，或与污秽之气杂合而成，不离六气，有别于吴又可之论。章氏书云："如经所云：远近咸若也。由是可知瘟疫一证，固非吴又可所创论，《内经》已历历言之，仍不出六气错杂所致。"章氏认为吴鞠通轩岐不知，独逞臆见，不明伏气发病之理，盖风温、春温皆为瘟疫，实乃悖经悖旨。他还认为温毒实为《内经》温厉，为厉为毒，其邪凶险，属瘟疫之类，不必另立条目。在治疗上则别有心得，认为瘟疫乃六气与秽恶之气混合而成，其邪深重，非轻药可疗，不可概攻，应禀人体虚实不同，立法论方；亦不可轻病重治，将暑温、风温概作瘟疫，酿成误治之变。

2. 辨证遣方重体质

章氏临床诊疗中，注重患者体质，言“治病之要首察人体质之阴阳强弱，而后方能调之使安”。他认为不同体质的人，不论在发病还是病机转化方面，都不尽相同，邪气侵犯人体，其发病类型取决于体质特征，“盖邪气伤人，随人禀体而化”，并进一步举例明示，曰：“人感暑邪，若禀体多火，则暑随火而化燥，禀体多寒，则暑随寒而化湿。”因此章氏主张临床诊治中既要考虑邪气的性质及强弱，更应顾及体质的偏颇。曰：“病因症状虽同，而禀质强弱不同，则治法自殊，此所以一药可以治众病，一病又不可拘一药治之也。”又举例言：“但人体质有强弱，受邪有重轻。凡邪重而体强者，则伤太阳经，为麻黄桂枝汤证。体弱者，邪从太阳直入少阴，为四逆白通汤证。”

章氏根据营卫气血及脏腑经络的功能状态将常见体质分为阳胜阴虚之质、阴阳俱胜之质、阴胜阳虚之质和阴阳两弱之质，且将其在临床中的具体应用进行了阐述，如“假如形瘦色苍，中气足而脉多弦，目有精彩，饮食不多，却能任劳，此阳旺阴虚之质也。每病多火，须用滋阴清火”等。此等论说对于温病及内伤杂病治疗颇有借鉴之意。在温暑治案中指出：“温暑之邪，必用凉解。若其人体盛色白，或不白而肌松者，本质阳虚，凡感热邪，往往凉药不效。”其治疗应“须用辛温通阳，是中阳振，舌心亦黄，再用凉药即解”。

总之，章氏的“一药治众病，一病不拘一药”的观点，非常符合现代中医体质治疗学之“异病同治，同病异治”核心理论。章氏虽重体质，但不泥于此，“凡感温热，终是阳邪，故虽阳虚之人，亦须凉药清解”。总以临床实际出发，综合兼顾，妥帖为要。章氏发皇古义，融会新知，为中医体质学说的发展作出了贡献。

第十七节　赵学敏

一、生平事迹

赵学敏（约1719—1805年），字恕轩，号依吉，一说字依吉，号恕轩，钱塘（今浙江杭州）人。清代著名医学家。

其父晚年得二子，长子即赵学敏，次子赵学楷。出于济世利人的目的，赵父让学敏习儒，学楷学医。为了创造一个良好的学习环境，他们的父亲在养素园中收藏了许多医书，又专门开辟一块土地作为药圃，让弟兄两人终年吃住在园中，接受儒学和医学教育。赵学敏虽被指定为学儒，但他的兴趣却集中在医药方面。他博览群书，对天文、历法、术数、方技、医药、卜算之类的书籍多有涉猎。闲暇时，他与弟弟就以默写"针灸铜人图"作为游戏。因长期过度用眼，乾隆二十一年（1756年），赵学敏患了眼疾。但他眼疾刚愈，就凭借自身的体会，写下了一本眼科专著《囊露集》。赵学敏对此书甚为得意，认为可以超过前人所有的眼科书，只可惜这本书最后没有流传下来。

经过数十年的积累，赵学敏在很多方面有所建树。乾隆三十五年（1770年），赵学敏初步完成了一套丛书，取名为《利济十二种》。这套书共一百卷，含十二种医书，包括药书、本草、养生、祝由、眼科、炼丹及民间走方医疗方法等方面的内容。丛书子目的名称包括《医林集腋》《养素园传信方》《祝由录验》《囊露集》《本草话》《串雅》《花药小名录》《升降秘要》《摄生闲览》《药性元解》《奇药备考》《本草纲目拾遗》。遗憾的是，今仅存《本草纲目拾遗》和《串雅》两种，其中《串雅》是中国医学史上第一部有关民间走方医的专著。

二、学术贡献

赵学敏1770年取其家“利济堂”之名，汇选所撰医书12种，取名《利济十二种》付梓。《利济十二种》当时仅传抄而未刻，至嘉庆末年传抄本仅余《串雅》与《本草纲目拾遗》，其余10种亡佚。

赵氏著作中对后世贡献最大的是《本草纲目拾遗》。这部著作成于乾隆三十年（1765年）。他在序言中说：“夫濒湖之书诚博矣，然物生既久，则种类愈繁，俗尚好奇，则珍尤毕集；非有从者，谁能宏其用也。如石斛一也今产霍山者，则形小而味甘；白术一也，今出于潜者，则根斑而力大；此皆近所变产，此而不书，过时罔识。”这说明赵学敏承认李时珍《本草纲目》内容很渊博，但他又认为从《本草纲目》到他所处的时代，已经百余年，在这百余年中，一方面生药品种衍生日繁（“物生既久，则种类愈繁”）；另一方面，人们的认识不断发展（“俗尚好奇，则珍尤毕集”），因此他以为仍有补遗的必要。在他这一著作中，凡《本草纲目》中已经记载的治疗有所未备，根实有所未详者，他都进行了补入。全书根据《本草纲目》体例，分水、火、土、金、石、草、木、藤、花、果、谷、蔬、器用、禽、兽、鳞、介、虫18部，较《本草纲目》增加藤、花两部。他搜集的材料虽然广博，可是选录很谨慎。有从史书方志中得来的，有从医家贤达处请教得来的，审查确当，方才收入。凡《本草纲目》未载的，他都为之增加。乾隆四十五年（1780年）他又校订了一次。书前订有正误三十二条，逐条订正《本草纲目》的讹误是其独到之处。赵学敏所著《利济十二种》，见于《鲍氏汇刻书目》，至清嘉庆末年（1820年）仅有《本草纲目拾遗》和《串雅》的传抄本行世。

所幸《利济十二种》全目与总序备载于《本草纲目拾遗》卷首，因而得以保存。总序对各书著书缘起与主要内容进行了简要介绍，使我们对已亡佚的10种书籍得以了解。

《医林集腋》与《养素园传信方》均为赵学敏收集验方的著作，乾隆十九年（1754年）始成。前者为“从邻人黄贩翁家阅所藏医书万余卷，参以旧存江闽秘本，集其屡验者，名之曰腋，见精选之匪易也”，后者为“戚好中有以验方见示，及游篋所得，历年频增”而成。

《祝由录验》为祝由方面的著作，是抄录几种相关书籍，经过“采择试之，删其妄，而存其效且便于行者”而成，“以为山居一时不能备药石之助”。乾隆二十年（1755年）春，湖南汪子师租住在赵家，赵学敏“见其案头有《祝由》

本，汪君用之素验，暇日因借录一通”。后“又得张氏本及《儒门事亲》万薛二家抄”，赵学敏结合几家之说而删编成书。

《囊露集》为眼科方面的著作，书名“盖取囊柏叶露可治目意”。赵学敏读书用眼过度，乾隆二十一年（1756年）秋“患目几废”，“息视不启者六月乃愈”，因此他作《囊露集》且颇为得意，自认为比《审视瑶函》《银海精微》《眼科龙木论》《明镜笺》等眼科专著还要好。

《升降秘要》的内容“集古来升降诸方，参以制法”，与丹药有关。乾隆二十五年（1760年），赵学敏在西山寺回峰精舍读书，恰逢何竹里前来避暑，与之酣饮而有一面之缘。何竹里平素和擅长点茆法（一种点金术）的镜水居士、隐元上人友善，因而赵学敏就从他这里听说了有关炼丹的“制伏鼎火诸说”。赵学敏将这些方法应用在诸科升降药中，“体不耗而功倍捷”，因此著《升降秘要》一书。

《药性元解》《奇药备考》皆为本草著作，前者重炮制之奇，后者为搜药品之珍奇。《药性元解》内容是“药性之奇制者”“以见本草之用为最广”。《奇药备考》则是续高濂《珍异药品》搜奇未全之书，与《本草纲目拾遗》补《本草纲目》相类。其中《药性元解》，民国《杭州府志》中称“药性悬解”，而在《利济十二种总序》中称为“药性元解”。序中又有“医可通元”之论，可能“元”为“玄”之避讳所致。但考虑赵学敏所处时代已避“玄”讳，故该书书名仍以《药性元解》为宜。

《本草话》与《花药小名录》亦为本草方面的著作，重在考证药物名称和用途随时代与地域风俗不同产生的变化及花卉药物的别名。赵学敏认为，前人本草“固无乎不备矣”，但前人本草侧重药性，因而“多考其真伪若何，辨其地产各别”，而时代和地域带来的变化，“风俗异宜，古今殊辙，百余年来未有不转易者”，却是前人所未关注的。因而他作了《本草话》，卷帙多达32卷。此外，名随俗改、艺以途分，花卉和药物因地方风俗和用途不同存在许多别名，赵学敏作《花药小名录》来说明这个问题。

《摄生闲览》是养生方面的著作，内容是“导引却病之方”。赵学敏认为“坎离栽接之说何取哉”，所以书中不包括道家练内丹之法。

以上是赵学敏亡佚的著作，他在《凤仙谱》自序中还提及往年所辑但未暇出版的《灌园杂志》诸稿。《灌园杂志》成稿约在1770年，因“年来衣食奔走”而“藏稿箧中，未遑缮录成帙”，近20年后检阅旧作已是“半为鼠蠹耗尽，所存者仅《蔬药志》《丝桃杂编》《七七秘传》数种，此外若《秋花志》

《盆玩志》诸志，已无剩叶”。虽惋惜数日，几欲补辑，但终究未果。赵学敏在《凤仙谱》自序中说：“《秋花志》既亡，得此亦庶几少补云。”可见《秋花志》中涉及部分凤仙花的内容，与《凤仙谱》内容有所重叠。

此外，赵学敏对《灌园杂志》诸稿的内容没有更多介绍，他在赵学敏在世之时已只余半数，时至今日得为人知者只余以上的部分书名了。

三、临床特色

1. 重视草药，喜用外治

赵学敏对于民间草药和外治法研究颇深，《本草纲目拾遗》中所载药物绝大部分是《本草纲目》未收录的民间药物，书中不仅大量记载了浙江一带的民间草药，还特别收载了许多边远地区、少数民族地区、沿海地域的药物，药品分布地区之广是历代本草中罕见的。

在他所收录的诸多中药中，有近半数可用于外治。外治法中医自古已有，赵学敏所用的外治法丰富多样，有针、灸、熏、贴、蒸、洗、烫、吸、吹、放血、佩带、枕睡等。他认为这诸多治法究其根本主要有二：一为外病外治，二为内病外治。赵学敏选穴位外治法喜用脐贴法，他用由玄参、白芷、当归、赤芍、肉桂、大黄、生地黄、麻油制成的太乙膏贴脐上以治妇人经脉不通之腹痛，用宁和堂暖脐药摊布贴脐上以治水泻、白痢，用丁香、土木鳖、麝香研末以唾液为丸如芡实大，纳脐中治小儿痢。还有用贴烫熏法，通过对脚底涌泉穴及痛处使汗出，治风湿脚痛不止；用黄丹、明矾、胡椒、麝香、米醋调敷掌心用以治疟，年老身弱畏服药者，尤宜此法。赵学敏认为对于暴露于体外的体表部位之病则可采用局部外治法，用烟熏、汤洗、药熨、药气蒸、膏贴、吹喉等法，直接将药物达到病变部位而进行治疗。如他对喉痹肿痛不可下药者，就以蛇床子烧烟入瓶，患者合瓶口吸烟而使喉痰自出。用太乙膏摊贴患处治痈疽、疮毒、瘰疬。

2. 注重治未病，防病于未然

《本草纲目拾遗》还附有大量方剂，简便有效。从用药经验看，赵学敏非常注重治未病的理念。他认为，对于体质虚弱之人可以通过中药来达到增强体质、增加正气、预防疾病的目的。例如，对于易患痰疾之人，他给予黑豆百日，使其壮力润肌，转老为少，终其身无痰病也。对于素体虚弱之孕妇，从成孕之月起，给予白术、茯苓、香附、黄芩等药进行调补，既达到保胎之目的，又可起到顺产易生，防止产后病的疗效。赵学敏生活的年代瘴疟瘟疫、外感时病较为多见。对于邪气过盛，时疫流行，他提出避邪驱邪之防病方法，用苍术、羌活、独活、白芷、香附、大黄、甘松、山柰、赤箭、雄黄各等份，研为细末，制成辟瘟丹，晒干点燃焚烧，能避瘟除邪，净化空气，预防时瘟流行。此丹便于携带，疗效可靠，有利于推广使用。他还于端午节前后，采集嫩凤尾金星草（又名辟瘟草）阴干，入囊内佩带，以避辟疫气。对于一些危害人体的寄生虫等，他提出可以将蜈蚣萍晒干，烧烟熏之以杀虫除害。在治病中他还很重视防止用药不当，而致病情恶化。如他治伤寒结胸者，在用瓜蒌仁涤痰结、利大肠时，又虑其人于脾过于泄，少加甘草以留之，使瓜蒌仁得甘草之和而不至推荡太过。

3. 摒弃门户，融合西药

在清代本草著作中，《本草纲目拾遗》的新药物和新内容最多。赵学敏所处的时代，西方文化已开始向我国传播，西方的药物也同时传入。当时清政府采取闭关锁国的政策。在这种环境下，赵氏却能摒弃门户之见，大胆吸收并记载了西方药物。

他是第一位把西方的硝镪水、刀创水（碘酒之类）、冲鼻水（嗅剂之类）及各种药露制法编入本草著作中的医家。在消强水部分，不仅提示了出处，也说明了制法、性质及用途。还说“西洋人所造，性最猛烈，能蚀五金”。他对药露进行了深入研究后指出“凡物之有质者，皆可取露。露乃物质之精华。其法始于大西洋，传入中国。大则用甑，小则用壶，皆可蒸取。其露即所蒸物之汽水，物虽有五色不齐，其所取之露无不白，只以气别，不能以色别也。时医多用药露者，取其清洌之气，可以疏瀹灵府，不以汤剂之腻滞肠隔也”。“金鸡勒”是治疗疟疾的主要药物，17 世纪末传入我国后，金鸡勒（即金鸡纳）已在临床进行了应用，康熙皇帝患疟疾，即用此药治愈。赵学敏在总结了其临床治疗的经验后指出“金鸡勒，以治疟，一服即愈，味微辛，能走达营卫，大约性热，专捷行气血也”。明确概括了该药的性味、功效与主治。

赵学敏也注意收集其他国家所产的一些有效药物以丰富本草内容。如产自大西洋的能行血暖脾、健筋骨、祛湿搜风、壮阳之洋虫，来自法兰西能生津益气之西洋参，产于日本能补气的东洋参，产自安南（即越南）可利咽喉生津的胖大海，出自吕宋岛（菲律宾）可止血止痛解毒的吕宋果，产于暹罗国（泰国）的可运脾补胃化痰的西国米等。

然赵学敏也不是一味盲目地接受西方，对于某些有一定药效作用，但过多服用易致病的药物，他则明确指出其危害。如烟叶，食其气能解瘴宽中，但不可多食，“一曰金丝烟，治验亦多，其性辛散，食其令人醉。一曰烟酒，其种得之大西洋。一名淡巴菰，相思草，制成烟有生熟二种，熟者性烈，损人尤甚。凡患咳嗽喉痛一切诸毒肺病皆忌之”。他还以亲眼所见之病例告诫同行，言：“友人张寿庄己酉与予同馆临安，每晨起，见其咳吐浓痰遍地，年余迄今未愈，以为痰火老疾，非药石所能疗。一日忽不食烟，如是一月，晨亦不咳，终日亦无痰唾，精神顿健，且饮食倍增，啖饭如汤沃雪，食饱后少顷即易饥。予乃悟向之痰咳，悉烟之害也。耗肺损血，世多阴受其祸而不觉，因笔于此，以告知医者。”另外，对于鸦片烟的危害他也明确指出，言：“初服数月，犹可中止，迨服久偶辍，则困惫欲死，卒至破家丧身。凡吸者面黑肩耸，两眼泪流，肠脱不收而死。”由于赵氏不分畛域，广泛吸收西方医药之长，弃其之短，是我国较早接受西方医学的中医药学家之一，为沟通中西医药文化交流作出了贡献。

第十八节　裘庆元

一、生平事迹

裘庆元（1873—1947年），字吉生，浙江绍兴人，近代著名医家。少时即进钱庄当学徒，因患肺疾，遂发愤专攻中医，自学医籍，广收旧书秘存，潜心研究，造诣日深，兼为人治病，每获良效而名声大振。时国内动荡，秋瑾等投身革命，裘庆元思想激进，化名激声，与湖南人杨卓霖（公仆）等加入同盟会，以行医为掩护。后遇事远走东北，得识日本医界名士，获睹大量国内珍本医籍，深慨祖国医籍散失之多，乃有志于搜求。民国初年返绍，取其同音，易名吉生，遂以医为业，以济世活人为己任。其时，中医药事业处于危急存亡之秋，裘庆元毅然以复兴中医为目标，曾主持绍兴医药联合会，与何廉臣、曹炳章等创办《绍兴医药学报》，并兼编《国医百家丛书》，继任绍郡医药研究社副社长。

1923年迁至杭州，成立三三医社。裘庆元深慨罕世之珍本秘籍，人多自宝，稀世之书，人难得见。因叹曰："医书乃活人之书，何忍令其淹没，又何可令其秘而不传。"于是，或刊广告，或询社友，征求国内收藏之秘籍，凡得书千余种。乃精加选辑，于1924年刊《三三医书》，共三集，每集各33种，每书各撰提要，使读者一览而知全书概况。

二、学术贡献

裘庆元行医多年，临床经验丰富，编纂了《医话集腋》《古今医学评论》《医药杂著》《医药丛书》《杏林医苑》等中医著作，撰写了"肺病症状及其治疗法""白喉症状及其治疗法""痢疾症状及其治疗法"等文章，编印了多种三三医社讲义，如《学医方针》《药物学初阶便读》《诊断学》等，还有《女科治疗学》《儿科治疗学》等多部书籍。其中,《女科治疗学》分四门，共49种病,《儿科治疗学》分八门，共59种病，每病列原因、症状、治法、药方、加减法、临证活法治例、预后、摄养及禁忌等内容，非常适合临床应用，是较好的临床参考书。

《三三医书》又名《秘本医学丛书》《九九医学丛书》，此书的编纂对中医的事业作出了巨大的贡献。该书保存了大量的中医孤本秘籍，搜求海内外孤本、珍本、抄本，汇集历代医家之著，然大多并非著名医籍，某些未见单行刊印，另有七位日本医家所撰医书。该书内容丰富，各科兼备，类别齐全，为丛书类中最具影响力的医籍之一。其中医药史类有《医事启源》《医余》2种；经典研读有《医经秘旨》《素问校义》《医经读》等13种；诊断学方面有《临证验舌法》《察病指南》等6种；中药学有《本草衍句》《药征》《药征续编》3种；医方类有《沈氏经验方》《历验再寿编》《灵药秘方》等4种；针灸学有《备急灸法》1种；伤骨科有《伤科方书》1种；内科学方面有《痢疾明辨》《温热逢源》《暑症发源》等22种；外科类有《外科方外奇方》《疡科纲要》《鬼遗方》等7种；妇产科类有《女科折衷纂要》《评注产科心法》《沈氏女科辑要笺疏》3种；儿科学有《陈氏幼科秘诀》1种；五官科有《喉科秘诀》《走马急疳真方》《重楼玉钥续编》等4种，其中《重楼玉钥续编》乃郑承瀚家传，名垂数世，治白喉无不应手而痊，凡习喉科者，均奉为圭臬。书中所收，多为此类。其时正值废止中医案起，中医学术低迷衰微，此书的出版无疑是裘庆元救亡中医的一大举措。同样，也为振兴中医，推动中医的发展作出了贡献。

三、临床特色

裘氏因患肺痨而自学成医，对肺痨的诊治有独到的见解。他认为治肺病应注重脾胃，不能妄用苦寒药，根本之法为用甘寒滋养，壮水以济火救肺，且禁用苦寒、香燥劫液之品，同时还注重患者的精神状态，并创制了清肺宁嗽法、养阴止血法、育阴潜阳法、清养敛汗法、大剂滋补法的治肺痨五法。在治疗胃病时，裘氏首辨病证燥湿之象以分胃痛和脘痞，胃痛以气滞为先，注重调理气机，创制了对肝气犯胃之胃脘痛效果显著的疏肝和胃散，之后再以补益脾胃善后，如用怀山药补肺脾气虚，以治食少倦怠；脘痞则分肝阳犯胃、湿热蕴结、胃热熏蒸、命门虚寒等证，须随证施治。裘氏对温病学说也研究甚深，认为“南方无真伤寒，北方无假伤寒”，治感证初起主用辛凉立方，用药以轻灵见长，从不重用大剂猛烈之品。邪在卫表偏于寒者，力避桂枝辛温以助邪热；偏于温者亦不全用桑菊、银翘以遏湿邪。每在桑、菊、银、翘之中参以羌、豉、荆、防，微汗解表以祛邪。裘氏对肺病、脾胃病、温病等的独到经验，对现代临床有重要的指导作用，许多治法方剂现仍广泛应用。

裘氏精通内、妇、儿诸科，在妇科崩漏的治疗方面有着丰富的经验。裘氏认为崩漏形成的基本病机为冲任不固，经血失约，同时与脾、肾、肝三脏关系密切。他将该病的发病特点及典型症状总结为崩则暴下。如经漏则拖延成滴、热瘀者经来有紫块如猪肝、虚陷者色常不正有腥臭、伤肝者胀痛等。同时，裘氏在治疗上总结为“虚陷不正者用补中益气汤加丹参、煅牡蛎，热瘀有紫块者荆芩四物汤加棕榈炭、丹参，伤痛兼胀痛者逍遥散加棕榈炭、藕节。裘氏在治疗崩漏时先定位于冲任二脉，治冲任损伤，而后治其腑，深得古人“病在奇经，而治在脏腑”之旨，同时擅用炭药，止血而不留瘀，对后世治疗崩漏有重要的借鉴意义。

第十九节　史沛棠

一、生平事迹

史沛棠（1894—1965年），浙江德清武康上柏人。15 岁拜名医姚耕山为师，19 岁返乡开业。1914 年，武康时疫流行，表现为似痢非痢，有身热下利、粪便黑色诸特征，时用清热导滞法医治无效。他参照《类证活人书》中“三阴自利外，其余皆是阳证”的论述，用犀角地黄汤加味治疗，贫苦人家用升麻代犀角，疗效显著。从此医名鹊起，远近闻名。抗日战争时期，迁居杭州法相巷开业，创办六通中医疗养院。

新中国成立后，史沛棠响应政府号召，走中医集体化道路。1952 年 5 月，会同叶熙春、张硕甫、潘石侯、杨继荪等杭州名老中医，在庆春路广兴巷内，创办了广兴联合中医院（今杭州市中医院前身）。他长期坚持临床诊疗，擅长内科、妇科疾病的诊治；因其医术高超，吸引了上海、南京等地的患者前来治疗。在“三大改造”完成后，叶熙春、史沛棠、魏长春和潘澄濂，被誉为近代杭城“四大名医”。从此，他在杭州、上海、南京、北京等地，多次承担了高层领导及外宾的中医会诊任务，都取得了比较满意的效果。

新中国成立之初，中医药专业人才奇缺。1953 年 6 月，浙江省创办了中医进修学校（今浙江中医药大学前身）；1959 年 6 月，学校更名为为浙江中医学院。年过花甲的史沛棠，历任校长、院长之职。他娴熟《内经》《伤寒论》《金匮要略》等中医经典，对《三因极一病证方论》《温病条辨》《医宗必读》及金元四大家的著作，无不深究精研。在全国中医教育领域，他以学识渊博、精通传统医学理论而闻名，曾多次赴北京、上海、江苏、江西、安徽等地讲学交流；他毫无保留地传授中医理论与临床经验，为培养中医药专业人才作出了重要贡献。

二、学术贡献

史沛棠热衷于中医药的研究与创新。1958 年 7 月，他参与组建了浙江省中医药研究所（今浙江省中医药研究院前身），并担任所长。研究所刚建立，就组织力量，面向农村，以血吸虫病、钩虫病，以及肝炎、肾炎等严重危害人民健康的疾病为研究重点，取得了不少科研成果。年近古稀的他，还致力于用中医药防治高血压、肾炎、糖尿病、肝炎、肿瘤等疾病的临床研究，创制了不少新中成药。

他注重学术研究与著述，先后撰写了《伤寒论浅解》《灵素选读浅注》《金匮要略浅注》《内经知要浅解》《内科证治手册》《妇科证治手册》《实用本草药诀》《常用药物手册》等著作，在中医界颇有影响力。

三、临床特色

1. 治经带

《素问·痿论》曰："阴阳总宗筋之会，会于气街，而阳明为之长。"以督司一身之阳，冲藏十二经之血，冲督二经虽束于带脉而隶于阳明，故叶天士曰："八脉隶于阳明。"脾胃虚则经带之疾作矣。凡经行色淡量少，肢软神怠者，此脾胃虚弱，生化无力所致，宜用参、芪、术、草，佐以姜、归、木香，切忌攻破。若经行量多或淋沥难净，脉虚、舌胖淡、苔薄润者，属肝虚失统，血随气陷，摄纳无权，可仿东垣补虚举陷法，投以参、芪、草、地黄、姜炭、杜仲等，佐以升麻升阳明、柴胡升少阳，以举其陷，或采严氏法，用胶艾四物汤加参、芪，减少地、芍剂量，重用参、芪、姜、草，这也是一种移阴就阳、补气止血的方法。治口淡不渴，肢软乏力，带下绵绵，质稀如水者，常投益气、健脾、升阳而略佐固涩之品。若苔腻纳差，腰酸痛，带下白稠者，宜以渗利运中健脾，佐以微苦之品，不宜再用固涩。以上是史沛棠从脾论治妇科病的方法。

2. 治肝病

对于慢性肝炎所引起的胁痛、腹胀、纳呆、便溏、疲乏、失眠，甚者如足肿、腹大等症状，史沛棠宗《金匮要略》"见肝之病，知肝传脾，当先实脾"的理论，师叶天士"制木必先安土，安胃必先制木"的方法，从调理脾胃进行治疗。

具体用药则遵《内经》以辛散结、以甘缓急等原则，或用参、术、草合柴、桂、木香，甘缓辛通以治肝强脾弱之疾；或以参、草、白芍合柴、归、木瓜，气血兼调以疗肝胃不和之证；阴虚血少者，每用魏之琇一贯煎，养肝血、疏肝郁、润肺津、润胃燥，佐桃仁、当归尾行瘀活血、通络止痛，盖肝虚亦宜补之，但切忌壅塞；肝有热者，喜投清中寓散之剂，如焦山栀、牡丹皮、川楝子、夏枯草，加入甘草、枸杞子以缓急，延胡索、郁金以散结，当归、丹参以养血，慎用龙胆草、芦荟，防伤其中阳。总之，轻剂缓调，少事攻伐，扶正祛邪，行气调血，攻而毋伤其正，清而莫损其阳，补而不碍其胃，这是史沛棠治疗肝病的原则。

3. 疗虚损

肾为先天之本，能藏五脏之精，而肾精源于脾胃，故脾病久必及肾。病虚损者，脏腑、阴阳、气血、津液皆不足，《素问·阴阳应象大论》云："味归形，形归气……精食气，形食味。"李东垣也有"元气、谷气、营气、卫气、生发诸阳之气，此数者皆饮食入胃上行胃气之异名，其实一也"之说。史沛棠宗仲景治虚劳用建中的方法，认为治损之法，重在脾胃，盖"上下交病者，治其中也"。上损者宜培土以生金，用药以清补为宜，如怀山药、甘草、沙参、玉竹、海蛤壳、芦根之类濡胃津润肺燥，佐以微苦清其肺热，但对于知、柏之苦寒，胶、地之滋腻，非常谨慎，犹恐苦寒伤阳，厚腻壅中，以致脾胃气滞而饮食呆钝，则子失母养而反受其害也。下损者，常用甘温之归芪建中汤，主以甘味，以甘能入脾补虚，佐以微辛，盖辛能暖中运脾，谷气旺则精微倍增，入阳而化气，入阴而生血，阳生阴长则虚损可愈。也有须用厚味填补或苦寒坚阴者，常佐以陈皮、木香、生姜等辛香微温之品，以免苦寒败胃，厚味壅塞。中损者，病及气血，胃病则九窍不利，阳明虚则八脉失其所禀，见证甚多，变幻不一，脾胃属土，土味甘，甘入脾，用药以味甘者为主，如参、术、芪、草之补脾阳，地、麦、沙、斛之养胃阴，或佐升、柴举下陷之气，或加归、芍长不足之血，或入陈皮、木香以运中，或酌加蒲公英、忍冬藤以清养。总之，补血不壅其胃，清而不伤其脾，是史沛棠治疗虚损的原则。

第十九节　叶熙春

一、生平事迹

叶熙春（1891—1968年），名其蓁，幼名锡祥，字倚春，别署问苍山主人，祖籍浙江慈溪，生于杭州。叶熙春自幼聪颖过人，喜读诗书，稍长拜余杭名医莫尚谷为师，几年后便独立行医。其老师姚梦兰为晚清名医，擅长内妇诸科，对温热实证尤为见长，见叶熙春青年好学，颖悟不凡，遂破例其侍诊，传授心术。学成后设诊于余杭木香弄，由于治病中肯，迭起沉疴，医名与日俱增，蜚声浙北。1929年应聘去上海行医，慕名求诊者远达苏、浙、皖等省，至1948年返杭定居。叶熙春业医60余载，学验俱丰，勤于思考，善于创新，誉满遐迩，世人尊称其为“江南名医”。

二、学术贡献

新中国成立后，在党和政府中医政策鼓舞下，叶熙春积极带头响应号召，于1952年集资创办浙江省第一个联合中医院——广兴中医院（今杭州市中医院前身），后出任杭州市中医门诊部主任，同年被任命为浙江省卫生厅副厅长，并当选第一届浙江省人大代表。1956年又被评为全国先进工作者，出席了全国先进生产者代表大会；此后又当选为第一、第二、第三届全国人大代表，政协浙江省委员会常务委员，中国农工民主党浙江省委员会副主任委员等职。

叶熙春博览群书，治学谨严，对经典医著深得奥旨，金元明清诸家学说亦兼收并蓄，融会贯通。并以实事求是的科学态度参考西医学诊疗技术，取长补短，自出机杼，使学识经验日益精湛。他学识渊博，临床经验丰富，精通内科、妇科，对治疗外感时症、内伤虚劳、痰饮、鼓胀等均有独到经验，惜生前忙于诊务，无暇著作。1964年，浙江省卫生厅成立了“名中医验案整理小组”，整理出《叶熙春医案》，经叶老亲自审定，1965 年由人民卫生出版社出版，评价甚高。1983 年又出版了《叶熙春学术经验专辑》。

三、临床特色

叶熙春临证重视中医辨证论治和整体观思想，善用经典，活用方药，诊病治病不忘调畅胃气、顾护胃阴、扶助正气。

1.擅用古方，灵活化裁

叶熙春临床用药随证而变，不拘成方。苓桂术甘汤为其治疗痰饮病的核心方剂，然常舍弃可致水钠潴留之甘草，而合橘红、半夏、葶苈子、前胡、冬瓜子等药，盖此既可增强燥湿化痰行水之力，又体现出“治痰先理气，气顺则痰消”之意。在眩晕病的治疗中，认为在运用清肝、息风、祛痰、益气、健脾、升清、滋阴、镇潜诸法时，当随证参合以进，不可泥于成方。如治疗肝胆风阳上越所致的眩晕，以凉肝滋肾、潜阳息风为要，主用天麻、羚羊角、甘菊、珍珠母、石决明平肝息风，决明子、夏枯草清解肝热，同时稍佐生地黄、石斛滋阴；在因受惊吓而致痰入的眩晕中，除用天麻、夏枯草、石决明、甘菊清肝平肝外，还增竹茹、半夏、石菖蒲祛痰，远志、柏子仁、郁金解郁安神；治疗嗜酒多痰、肺胃炙热的眩晕患者，在夏枯草、茜根、茅根清肺平肝的基础上，以墨旱莲、牡丹皮合用滋阴，海蛤壳、葶苈子、前胡、竹沥、半夏、款冬花同用以增化痰之效。

叶熙春对于方中药物的炮制方式也颇为注重。如在选用炮姜与干姜时，对于脾胃虚寒之脘腹疼痛、冲任虚寒之经水不调、精关不固之癃闭等，喜用性温补之炮姜；若妇女恰值妊娠期，则宜用炮姜炭，既温冲任、调脾胃，又养固胞胎；而临床诊治寒实积滞之腹痛、痰多水泛之浮肿、形寒肢冷之咳喘时，喜用干姜，盖其温散之力强。治疗心脏衰弱、胸闷隐痛之症时，运用丹参颇具特色，既非酒制也非醋炙或炒炭，而采用猪血炒丹参，《本草害利》载“猪心血拌妙”，用猪血炒制丹参，可将丹参活血之能、化瘀之效充分发挥。

2. 强调整体，辨证论治

叶熙春在疾病诊治过程中，强调从整体出发，不拘泥于单独一症。治疗咳血时，将辨病程长短、咳血量的多少、咳嗽频次高低、咳声低沉或高亢，同辨舌苔色薄白、薄绛或紫绛，脉象弦、滑、芤、涩、数，以及胃纳、二便等情况相结合，以求准确辨证论治。在治疗上以凉血止血、化瘀止血为主，辅以止咳平喘、清肺化痰、滋阴清热等法。在治疗腹痛时，首辨体用间的太过不及（胃体阳而用阴），次别脏腑间的生克乘侮（以肝犯胃较为常见），再判气分血分之别（崇叶天士“久病入络”之说），最终要维护胃气之舒展通降。按病程缓急，标本先后，详定诊疗方案，驱虫安蛔、行气止痛、消食健脾、祛寒暖脾各有侧重。对于小儿虫积腹中，腹时作痛，能食难出，至暮作胀，面浮肤黄，当先以治标为急，以乌梅丸合使君子、雷丸、牵牛子攻下驱虫，待蛔虫下排、腹中胀痛减轻，则以复本为要，投以六君子汤、参苓白术散等缓培脾土，若饱食后腹中胀痛剧烈难忍，当急以行气止痛为主，在使用六神曲、麦芽、山楂等健脾消食药的基础上将天仙藤、炙绿萼梅、路路通、佛手、青皮、金铃子等药合用，以加强行气止痛之效；若妊娠中饮食不节导致的腹痛，考虑到患者目前的特殊状态，当在消食健脾的基础上加用苏梗、白术、山药等安护胎元。

叶熙春整体论治疾病的思想不仅体现在内科杂病的治疗上，在妇科杂病中亦有体现。在治疗上将“心主血，脾统血，肝藏血，肾为先天之本”等观点与调治奇经相结合，讲求通补兼施，气血同调，表里并治，邪正兼顾。其门人加以总结，即肝旺经早，丹栀、逍遥奏功；血虚经阻，少阴、厥阴论治（常用猪心血拌丹参、香附、金铃子等）；虚寒痛经，法宗桂枝加桂；崩漏淋漓，塞流当究奇经（以胶艾汤为主）；淋红阴伤，清源循经荣内（用清骨散、胶艾汤合方）；寒湿带浊，升阳化湿束带（仿真武汤意）；湿热带淋，上下分消淫邪（常用川黄连、山栀、竹叶、甘草）；痰逆恶阻，常用苦温复法（合干姜人参半夏丸、左金丸、前胡散而成方）；肾虚胎漏，纠弊补偏为要（常用桑寄生、菟丝子、杜仲、黄芩）。

3. 天人相应，三因制宜

叶熙春强调诊病用药应重视了解地理特征、气候的寒温及对人体的影响。广兴中医院地处杭州，夏秋之季高温多雨，气候湿热，故患者多病湿热，此当以豆蔻仁、大豆卷、佩兰之品芳香辛散以逐之，并可酌情合用赤茯苓、苍术、滑石等药以清热利湿；冬春季节温和少雨，气候偏干，患者常病咳嗽，多将杏仁、前胡、炙款冬花同用以润肺止咳，若久咳肺燥伤阴明显，还可加入天花粉、北沙参以滋肺阴。除因地因时而异，叶老亦强调因人而异，如在妇科病诊治中，同为治疗冲任不足之证，对于年轻女性，治以养血调经为主，常用生地黄、白芍、当归、泽兰、香附、续断调之；对于冲任久虚的中老年女性，治当以补肾平肝为要，佐以养血，可用杜仲、狗脊、煨补骨脂、盐炒覆盆子、核桃仁补益脾肾，决明子、潼蒺藜、甘菊、清炙白鸡冠花清肝平肝。

4. 顾护正气，扶助胃气

叶熙春不忘调治脾胃，或从脾胃出发抓住疾病本质，或在治疗时兼顾脾胃气机升降，或在疾病后期顾护胃阴、恢复元气，往往能取得良好的疗效。对于顾护胃气，不囿于行气、降气，还将寒者热之、热者寒之、实则泻之、虚则补之、不通则痛、通则不痛等思路运用其中，灵活使用行气、降逆、散寒、温胃、清热、化痰、散瘀、通络等方法恢复胃气通降。除调畅胃气外，亦重视养护胃阴，如治疗肺胃虚损，虚热内生的患者时，常将北沙参与天冬同用，顾护胃阴；素体阴虚之人变生湿热，则在六一散与青蒿鳖甲汤的基础上加石斛、天花粉以防湿热伤阴；经来淋沥日久的女性，在养血补肾的同时佐以生地黄、麦冬，防血虚生热损伤胃阴。在膏方用药时亦注意顾护胃气，于滋补药中辅以理气健脾、疏肝理气药，防止滋补太过而影响药效发挥。

第五章 浙派中医内科名著精要

浙派中医内科名著众多，许多医著的精华内容有待挖掘传承。本章选取部分影响较大的著作，对其内容特色、研究进展和流传情况进行介绍。古代中医著作并不完全按专科分类，故本章所介绍的著作中也包括一些重要的综合性全书、类书和方书，但主要讨论其中的内科内容。另外，有些名医著作如姚僧垣《集验方》等，在前面各章已有详细介绍，本章不再重复收录。

第一节 《太平惠民和剂局方》

《太平惠民和剂局方》是由宋政府组织编著并颁行的中国第一部成药制剂手册。此书最初为“熟药所”（国家药局前身）的配方底册，南宋绍兴二十一年（1151 年）改名为《太平惠民和剂局方》，简称《和剂局方》或《局方》。

本书是方书类著作，其中的内科方药对后世影响极大。

一、作者与内容概要

《太平惠民和剂局方》的主要作者之一是宋代医官陈师文，生卒年不详，临安（今浙江杭州）人，曾任朝奉郎、尚书库部郎中、提辖措置药局等职。他精于医术，在宋徽宗大观年间（1107 ～ 1110 年）上书建议朝廷修订方书，后来与裴宗元等一起多方搜集资料，并严格校订，“校正七百八字，增损七十余方”，著成《太平惠民和剂局方》（简称《和剂局方》）5 卷。后经多次修订补充，至南宋淳祐年间（1241 ～ 1252 年）定型。全书共 10 卷，附《指南总论》3 卷，共 14 门，载 788 方。每方之后除详列主治和药物组成外，还记述了药物炮制和制剂方法等内容。

本书具体卷目如下：卷一为治诸风，附脚气；卷二为治伤寒，附中暑；卷三为治一切气，附脾胃积聚；卷四为治痰饮，附咳嗽；卷五为治诸虚不足，附骨蒸；卷六为治泻痢，附秘涩；卷七为治眼目疾，治咽喉口齿；卷八为治杂病；卷九为治妇人诸疾；卷十为治小儿诸疾。

其中卷一至卷六均为内科内容，卷八也包含部分内科成药。

二、主要学术特色

《太平惠民和剂局方》对后世影响极大，主要有如下特色。

1. 汇集古今名方

《太平惠民和剂局方》系在汇集古今名方、效方及禁方等基础上完成的。例如五苓散、四逆汤、防己黄芪汤、竹叶石膏汤等，取自张仲景《伤寒论》或《金匮要略》，耆婆万病丸和紫雪等，取自孙思邈《千金方》，平胃散源于周应之《简要济众方》，杏子汤则来自《易简方》，黑锡丹是丹阳慈济大师方，来复丹系铁瓮城八角杜先生方等。此外，由于宋代海上交通发达，中国与阿拉伯等国家贸易交流很频繁，《宋史》载北宋时，信使往返即达 26 次，所以《太平惠民和剂局方》的汇辑也进一步吸收了外来的新药如龙脑、乳香等，有些方剂更以外来药为主，并以其名而名其方的如龙脑芎犀丸、没药降圣丹、檀香丹、琥珀黑龙丹等便是，其中绍兴以前的 15 种，绍兴年间续添 5 种，宝庆至淳祐新增 24 种，这自然更使《太平惠民和剂局方》中的方剂日益丰富了。

2. 推广成药应用

在《太平惠民和剂局方》收载的 788 首方剂中，汤剂约占 16%，丸散剂则占 60%，其他尚有锭剂、雪剂、膏剂、煎剂、饮剂、饼剂等剂型，成品药占绝大多数。《太平惠民和剂局方》应用成药的特色是配合多种多样的药引，如以人参汤化至宝丹，清茶下红雪通中散，木瓜酒或盐汤下四斤丸，柿蒂灯心汤下神保丸等。此外，还有以生姜荆芥汤、蛤粉、韭汁、葱、麝香、温酒等为引送服丸、散、丹药的，这有助于提高药效，并在一定程度上弥补成药不能更换药物的不足。

3. 喜用香燥药物

隋唐至宋代对外交流频繁，药物进口增多，其中以香料药居首，如沉香、丁香、豆蔻、良姜、苏合香、缩砂仁、没药等。这些香料药有理气和胃、健脾燥湿、行气化瘀等功效。用于治疗脾胃虚寒、湿困中焦、寒气凝滞、经络痹痛、中风阴闭等确有卓效。可以说香料药物在方剂中的普遍出现，是宋代医方的一个特色。《太平惠民和剂局方》中有许多以香料药为主的方剂，如丁沉香丸、生气汤、五香散、大沉香丸、调中沉香汤等，并主张“多服、常服、久服”。其实这并非《太平惠民和剂局方》所独有的特点，而是存在于整个宋代医疗界的一种普遍现象。而且，早在《太平惠民和剂局方》之前，宋代医家就已经开始在临床上大量使用香药，其原因可能与香药贸易发达、气候寒冷、饮食文化有关。

对于《太平惠民和剂局方》多用辛香燥热之品，元代朱丹溪著《局方发挥》批评说：“例用辛香燥热为方，不知权变，宁不误人？”并指出了《太平惠民和剂局方》许多不善辨证、恣用辛热之弊。如脾胃气滞当辨寒热，而《太平惠民和剂局方》“妄以乌、附助佐丹剂，专意服饵，积而久也，血液俱耗，胃脘干槁……遂使药助病邪，展转深痼”等。当然《太平惠民和剂局方》并非一概“例用辛香燥热”，故明代张景岳评曰：“《局方》一书，虽云多用热涩，然于实热新邪，岂云皆用此法？观其所载太平丸、戊己丸、香连丸、薷苓汤之类岂非以寒治热者耶？”其实对于《太平惠民和剂局方》和丹溪的“发挥”，当存异求同，取长补短，辩证对待。

三、现代研究与临床应用

在历代方书中，《太平惠民和剂局方》实为继《伤寒杂病论》之后医家选用最多、影响最大的方书之一，一直以来受到了历代医家的重视，同样吸引了众多学者对其进行多方面的研究。兹就内科方面的研究概述如下。

1. 治疗外感病的用药特点

于海艳等人整理《太平惠民和剂局方》治疗伤寒及中暑的用药特点，发现所用药物依次为解表、化湿、补虚、化痰、温里、行气、利湿、清热、祛风湿、活血化瘀，单味药物为陈皮、半夏、麻黄、苍术、白术、厚朴、桂枝，药对为陈皮－厚朴、半夏－厚朴、陈皮－桔梗、陈皮－白芷、麻黄－桂枝、陈皮－苍术。

王宇偣等人对《太平惠民和剂局方》温病救阴防治思想进行分析，认为温病救阴治疗思想是根据感邪程度的轻重浅深和机体自身正气的强弱盛衰，采取祛邪顾护阴液和扶正养阴增液的治法，通过轻宣外泄肺卫之热、清解胃肠邪热和补益肾脏等方法，调护脏腑得以保阴存津。

2. 治疗内伤病的用药特点

《太平惠民和剂局方》治疗内伤杂病方药众多，现代学者多从专病角度进行总结。现列举几种疾病的研究如下。

周士英等人通过对《太平惠民和剂局方》中治疗泄泻的方剂进行统计分析，发现治疗泄泻的药物中使用最多的是补气药，其中白术、甘草、山药、党参、黄芪、大枣、白扁豆、人参共使用148次；其次是利水渗湿药，其中茯苓、泽泻、薏苡仁、车前子共44次；再次是理气药，其中陈皮、木香共33次；最后是收涩药，其中肉豆蔻、五味子、莲子肉、诃子、乌梅共32次。从药性看，温性药占44.2%，寒性及平性者居其次。由药味看，甘辛居其首，苦味者次之。

王晓棣对《太平惠民和剂局方》中腹痛治疗方剂进行研究发现，腹痛的病因病机为体虚感邪、饮食不节、气机阻滞、脾肾虚弱。临床表现有寒邪内阻、食伤腹痛、气滞腹痛、体虚腹痛。治法多以散邪、消导、理气、补虚为主。处方有理气丁沉丸、补虚益黄散、活血大沉香丸、温阳理中丸、附子理中丸、理中汤等。

朱靓贤等人对《太平惠民和剂局方》中治疗头痛的方药进行分析，发现使用频次排在前30位的药物大致可归为以下几类：①解表泄热类：辛温解表药有麻黄、荆芥、防风，解表兼引经止痛作用的药物有白芷、羌活、柴胡、葛根、川芎、细辛。②健脾益肺类：如人参、白术、桔梗、甘草等。从上述药物归类可知，囊括用于外感、内伤诸类头痛的用药，兼有开窍活血的配伍。药对有柴胡－独活、升麻－葛根、羌活－防风、白芷－藁本等解表升清阳以止痛；川芎－枳壳和柴胡－枳壳一升一降，陈皮－厚朴等调畅气机；白僵蚕－白附子祛风痰；苍术－厚朴和半夏－厚朴燥湿祛痰等配伍，是引经、调气、祛痰湿等用于头痛对证治疗的常用药对。治疗方剂按证型可归为3类：①治外感头痛类方：外感风寒头痛，方如麻黄汤、葛根解肌汤、葱白散、川芎茶调散等；外感风热头痛可用柴胡石膏散、柴胡散等；外感风寒兼湿者，用败毒散、神仙百解散、八解散，可见辛温辛凉并用，祛邪扶正并举之配伍；时气瘟疫症见头痛者，用升麻葛根汤、柴胡升麻汤、红雪通中散、人参羌活散、人参轻骨散等，方中多用辛凉类药物辛透宣散止痛，凉血清热解毒，后两方兼有扶助中焦的配伍；神术散用药辛温，偏走中上二焦；圣散子性偏辛温而兼走下焦。②治疗内伤头痛类方：内有火兼痰热之头痛，可用龙脑芎犀丸、清神散、川芎丸；治内风头痛方有龙虎丹、娄金丸、大通圣白花蛇散、八风丹等；气血不足之头痛，可用十四味建中汤等；脾胃虚寒兼头痛，选择理中丸、附子理中丸等；脾虚湿盛郁遏之头痛者，治以五积散、新法半夏汤、竹茹汤、六和汤等；治瘀血头痛方，如当归散。③兼治内外诸风头痛：如消风散、黑龙丸等。

于海艳整理《太平惠民和剂局方》治疗诸风的用药特点，发现以解表、补虚、祛风湿、活血化瘀、息风止痉、化痰、清热、开窍、安神、行气、温里药多见，单味药物为防风、甘草、川乌、川芎、天南星、天麻、麝香、朱砂、羌活、白僵蚕、白附子、白芷、当归、草乌、冰片、附子，药对为防风－羌活、防风－天麻、天麻－麝香、防风－川芎、防风－人参、麝香－冰片。

王宇僖等人对《太平惠民和剂局方·治痰饮（附咳嗽）》中药物关联规则及核心药物组合进行分析，发现最常见的药对为半夏－茯苓、半夏－陈皮、炙甘草－半夏，核心药物为半夏、炮姜、陈皮，五味子、桑白皮、人参。从上述结果可见，痰饮以温化为主要治疗原则，半夏、人参、陈皮、炮姜和五味子可补益脾肾阳气，起到健运中州、布化阳气的作用。健脾温肾为正治，半夏、茯苓、炙甘草健脾运湿、温胃补中，以治痰饮之本虚；发汗、利水、攻逐，则属治标的权宜之法，待水饮渐去，仍当温补脾肾、扶正固本，以绝水饮生成之源。

3. 对煮散剂型的研究

《太平惠民和剂局方》多用煮散剂。范佳佳等人收集《太平惠民和剂局方》中所有的煮散剂，提取其中信息建立数据库进行统计分析。发现《太平惠民和剂局方》煮散剂主要以粗末和细末为主。小儿每服量约 4g，每克药加水约 50mL，小火煎至 100mL 左右；成人每服量为 8 ～ 12g，每克药加水约 25mL，小火煎至 150mL 左右。

邢丹等人对煮散剂量和方法进行研究，按照北宋与现在的度量衡换算方法，将《太平惠民和剂局方》煮散方剂的用量进行整理，认为从煎煮角度来看，每次 10 ～ 15g 的用量较为合理，既不易于糊化，且对颗粒度要求也不严格。张玉芳等通过文献考证等方法，探讨中药煮散的常用量问题，结果与上述用量基本接近。煎煮是煮散技术的关键步骤之一，药量 10g 的处方，加水 1 盏（约 200mL）。并指出《太平惠民和剂局方》煮散，加水量多为 1 ～ 2 盏，其煎煮不以时间为准，而以煎取的药量（八分）为准。

四、版本源流与古籍馆藏

《太平惠民和剂局方》的宋本在国内未见踪迹，唯有在日本存有一部五卷本绍兴残卷，名为《增广校正和剂局方》，元至正二十六年（1366 年）刻本有高氏日新堂刻本，现藏于国家图书馆，名为《太平惠民和剂局方》十卷本，附《指南总论》。还有余志安勤有堂刻本、临江钱氏刻本、清江书堂刻本、宗文书堂郑天泽刻本，均藏于国家图书馆。建安双璧陈氏留耕堂刻本，藏于天津市医学科学技术信息研究所。

明崇祯十年（1637 年）刻本共有袁元熙朱葵刻本，现分别藏于国家图书馆、上海中医药大学图书馆、日本国立公文书馆。

清代现存刻本、抄本有四种，分别为照旷阁刻本（乾隆十年，1745 年），藏于吉林大学白求恩医学部图书馆；虞山张氏照旷阁刻本（嘉庆十年，1805 年），此本存世较多，首都图书馆、天津医学高等专科学校图书馆等 13 家图书馆均有收藏；唐成之抄本（光绪二十六年，1900 年），藏于湖南省图书馆；清渤海高承勋刻续知不足斋丛书本，此本存世较多，甘肃省图书馆、南京中医药大学图书馆等 10 家图书馆均有存本。

民国以后还有多种石印本、铅印本和影印本。

第二节 《三因极一病证方论》

《三因极一病证方论》为宋代医家陈言所著，有关陈言的情况前面已有介绍，这里不再赘述，本书包含从基础理论到内、外、妇、儿、五官等临床各科的内容，不但对学习中医治疗具有较高的参考价值，而且对探讨中医病因学说，更是必要的参阅读物，本节主要介绍其内科方面的特色。

一、作者与内容概要

《三因极一病证方论》为宋代医家陈言所著。陈言，字无择，号鹤溪道人，宋代处州青田（今浙江青田县）人，大约生于北宋宣和三年（1121 年），卒于南宋绍熙元年（1190 年），享年 69 岁。陈言是一位儒医兼通，又精于临证的医学家，长期居住在温州，在当时极有影响。他精于方脉，医技精良，学术造诣深邃，除从事医学理论研究外，还著书立说。其著作《三因极一病证方论》为永嘉学派奠定了学术基础。

《三因极一病证方论》简称《三因方》，约成书于南宋淳熙元年（1174 年）。全书共 18 卷，分 180 门，收方 1000 余首，涉及内、外、妇、儿、五官各科。卷一至卷七是以外感六淫为主的外所因性疾病（五运六气在其中）；卷八至卷十四的前半部分是以内所因性为主的疾病（如脏寒、热、虚、实诸病）；卷十四的后半部分至卷十八，依次介绍外科、五官科、妇科、儿科诸病。

该书虽属方书一类，但医论占有很大的比例，继承发展了《内经》《伤寒杂病论》等的病因学理论，创立了病因分类的“三因学说”——将不同的病因进行了系统分类，将复杂的病因分为内因、外因和不内外因三类。并以病因为纲，脉、病、证、治为目建立了中医病因辨证论治体系。实践了其“因脉以识病，因病以辨证，随证以施治”“分别三因，归于一治”，由博返约，执简驭繁的治学思想与学术理念。这种归纳简明地概括了各种病因的性质，对于病因学理论有着提纲挈领的作用，对后世病因学的发展影响巨大。

二、学术特色

《三因极一病证方论》对后世有深远影响，《四库全书总目提要》评价为“每类有论有方，文词典雅而理致简赅，非他家里俚鄙冗杂之比”。可见其学术特色鲜明。

1. 创立三因学说

陈氏根据自己的临床经验，继承发展了《内经》《金匮要略》的医学理论。他认为，“医事之要，无出三因”，将复杂的疾病按病源分为外因（六淫），即风、寒、暑、湿、燥、火；内因（七情），即即喜、怒、忧、思、悲、恐、惊；不内外因，包括饮食饥饱、叫呼伤气及虎狼毒虫、金疮折伤、疰忤附着、畏压溺之类有悖常理的致病因素，实际上属于致病外因的范围。《三因方》主张以因辨病，按因施治，从脉象、病源、证候入手，通过分析疾病临床证候，探知发病原因，归纳证候类型，推测病理机制，以此作为论治依据。这在当时是一种理论上的创新和方法论上的进步。应当注意到，陈氏的三因分类只是手段，主要目的在于另辟方剂学由博返约的蹊径。《三因方》自序中指出，“俗书无经，性理乖误”“不削繁芜，罔知枢要”，因而削繁知要是其著述的目的。王雨秾总结，陈无择的三因论，是建立在辨证求因、审因论治的基础上的，通过临床症状、证候类型和病理机制而探知其发病原因，并以此作为论治的依据。所以，审因论治实际上具有辨明证型论治意义，与临床治则紧密结合的特点。

2. 重视顾护胃气

陈无择领悟到胃气是人身的根本，“正正气，却邪气”是医疗第一要义。他汲取前辈的临床经验，在藿香正气散、不换金正气散的基础上增加药物，创制了温胃消痰，进食下气的“养胃汤”，药由厚朴、藿香、半夏、茯苓各一两，人参、炙甘草、附子、橘皮各三分，草果、白术各半两组成。此方一出，即广泛流传，风行一时。陈无择创制施用养胃汤的一个重要因素就是环境条件，温州依山傍海，冬无严寒，夏少酷暑，四季湿润，属海洋性气候，湿之为患尤多，故不畏其燥而适于应用除湿理气的平胃散、正气散和养胃汤之类。此后，他的弟子作《易简方》系列著作，都详细记载了“余使君平胃散”独特的炮制方法。

3. 因地制宜用药

陈氏对麻黄、桂枝的选用，常根据当地地理条件的特点来用药。温州一带温暖潮湿，湿气较重，故陈氏用麻黄常去节用汤，以免发汗太过。“世人不识脉证者，举用多错”。因而创制“和气饮”一方，屡试屡验，马上就广泛流传开来，为众多医家所采用。如陈氏治伤寒发斑用玄参升麻汤（玄参、升麻、炙甘草各半两）；治狐惑病用桃仁汤，药用桃仁、槐子、艾各一两，姜三片，枣两枚；治胆虚寒用温胆汤，药用半夏、麦冬各一两半，茯苓二两，炒酸枣仁三两，炙甘草、桂心、远志、黄芩、萆薢、人参各一两。

4. 注重七情病机

《三因极一病证方论》在《内经》基础上，对七情进行了系统深入的研究，明确提出“七情”一词，并规范为“喜、怒、忧、思、悲、恐、惊”7种情志。《三因极一病证方论》以七情为主线，贯穿于各科疾病的证治中进行论述，体现了中医病因病机学的系统思维方法。《三因极一病证方论·内所因论》强调指出：“然内所因唯属七情交错，爱恶相胜而为病，能推而明之。”如他所创立的七气汤和大七气汤，系分别为虚实而设的代表方，言：“治脏腑神气不守正位，为喜怒忧思悲恐惊忤郁不行，遂聚涎饮，结积坚牢，有如坯块，心腹绞痛，不能饮食，时发时止，发则欲死。”用半夏五两，人参、桂心、炙甘草各一两。又如《三因极一病证方论·内因腰痛论》云：“失志伤肾，郁怒伤肝，忧思伤脾，皆致腰痛。”孙晓波指出，陈氏对七情学说从病机、分类、辨证、诊断、治疗及精神卫生等方面均有详细阐述。他对五劳证的心理病机分析在现代临床上也较为常见，言：“五劳者，皆用意施为，过伤五脏，使五神不宁而为病，故曰五劳。以其尽力谋虑则肝劳，曲运神机则心劳，意外致思则脾劳，预事而忧则肺劳，矜持志节则肾劳。”在疟疾内所因证治中，也运用了情志分类病机的方法。如将疟疾病机分为过喜气耗之心疟、蓄怒气郁之肝疟、忧伤凝痰之肺疟、气郁涩结之脾疟、失忘伤肾之肾疟。陈氏对情志影响脉象变化的机制具有独到的见解，如“故因怒则魂门弛张，木气奋激，肺金乘之，脉必弦涩；因喜则神廷融泄，火气赫羲。肾水乘之，脉必沉散；因思则意舍不宁，土气凝结，肝木乘之，脉必弦弱；因忧则魄户不闭，金气涩聚，心火乘之，脉必洪短；因恐则志室不遂，水气旋却，脾土乘之，脉必沉缓”。陈氏还比较注意调理情志，他认为“七情者，喜怒忧思悲恐惊也，若将获得宜，怡然安泰，役冒非理，百疴生焉”。

三、现代研究与临床应用

《三因极一病证方论》以其独特的三因学说和丰富翔实的医论、方药等内容，吸引了历代医家对其进行研究，陈无择的内科学术思想至今仍广泛运用于临床，兹将现代研究略述如下。

1. 病证方药研究

内科疾病治疗研究方面，有报道运用《三因极一病证方论》所载方剂或联合西医治疗临床疾病取得良好的疗效。如生附散有着补肾助阳、利尿通淋的功效，张洋应用治疗复发性尿路感染属冷淋的临床疗效较好；控涎丹有祛痰逐饮、消积破瘀之功，李志广应用其治疗胸腔积液、颈椎病、腰椎关节炎、慢性前列腺炎。

周颖等人对《三因极一病证方论》中对疫病的相关论治进行进一步挖掘研究，总结其在病因上提出四时不节之气及天地间杂气皆可致疫，治疗上强调疫病防治需以脏腑辨证为核心，包括“青筋牵，治之从肝”“赤脉拂，治之从心”“黄肉随，治之从脾”“白气狸，治之从肺”“黑骨温，治之从肾”五个方面，在防护方面注重未病先防，御邪于外，提出多种防疫之法如“护守鼻窍法”“悬挂烧熏法”“药酒防疫法”等，为中医疫病防治提供了新思路。

王琳等人总结了《三因极一病证方论》中对泄泻的治法方药，认为其从三因角度阐述了泄泻的病因，提出“泄泻唯利小便为佳”的观点，阐述了“理中、分利、断下”治疗泄泻的基本思路，并从虚寒泄泻、实热泄泻、冷热泄泻、时气泄泻 4 个方面进行辨证论治，为后世医家论治泄泻奠定了良好的基础。

2. 五运六气方药研究

《三因极一病证方论》在五运六气学说指导下，针对五运时气及六气时行民病拟出三因司天方 16 首，将五运六气致病机制、证候、方药系统地进行阐释，近年引起学术界的重视，研究较多。许鑫新等人基于《内经》和《三因极一病证方论》中五运六气理论对 2020 年气候变化进行了运气推演，2020 年是新型冠状病毒感染暴发的一年，史锁芳通过临床疗效观察，发现“三因司天方”在武汉江夏方舱医院中医治疗中对于病毒转阴起到了一定的作用。

对于陈言所拟三因司天方的原理，王国为等人总结，其中五运方针对《素问·气交变大论》所论述的五运之化，太过不及之年而制，以不足之运的药味为主，为预防运气流转所生疾病而设，用药灵活，注重脾胃调养，性味偏辛甘温通。宋修道等人总结，六气方配伍依据《内经》五味胜复理论，其用药亦偏于辛甘温，注重调护脾胃，维持体内水液气化正常，君药根据主气客气的变化而定，可作为六气变化用药及配伍规律的指导性用方，临证应结合具体病证辨证应用。

陈冰俊等人总结，《三因极一病证方论》中的10首“五运方”符合五运太过不及所致疾病的论述，其组方根据五行相克关系，太过运方与所胜不及运方药味存在相互为用的关系。亢害承制决定了“五运方”相互联系的顺序不可颠倒，此顺序符合音律隔八相生规律，君、臣药选择顺应运气“司岁备物”原理，各组方剂多以不足之运的药味为主，其组方当为治未病，预防因运气流转而产生的疾病而设。

王霜总结《三因极一病证方论》中六气的治疗法则为根据风、热、火、湿、燥、寒六气偏胜引起人体发病而制定的治疗方法，主要遵循顺其气者为补，逆其气者为泻的原则，其治法所对应的药物性味治则与《素问·脏气法时论篇》中的“五脏苦欲补泻”内容相同，故其利用药物五味的特性来调整对应时气的脏腑之气的补泻。

对于三因司天方具体方剂的应用有较多临床报道。刘美含认为逢岁火太过之年，患者属阴伤燥热证的可应用麦门冬汤；紫菀汤为六乙年弱金岁运时气而设，樊毓运等临床治疗抓住火热伤、气、寒水犯肺病因，治疗肠易激综合征、哮喘和慢性支气管炎等疾病疗效显著。

周敬文等人通过文献梳理的方式，对备化汤之地黄的运用进行理论解读，认为陈无择据丑未之岁运气常位下的疾病表现，本“功能气味，合其性用”的治法，宗“甘温治其下”的原则用熟地黄。而据此可以结合临床，推理临证应用备化汤时，火、热之象不显著时可选用熟地黄；若出现燥、热显象，则附子用量应注意，并可改熟地黄为生地黄。同时，文献梳理的过程中也发现，备化汤主治“湿寒合德”所致湿病与湿证，顾植山更是认为，临床见湿、寒为病，症见关节疼痛、拘挛、筋脉痿弱、腰痛、痹症宿疾症状加重，浮肿，脘胀，胸胁不舒，畏寒，舌淡苔薄，脉见沉濡等象者，均可选用该方。如能系统掌握，大胆应用，可在湿证、湿病的治疗上发挥更大的作用。

王莹等人基于六庚年运气格局解读《三因极一病证方论》中牛膝木瓜汤配伍原理，认为其在书中乃针对六庚年、岁金运太过所设方剂。六庚年以金运太过、木虚郁逆、火气来复、金不生水为全年运气格局。在此运气格局下，六庚年人体的病机特点为气结肝郁、肝虚郁逆、心肺火盛、肾虚肝燥；牛膝木瓜汤的配伍原理可据此概括为整体性味取向偏于温升以治凉降太过，酸敛苦降以补肝达用，温补辛润以滋水涵木。因复气的出现并非必然，故方中并无针对火复的药物，临床可根据具体情况择药组方。

3. 温胆汤的相关研究

温胆汤及其临床应用一直是本书的研究热点。《备急千金要方》中记载："温胆汤，治大病后，虚烦不得眠，此胆寒故也，宜服此汤法。生姜（四两），半夏（二两洗），橘皮（三两），竹茹（二两），枳实（二枚炙），甘草（一两炙）。"《三因极一病证方论》中温胆汤增加生姜用量至五片，并加入了茯苓（一两半）、大枣（一枚），后世多沿用《三因极一病证方论》中的药物组成。李明、严令耕等人对比各方书中主治证候、药物组成、配伍、方义对温胆汤进行辨析，认为《三因极一病证方论》中温胆汤性平，有理气化痰、和胃利胆的功效，临床上对其加减治疗眩晕、高脂血症、原发性高血压病、冠心病、失眠、心痹等属胆胃不和、痰热瘀阻的疾病。申绎莛等人通过研究发现，温胆汤治疗高脂血症，可降低低密度脂蛋白，间接升高高密度脂蛋白。吴晓丹等人通过实验发现，《三因极一病证方论》温胆汤有良好的改善睡眠的作用，中枢抑制效果弱于地西泮。由于其有明显的累积效应，从而可有效缓解失眠。因此，结合现代药理研究发掘，可进一步阐释温胆汤治疗的作用机制。

四、版本与古籍馆藏

《三因极一病证方论》现存宋刻配补本、元刻本及多种清刊本，1949 年后有排印本。其主要版本与馆藏如下。

南宋刻本藏于北京大学图书馆，元刻本藏于国家图书馆，日本宽文二年（1662 年）刻本藏于天津图书馆，日本元禄六年（1693 年）越后屋治兵卫刻本藏于国家图书馆，平安书林橘枝堂刻本藏于上海图书馆，日本文化七年（1810 年）平安书林尚书堂刻本藏于北京中医药大学图书馆，日本文化十一年（1814 年）石田治兵卫刻本藏于中国医学科学院图书馆，清道光二十三年（1843 年）石门蔡载鼎录青莲花馆刻书底本藏于中国中医科学院图书馆，青莲花馆刻本藏于国家图书馆，清竹溪书屋抄本藏于天津图书馆，清长洲何距抄本藏于北京大学图书馆，清瑞竹堂抄本藏于福建中医药大学图书馆。其中，以中国中医科学院图书馆馆藏的日本元禄六年（1693 年）越后刻本为佳，字迹工整，内容全面，保存较为完好。

第三节 《格致余论》

《格致余论》是元代名医朱丹溪最主要的著作之一。有关朱丹溪的情况前面已有介绍，本节不再详述。主要介绍《格致余论》一书的内容和成就。

一、作者与内容概要

朱丹溪（1281—1358 年），名震亨，字彦修，元代著名医学家。因世居义乌赤岸丹溪，故后世弟子尊称为“丹溪先生”。丹溪早年习举子业，因母患脾痛，众医束手无策，乃有志于医。36 岁时，又师从朱熹四传弟子许谦，研究理学。后 4 年，复致力于医学，并受业于刘完素再传弟子罗知悌，尽得其学。著有《格致余论》《局方发挥》《本草衍义补遗》等书。与刘完素、张从正、李杲被后世并称为“金元四大家”。

《格致余论》共一卷，收载“饮食色欲箴序”“阳有余阴不足论”“治病必求其本论”“涩脉论”“养老论”“慈幼论”“倒仓论”“相火论”“房中补益论”“张子和攻击注论”等医论 43 篇。

二、主要学术特色

朱丹溪作为金元医学的集大成者，明代医家方广评价说：“其可以为万世法者，张长沙外感，李东垣内伤，刘河间热证，朱丹溪杂病，数者而已。然而丹溪实又贯通乎诸君子，尤号集医道之大成者也。”《格致余论》一书，学术特色鲜明。其中，“阳有余阴不足论”“相火论”2 篇，集中地反映了丹溪的医学观点，引儒入医，对人体阴阳及相火理论多有阐发。

1. 阳常有余，阴常不足

朱丹溪关于“阳有余阴不足”的观点，在《格致余论·阳有余阴不足论》中做了详细论述，是丹溪学说的核心命题，也为其相火论的提出提供了理论依据。其核心内容，是通过对天地、日月、阴阳的观察，强调阴精对于人体生长衰老的重要性，情欲伤阴的机理，以及如何保养阴精。人的整个生命过程中，阴精难成易亏。言："人之生也，男子十六岁而精通，女子十四岁而经行，是有形之后，犹有待于乳哺，水谷以养，阴气始成，而可与阳为配，以能成人，而为人之父母。"这是青壮年时期的生理现象。而在之前的幼年及之后的衰老期，人体的阴精俱不足。因此，朱丹溪认为日常保养及疾病治疗应从护阴、补阴开始。

2. 相火易动，阴精须护

金元时期，对于火热病机，诸家皆有所阐述。朱丹溪引儒入医，对相火理论体系进行了系统构建，丰富了中医相火理论及脏腑理论的内涵。《格致余论》中"相火论"一篇，系统地阐述了其观点。丹溪的相火理论中，生理相火是生命的原动力，人体生命活动的维持，亦依赖于相火的推动。相火作为生命的原动力，其对于生殖功能的作用尤为关键。相火主要寄藏于肝肾二脏。在"阳有余阴不足论"中，丹溪指出，在君火的推动下，相火发挥作用，肝气疏泄条达，肾中所藏精气溢泄，进而实现人体正常的生殖功能。相火妄动则为贼邪，人的欲望无节制，必然引动相火，劫伤真阴。

3. 气血痰郁，杂病之纲

王纶《明医杂著·丹溪治病不出乎气血痰郁》载："丹溪先生治病，不出乎气、血、痰，故用药之要有三：气用四君子，血用四物汤，痰用二陈汤。又云：久病属郁，立治郁之方，曰越鞠丸。盖气、血、痰三病，多有兼郁者。或郁久而生病，或病久而生郁，或误药杂乱而成郁。"朱丹溪以气血痰郁病机为纲的杂病诊治体系，为戴思恭、楼英、刘纯、徐彦纯、虞抟、王纶、汪机等后世弟子继承，并不断加以阐释与总结。诸如《金匮钩玄》《医学纲目》《丹溪心法》《明医杂著》等书，都以病为门，以气血痰郁病机为纲，为杂病诊治理论的丰富与发展作出了重要贡献。明代程敏政言："医自《素》《难》以来，名家数十，至于集大成者，必推之丹溪。其所著湿热、相火诸论，虽圣医复起，亦当不易其言。"四库馆臣亦言："医学至丹溪而集大成。"朱丹溪堪为一代医宗。

三、现代研究与临床应用

朱丹溪相火论、滋阴论等学术观点影响深远。当代学者主要从其理论的价值及内科疾病的临床运用等方面进行了持续研究。

1. 对理论及治法的研究

李海峰等分析《格致余论》一书的辨治特色，认为书中着重阐明人体阴气难成易亏，当养护阴血；世人又多因口欲之快而伤胃气生痰涎，故丹溪以补胃气为诸治之先；同时擅用吐法祛痰；并提倡倒仓法，以通肠胃、补虚损等四方面为辨治特色。周杰基于《格致余论》的学术思想及医案所载药物，总结丹溪内科杂病的临证思路。丹溪论治杂病多从脾胃入手，强调杂病之生理特性为"阳有余阴不足"，其病因病机为"相火妄动"与"气血痰瘀阻滞"，立"顾护脾阴以重视脾胃为本"的杂病治疗大法，滋补脾阴不忘顾护脾气。通过颐养情志安藏相火，治火先辨虚实，分别运用火郁发之、热者寒之、滋阴降火等不同治法指导遣方用药，佐以和血疏气、导痰行滞等法以祛邪通达，并以畅情志、节饮食、顺应四时等养生调摄诸法贯穿始终。

施仁潮从以五行生克制化析病机、本泻南补北宏旨立大法、守制火保阴法度倡调摄三个方面探讨朱丹溪关于痿证的论治，反映出丹溪"阳有余阴不足""相火论"等学术观点对疾病诊疗的影响。翟争等指出，朱丹溪对于痹证的论治，在病因方面提出血虚内热夹痰瘀而致痹，强调痹证痰瘀同治，忌辛散燥热劫阴，同时配合针灸等疗法。并提出痹证养生调摄之法度，形成了较为完整的痹证论治思想，诊疗全过程体现阳有余阴不足的学术思想。吴元洁着重介绍了丹溪创制的治痹方及其应用效验。张帆、周胜利总结丹溪《格致余论》从血论治痛风的诊疗特色。通过浅析《格致余论》中痛风医案可知，丹溪善从阴血入手治疗痛风，以温通立法，化湿散瘀；重视调和气血的关系，妙用理气之品；强调扶正祛邪当并举，清热邪以助正安；在痛风的整个发展过程中以血分期，慎用燥热之品。蒋艳姣对《格致余论》与《丹溪心法》有关瘀血论述进行了评析，认为朱丹溪将瘀血的病因病机概括为情志失调、气滞血瘀，血虚脉道失充、血行不畅，寒凝血瘀，痰瘀互结，热壅血瘀、蕴毒成痈，湿热瘀互结，经产留瘀，跌打损伤、瘀血为滞八个方面。毛毳指出，《格致余论》中肺胀的诊治，基本病机为气血亏虚、痰瘀互结，属于本虚标实。治疗强调痰瘀同治，顾护脾胃之气。此外，肺胀患者尤其应注意平素饮食起居的调适。柳亚平、潘桂娟考察了《格致余论》的痰瘀学说，以及丹溪提倡的痰证治法。

2. 指导临床的经验介绍

夏宁俊等指出，胃癌的病机以脾胃亏虚、气血不足为基础，痰瘀互结、邪实郁滞为核心，因此临证可基于丹溪气、血、痰、郁的思想论治。从气论治，当治以健脾益气、调理气机；从血论治，可治以养血化瘀、清化血热；从痰论治，应治以实脾化痰、顺气导痰；从郁论治，宜治以理气解郁、开郁散结。朱广辉、李杰基于“阳非有余，阳常有余”的理论探讨温阳法论治恶性肿瘤。通过探究概念含义，结合恶性肿瘤发生发展的特点，认为局部妄动的相火为有余之邪阳，可携癌毒旁窜，助力肿瘤发展；而非有余之正阳随病情发展而亏耗，正气不足，降低患者生存质量，缩短带瘤生存时间。并以此为病机，探讨温脾阳及脾肾双温分别侧重于肿瘤不同阶段，即早期温补脾阳，以扶土制妄火，防止肿瘤进展；中晚期注重脾肾双温，以扶正祛邪，延长带瘤生存时间。吴同越等基于丹溪“阴难成易亏”的观点探讨帕金森病的证治。认为帕金森病的核心病机为“阴亏血虚，酿毒入络”。阴精不足，阴不制阳，阳亢化风而动；风盛气机阻滞，水液代谢失司，津液停聚成痰；阴精亏耗，阴亏日久发展为血虚；阴虚阳亢，火热灼血为瘀；痰与瘀久积体内皆可成毒，毒损脑络。其中帕金森病早期偏于阴虚，治以滋阴为主；晚期以阴虚兼有毒损，治以补虚解毒并重。在论治时均须把握“养阴解毒，息风止颤”的核心治则。焦烁颖等从朱丹溪“心动则相火动”论治复发性甲状腺功能亢进症。心动则相火动，心君易受外物扰动，心君不安致心火亢盛，从而导致相火妄动。这也是复发性甲状腺功能亢进症的核心病机。在治疗方面，首先从调畅情志入手，重视心理情志疗法及传统功法的运用；其次宁息君相火，以期恢复君相平衡，育阴之法当贯彻始终。

四、版本源流与古籍馆藏

《格致余论》成书于元至正七年（1347年），刊印之后，流传甚广。《元史·艺文志》载：“朱震亨《格致余论》，一卷。”明《国史经籍志》载：“丹溪《格致余论》，七卷。”明《百川书志》载：“朱彦修《格致余论》，一卷。”清《八千卷楼书目》载：“《格致余论》，一卷。元朱震亨。明刊本。”清《也是园藏书目》载：“朱彦修《格致余论》，一卷。”

此书版本类型，有单行本、合刊本、丛书本三种。

1. 单行本

明万历二十九年（1601年）新安吴勉学校刻本，中国中医科学院图书馆、上海图书馆、南京图书馆等单位有藏。

清光绪七年（1881年）广州云林阁刻本，杭州图书馆、中国中医科学院图书馆、南京图书馆有藏。

清文奎堂刻本，中国中医科学院图书馆、甘肃省图书馆有藏。

2. 合刊、丛书本

明新安吴勉学校步月楼刻本映旭斋藏版《东垣十书》本，宁波市图书馆、中国中医科学院图书馆、辽宁省图书馆等单位有藏。

明万历二十九年（1601 年）新安吴勉学校步月楼刻本映旭斋藏版《古今医统正脉全书》本，浙江中医药大学图书馆、浙江大学图书馆、浙江图书馆等单位有藏。

第四节 《医学纲目》

楼英的《医学纲目》是一本大型综合性医著，该书收录文献齐备，编排体例合理，对后世影响较大。书中包含基础理论到临床各科的内容，本节主要介绍其内科方面的特色。

一、作者与内容概要

楼英（1332—1401年），字全善，号全斋，明绍兴府萧山县人，幼业儒。楼英父亲楼友贤，与朱丹溪交谊深厚。楼友贤与戴原礼之父戴士垚为连襟，楼英与戴原礼为姻表兄弟。且楼英也曾闻道于戴原礼，为朱丹溪的私淑弟子。著有《医学纲目》《周易参同契药物火候图说》《内经运气补注》等著作。

《医学纲目》全书40卷，分10部。卷一至九为阴阳脏腑部，论述虚实、寒热、诊脉、察病、方药、疗法、刺灸、调摄、宜忌等内容；卷十至卷十五为肝胆部，论述中风、癫痫、痉厥等病；卷十六至卷二十为心小肠部，论述心痛、胸痛、谵妄等病；卷二十一至卷二十五为脾胃部，论述内伤饮食、诸痰、诸痞等；卷二十六、卷二十七为肺大肠部，论述咳嗽、喘急等病；卷二十八、卷二十九为肾膀胱部，论述耳鸣、耳聋、骨病、牙痛等；卷三十至卷三十三为伤寒部，以伤寒病证为主，兼述温病、暑病、瘟疫等；卷三十四至卷三十五为妇人部，叙述妇人通治、经、带、胎前、产后等病；卷三十六至卷三十九为小儿部，介绍小儿通治，五脏所主各种病证；卷四十为运气部，论《内经》运气论治，运气占候补遗等。以上各部，按病分门，每门之下列举不同病证、治法和方药。

二、主要学术特色

明嘉靖年间，曹灼为《医学纲目》作序，言："其说一正于《灵》《素》《甲乙》，而参之以仲景、东垣诸君子之绪论。病必有门，门必揭其纲；治必有法，法必详其目，巨细不遗，详略通贯，参互众说，而折衷之于经。能由此者，谨道如法，万举万全。”概括了此书的学术亮点。

1. 搜罗百氏，博采众方

楼英编写《医学纲目》，以“纲目”为结构，参考历代医家的大量著作。“上自《内经》，下至历代圣贤书传及诸家名方，昼读夜思，废食忘寝者，三十余载。”据学者统计，书中直接引用的文献达一百四十余种。楼英在《医学纲目》自序中说：“凡历代方书甚众，皆各有所长耳，或中其长，或不中其长故也。”纵观全书，汇集了各家所长，如陈无择的病因，王海藏的治法，刘完素的六气病机，张元素的脏腑辨证，张从正的攻邪已病，罗天益的三焦气血，李东垣的脾胃理论等，都融入了《医学纲目》的辨证体系。其中尤以朱丹溪为多，包括《格致余论》《局方发挥》《丹溪医按》《外科精要发挥》《本草衍义补遗》。此外，《医学纲目》中还存在大量标示征引自丹溪，但出处未明的医学文献。内容形式主要是医论。不难看出楼英和朱丹溪的学术渊源和师承关系。

2. 纲目体例，系统重构

近人曹炳章曾于《中国医学大成》中评价《医学纲目》说：“实为医学类书中之最有法度者。”该书尝试将中医学理论体系与临床诊疗体系有机整合为一个统一体系。为了使这一理论体系层次分明，楼英专门探索了一种全新的“纲目”结构的叙述方式。全书分为总论、各论两大部分，结构分为 3 级，即部 – 门 – 支门。楼英创立的这种“纲目”结构，对明以后大型医书的编撰产生了深远影响，甚至潜移默化地影响了现代中医学教材的编撰。此次系统重构的重大理论和方法创新主要体现在以下几方面：第一，基于统一的理论框架，实现了针方与药方的整合，使得二者在一个统一的理论平台下流畅运行，完成了中医学理论体系的一次完整重构。第二，构建了更合理的疾病分类体系。在概念辨析的基础上，结合当时的临床实际进行合理且合乎实际的疾病分类，为明以后的医学全书所遵从。第三，深化病因病机的认识。楼英在病因病机方面提出许多真知灼见，成为后世遵循的规范，不仅医书，还有本草著作论述病机时也都遵从楼英之说。第四，构建了一套切合临床实际的诊疗规范，即以阴阳为总纲、病位与病性相结合的辨证模式。

三、现代研究概况

《医学纲目》的学术思想启迪后人，当代医家仍在不断研究与临证运用。

1. 版本研究

黄龙祥研究指出,《医学纲目》现行所有点校本、排印本的祖本，是曹灼刊行于嘉靖四十四年（1565 年）的版本。约与曹灼刻本同时或略早，建阳某书坊也据一抄本刊刻了《医学纲目》全书。此建阳刻本所据底本远较曹灼刻本精善，是现存各本中最接近楼英原稿的版本，刊刻时又最大限度地保存了底本的旧貌，具有极高的版本和文献价值，可校补曹灼刻本之脱误处，对于医经校注，金元医籍的辑佚、鉴定和校勘均具有独特的文献价值。

2. 学术特色研究

周明道从集大成，举纲张目；重阴阳，着眼八纲；学贵疑，敢正前谬；擅辨证，活法圆机 4 个方面总结了《医学纲目》的学术特色。李敏概括楼英学术渊源是上承《内经》理论，下继金元四大家之学术成就。其治学方法为搜罗百氏，博采众方；正缺补遗，力辟谬误；师古不泥，注重实践。汪珊考察了《医学纲目》的编辑方法，认为该书以阴阳为总纲，用以统摄血气、表里、上下；又以五行统摄五脏六腑并以之概括百病的证候及治疗。这样，临床辨证时，能迅速从纲到目，从目到标，进行定位，使病因、病机、治法、方药了如指掌。此书可视为中医辨证论治体系成熟的标志。

3. 临床价值研究

在《医学纲目》临床特色方面，吴侃妮、江凌圳指出，楼英《医学纲目》脾胃部的理法特点，充分结合了丹溪脾胃学说的内容。如很多思维和方法出自丹溪学说，尤其是丹溪顾护脾胃的思想，并结合痰这一病理特点，形成了独特体系。可与丹溪学派脾胃学说的内容互为补充。《医学纲目》中积聚病的辨证论治探讨，对积聚的病因形成，侧重正虚为主，乃宗《内经》“正气存内，邪不可干”之理；对其辨治，重视扶助正气，尤其注重固护脾胃中焦，滋养谷气，无论是补消兼施，还是先补后消之治法，均立足于中焦脾胃，以期养正积自除，祛邪不伤正。可见扶正在积聚的辨治中占有重要地位。

四、版本源流与古籍馆藏

明洪武二十九年（1396 年）年楼英编成《医学纲目》。明清经籍艺文志与书目对此书多有著录。如《明史・艺文志》载:“楼英《医学纲目》，四十卷。”明《世善堂藏书目》载:“《医学纲目》，四十卷，楼英全善辑。”清《八千卷楼书目》载:“《医学纲目》，四十卷，明楼英全善辑撰。”

《医学纲目》因卷帙浩繁，成书后久未能刊行，以抄本相传。明代进士曹灼在友人的协助下，历经 2 年，精校细勘，于嘉靖四十四年（1565 年）刊行此书。此版本称为明嘉靖四十四年曹灼刻本。根据印次早晚的不同，该版本又分为明嘉靖曹灼刻本早期印本，中国中医科学院图书馆藏；明嘉靖曹灼刻本后印本，上海图书馆藏；明嘉靖曹灼刻、明万历重修本，首都图书馆藏；明嘉靖曹灼刻、明万历重修后印本，日本内阁文库藏。曹灼刻本系统，不同的版本，甚至相同的版本不同时期的印本，其篇目多少及篇次皆有差异。

同一时期，《医学纲目》另有明嘉靖晚期建阳刻本。被中国医学科学院图书馆、广州中医药大学图书馆、成都中医药大学图书馆、吉林省图书馆等单位收藏。

日本先后 3 次翻印《医学纲目》，分别是宽永十六年（1639 年）、万治二年（1659 年）和宽文二年（1662 年）。“宽文本”于日本京都大学、东京大学、筑波大学等图书馆收藏。

第五节 《医学正传》

虞抟《医学正传》是丹溪学派中较有特色的一部著作，其内容也包含多个专科，但最有成就者当属内科。兹介绍全书特点和内科成就如下。

一、作者与内容概要

虞抟（1438—1517年），字天民，自号华溪恒德老人，浙江义乌花溪人。明代著名医学家。其祖父、父亲皆工医术，曾叔祖虞诚斋曾受学于朱丹溪。虞抟自幼习儒，博览群书，能诗善文。后因母病而习医，精研《内经》《难经》等医学经典。尤其推重丹溪之学，自谓："余承祖父之家学，私淑丹溪之遗风。"著有《医学正传》《苍生司命》《医学真诠》等医籍。

《医学正传》为一部综合性医书，全书共8卷。卷一首列"医学或问"51则，系虞氏对相关医学理论的辨析与阐述。卷二至卷八，论述包括内、外、妇、儿、五官等科病证90余种，内科内容见于卷一至卷六。其体例，在病证之下有"论""脉法""方法""丹溪活套""医案""祖传方"等条目，共载方900余首，附医案44例。

二、主要学术特色

清《四库全书总目提要》载："其学以朱震亨为宗，而参张机、孙思邈、李杲诸家之说，各选其方之精粹者，次于丹溪要语之后，复为或问五十条，以申明之。"此说恰当地反映了《医学正传》的学术特色，即在继承丹溪学术的基础上，对诸家理论的吸收与创新。

1. 两肾命门，真元根本

命门一词，始见于《内经》，历代医家对其研究颇多，形成了命门学说。多认为右肾为命门，又分为肾间命门说、动气命门说等。而虞抟所倡导的则是两肾皆为命门。两肾从功能上就有阴阳刚柔之分，左为阴、水、血，右为阳、火、气。于是，左肾之阴水化生肝木，肝木生心火；右肾之阳火生脾土，脾土生肺金，肾是其他脏器的根源。虞抟还认为，两肾虽为真元之根本，性命之所关，同为水脏，而相火寓乎其中。水为常，火为其变。命门有司开阖的作用。正常情况下主静而闭，涵养一阴之真水，此为“常”；异常情况下则动而开，鼓舞龙雷之相火，此为“变”。不可独指右肾为相火。

2. 总结活套，创新体例

“丹溪活套”是虞抟《医学正传》中的创举。该书的体例是对每种病中设“论”“脉法”“方法”“活套”等条目，有的附医案。其中的“论”是对该病的理论认识，“方法”则是综录各家论治方法，而“丹溪活套”则专收朱丹溪对本病的论治经验，具有深化认识的性质。

《医学正传》中共论述72种内、妇、儿、五官等科的病证，其中有37种列有“丹溪活套”。“活”者，注意随证论治，示人以活法；“套”者，固定套路，示人以规矩。以“中风”一节为例，该节起首的“论”部分，详述了认识源流，对金元时期的刘完素、李东垣、朱丹溪三家的观点均有述评，然后提出作者个人观点。“方法”部分首列“丹溪曰”5条，然后是各家治中风的方剂。“丹溪活套”部分，则是对前面列出的丹溪对该病论治思想的扩充，还完整介绍了朱丹溪治中风的经验。例如“方法”一节中提到丹溪的观点是“治法以治痰为先，补养次之”，所列方中也有二陈汤，但没有作具体介绍。在“丹溪活套”部分则详尽地列出朱丹溪的加减论治经验，其内容非常严密细致，便于学习应用。

3. 气血论治，学宗丹溪

朱丹溪认为，相火易妄动而耗伤阴精，阴精难成而易亏，提出“阳常有余，阴常不足”之说。虞抟认为，丹溪之阴阳，非直指气为阳而血为阴。其所言“气常有余，血常不足”，是从人身阴阳一体，《内经》之阳中有阴、阴中有阳的观点而论。亦是体内气有阴阳、血亦有阴阳。气虚为气中之阴虚，血虚为血中之阴虚，论证阴在气血中的重要性及易损性，指出气虚治法可用四君子汤以补气中之阴，血虚治法可用四物汤以补血中之阴。

三、现代研究和临床应用

虞抟的学术思想广泛运用于内科疾病的诊治，在近年的研究报道中有所体现。

1. 脾胃病

周向锋指出，虞抟不仅继承丹溪的学术思想，又宗东垣脾胃内伤理论。对于脾胃病的论治，接受李东垣的脾胃学说，并有所阐发。对于朱丹溪创立左金丸治嘈杂、保和丸治食积、越鞠丸治食郁等名方妙法也加以收录。在此基础上，虞抟结合自身的临床经验加以扩展运用和总结归纳。戴永生、刘慕松研究发现，《医学正传》中约有 1/3 的处方运用补中益气汤加减。其经验主要体现在扩大临证范围、论证详脉求病机、证变出入方药中等几个方面。王玉龙、韩金凤通过分析该书治疗内伤的论述及运用补中益气汤的医案，认为虞氏可通过左右脉大小辨别内伤，并据脾胃不足的脉象或症状选用补中益气汤；也可通过脉象辨别患者是外感夹内伤还是内伤夹外感，或有余中之不足与不足中之有余，从而调整补中益气汤的用药方法。该书所阐发的辨别内伤的脉学思想对继承和发展现有脉学理论，提高临床诊疗水平都有所裨益。张爱焕的研究指出，虞抟治疗秘结，发病以肾立论，论治以润为要，注重顾护脾胃，慎用峻利之剂。常用的方剂如润燥汤、润肠丸、活血润燥丸、润肠汤、润体丸等。制方因人因地制宜，重在变通。

2. 其他内科疾病

金元时期，刘完素、李东垣和朱丹溪等医家都对火热病证较为重视，分别提出郁火论、阴火论和相火论，并创立解郁宣通、升阳散火、滋阴降火等内伤发热的证治方法。虞抟在此基础上，也提出相关见解。如运用升阳散火泄郁热、三焦分治祛湿热、滋补真阴降相火，发展和完善了火热病的证治体系。虞抟分别提出“三焦腔子说”“两肾总号命门说”，并用于泄泻的治疗。认为泄泻本由湿，亦可因火、寒、虚、痰、食等夹杂而致。治泻以脾为本，兼顾温补命门，首分寒热，次别缓急，合理运用分利三焦、止泻防脱、健脾运中、温补命门、消痰去积等法，形成“疏利三焦，温扶肾命”治疗泄泻的体系。咳嗽的论治，虞抟从咳与嗽分论、脉法、辨证论治、方药等方面阐述作详细论述。认为咳嗽离不开风寒、火热、虚劳、痰盛、肺胀，治宜行痰开腠理、补阴清金、收敛肺气等，结合脉诊，依时论治，用药疗效独到。

虞抟论治痹证，继承丹溪湿热论的经验，喜用燥湿化痰清热、养血活血、养阴护胃、祛风通络之法。且在痛痹、着痹、风痹、肝肾亏虚、经年久痹等证的治疗上，有自己的见解；但其经验仍有局限性，如虫类搜剔之品、血肉有情之品使用甚少。孙晓霞等通过对《医学正传》中关于积聚的论述，归纳整理出虞氏辨治积聚的学术特点，即积聚的病因包括外感六淫、内伤七情、饮食劳倦等，关键病机是脾胃内伤，脾胃为积聚之根。治疗原则宗《内经》关于积聚治疗理论，注重辨证阴阳、气血、虚实、寒热，推崇朱丹溪的治疗大法，引用李东垣、刘河间等医家的治积名方，攻补兼施、寒热并用。所用药物频次居前三位的是补虚药、活血化瘀药和理气药。虞抟对虚劳的论治，善于阐发经典原旨，博采众长，从虚损和劳极两方面论治。

四、版本源流与古籍馆藏

虞抟于明正德十年（1515 年）编撰成《医学正传》后，此书在明代多次刊刻。明清经籍艺文志及私家书目对此书多有著录，《明史·艺文志》载："虞抟《医学正传》，八卷。"明《医藏书目》载："《医学正宗》，即《正传》。"明《万卷堂书目》载："《医学正宗》，八卷。虞抟。"清《八千卷楼书目》载："《医学正传》，八卷。明虞抟撰。日本刊本。"

据《中国中医古籍总目》记载，《医学正宗》现存最早的刻本是明嘉靖刻本。杭州图书馆、中国医学科学院图书馆有藏。

明万历五年（1577 年）金陵三山街书肆松亭吴江刻本，中国中医科学院图书馆、中华医学会上海分会图书馆有藏。

明万历五年（1577 年）金陵周氏光霁堂刻本，天津图书馆有藏。

明万历六年（1578 年）边有猷刻本，中国医科大学图书馆、上海图书馆、复旦大学图书馆等单位有藏。

此外，随着丹溪学说传入日本，丹溪学派的医籍也被大量翻刻。《医学正传》现存至少 10 种和刻本。日本庆长九年（1604 年）活字本，吉林大学白求恩医学部图书馆藏。日本元和八年（1622 年）平乐寺刻本，中国医科大学图书馆、天津中医药大学图书馆、南京图书馆有藏。

日本宽永十一年（1634 年）刻本，北京大学图书馆、辽宁省图书馆、上海中医药大学图书馆有藏。

日本安庆一年戊子（1648 年）刻本，吉林大学白求恩医学部图书馆藏。

日本安庆二年己丑（1649 年）刻本，上海图书馆藏。

日本承应三年甲午（1654 年）村上平乐寺刻本，北京大学图书馆藏。

日万治二年（1659 年）吉野屋权兵卫刻本，中国科学院国家科学图书馆、中国中医科学院图书馆、天津图书馆等单位有藏。

日本元禄十三年（1700 年）吉野屋德兵卫据金陵书肆松亭吴江刻本重刻本，中国中医科学院图书馆、北京大学图书馆、浙江大学图书馆医学分馆有藏。

日本天明二年（1782年）金屋丰右卫门刻本，中国医科大学图书馆藏。

日本文久二年（1862年）刻本，南京图书馆藏。

第六节 《玉机微义》

《玉机微义》的作者刘纯并非浙江籍医家，但一来该书是以会稽籍医家徐彦纯《医学折衷》为基础著成的，二来此书也是丹溪学派中较重要的著作，故亦作为浙派中医著作加以介绍。

一、作者与内容概要

刘纯（1340—1412 年），字宗厚，祖籍江苏吴陵，后迁居西北。其父刘叔渊，又称橘泉先生、橘泉翁，曾从丹溪习医。刘纯在向父亲刘叔渊学习的同时，“又得从乡先生冯庭干、许鲁宗、丘克容数君印正，方始道明艺精”。江左冯庭干曾授以会稽徐彦纯所著《医学折衷》一帙于刘纯。刘纯在此基础上，于明洪武二十九年（1396 年）完成了续增，撰成《玉机微义》一书。此外还著有《医经小学》《杂病治例》《伤寒治例》等书。

徐彦纯所著《医学折衷》的编纂采用“裒次群证，证别为门”的体例，全书分为中风、痿证、伤风等 17 个门类。刘纯《玉机微义》又续添了咳、热、火、暑、燥、湿、寒等门诊证方例，凡 50 门，“议论纯正，制方有据，有病因、有治法、门分类聚、各具备理”。卷一至卷四十八为杂病，包括内、外、五官等科；卷四十九介绍妇人常见的经、带、胎、产类疾病；卷五十介绍小儿疾病的论治。

二、主要学术特色

杨士奇曾为《玉机微义》作序，曰：“是编主《素》《难》《金匮》及元素一派之旨，若诸家治法不倍此者，亦旁采而附益之。虽中医执此施治，可以成功。如病者有能知之，亦必不为庸医所误。”他认为《玉机微义》不仅可为医家所用，亦应让病家有知。《四库全书总目提要》评价此书曰：“其书虽皆采掇旧论旧方，而各附案语，多所订正。非饾饤抄撮者可比。”可见其学术特色鲜明。

1. 广集诸家，整合异同

刘纯之父从丹溪习医，刘纯亦私淑于丹溪之学，称丹溪为“先师”。在《玉机微义》中，刘纯多引用丹溪之观点，如相火阴精、气血痰郁等学术观点。此外，也不妨碍他在遵循《内经》所蕴含医理的基础上，对李东垣、刘完素等宋、金、元各代医家医学思想的接受，以“折衷”的方式体现在文本的编著上，广集各家之说，对以朱丹溪为主体的金元医学进行总结与编撰，一方面顺应了中医学术发展的内在需要，另一方面满足了儒医群体对新兴的金元医学知识的需求。

2. 固护正气，治疗之本

刘纯在疾病的诊疗中，强调无病不可滥用补剂、用药剂量宁缺勿过、用劫剂中病即止等。可以看出，刘纯认为药物虽然可解一时之疾，但在人的整个生命过程中起到的作用只是辅助性的，所以用药不是维持健康的手段，更不能以药性伤正气，更重要的是保护正气对正常生理活动的维持作用和对机体的自我修复与调节的作用，充分发挥正气在人体健康与疾病中的主导作用，充分利用人体自身的纠正、协调与复原能力，才能达到保持健康、延年益寿的目的。

三、现代研究概况

近年来，学者就刘纯及《玉机微义》一书开展了较多研究。任雨笙、顾建河、龚纯对刘纯的生平，包括其著作、人生经历、生卒年代等相关问题进行考订。周楠对《玉机微义》引证前人文献情况进行数据分析，结果显示，刘纯对《内经》的引用频次最高，达到54次，其次为李东垣、张元素、朱丹溪、陈无择、钱乙、王叔和、刘完素、王好古、张从正、张仲景等人的观点。基于以上数据统计与挖掘的结果，参考《玉机微义》的原始文献，可见刘纯的学术思想，论治疾病本于《内经》，承袭丹溪医学思想主旨，兼采唐、宋、金、元诸家理论。李然、章红英着重考察了《玉机微义》中消渴相关引文内容，可见引用文献以宋金元时期的朱丹溪、李东垣、刘完素、陈无择为主，直接与间接引用书籍16部。参考刘纯对消渴的证治分析，确实反映出了刘纯对丹溪学派思想的传承与演变。李海啸、闫磊探析《玉机微义》胸痹虚证，认为刘纯首次提出胸痹心痛中存在“虚证”。结合《玉机微义》的相关论述，综合剖析前人观点，指出胸痹心痛包括实证和虚证两个方面。其中，虚证包含气虚、血虚、阴虚、阳虚，病机主要在于胸阳不振，气血虚弱，心失所养，不荣则痛。并进一步指出，胸痹虽表现多为实证，但本质却多为虚证，这是胸痹病证中脏腑和气血等病理变化的结果，临床实践中要注意辨析胸痹心痛虚证的种类、病因，选择恰当治法，坚持益气、养阴、温阳、补血并举，以补为先，虚实结合，辨证施治。

四、版本源流与古籍馆藏

明清经籍艺文志及私家书目对此书多有著录，如《元史·艺文志》载："徐彦纯《玉机微义》，五十卷。"《明史·艺文志》载："刘纯《玉机微义》，五十卷。"明《国史经籍志》载："《玉机微义》，五十卷，徐彦纯。"明《天一阁见存书目》载："《玉机微义》，五十卷。"明《万卷堂书目》载："《玉机微义》，五十卷。徐彦纯。"清《八千卷楼书目》载："《玉机微义》，五十卷。明徐用诚撰，刘纯续增。明刊本、康熙刊本。"清《季沧苇藏书目》载："《玉机微义》，五十七卷。"

《玉机微义》成书后，初印于明正统年间，后多次重刊，尤以嘉靖、万历年间最多。刊刻地点上，浙江至少有4次重刊，这与元明时期医学中心的南移及江浙地区印刷文化的盛行有关。更为重要的是，浙江作为丹溪学说的发源地，刘纯虽为丹溪再传弟子，且《玉机微义》也并非著于浙江，但并不影响其后期在江浙地区的流传。3家书坊参与了4种版本《玉机微义》的刊刻，体现了书坊在晚明刻书市场的活跃度。以下是明代《玉机微义》几个重要版本的出版情况。

《玉机微义》部分明代版本概况

序号	版本	刊刻地	备注
1	明正统四年（1439年）姑苏陈有戒刻本	陕西	
2	明正统五年（1440年）王暹等校勘本	陕西	即明正统陕西布政司刊本
3	明正统刻本		
4	明景泰二年（1451年）吴从政刻本		
5	明成化间刻本		
6	明正德元年江西省婺源县汪舜民刻本	福建	实为刘宏济所刻，汪舜民作序

续表

序号	版本	刊刻地	备注
7	明正德浙江布政司刻本	浙江	
8	明正德刻本		
9	明嘉靖元年北京金台书林汪谅刻本	北京	
10	明嘉靖九年（1530年）黄焯刻本	湖南	
11	明嘉靖福建省建阳书林叶一兰作德堂刻本	福建	
12	明嘉靖十八（1539年）年书林静斋叶秀刻本	福建	亦为作德堂刊刻
13	明万历六年浙江省杭州袁永和《合刻医书二种》刻本	浙江	与虞抟《医学正传》合刻
14	明万历六年湖北省京山县李维桢《合刊二种医书》刻本	浙江	与虞抟《医学正传》合刻。实为李楠所刻，李维桢作序
15	明万历浙江布政司刻本	浙江	
16	明万历间江苏步月楼刻本	江苏	

清代以来，《玉机微义》有康熙四十二年（1703年）张屡丰沈佩游重订天德尚贤堂刻本、康熙紫来堂刻本、清康熙刻本、上海乐善堂刻本等几个不同版本。

第七节 《伤寒六书》

明代医家陶华在医学史上颇有争议，但他对内科理论和临床的影响较大，其著作值得深入研究。

一、作者与内容概要

陶华（1368—1445年），字尚文，号节庵道人，浙江余杭人。陶氏自幼习儒，旁通百氏。据传曾遇良师密授医籍，遂精于医。陶华尤精于伤寒，对伤寒理论多有发明，为明代著名伤寒学家。永乐年间曾出任医学训科一职。著有《伤寒六书》一书。

《伤寒六书》是一部广泛论述伤寒脉、证、方、药的专书。此书包括六部分内容，“伤寒琐言”一卷，是陶氏研究伤寒之随笔记录，从病证、诊法、方剂等几方面论述。“伤寒家秘的本”一卷，重点叙述伤寒、风温、湿温、风湿等73种病证的证治。“杀车槌法”一卷，论劫病法、制药、解药法及煎药法，并介绍了自创的37首方剂。“伤寒证脉药截江网”一卷，介绍辨证识病，区别病因及用药法则，并补充了妇人伤寒的证治。“伤寒一提金”一卷，为提纲性的伤寒启蒙读物，记载六经病证及四季时令病。“伤寒明理续论”一卷，是对成无己《伤寒明理论》的发挥。

二、主要学术特色

陶华《伤寒六书》及其学说在流传过程中，医家贬褒不一。贬抑者，如王肯堂《证治准绳》言：“夷考陶氏之书，不过剽南阳唾余，尚未望见易水门墙，而辄诋《伤寒论》为非全书，聋瞽来学，盖仲景之罪人也。”褒扬者，如《医仙图赞》言：“杭陶节庵，活泼施治，仲景已没，伤寒在兹。”但将陶华及其学说置于中医学术发展的背景下客观来看，他对仲景伤寒学说确有独到的见解，对明清温病学说的发展影响深远。

1. 广义伤寒，寒温异治

伤寒与温病历来是医家争论的焦点。张仲景将温病依附于伤寒体系中，以至宋以前，中医是以仲景之法治温热病。陶华所论伤寒，即广义伤寒。在其著作中，将伤寒分为正伤寒、温病、热病、非时感冒等诸多名目。冬时感寒，感而即病者，为正伤寒。即“交霜降至春分，冬月发者，为正伤寒”。关于温病，陶氏基本上沿袭《伤寒例》的认识，认为“温病于冬时感寒所得也，至春变为温病耳”，至夏发为热病。因此，伤寒的治法，陶华也主张寒温异治。正伤寒用辛温解表之法。温病为里热外发，已无表证，治宜辛凉解表。

2. 化裁经方，创制新方

陶氏师仲景之法，而不泥仲景之方，别立37首方剂，以补仲景之未逮。有升麻发表汤、疏邪实表汤、羌活冲和汤、柴葛解肌汤等。后世临床运用较多者如柴葛解肌汤、黄龙汤、再造散、回阳救急汤。再造散由黄芪、人参、桂枝、甘草、熟附子、细辛、羌活、防风、川芎、煨生姜组成，陶氏用于治疗阳虚感寒，服发表剂不能作汗之“无阳证”，即阳虚型感冒。此当是陶氏取仲景麻黄附子细辛汤之义，温阳发表。

三、现代研究和临床应用

近年来，对陶华及《伤寒六书》的相关研究，除了对伤寒理论的阐发，柴葛解肌汤、再造散等方药的临床运用及实验研究也是一个亮点。

1. 伤寒学术观点研究

沈敏南评述《伤寒全生集》认为，前人研究伤寒大多囿于六经辨证之范围，陶华认为辨证是伤寒之精髓，六经辨证仅是其主要内容，其他尚有阴阳、标本辨证，故用六经研究未能窥得仲景辨证之全貌。陶氏对症状正其名，并用八纲、六经学说来揭示症状之实质，还用于相似症状、特殊症状的结合研究。邢淑丽、秦玉龙分析了《伤寒六书》所论伤寒病因、六经传变方式、诊脉方法、证候的阴阳寒热表里虚实辨证纲领、伤寒的辨证用药，以及伤寒与杂病的鉴别等内容。《伤寒全生集》不但于仲景伤寒学说阐发有功，而且在揭示温热病病机、诊法、理法方药诸方面都有卓见，叶天士的学术思想受其影响颇大，《温热论》中诸多内容系自陶氏著作中汲取，结合自己临诊经验所成。因此，在自汉代张仲景《伤寒论》至清代叶天士《温热论》这一重大突破过程中，陶氏《伤寒全生集》可谓是一部承前启后的重要著作。连松系统考察了陶华的学术思想，认为陶氏伤寒学术思想的渊源，主要受朱肱、王履之影响，并旁采庞安时、刘完素、成无己、张璧、朱丹溪等宋、金、元诸家的论说。陶氏的伤寒学术思想，理论部分论广义伤寒，主寒温异治，因时制宜治疗伤寒。认为阴经分传经与直中，传经不可拘于日数，应唯证脉是从，并批驳朱肱传足不传手之论。运用标本中气理论解释六经病证。在临床诊疗上，陶氏有自己的诊断特色及用方用药规律。四诊以观目、望舌、按胸腹、问诊，并用浮、中、沉脉法来诊断伤寒。特别是其浮、中、沉脉法，为后世所宗。陶氏列举六经病脉证治法，分“见证法”“辨证法”“辨脉法”“用药法”，为六经病之诊治标准。

2. 方药临床运用研究

陶华书中有不少为后世广泛沿用的名方，其中对柴葛解肌汤、再造散和黄龙汤的研究较多。

（1）柴葛解肌汤：颜林钧、马鸿杰、李康康运用该方合达原饮治疗湿热阻遏，三焦气化不利，水液不行所致的淋证。李华俊、梁荣华等运用该方加减联合奥司他韦治疗冬季流感样病例，临床对照研究显示，柴葛解肌汤加减方联合奥司他韦治疗冬季流感样病例有效安全，不良反应少，能有效缓解患者症状。李荎荎以外寒内热证作为辨证依据，将柴葛解肌汤用于治疗外寒内热所致的感冒、无名发热，并辅以“热稀粥，温覆，微汗，后服小促其间”之“桂枝将息法”，临床效果良好。谢平金、温俊茂应用柴葛解肌汤治疗紧张性头痛。柴葛解肌汤原为解肌退热之剂，但药物组成蕴含疏肝解郁、解肌止痛之力，另加神曲以健脾消食，加苍术健脾理气化湿兼治太阴头痛。李敬武、何明亮等将银翘散联合柴葛解肌汤加减应用于登革热早期的治疗，临床对照研究显示，可明显促进患者外周血白细胞、血小板含量恢复正常，改善预后及降低重症发生的风险。熊兴江的研究指出，三阳合病是柴葛解肌汤的核心病机，尤以头痛为该方辨证的关键；柴葛解肌汤不仅可治疗外感疾病，针对急危重症患者住院期间出现的院内感染同样有效。柴葛解肌汤、小柴胡汤合麻杏石甘汤、小柴胡汤合大青龙汤同为主治三阳合病的名方，但三者在指征上存在差别，不可混用、误用。

（2）再造散：刘铁军认为癌性发热多属虚证，其病机属气虚、阴虚、瘀血内阻。运用扶阳益气法代表方剂再造散治疗中晚期肝癌发热效果良好。卢国应用再造散治疗阳气素虚而又感外寒邪者，疗效明显。李红亮利用再造散治疗单纯型流行性感冒，总有效率达 78%。陈士耀应用再造散加减治疗多寐与不寐中的阳虚外浮之证，使阳气得复，心神振作，疗效比单纯补阳或调和营卫更佳。再造散加减对肺肾气虚型慢性阻塞性肺疾病患者的临床疗效观察显示，以再造散为主方化裁的中药方剂可明显减少体内白细胞、C 反应蛋白、白介素 -6（IL-6）等炎症标记物的释放，缓解咳痰、喘促、体力下降等临床症状，提高患者生活质量。

（3）*黄龙汤*：陈少忠、黄定靠等人的研究显示，选择黄龙汤加减方配合西医疗法治疗老年脓毒症胃肠功能障碍患者，可影响机体排出糟粕的进程，缩短首次排便时间，改善患者营养状况。其机制可能是调控胃肠激素分泌，增强胃肠动力，更好地保护胃肠道黏膜屏障。薛宏亮、刘媛媛等采用网络药理学方法探讨黄龙汤治疗便秘的可能机制，结合主要成分和关键作用靶点，推测黄龙汤可能通过调节激素分泌、抗炎、抗氧化、促进肠道运动，改善功能性便秘。

四、版本源流与古籍馆藏

《伤寒六书》成书之后，流传甚广。此书屡经刊印，版本众多，明清两代至少有 32 个版本。其中，明代有 15 个版本。

如明嘉靖元年（1522 年）刻本，现存《伤寒琐言》，中华医学会上海分会图书馆藏。

明嘉靖十二年（1533 年）湖广布政使司刻本，中国科学院国家科学图书馆、山东省图书馆、上海图书馆等单位有藏。

明万历四十年（1612 年）李存济刻本，国家图书馆、中国医学科学院图书馆、北京大学医学部图书馆等单位有藏。

明万历四十二年（1614 年）王轩刻本，南京图书馆藏。

明步月楼刻本，国家图书馆、中国医学科学院图书馆、浙江中医药大学图书馆、浙江省中医药研究院等单位有藏。

清代此书有 17 个版本。

如清道光十三年（1833 年）文发堂刻本天德堂藏版，中国中医科学院图书馆、北京中医药大学图书馆、郑州市图书馆等单位有藏。

清同治三年（1864 年）经国堂刻本，上海图书馆、上海中医药大学图书馆等单位有藏。

清光绪三十三年（1907 年）京师医局刻本，中国中医科学院图书馆、复旦大学图书馆医科馆等单位有藏。

清敦化堂刻本，中国中医科学院图书馆、中国中医科学院中国医史文献研究所、北京中医药大学图书馆等单位有藏。

清大兴堂刻本，天津中医药大学图书馆、上海中医药大学图书馆有藏。

第八节 《景岳全书》

《景岳全书》内容全面，对基础理论和临床各科的影响均很大。本节主要介绍其在内科方面的成就。

一、作者与内容概要

张景岳（1563—1642 年），名介宾，字会卿，号景岳，别号通一子，因善用熟地黄，人称“张熟地”，浙江绍兴府山阴（今浙江绍兴）人。幼随其父游京城，14 岁时从会稽籍名医金世英学医，尽得其传。中年从军，曾到过燕、冀、鲁等地，后回乡致力于医学。著有《类经》《类经图翼》《类经附翼》《景岳全书》等医著。于医之外，旁通象数、星纬、堪舆、律吕等学。

张景岳论病以阳为主，治以温补，为明代温补学派代表医家。《景岳全书》是其温补学术思想的代表作。全书包括“传忠录”三卷，“脉神章”三卷，“伤寒典”二卷，“杂证谟”二十九卷，“妇人规”二卷，“小儿则”二卷，“麻疹诠”一卷，“痘疹诠”三卷，“外科钤”二卷，“本草正”二卷，“新方八阵”二卷，“古方八阵”九卷，“妇人方”一卷，“小儿方”一卷，“痘疹方”一卷，“外科方”一卷，包含中医基本理论、诊断辨证、内外妇儿各科临床、治法方剂、本草药性等内容。其中“杂证谟”可以说是内科专著。

二、学术特色

清代以来，医家对于张景岳温补学说贬褒不一。张景岳去世后，黄宗羲作《张景岳传》，对其盛赞有加。万斯同对张景岳有“明理慎行，讲求有素”的评价。反对者如叶天士，其在《景岳全书发挥》中指出：“临证用药，唯讲阳气为主，而用热药补塞……自以为高出千古，炫惑后人，致近人俱以热药治病。”对此，我们需要结合时代背景，客观地看待与运用张景岳温补学术特色。

1. 阴阳互根，阳为主导

张景岳在《内经》及王冰之“阳化气，阴成形”“阳气根于阴，阴气根于阳，无阴则阳无以生，无阳则阴无以化，全阴则阳气不极，全阳则阴气不穷”等论述阴阳理论的基础上，深入探究“阴阳互根”原理。认为气为阳，阳必生于阴；精为阴，阴必生于阳，所以无论先天或后天，“阴不可以无阳，非气无以生形”“阳不可以无阴，非形无以载气”。精化为气，气化自精，“精之与气，本自互生”“以精气分阴阳，则阴阳不可离”。因此，“阴阳之理，源自互根，彼此相须，缺一不可，无阳则阴无以生，无阴则阳无以化”。阴阳二气互生互化，且阳气居于主导地位。

2. 阳常不足，崇生重阳

宋代《太平惠民和剂局方》盛行，医家恣投温燥成风。刘完素、张从正、李杲、朱丹溪等都围绕“水善火恶”提出各自的学说来应对这一局面。明代，丹溪之学为众医家所宗，部分医家承前遗风，治病皆用寒凉，渐成时弊。温补学派正是在此时代背景下应运而生，张景岳辈遂偏于补阳。张景岳认为“欲清其流，必澄其源”，在《类经图翼·大宝论》中，从“形气之辨”“寒热之辨”“水火之辨”论证了“阴以阳为主”，所以阳非有余，只能“日虑其亏”。治疗上，张景岳以人参、熟地黄、大黄、附子为药中四维，更推参、熟为良相，黄、附为良将；将八味丸改为右归丸，除去丹、泽之渗泻，纯用温补。

3. 水火命门，温补之基

命门学说是温补学派重要的理论基础之一，水火命门学说也是张景岳主用温补的立论依据。张景岳受宋明理学“太极”学说影响，用太极理论阐述命门，认为命门为元气之根，为水火之宅。言：“命门居两肾之中，即人身之太极，由太极以生两仪，而水火具焉，消长系焉，故为受生之初，为性命之本。”命门之水火，为性命之本、脏腑之化源，“五脏之阴气，非此不能滋；五脏之阳气，非此不能发”。命门之火为元阳，主生、主化。命门之水为真阴，主长、主立。张景岳将元阴、元阳归属于肾之命门的水与火，从而把“阳非有余”与“真阴不足”两个方面统一起来。

三、现代研究和临床应用

对于张景岳及《景岳全书》的学术思想，国医大师裘沛然曾赞叹道：“景岳学说的成就是极为可贵的。”且将《景岳全书》譬为宝山。任应秋也言“明代医家，根底较深者，首推张介宾”。张景岳的内科学术思想至今仍广泛运用于临床，兹将现代研究略述如下。

1. 脾胃病治疗特色

张叔琦、符佳指出，张景岳十分重视脾胃，用“司道”类比脾胃在人体中的作用。并继承明代以前有关胃气学说的主要内容，加入个人体会，包括胃气学说的哲学基础、生理阐释及临床运用等方面。关于噎膈的病因病机及辨证用药，张景岳认为噎膈的发病根本在于脾肾亏虚，治法以补脾滋肾为主，并以温补为原则。而于便秘一证，张景岳认为可分为阴结、阳结两种。便秘的病因，除外感伤寒、阳明腑实外，还多由肾的阴阳失衡所致。并在治疗上指出阳结者，邪有余，宜攻宜泻；阴结者，正不足，宜补宜滋。李磊磊等通过对《景岳全书·秘结》的处方进行数据挖掘，系统分析张氏治疗便秘的用药规律，显示其用药以补虚药为主，其次为泻下药、清热药。高频用药中前十味为当归、大黄、熟地黄、炙甘草、人参、甘草、白术、茯苓、山药、山茱萸。四气以平性药及温性药居多，其次为寒性药；五味以甘味为先，其次为苦、辛等。《景岳全书·痞满》用药规律显示，张景岳论治本病注重四维，分别为温脾阳，散阴滞；益脾气，护中焦；燥脾土，化痰湿；理气机，消宿食。核心用药为甘草、陈皮、白术、人参、茯苓、干姜、半夏，核心证型为痰湿蕴脾证、气滞食积证、中虚脏寒证，核心方剂为四君子汤、二陈汤、温胃饮。

2. 肺病治疗特色

张景岳将咳嗽分为外感与内伤两类，辨证强调阴阳、虚实、标本，认为外感咳嗽由肺及他脏，以肺为本，他脏为标；内伤咳嗽由他脏及肺，以他脏为本，肺为标。外感咳嗽以寒邪为主，治宜辛温；内伤咳嗽以阴虚为主，治以滋阴壮水。对于喘证，张景岳则分为虚喘与实喘两类。认为虚喘责之于肾，实喘责之于肺。虚喘本由元气虚衰，治疗以补益固摄、纳气平喘为主；实喘本由邪实在肺，治疗以散邪平喘为主。张景岳论治肺部积聚，强调阴阳互求，精气相生，脾肾同补的扶正思路。在祛邪方面，强调详辨邪实，精准用药，同时顾护脾胃运化功能。还提出分阶段调整治疗积聚的攻补原则。

3. 情志及睡眠疾病治疗特点

张冰、杜渐探析了张景岳的中医情志思想，认为《景岳全书》明确阐述了“神”“魄”“意”“志”等心理概念，系统论述情志之为病的病因病机，总结了大量心理精神病证并提出具体可行的治疗方法，其学术思想对发展中医心理学、提炼独具特色的中医心理疗法意义重大。边致远等分析《景岳全书》情志之郁理论，以及情志致病不同阶段中疼痛产生的病机，认为可将情志内伤导致的疼痛分为气伤疼痛与脏虚疼痛。《景岳全书》论治情志内伤导致疼痛的遣方用药体现了调气和补虚的特点，并倡导以调心神为中心的情志调适之法，其论治思路与方法可指导临床痛证的治疗。魏泾纹以“邪正”理论切入，认为张景岳将不寐的病因病机分为无邪和有邪致不寐，用“虚实”二字概括。无邪时多因思劳过度致病，当补其虚，注重心脾；有邪时当祛邪气。在补虚祛邪的过程中，注意标本缓急。用药以“补阵”和“和阵”为主，以补益气血、调和中焦脾胃的方药多见，药物归经也以入脾胃经、心经和肾经为主。

四、版本源流与古籍馆藏

《景岳全书》约成书于明崇祯九年（1636 年）。书稿传张景岳外孙林日蔚，后由鲁超捐资，初刊于清康熙三十九年（1700 年）。清代以来，经籍艺文志及书目对此书多有著录。清《四库全书总目提要》载：“《景岳全书》，六十四卷。明张介宾撰。”清《八千卷楼书目》载：“《景岳全书》，六十四卷。明张介宾撰。鲁氏刊本。”民国《壬子文澜阁所存书目》载：“《景岳全书》，六十四卷。”

此书初刊之后，清代曾重刊 60 余次，现存版本众多。这里就其中几个重要版本进行介绍。

清康熙四十九年（1710 年）瀛海贾棠刻本，中国中医科学院图书馆、天津中医药大学图书馆、山西省图书馆等单位有藏。

清乾隆三十三年（1768 年）越郡黎照楼刻本，国家图书馆、中国中医科学院图书馆、北京中医药大学图书馆等单位有藏。

清嘉庆二十四年（1819 年）金阊书业堂刊本，中国中医科学院中国医史文献研究所、首都医科大学图书馆、天津图书馆等单位有藏。

清道光元年（1821 年）扫叶山房刊本，郑州市图书馆、陕西省图书馆、上海中医药大学图书馆等单位有藏。

第九节 《石室秘录》

陈士铎生平及著作在前面已有介绍。本节主要对其所著的《石室秘录》一书进行介绍，此书体例和内容独特，对内科临床颇有启迪。

一、作者与内容提要

《石室秘录》为清代著名医家陈士铎编著。陈士铎，字敬之，号远公，别号朱华子，自号大雅堂主人，浙江绍兴人，明末清初著名医家。约生于明天启年间，卒于清康熙年间。陈氏一生著述颇多，据嘉庆八年《山阴县志》记载，陈氏传世之作近20种，但今存世的仅6种。

《石室秘录》全书分6卷，依次为礼、乐、射、御、书、数六集，各集之中以治法为目。其中，“礼集”中载14种治法，“乐集”载30种治法，“射集”中载39种治法，“御集”中载33种治法，“书集”中载12种治法和17论，“数集”中载有7大类疾病（7门）和16种杂病。全书总计论述128法、17论、7门、16杂病，内容阐述了内、外、妇、儿、五官等约100种疾病的证治，收古今成方及作者自定方500余首，其中大多处方为自裁，是中医古籍中理论联系实际、理法方药俱备的治法专著。

二、主要学术特色

《石室秘录》是中医古籍中以治法为主要内容和标目的著作，对治法的总结是其最大特色，在遣方用药方面也颇有独到之处。

1. 治法多样，立方独到

该书128法中包括“正医法”“反医法”“寒治法”“热治法”等，对《内经》理论有颇多发挥。如“偏治法”中对方药的运用便体现了这一原则。提出“偏治者，乃一偏之治法，譬如人病心痛，不治心而偏治肝；譬如病在上而偏治下；譬如病在右而偏治左；譬如病在四肢手足，而偏治腹心也”。并具体指出了心病治心包之法，上焦火而下治肾之法。在脏腑生理方面也有许多见解。如“脏治法”中指出“脏有五，治法唯三，脾肺同一治，肝肾同一治，心肾同一治”。这是对脏腑相关理论的概括。卷一“本治法”云：“本治者，治心肾之法也，人非心不能宁静致远，非肾不能做强生育……二者一身之主宰，脏腑之根本也。”卷三“论命门”中指出：“人非火不能活，由此火而后十二经始得其生化之机，命门者，生化之火也。”诸如此类，对《内经》理论多有发挥。

又如“反治法”中论狂病的证治，言：“此皆正气虚而邪气犯之也，似宜治邪为是，然而邪之所凑，其气必虚，不治其虚，安问其余。此所以急宜固其正气，而少佐以祛邪祛痰之药为妙。如发狂见鬼者，乃虚也，方用人参一两、白术一两、半夏三钱、天南星三钱、附子一钱，水煎灌之狂自定矣。”又如卷四“内伤门”治癫痫之祛痰定癫汤、治狂证之化狂丹，用药稍有差异，而立法原则是一致的。皆以补气药中少佐附子“引补心消痰之剂，直入心中，则气尤易补，而痰尤易消”。

2. 遣药组方，味少量大

书中自定诸方，多为味少量大。味少则减少制约之力，量大则可奏擅专之效。王广民总结出如“正医法”之治肺痈方，金银花用至300g，发挥其清热解毒之力，使肺金得清，则痈脓得除。“通治法”之治下痢方白芍、当归各用至90g，正合“调血则脓血自愈”的原则。书中谓：“此方之奇而妙者，全在于用白芍、当归……痢疾最喜其滑也，芍药味酸入肝平木，使木不敢再侵脾土。”“逆治法”中治喘证方用人参30g，麦冬60g，配以五味子、牛膝、胡桃肉、生姜汁，对于肺肾两虚之喘，用之颇当。正如书中所云：“喘证虽是肾虚，毕竟肺虚不能生肾水，肾水不能速生，必须补气以生之。”故重用人参、麦冬以专其力。又如治腰痛用白术、薏苡仁各90g，芡实60g，此方祛湿之力甚专，为治寒湿腰痛之良方。又如卷四“痈疽并无名肿毒方”，用金银花120g，当归90g，玄参、蒲公英各30g。书中用药，常强调单刀直入之法，此等味少量大之方即取此义，对一些危急重症之治，可以取法。

3. 观点创新，立论新颖

书中立论敢于创新，发前人所未发。如“论气血”中对气血先后缓急之法提出：“气，无形也，血，有形也，人知治血必先理气，使无形生有形，殊不知治气必须理血，使有形生无形也。但无形生有形，每在于仓皇危急之日，而有形生无形，要在于平常安适之时。人见用气分之药，速于见功，用血分之药，难以奏效，遂信无形生有形，而疑有形生无形。不知气血原叠相生长，但只有缓急之殊耳。”纵观全书，对许多疾病的治疗，的确体现了这一指导思想。如治癫狂用参、术，补正以祛邪；喉蛾假热用附子、熟地黄、山茱萸等引火归原；吐血血崩，先用参、芪，后用归、芍之法。

三、现代研究与临床应用

《石室秘录》独具特色，吸引诸多学者对其进行研究，包括疾病治法、用药经验等多个方面。

1. 从肾论治多种疾病

周轩等人总结出陈士铎以三消体系辨治消渴，认为消渴主要与肺、脾（胃）、肾三脏病变相关，病因不离于火；在治疗上重视补泻并施，各脏兼顾，尤其重视治肾。其上消重治其肺，培土生金；中消清泻胃火，重滋肾水；下消主调其肾，平衡水火。其治三消，尤重治肾，大补真水。

陈润花等人总结出《石室秘录》中论治泄泻多为脾肾同治，认为脾与肾相关，而胃与心包相关，并创制了相应的处方。因泄泻之病位在肠，故除治脾肾外，还要注重治肠。

李立超等人从《石室秘录》中总结出遗精的治疗须从心肾两脏出发，以调补心肾为基础，兼顾健脾疏肝，并结合不同脏腑的特点，拟定了具体的辨证论治方如心肾同补丹、断梦止遗丹等；在明辨病机差异的同时，反对一味使用固涩，注重通法以清实邪、畅精路。

张海丽等人指出《石室秘录》创立了引火升阴汤、合沉汤等方剂，并指出“消证非火不成也”，但火有虚实之分，主张治疗虚火当“引火”，实火要“泻火”。实现体内“水升火降”是治疗消渴的关键。

吴菊英总结出《石室秘录》中血证的治疗方法是顺气归经法，认为血证本于火，气随火逆，血随气妄行。一味地止血，反易冲突，应顺其性而归其经。气为血帅，血随气行，气逆、气虚、气郁皆可引起血不归经，故治血当先理气，气顺血自和。

2. 注重健脾药物配伍使用

欧阳天赋应用数据库分析出在《石室秘录》所载的120首情志处方中，使用人参、麦冬、甘草、白术等补虚药最为频繁，药性以温性、寒性、平性最多，药味以甘、苦、辛为主，主要归脾、心、肺、肝经。

胡鑫才总结出《石室秘录》中补中益气汤的所治病证不限于内伤。如治冬月伤寒、遇春而头痛、春月感冒风寒、痉病等外感病证，用补中益气汤加减而取得良好疗效。分析其因则为外感病中，亦有内伤之病，正不可拘于外感，而不思变通之方。

周嘉虹等人利用数据挖掘对《石室秘录》中的茯苓类方用药规律进行分析，发现其中茯苓类方中用药频次较高的药物为茯苓、白术、人参、甘草、陈皮、白芍等，主要归属补虚药、利水渗湿药、清热药、化痰止咳平喘药、温里药等。茯苓处方立法以补血填精、益气温阳、疏肝健脾、清热解表、利水祛湿为主。

湛涛通过对《石室秘录》中含附子的方剂进行研究，发现与附子配伍的所有药味中，人参、白术的比重占有绝对优势。陈士铎运用附子的特点包括强调与人参配伍、主要使用以甘草制过的附子、用量偏小、多取其“走而不守”之性等。

赵新秀通过研究《石室秘录》中包含人参的方剂，发现其中人参多用以补气祛痰、补气以止吐、补气以除满消食、益气摄阳、补气以定喘、补气以止汗、补气以祛风、补气以解暑八个方面。

谢邦军整理《石室秘录》中的用药经验，总结出健脾渗湿治水泄，白术与车前配伍；安心定神治怔忡，生酸枣仁、熟酸枣仁同用；解毒活血治疮痈，金银花、当归并举；清心泻火治口疮，黄连与石菖蒲相配；温通利水治尿闭，车前子与肉桂同炉等多组药对。

四、版本源流与古籍馆藏

本书初刻于康熙二十八年（1689 年），问世后多次重订和翻刻，据《全国中医图书联合目录》记载，《石室秘录》有 49 种版本。主要包括：康熙年间的本澄堂本，藏于中国中医科学院图书馆；三元堂本，藏于山东中医药大学图书馆；明德堂本，藏于陕西省图书馆。雍正八年的萱永堂本，藏于国家图书馆。嘉庆三年的菁华堂本、广益书局本，藏于中国中医科学院图书馆。其中以雍正八年的广陵萱永堂刻本为最佳，校刻精良，内容全面而完整。

第十节 《伤寒来苏集》

明清注解《伤寒论》诸家中，柯琴的《伤寒来苏集》是代表性著作之一。书中虽然主要讨论伤寒条文，不以病证为纲，但其内容对内科临证亦有助益。

一、作者与内容概要

柯琴，字韵伯，号似峰，其生活的年代大约在清康熙、雍正年间（公元1662～1735年）。浙江慈溪文亭（今浙江余姚）人，后迁居虞山（今江苏常熟）。柯琴是一位儒医，工诗善文，尤精于岐黄之术，一生安贫乐道，对于《内经》和《伤寒论》均有深入研究。《清史稿·列传》记载："柯琴，字韵伯，浙江慈溪人。博学多闻，能诗、古文辞。弃举子业，矢志医学。家贫，游吴，栖息于虞山，不以医自鸣，当世亦鲜知者。著《内经合璧》，多所校正，书失不传。注《伤寒论》，名曰《来苏集》。"

《伤寒来苏集》全书共分八卷，其中"伤寒论注"四卷，是柯氏将《伤寒论》原文，依据六经的方证，分立篇目，重加编次而成。"伤寒论翼"二卷，主张《伤寒论》之六经辨证方法是为百病立法，而非单指伤寒。"伤寒附翼"二卷，是论方专书，主要剖析《伤寒论》诸方。除"论注"外还有"附翼"二卷，六经各有总论，罗列诸方，发明精义，附"论注"后，合为六卷。又有"伤寒论翼"共十四篇，分别名为全论大法、六经正义、合并启微、风寒辨惑、温暑指归、痉湿异同、平脉准绳，七篇为上卷；"六经病解"各一篇，曰制方大法，为下卷，合《论注》《附翼》二书，统名曰《来苏集》。

首列总论一篇，集《伤寒论》总论伤寒之条文，并详加注释，使人开卷便知伤寒论脉证得失之大局；其次依太阳、阳明、少阳、太阴、少阴、厥阴之序分述各经之脉证。每经之中，亦先立总纲，使读之便明每经大略；再以方证分篇目，将《伤寒论》之条文，各以类从；其后又附以各方证之加减变化，并予以注释。

二、主要学术特色

柯琴的学术特色主要体现在对伤寒学的整理和发挥上，主要有以下几个特点。

1. 以方类证，方不拘经

柯琴认为，现存的《伤寒论》是经过王叔和编次后的版本，章次与仲景原书并不一致，采用“以方类证，方不拘经”的方法对《伤寒论》原文次序进行重新编排和归纳，使仲景之作在理、法、方、药等方面得到重新诠解。他根据仲景有太阳证、阳明证、太阴证等辞藻悟出一套新的注解方法，即“分篇各论，挚其大纲，详其纲目，证因类聚，方随附之”。因此，柯琴把六经作为大纲，“方证”作为核心，对《伤寒论》重新编排，并结合临床，先总说后分述，先抽象后具体，先本后他，同类相从。《伤寒来苏集》分为上、下两篇，以上篇的太阳病为例，他将内容重新编排成了11大证类，分别是桂枝汤证、麻黄汤证、葛根汤证、大青龙汤证、五苓散证、十枣汤证、陷胸汤证、泻心汤证、抵当汤证、火逆诸证、痉湿暑证等。

2. 首创六经地面学说

李敏在其文章中提到，柯韵伯指出，伤寒六经为人体分界之六经，虽冠以经络之名，实以经络为载体。伤寒六经为“地面”，经络如“地面”之“道路”，六经借经络通调各方，外涉皮、脉、肉、筋、骨，内及五脏六腑，此是对整体观念的进一步发展，在藏象学说基础上，以六经分类对机体重新进行整体划分。机体正气受损时，六经地界杂合内伤外感、表里寒热、阴阳虚实等多种因素，称为六经病。机体不同部位分布气血有异，所受邪气从本经所禀阴阳气血多寡而变化，六经如“诸列国”，风土人情不同，邪气从化因经而异。正如柯琴所云：“夫病寒热，当审人阴阳之盛衰，不得拘天气之寒热。天气之寒热必因人阴阳之多少、元气之虚实为轻重，不全凭时令之阴阳为转移也。所以仲景制方，全以平脉辨证为急务，不拘于受病之因，不拘于发病之时为施治。”

3. 重新厘定六经提纲证

柯琴认为“六经提纲各主一局”，六经提纲中当包括病因、病机、病性、病位、病证等多方面内容，并可体现该经的传变过程。如太阳经，言“表证表脉独太阳得其全”，故太阳病特别突出表象的重要性。柯琴另将“项强”作为太阳必备证。太阳诸方皆以麻黄汤、桂枝汤为统领，二者皆含桂枝甘草汤，以扶心阳，温通营卫。阳气内壅是阳明病的根源。柯琴提出，“胃家实”为阳明提纲证，所指“胃家实”非燥屎坚硬，只是针对“不下利”而言。他根据口、咽、目三窍为表入里、里出表之处，能开能阖，符合少阳枢机特性，故少阳提纲证为口苦、咽干、目眩。太阴提纲证是腹满，时痛而吐利。太阴为三阴之表，护卫三阴经，邪犯太阴，里气不足则运化失调，水湿流溢，腹痛吐利，符合“太阴主开”的特点。少阴枢折，既济受损，神明不通，血弱气竭，故以“脉微细，但欲寐”为提纲。厥阴为风木之脏，邪气侵袭，风生火起，机体一派内热之象，故柯琴认为“厥阴提纲是温病”“要知温乃风木之邪，是厥阴本病”。

三、现代研究与临床应用

《伤寒来苏集》内容丰富，学术思想独特，吸引诸多学者对其进行不同方向的研究。

1. 六经地面学说的价值

现代伤寒大家李培生肯定了柯琴“六经地面学说”的观点，认为他独具慧眼，洞见仲景之精髓，意义非凡，并对其六经观点进行补正，指出其否定经络学说的偏激之处，强调应将六经地面学说与手足十二正经相结合解释伤寒六经。当代医家宋俊生认为，柯琴就《伤寒论》六经提出了与众不同的“经界说”，这种划分能较好地揭示六经疾病传变规律，“六经地面学说”是对单纯以经络来解释六经的一大补充，扩大了六经的范围，对六经的辨治系统提供了坚实的理论基础。孙金芳对《伤寒来苏集》“六经地面学说”进行了归纳，认为“六经地面”既可以用来阐释人体各个脏腑的生理功能和特点，又可说明脏腑功能之间相互辅佐、相互制约的关系，奠定了诊断疾病和遣方用药的基础。

2. 对方证解释的发挥

蔡文通过对《伤寒来苏集》中乌梅丸的相关内容进行研究，发现柯琴说“小柴胡为少阳主方，乌梅为厥阴主方。二方虽不同，而寒温互用、攻补兼施之法相合者，以脏腑相连，经络相贯，风木合气，同司相火故也”。由此可知，乌梅丸非治蛔厥之专方，更非驱虫之小剂，在《伤寒论》中与小柴胡汤、理中汤等有同等重要的地位，乃治疗厥阴病的主方。至于乌梅丸能治蛔厥，兼治久痢，柯氏认为“蛔从风化，得酸则静，得辛则伏，得苦则下”“久痢则虚，调其寒热，扶其正气，酸以收之，其利自止”。因此，临床运用乌梅丸既不能受蛔厥、久痢证候之束缚，更应摆脱驱蛔、止痢治法的禁锢，谨守肝风内动、寒热错杂的病机，掌握乌梅丸证的症状表现，方能广泛运用，真正发挥乌梅丸厥阴主方、理肝要剂的重要作用。

四、版本源流与古籍馆藏

《伤寒来苏集》流传甚广，有30余种版本。现简要介绍如下。

清康熙四十五年（1706年）刻本，藏于黑龙江中医药大学图书馆。

清乾隆二十年（1755年）昆山马氏绥福堂刻本，藏于中国科学院国家科学图书馆。

清乾隆三十一年（1766年）博古堂刻本，藏于国家图书馆。

清乾隆嘉庆间古香室刻本，藏于天津中医药大学图书馆。

清初三多斋刻本，藏于山西省图书馆。

日本文政四年（1821年）京都须原屋平左卫门刻本，藏于北京大学图书馆。清道光二十年（1840年）一经堂刻本，藏于江西中医药大学图书馆。

清同治四年（1865年）灵兰堂刻本，藏于中国中医科学院图书馆。

清光绪二十六年（1900年）世德堂刻本，藏于浙江大学图书馆医学分馆。

清光绪三十三年（1906年）上海玉麟局石印本，藏于北京中医药大学图书馆。

清宣统元年（1909年）同文会刻本（六卷无《论翼》），藏于山东大学医学院图书馆。

此外，还有清文聚堂刻本、清务本堂刻本、清宏道堂刻本、清扫叶山房刻本（六卷无《论翼》）、清弘仁会刻本、清金阊经文堂刻本（六卷无《论翼》）、清文富堂刻本（无《附翼》）、清文魁堂刻本、清刻本（六卷无《论翼》，陆懋修批本）等版本。

第十一节 《痧胀玉衡》

《痧胀玉衡》论治的“痧症”包含范围很广，其中包含不少内科急症，因而也是一本急症专书。兹介绍如下。

一、作者与内容概要

郭志邃，字右陶。约生活于17世纪中叶，槜李（今浙江嘉兴）人，清代医家。因见当时痧胀等疾病流行，但疗法不多，遂根据儿科诊治痧疹之理，采集前人有关经验，撰成《痧胀玉衡》一书。

《痧胀玉衡》是一部痧胀证治专书，建立了痧症的理法方药体系。全书共四卷，论述明晰，部分附以自身临床经验。卷上为“痧症发蒙论”“玉衡要语”“玉衡脉法”三部分，卷中及卷下前部论述各种痧症症状，载45种痧及变证。卷下余部“玉衡备用要方”“药性便览”，载治痧常用方剂与煎服方法。康熙十七年（1678年），郭志邃又增补后卷，叙痧胀看法、痧胀兼证及变证等。

二、主要学术特色

《痧胀玉衡》是痧症的奠基之作。首次较为系统地总结了清前期有关痧症辨治的基本理论与实践经验，建立了痧症的理法方药体系，学术特色鲜明。

1. 定义痧症，创立新说

清前期的痧症，主要指以胀闷肿胀为主、皮肤可见斑点的一类疾病，其中包括疫病。《痧胀玉衡》提出痧为疠气，使“痧”字具有了邪毒的意义，与瘟疫同属疠气为病。郭志邃《痧胀玉衡》明确提出：“痧者，天地间之疠气也。”这种痧毒之气属时行疫气、疠气、秽气，多于夏月暑热时作乱。“痧”字的体征含义（皮肤斑点）渐趋弱化，取而代之的是以“痧气”或“痧邪”为代表的病因学含义的加强。在传感途径上，郭氏承袭了吴又可“戾气自口鼻侵入人体”之说，认为“痧症寒热不由外感，往往毒从鼻吸而入，搏激肌表”“是时行之气所感，由呼吸而入”。“痧气”致病，临床表现多样，或为暗痧，或为闷痧，或为痧痛，或为落弓痧、噤口痧、扑鹅痧、角弓痧、盘肠痧等。伤寒、疟疾、痢疾、胎前产后等证，都可兼痧而发。

2. 治法攻邪，可用三法

郭志邃在《痧胀玉衡》指出，在临床中须掌握痧症表里寒热、虚实、唇舌、脉法的辨证方法。痧症的主要病机是热毒逆乱，气血壅闭，因此其治法以寒凉祛邪为主。郭志邃言：“夫痧者，热毒也。热毒用药宜凉不宜温，宜消不宜补。汤剂入口，必须带冷，冷则直入肠胃。”除内治法外，医者还必须识痧筋。郭志邃还提出了治痧三法。即“肌肤痧，用油盐刮之，则痧毒不内攻。血肉痧，看青紫筋刺之，则痧毒有所泄。肠、胃、脾、肝、肾，三阴经络痧，治之须辨经络脏腑，在气在血，则痧之攻内者，可消、可散、可驱，而绝其病根也”。刮即刮痧法，放即放血法，至今临床仍在应用。

三、现代研究和临床应用

近年来，学者就《痧胀玉衡》所提出的“痧症”理论及刮痧等外治疗法开展了较多研究。

宋向元讨论了《痧胀玉衡》的理论贡献，郭志邃采用刮痧、放痧外治法，用药一反补养之法而主张内服驱毒治痧之剂的治疗方法，别具一格，推翻前人定论。不但给温热学派做了先导，又给王清任的活血逐瘀法以很大启发。

赵美丽等认为，《痧胀玉衡》较为系统地总结了清代以前有关痧症的诊断和鉴别诊断，并从症状、脉象、舌象和兼夹症等方面加以分类。对常见的45种痧症从诊断、鉴别诊断、治疗三大法及病后调理等方面进行论述，为痧症的辨证治疗和刮痧疗法研究积累了丰富的经验。

周震、李岩从痧病的病因病机、证候特点、常见症状及诊断、治疗方法、禁忌及病后调理等方面评述了《痧胀玉衡》的学术思想。认为此书作为第一部痧症专著，郭氏所提的10个放血部位为针灸放血疗法运用于内科病证总结了许多可贵的临床经验，同时发展了刺血疗法在内科急症方面的应用。

张文风、林雪宇强调，郭氏虽然未对“痧胀”进行明确的定义，但从其论述中可以总结出，“痧胀”是一类强传染性疾病，具有“凶暴非常，变幻百出”的特点。郭氏继承吴又可的“戾气学说”，自此“痧”被明确归为中医疫病学范畴。

黄学勇指出，《痧胀玉衡》治疗痧症的重要理论依据针灸学说，治痧须分经络及痧筋、放痧方法、放痧部位等方面。

四、版本源流与古籍馆藏

郭志邃于康熙十三年（1674年）著成《痧胀玉衡》一书，并于次年刊行。经籍艺文志及私家书目对此书多有著录。《清史稿·艺文志》载："《痧胀玉衡书》，三卷；后书，三卷。郭志邃撰。"清《八千卷楼书目》载："《痧胀玉衡书》，三卷；后书，一卷。国朝郭志邃撰。日本刊本。"

此书刊行之后，流传甚广。曹炳章在《中国医学大成》提要中说："后世痧书，皆本是书以增损之。"如《痧症全书》《治痧要略》《痧症发微》《治痧全编》《痧胀玉衡摘要》等书，即对本书节要后略加增补而成。此外，在后世迭出的痧书中，无论从内容还是结构方面，大多可看到《痧胀玉衡》的影子。据《中国中医古籍总目》记载，《痧胀玉衡》版本众多，多达27个，现将几个重要版本介绍如下。

清康熙十四年（1675年）书业堂刻本，浙江省中医药研究院、浙江大学图书馆、中国中医科学院图书馆等单位有藏。宁群瑛阁刻本，宁波市图书馆藏。

清康熙十七年（1678年）扬州有义堂刻本，国家图书馆、浙江图书馆、宁波市图书馆等单位有藏。

清道光二十六年（1846年）九皇宫刻本，南京图书馆、湖北中医药大学图书馆、湖南中医药大学图书馆等单位有藏。

清光绪十七年（1891年）善成堂刻本，湖北中医药大学图书馆、山东大学医学院图书馆、山西省图书馆藏。

清宣统三年（1911年）广东穗雅堂铅印本，广州中医药大学图书馆藏。

此书后传入日本，多次刊刻，现存至少4个和刻本。分别为日本享保八年（1723年）京都书肆刻本、日本享保八年（1723年）尚书堂刻本、日本享保九年（1724年）书肆竹田藤助刻本行雷薄堂藏版、日本宽保元年（1741年）刻本。

第十二节 《冯氏锦囊秘录》

冯兆张的《冯氏锦囊秘录》是综合性著作，涉及基础理论和临床各科，其中内科部分颇有特色，对后世有较大影响。

一、作者与内容概要

冯兆张，生卒年不详，字楚瞻，浙江海盐人，清代著名医家。冯氏13岁习医，“苦心积虑，截志劳神，于轩岐灵素之学始有所得，积年渐为世所推许”，以医闻名于两浙。后寄居京师20余年，求诊者盈门。著有《冯氏锦囊秘录》一书。

《冯氏锦囊秘录》全书由8种子目组成。书中“内经纂要”为清顾世澄所撰，其余七书皆冯氏撰著。“内经纂要”二卷，主要摘录《内经》原文，加以注释。“杂症大小合参”十四卷，主要为水火立命论、太极图识，以及内科、儿科杂病证治。另有“脉诀纂要”一卷、“女科精要”三卷、“外科精要”一卷及“药按”一卷，论脉法、女科、外科杂病证治妙法及药性功效主治等。“痘疹全集”十五卷、“杂症痘疹药性合参”十二卷专论痘疹。其中“杂症大小合参”中的“大”指成人，即内科专篇；“小”指儿童，即儿科专篇。

《冯氏锦囊秘录》一书传入越南，影响深远。越南名医黎有卓（1720—1791年）受此书启发，历经30年完成了中医学巨著《新镌海上医宗心领全帙》一书。

二、主要学术特色

《续修四库全书总目提要》载：“自李杲、朱震亨提倡补脾、滋阴，各有心得。薛己承其流而扬其波，以温补得名。赵献可更以补肾为治病总纲，遇对症固能收效，而流弊孔多，徐氏大椿作《医贯》痛斥献可，其风始杀。兆张老于医事，在清初赵说盛行之时，亦沾沾以此义相标榜，虽博时名，其书究不为识者所重，即在于此。至其论证甚详，女科、痘科皆称完备，其中固有可取，是在分别观之耳。”在明清寒温论争的背景下，此说似并不认可温补之法，但也确实体现出冯兆张的学术特色是擅用温补。

1. 博采众家，脉证合参

《冯氏锦囊秘录》全书征引古今医书50余种，汇选各家精要，兼以己见，内容包括医经、伤寒、妇科、儿科、杂病各门。冯兆张在《冯氏锦囊秘录·杂证大小合参》中云：“从师访道，悬刺十有春秋，博及群书，始知大道无秘，尽在先圣贤数卷书中耳，乃奋然将古哲图经诸书，按门类纂《内经》、大小杂证、药性痘疹、女科、外科、脉诀计共二十余篇。”冯兆张以独具特色的方、脉、证合参的方式参详疾病，以证候结合脉诊论述疾病的病机、证型，并附有方药。以此方式，使得内科疾病的辨治纲举目张。

2. 崇尚温补，擅用参附

冯兆张继承明代薛己等医家的温补学说，推崇赵献可的命门理论及张介宾阴阳并重的观点，在内科疾病的诊疗中有所体现。冯兆张认为：“虚为百病之由，治虚为去病之要。”正虚为疾病本源，正虚则易病，且病之难愈。因此，在治法上，冯氏强调以调护阴阳水火之法立为补虚之要。张景岳在阴阳的关系上，多强调阴阳互根，其言：“故善补阳者，必于阴中求阳，则阳得阴助，而生化无穷；善补阴者，必于阳中求阴，则阴得阳升，而源泉不竭。”《冯氏锦囊秘录·杂证大小合参》提出：“阳甚虚者，补阳以生阴，使阴从阳张也；阴甚虚者，补阴以配阳，使阳从阴化。”可见，冯兆张完全继承了张景岳阴阳双补的学术思想。在具体的用药上，人参是《冯氏锦囊秘录》中出现频率最高的药物，书中也多处论及人参与附子的配伍运用，取其温补元阳之效。

3. 化裁古方，创制新方

冯兆张善于化裁古方，曾仿钱乙六味地黄丸加减化裁为十方，以变通应用。冯氏指出：“百病之来，莫不因火；而火之发，莫不因虚；而虚之本，莫不由肾。盖水为万物之源，火为万物之父，其源其父，并根于肾也。”补肾中之水，非六味地黄丸不可；温肾中之火者，非桂附八味丸不热。因此，冯氏在此二方的基础上，加减化裁而成十方，以补肾中之水火。如二妙地黄丸，由六味地黄丸加二妙散、附子化裁而来，取温肾泄浊之效。育脾固肾地黄丸，由六味地黄丸去牡丹皮，加五味子、补骨脂、菟丝子化裁而来，取育脾固肾之效。其他八方为双补地黄丸、清心滋肾地黄丸、阿胶地黄丸、滋金壮水地黄丸、加味七味丸、和肝滋肾地黄丸、滋阴八味丸、壮阳固本地黄丸。冯氏还创制了全真一气汤和养阴育脾、和肝清肺、滋肾补荣益卫的膏滋丸方等新方，临床运用亦广。

三、现代研究和临床应用

近年来对《冯氏锦囊秘录》的研究，一方面是挖掘冯兆张的内科用药特点；另一方面是对全真一气汤展开了系列的实验及临床研究，探索此方的内在机制，可为临床治疗提供依据，扩大此方的应用范围。

1. 内科用药特点

袁久林等基于《冯氏锦囊秘录·杂症痘疹药性主治合参凡例》所载的550余种药物，对冯兆张使用白术、熟地黄、升麻、何首乌、肉桂、栀子、酸枣仁、豆八味药物的经验进行探讨。武秋秋、徐里的研究指出，冯兆张临床擅用、活用八味丸，运用八味丸的常见病因为误治药损、久病年老、先天禀赋不足及过劳等，病机主要是肾阳虚，涉及的相关脏腑主要是脾、心、肝、肺。冯氏常增加药味与方剂合用，变换服用方法可扩大适应证，提高临床疗效。现代尤其可以作为慢性疾病的中后期调理使用。呼兴华等通过研究《冯氏锦囊秘录·杂症大小合参》，认为冯兆张对于不同病机的湿病分证而治，如运用参术散利水渗湿、平胃散化裁芳香化湿、除湿汤助脾去湿、甘草附子汤温散寒湿、防己黄芪汤祛湿固表、术附汤、生附汤健脾化湿、平胃散和胃化湿法、三花神佑丸宣通气机等。

2. 全真一气汤相关研究

全真一气汤是《冯氏锦囊秘录》中的著名方剂，为冯兆张自创，由熟地黄、白术、人参、麦冬、五味子、附子、牛膝组成。夏学传从拟方思想、创新所在、功用特点、临床运用四个方面探析此方，认为对久病重病出现的脾肾阴阳俱虚、证候错杂者极具实用意义。现代临床常见疾病，如慢性支气管炎伴肺气肿、支气管扩张、肺源性心脏病、慢性肠炎等，凡见脾肾阴阳俱虚者均可运用。叶佐荣等运用全真一气汤辅助治疗心力衰竭，发现临床疗效显著且安全，同时可明显改善患者临床症状，改善B型脑钠肽水平，提高临床疗效。张晶、严桂珍运用全真一气汤治疗肾气虚型支气管哮喘缓解期患者32例，发现此方能明显改善肾气虚型支气管哮喘患者的临床症状，减轻喘息、胸闷、咳嗽等症状的发作程度。证明全真一气汤能改善气道痉挛，减少气道的阻力，提高患者肺通气功能和呼吸运动功能，增加运动耐力。李希等运用全真一气汤治疗慢性阻塞性肺疾病，治疗组在常规治疗基础上给予全真一气汤，总有效率明显高于对照组，且在肺功能指标、血气指标改善方面，其治疗效果也明显优于对照组。李大冶等进一步运用实验研究的方法，通过全真一气汤干预慢性阻塞性肺疾病模型大鼠，检测肺组织骨骼肌肌动蛋白 A1 mRNA 及蛋白水平，探讨全真一气汤调节大鼠呼吸肌功能的机制。蔡志胜等使用全真一气汤干预慢性阻塞性肺疾病大鼠，通过检测大鼠肺组织中 ACTA2 基因及蛋白水平，探讨全真一气汤对肺动脉平滑肌收缩功能的调节作用。

四、版本源流与古籍馆藏

冯兆张历时三十载，于康熙二十四年（1685 年）著成《冯氏锦囊秘录》。初刊于康熙三十三年（1694 年），但“印行维坚”，于康熙四十一年（1702 年）重加订正，再次刊刻。经籍艺文志及私家书目对此书多有著录。如《清史稿·艺文志》载：“《冯氏锦囊秘录·杂症大小合参》二十卷，冯兆张撰。《痘疹全集》十五卷，冯兆张撰。《杂症痘疹药性合参》十二卷，冯兆张撰。”《续文献通考·经籍考》载：“《冯氏锦囊秘录》四十七卷。冯兆张撰。兆张，字楚瞻。浙江海盐人。”《观海堂书目》载：“《冯氏锦囊秘录》四十七卷。清冯兆张撰。康熙壬午刊本。有‘与住草屋’朱记，又‘敬业馆藏书印’方印。三十二册。”《贩书偶记续编》载：“《冯氏锦囊秘录》四十八卷。清海盐冯兆张撰辑。嘉庆癸酉会成堂刊。《内经纂要》二卷，《杂症大小合参》十四卷，《脉诀纂要》一卷，《女科精要》三卷，《外科精要》一卷，《修养静功》一卷，《痘疹全集》十五卷，《杂症痘疹药性合参》十二卷，首一卷。”

此书刊行之后，流传甚广，版本众多。据《中国中医古籍总目》记载，版本有 19 个。现将几个重要版本介绍如下。

清康熙四十一年（1702 年）初刻本衙藏版，国家图书馆、中国科学院国家科学图书馆、中国中医科学院图书馆等单位有藏。三穗堂重印本，中国中医科学院图书馆藏。

清乾隆四十九年（1784 年）刻本，内蒙古医学院中蒙医学院图书馆藏。

清嘉庆十八年（1813 年）刻本宏道堂藏版，中国中医科学院图书馆、河北医科大学图书馆、辽宁省图书馆等单位有藏。会成堂藏版，国家图书馆、中国中医科学院图书馆、南京中医药大学图书馆等单位有藏。

清道光二十二年（1842 年）福文堂刻本，首都图书馆、首都医科大学图书馆、苏州市图书馆等单位有藏。

清咸丰八年（1858 年）翼经堂刻本，中国科学院国家科学图书馆、山东中医药大学图书馆、广州中医药大学图书馆藏。

民国上海千顷堂石印本，浙江中医药大学图书馆、浙江省中医药研究院、上海图书馆等单位有藏。

第十三节 《金匮要略论注》

《金匮要略》可以说是中医内科学的源头。徐彬的《金匮要略论注》为现存已知《金匮要略》注释本中第一家刊刻印行的全注本，在众多注本中有着独特的价值，其学术价值值得深入研究。

一、作者与内容概要

徐彬，生卒年不详，字忠可，清初著名医学家，浙江槜李人（今浙江省嘉兴市西南）。徐氏为明代太仆徐世淳第三子，少业儒，后曾向明末名医李中梓学医，徐氏为喻昌高足，《清史稿》中有徐彬传，传中称徐氏“其说皆本于昌”。徐彬尤重张仲景，精研《伤寒论》《金匮要略》，颇有见地，医术高明，名噪乡里。除本书外，他的著作还有《伤寒论注》《伤寒论图说》《诸许氏伤寒百证歌》《伤寒百十三方发明》《原治》。

《金匮要略论注》成书于清康熙十年（1671年），全书凡二十四卷，近20万字。该书以《金匮要略方论》徐镕本为底本，按原书名篇分卷，唯将第二十五篇“果实菜谷禁忌并治”并入第二十四篇“禽兽鱼虫禁忌并治”中，余者悉如徐本。卷首载有徐镕原序、徐彬序跋及“张仲景灵异记”。书中有注有论，“正义疏释备于注，或有剩义及总括诸不可专属者见于论；更有经义可借以发本义之覆者，别具上方”。

二、主要学术特色

《金匮要略论注》是清代20余种《金匮要略》注释本中最早的全注本。诸多注本往往只注正文，对附方及最后三篇附而不释。然徐氏认为附方亦甚有价值，可以补正文之未备，供篇中所论病证治疗之参考，对《金匮要略》最后三篇也尽予收录，并进行注释，保持了全书的原貌，使读者能全面学习理解《金匮要略》，故《金匮要略论注》全面揭示了仲景原著的要义。《中国医籍提要》认为："其论注简明，辨疑剖析，引经析义，切合临床。在尤在泾《心典》问世以前，是《金匮》注本中最好的一家。"其特色如下。

1. 先注后论，眉批补充

《金匮要略论注》体例新颖，有注有论，先注后论，上有眉批。正如徐彬所说："拙著有注有论，正义疏释备于注。或有剩义及总括诸证，不可专属者备于论"《金匮要略论注·凡例》"注"号是解释《金匮要略》原文，对所述病证从病因病机、脉证、治法、方药等方面进行详细剖析；"论"是广泛阐述，对义理的发挥和相关病证的鉴别，或对某些病证做总结性概括。"眉批"是对某些字、词、病证、方药等的补充说明。"论"不是每条原文后皆有，除见于部分原文"注"后外，有的在病证之后，有的在篇末，以对某病证或某篇做总结性论述。

2. 博采众长，以经解经

对《金匮要略》原文的阐释，从一字一句到脉因证治，均有详细剖析。尤能博采众长，而不拘于一家之言，或引证《内经》《难经》《神农本草经》《伤寒论》，或旁通《千金方》《外台秘要》《脉经》，以及孙思邈、陈无择、刘河间、李时珍、王好古、张洁古、李东垣、朱丹溪、李士材、胡洽、薛立斋、王宇泰等诸家著作。如在《金匮要略论注·痉湿暍病脉证》注甘草附子汤方证，原文之后论曰："湿有因病转者……东垣因阴囊肿大，立升阳除湿汤……因湿兼头痛，立羌活胜湿汤……可辅仲景不逮。"徐彬尤重其师喻昌意，然亦不乏己见。如百合病，徐氏认为因"邪久留连之际，搏结于脑，则猝难脱身"，发前人之未发；又鉴别历节与黄汗，以为黄汗"有类历节，但当以发热别之也"，并谓"黄汗重在肿，历节重在痛；但黄汗之肿及头面，而历节独在足；历节之痛偏关节，而黄汗之痛或单在胸"等。

3. 分析词句，探讨原文

《金匮要略论注》中对《金匮要略》原文的一些字词提出了自己的看法，比如《金匮要略论注·五脏风寒积聚》言："邪哭使魂魄不安者，血气少也，血气少者属于心，心气虚者，其人则畏，合目欲眠，梦远行而精神离散，魂魄妄行。"徐氏认为"哭"恐是"人"字，以"人""哭"二字声近易致误，《素问·宣明五气》所载"邪入于阳则狂"可证。此解释合乎文理和医理，故后世多采用。《论注》还对《金匮要略》中的一些缺文做了补充，比如论肾着甘姜苓术汤时说“肾脏风寒皆缺”。据《内经》《伤寒论》《千金方》三黄汤的有关论述，对肾中风、肾中寒的证型加以补充。

三、现代研究与临床应用

徐春巍等通过研究发现，徐氏注《金匮要略论注》并非从理论到理论，还十分注重联系临床实践，往往用自己的临床验案作为佐证，书中选录了不少自己的临床验案。如在甘草附子汤证后论曰：“余治一久湿挟风痰者，身痛而痹，饮食不进，以苓、半、苏、朴、薤白、瓜蒌辈，二剂愈。湿虽不可下，痰滞宜清也。”在解释桂枝加黄芪汤证后论曰：“一予治一黄疸，百药不效，而垂毙者，见其偏于上，令服鲜射干一味，斤许而愈。又见一病偏于阴者，令服鲜益母草一味，数斤而愈。”在猪膏发煎条文后云：“予友乐天游黄疸，腹大如鼓，百药不效，用猪膏四两，发灰四两，一剂而愈。仲景岂欺我哉？”如论半夏厚朴汤时举例：“余治王小乙，咽中每噎塞，嗽不出，余以半夏厚朴汤，投之即愈。”注白术散时，列举一案：“予治迪可弟妇，未孕，即痰嗽见血，既孕而不减，人瘦，予以此方治之，因其腹痛加芍药。两大剂而痰少嗽止，人爽胎安。”徐氏善用经方，但并不拘泥，如论甘草附子汤所举之案：“余治一久湿夹风痰者，身痛而痹，饮食不进，以苓、半、苏、朴、薤白、栝楼辈，二剂愈。湿虽不可下，痰滞宜清也。”在明了方证病机的基础上加以发挥。此外，徐氏还介绍了自己临床经验，如治疗黄疸用大剂量鲜射干、鲜益母草、鲜车前草（根、叶、子合捣）；将黄芪、白术、当归、何首乌、橘红等代人参，用于穷人无力服参者等，值得探讨。

在丰富的临床实践过程中，徐氏对某些药味功效亦有独到体会。如赤小豆，徐氏言其通利肝气，用于宿食与远血证；又如通乳神药紫苏叶能入阴和血，兼归气于血，可用于失血证、暑郁证、梅核气；射干、益母草、车前草用于退黄……都是徐氏的可贵经验，值得后世借鉴。

四、版本源流与古籍馆藏

据《中国中医古籍总目》载，本书版本有16种之多，主要有清康熙十年初刊本，藏于中国医学科学院图书馆。清乾隆刻本，藏于中国中医科学院图书馆。清嘉庆十八年刻本，藏于福建省图书馆。清道光十年庚寅纬文堂刻本，藏于甘肃中医学院图书馆。清光绪五年扫叶山房刻本，藏于中国中医科学院中国医史文献研究所。清光绪五年校经山房刻本，藏于国家图书馆。民国三年上海校经山房石印本、清江阴宝文堂刻本，藏于上海中医药大学图书馆。其他还有四库全书刻本、基本医书集成本等。

第十四节 《通俗伤寒论》

俞根初《通俗伤寒论》一书，倡寒温统一，对外感热病的诊治极具临床参考价值。本书所收方剂，诸如蒿芩清胆汤、羚角钩藤汤亦是内科常用之方，疗效确切。

一、作者与内容概要

俞根初（1734—1799 年），名肇源，清代著名伤寒学家，“绍派伤寒”的创始人。俞氏医名显赫，治验颇丰。著有《通俗伤寒论》一书。

《通俗伤寒论》全书共十二章。第一章为“伤寒要义”，为全书纲领，分述六经形层、病理、病证、脉象、舌苔、治法，并设六经、三焦用药法，六淫病用药法，用药配制法，最后为六经总决，论述六经治则。第二章为“六经方药”，第三章为“表里寒热”，第四章为“气血虚实”，第五章为“伤寒诊法”，第六章为“伤寒脉舌”，第七章为“伤寒本证”，第八章为“伤寒兼证”，第九章为“伤寒夹证”，第十章为“伤寒坏证”，第十一章为“伤寒复证”，第十二章为“调理诸法”。全书语言精炼，纲举目张。

二、主要学术特色

俞根初《通俗伤寒论》一书奠定了绍派伤寒的学术理论体系，特色鲜明，为寒温之争开启了一条研究新路。

1. 辨治热病，寒温统一

俞根初在《通俗伤寒论》中提出了独具特色的外感热病辨治体系，倡寒温统一，主张以伤寒统括四时六气之外感，即“伤寒，外感百病之总名也”。该体系除论述正伤寒外，还包括温病学的内容，诸如温热、风温、湿温等。“伤寒兼证”“伤寒夹证”则是论述伤寒兼夹证。在辨证纲领上，《通俗伤寒论》则提出“以六经钤百病，为确定之总诀；以三焦赅疫证，为变通之捷诀”。在六经辨证指导下，参以六淫、新感伏邪致病说，与三焦、八纲、气血辨证有机结合，使这一外感热病辨治体系理法完备。

2. 因症脉治，据症立法

俞根初具体论述各病时，将因、证、脉、治条理明晰地分列，进一步细化其外感热病辨治体系。病证间层次分明，条理清晰，含有分层辨证、细化解析的思想。可见俞氏辨治疾病，把舌、脉、症等客观临床症状作为主要抓手。温病传变迅速，舌象也会随之变化，俞氏常分列舌象之变化。如“伤寒兼疫”，初起舌苔薄白，传里则舌苔由白而黄，由黄而黑。在治疗时，也以舌、脉、症的变化立法，体现出疾病诊治的动态观。

3. 治有六法，尤主清化

俞根初认为，“百病不外六经，正治不外六法。按经审证，对证立方。六法为君，十法为佐，治伤寒已无余蕴”。正治六法为汗法、和法、下法、温法、清法与补法。正治法之下，又有佐治之法。如汗法，有苏羌达表汤辛温发汗，葱豉桔梗汤辛凉发汗，以及养血发汗、滋阴发汗、助阳发汗、理气发汗、和中发汗、宣上发汗、温下发汗、化饮发汗、蠲痰发汗等法。有法有方，临证治疗可守其常，通其变。具体用药特点多为芳香宣透化湿之品，用药轻灵，宣透气机。

三、现代研究与临床应用

曹炳章曾评《通俗伤寒论》为“四时感证之诊疗全书”。国医大师邓铁涛曾言:“若以‘寒温统一论’观点看，则俞根初先生可以说是先行者。”至今学界仍在不断挖掘俞根初的热病理论及临床应用价值。

1. 外感热病理论及诊疗经验

胡梦楚等认为俞根初诊治外感热病，在诊断方法、辨证原则、潜方用药上，均有其个人特色，如诊断方式立足于四诊合参，提炼出“诊法四要要诀”，辨证以六经辨证为宗，辅以三焦辨证。遣方用药立足于仲景六经六法而不拘泥于此，用药小量，轻灵疏散。董汉良、胡再永分析《通俗伤寒论》治外感表证制方用药特色，认为俞根初遵循因时、因地、因人的宗旨，通过古方化裁、古方新用、自制新方三种方式遣方用药，用药特色如芳香宣透、轻灵去实、果子入药、鲜汁入药等。张宏瑛认为俞根初从六经气化传变、阳明与太阴证外证表现和病证的治疗用药原则等角度把阳明与太阴虚寒证进行了明确界定，提示阳明病实热证与里虚寒证都不能忽视，补充了《伤寒论》阳明病证的治法。章惠琴对《通俗伤寒论》治疗热病神昏方剂进行归类分析，共有清泻醒神法、攻下开窍法、涤热化湿宣窍法、清营凉血开窍法、涤痰通瘀开窍法等，共20方。熊益亮从温病的诊断、治疗及病后调护3个方面，探讨了《通俗伤寒论》温病证治的特点。认为本书融会后世温病学家之论，以补仲景伤寒论温病之不足，体现了“寒温一统”的学术思想。孟凡滕、宋素花运用数据挖掘的方法研究《通俗伤寒论》治疗温病用药规律，结果显示，俞根初治疗温病以开郁为先，在用药上注重宣畅气机、清热除湿，以三焦为中心，灵活辨证加减。傅金缄、董纪林认为俞氏对寒疫的诊治，列“春分”和“秋分”2个提要，对于寒邪引起的甲型H1N1流感夹寒、夹湿、化热证的治疗具有现实指导意义。

2. 内科杂病的诊疗经验

易彬总结《通俗伤寒论》脾胃病诊断特色及用药经验。如俞根初重视胸腹按诊。治疗用方特点表现为善用古方，重视脾胃；法不拘泥，取舍得当；因地制宜，重祛湿邪；方药轻灵，贴近实用4个方面。张婷婷应用蒿芩清胆汤治疗慢性萎缩性胃炎肝胃郁热证，经胃镜及病理证实，有逆转慢性萎缩性胃炎、肠上皮化生及不典型增生的作用。沈元良认为临证应用蒿芩清胆汤时要把握胆热犯胃、湿热痰阻、热重于湿的辨证要点。本方可用于治疗肠伤寒、急性胆囊炎、急性黄疸型肝炎、胆汁反流性胃炎、慢性胰腺炎、急性胃炎、耳源性眩晕、肾盂肾炎、盆腔炎、钩端螺旋体病及非典型性肺炎等病辨证属少阳湿热痰阻证者。林坚亦认为蒿芩清胆汤若化裁得当，可广泛用于五脏之湿热或痰湿为患诸证，如湿温病、黄疸、呕逆、淋证、眩晕、盗汗等。

3.《通俗伤寒论》治法方药研究

张立平等人指出，俞根初熔伤寒与温病于一炉，以六经“标本中气”辨证统摄三焦辨证，将少阳半表半里、腠理、膜原、三焦、胆等联系起来，在小柴胡汤的基础上，立少阳和解十三法及十四方，极大地丰富了和法的内容。侯鉴宸等采用知识元标引方法，对《通俗伤寒论》“病因脉证治”辨治体系进行梳理，结果显示，《通俗伤寒论》以层次分明的病证结构为中心，因、舌、脉、症合参细化辨证，并灵活进行分层次、分阶段治疗。

莫家舜对《通俗伤寒论》祛湿方剂的配伍规律进行了总结。宋昊翀对俞根初《通俗伤寒论》101首方剂的方药剂量规律在文献研究的基础上，用统计学方法进行了系统研究。董汉良探讨了《通俗伤寒论》承气汤衍化方，认为俞根初将张仲景承气汤衍化为七方，应病变之百端，既继承了仲景之学，又自出新意，切合临床实际。沈元良浅析《通俗伤寒论》柴胡达原饮方，认为现代可用于流行性感冒、夏秋季无名高热及不明原因的发热而症见寒热往来、胸膈痞满、苔白厚腻、脉弦滑者，疗效较好。沈元良指出，《通俗伤寒论》中的加减葳蕤汤既补《千金方》葳蕤汤之未备，又创阴虚外感风热证之法，是对葳蕤汤制方运用的丰富与发展。

蒿芩清胆汤为俞根初所创代表方之一，广泛应用于临床，相关研究成果较多。如高展翔通过观察湿热因素对流感病毒感染湿热证小鼠水通道蛋白的影响，和蒿芩清胆汤及其拆方对此的干预作用，探讨湿热证在水液代谢异常方面的物质基础及蒿芩清胆汤在调节水液代谢方面的作用。张怡等观察蒿芩清胆汤对幽门螺杆菌相关性胃炎小鼠血清 IL-8 水平及胃黏膜 IL-8、核转录因子 NF-κB p65 的影响，探讨其对胃黏膜损伤修复的作用机制。

四、版本源流与古籍馆藏

《通俗伤寒论》原系俞根初手稿，约成书于清乾隆年间。后何秀山逐条酌加按语。民国初年，何廉臣重新校勘，并在《绍兴医药月报》上陆续刊出。何廉臣于 1929 年秋去世，全书未竟。越三年，曹炳章着手续补，由上海六也堂书局正式出版。全书增为十二卷，并添加部分按语，调整部分章节顺序。称为《增订通俗伤寒论》。此后，徐荣斋在曹炳章指导下，对《通俗伤寒论》十二卷本进行重订，编撰成《重订通俗伤寒论》。后连建伟修订《重订通俗伤寒论》为《三订通俗伤寒论》。经过几代人不懈的努力，使得《通俗伤寒论》理论体系更为完善。

此书在民国时期多次刊行，现存版本如下。

1916 年、1927 年绍兴医药学报社铅印本，浙江省中医药研究院、中国中医科学院图书馆、南京图书馆有藏。

1932 年、1933 年、1934 年上海六也堂书药局铅印本，浙江省中医药研究院、中国中医科学院图书馆、上海中医药大学图书馆等单位有藏。

此外，此书曾收入裘吉生《医药丛书五十六种》，现存 1916 ～ 1927 年绍兴医药学报社铅印本，中国中医科学院中国医史文献研究所、内蒙古自治区图书馆、上海中医药大学图书馆有藏。

第十五节 《笔花医镜》

《笔花医镜》是以内科为主的综合性著作。该书在清代后期曾广泛流传，至今仍对临床有指导意义。

一、作者与内容概要

江涵暾，名秋，字涵暾，号笔花，浙江归安（今浙江湖州市）人。清嘉庆十三年（1808年）进士，官至广东会同知县。江氏兼通医术，任官粤地期间，因目睹病家迷信鬼神，以致延误病情，遂于引退还乡之后著《笔花医镜》，以为医者、患者参考。

《笔花医镜》全书四卷，先论后方。论述采张仲景、李东垣、张景岳等诸家之说，参以己见。卷一总论四诊八纲，辨表里虚实寒热、内伤外感及伤寒时疫、虚劳证治等。卷二为脏腑证治，分列脏腑证治十二部，具体阐明各病证的鉴别及治法，按脏腑辨证用药，列补泻“药队”和方剂。卷三为儿科证治，从初生保治到小儿疳证、咳嗽、夜啼等常见病，予以论述。卷四为女科证治，包括妇科总论、经、带、嗣孕、胎前、产后诸证。

二、主要学术特色

江涵暾自评《笔花医镜》曰：“此集医方极为简当，唯以脏腑十二经分部，只就疾在本经者言之。”体现了此书的学术特色，论述简要，从脏腑的虚实寒热辨证，列出常用的药物及方剂以备查阅，切合临床。

1. 辨证论治，尤重脏腑

《笔花医镜》中内科疾病的辨治思路，以脏腑辨证为核心，密切结合八纲辨证。《笔花医镜·例论》云：“盖病总由脏腑，总不外虚实寒热，审知其为何脏何腑之虚证、实证、寒证、热证，而联其病类以集之，则药归同路，疗一病可，疗千万病亦无不可。”《笔花医镜·自序》又言：“俾人人得有简要之方，偶遇一症，自可按对病情，审为何脏何腑，是阴是阳，不乖乎表里虚实寒热之真。”可见，江氏对疾病的辨证思路是首辨脏腑阴阳。在《笔花医镜·表里虚实寒热辨》中言：“凡人之病，不外乎阴阳，而阴阳之分，总不离乎表里虚实寒热六字尽之。夫里为阴，表为阳，虚为阴，实为阳，寒为阴，热为阳。”其次联系八纲辨证，以表、里、虚、实、寒、热为分型依据，具体结合患者脉象等临床表现，分析判断疾病属性。并由此分类疾病，归纳方药，纲举目张。

2. 斟酌选药，擅用药队

江氏认为用药须斟酌辨识，误用可贻误患者病情，尤其是偏性较大的药物。言：“用药如用兵。须量其材力之大小。盖有一利。即有一弊。如大补大攻。大寒大热之品。误用即能杀人。”在辨证思想的指导下，其遣方用药往往根据相应脏腑的寒、热、虚、实特性，以及各药物的性能，先将药物分为补、泻、温、凉四类，又根据药物的药力、轻重缓急不同，将药物分为猛将与次将两类。以肝部药队为例，有补肝猛将、补肝次将、泻肝猛将、泻肝次将、温肝猛将、温肝次将、凉肝猛将、凉肝次将 8 个药队。药队之下，又有相应脏腑的方剂，由此可执简驭繁，掌握药物功效，便于临床处方用药。

三、现代研究与临床应用

《笔花医镜》的辨证理论及用药特色，至今仍具临床价值，学者关注较多。杨雪梅对《笔花医镜》脏腑辨证学说进行了系统梳理。江涵暾的辨证思想以脏腑、阴阳为要，以表里、虚实、寒热划分脏腑证型，与经络辨证、气血津液辨证、六淫等病因辨证相结合，并分类疾病、归纳脏腑用药及处方。《笔花医镜》对脏腑辨证用药简要而全面地概括对中医辨证学的发展作出了一定贡献。印会河指出，《笔花医镜》所论“肝之实……其症为左胁痛……呕吐，为呃逆”即指肝气横逆犯胃之证。治疗上则以平肝降逆为主。周富明对《笔花医镜》从肾论治杂病的思想进行总结，如滋肾养血法治夜热盗汗，滋阴补肾法治头痛耳鸣，交通心肾法治健忘证，养阴清火法治咳嗽喘证，养阴保津法治大便干结，滋阴降火法治小便不利，温补命门法治蜷卧厥冷，滋肾泻火法治尿血吐血等。唐鸿等辨析了程国彭与江涵暾辨治咳喘的异同。《医学心语》《笔花医镜》分别体现了两人辨治咳喘的学术思想，各具特色。八纲辨治中，程氏及江氏均注重“表里寒热辨”，此外程氏还从“外感内伤”辨治。两位医家均采用脏腑辨证模式诊疗，探析心、肝、肾、脾、胃、小肠、膀胱部辨治的异同。程氏创立了多个名方，江氏斟酌遣方用药轻重，进一步细分药队列方。程氏认为虚咳辨治当分 4 个阶段，妇人咳喘当重肝肾，江氏继承了程氏的经验。

四、版本源流与古籍馆藏

本书自清道光四年（1824 年）成书以后，至民国时期，多次刊印，流传甚广，版本众多。据《中国中医古籍总目》记载，版本有 83 个之多。现将几个重要版本介绍如下。

清道光十四年（1834 年）钟承露序刻本，天津中医药大学图书馆、山东中医药大学图书馆、上海中医药大学图书馆等单位有藏。

清道光二十年（1840 年）叙城一洞天淡远斋刻本，重庆市图书馆藏。

清道光二十八年（1848 年）京都篆云斋刻本，国家图书馆、甘肃中医药大学图书馆藏。

清咸丰五年（1855 年）萧山金石文刻本，中国中医科学院图书馆、福建省图书馆藏。

清咸丰八年（1858 年）广州拾芥园刻本，广东省立中山图书馆藏。

清同治元年（1862 年）王绍定堂刻本，北京中医药大学图书馆藏。

清同治五年（1866 年）江西崇仁谢氏鉴轩刻本，吉林省图书馆藏。

清光绪九年（1883 年）豫汴朱聚文斋刻本，中国中医科学院图书馆、河南省图书馆、安徽中医药大学图书馆藏。

清光绪十一年（1885 年）嘉兴孙震孚葛松年刻本，上海中医药大学图书馆藏。

1912 年、1938 年、1940 年、1946 年、1948 年上海广益书局石印本，国家图书馆、中国中医科学院图书馆、上海中医药大学图书馆等单位有藏。

第十六节 《时病论》

清代温病学兴起后，医界对外感病证的研究更加全面，在此基础上雷丰所撰的《时病论》一书，综论四时外感之病，特色鲜明，为后世所重。

一、作者与内容概要

雷丰（1833—1888年），字松存，号侣菊，又号少逸。其父雷焕然，字逸夫，一字逸仙，精岐黄术，祖籍福建浦城，后悬壶于浙江衢县。雷丰出生于衢州，继承家学，长于时病与针灸，行医于以衢州为中心的浙、闽、赣、皖、苏五省。雷丰平时钻研医理，编撰《灸法秘传》《时病论》《方药玄机》等医书数种，内容涵盖针灸、时病及各科杂病。除精通医学外，雷丰兼擅诗、书、画与音乐。

《时病论》是雷丰论述四季外感病的专著。全书分为八卷。以《内经》经旨为纲，集四时六气之病为目，列四时之病72种。卷一为"冬伤于寒春必病温大意"，卷二为"春伤于风大意"，卷三为"春伤于风夏生飧泄大意"，卷四为"夏伤于暑大意"，卷五为"夏伤于暑秋必痎虐大意"，卷六为"秋伤于湿大意"，卷七为"秋伤于湿冬生咳嗽大意"，卷八为"冬伤于寒大意"。每卷又附有"拟用诸法""备用成方""临证治案"等内容，载治法60种，备用成方104首，附医案87则。正文八卷之外为"附论"，载有"五运六气论""瘟疫不同论"等13篇医论。

二、主要学术特色

《时病论》对四时外感病，特别是温病有颇多阐发，切合临床实用。其学术特色主要体现在时病的证治纲领及用药特色等方面。

1. 时病证治，四时为纲

《时病论》以四时为纲，参五运六气以应变化，详细分析六淫致病的时间节点和具体性质。再结合六淫致病的方式、部位、伏气致病的特点，以及人体体质的厚薄盛衰，将所有能影响外感病的因素全部列出，构建起一个相对完善的外感六淫致病体系。如春之温病，分为新感与伏气两类。新感多为风热所袭，伏气又可分为五类。如“大寒至惊蛰，乃厥阴风木司权，风邪触之发为风温”“初春尚有余寒，寒邪触之，发为春温”。该体系是理论与实践相结合的产物，以法统方，会通伤寒与温病、新感与伏邪、时病与杂病等明清伤寒、温病学派争论的焦点。为当代探索外感病诊治规范提供宝贵的思路和方向。

2. 寒温合一，以法统方

《时病论》虽常被归为温病类著作，但雷丰并不以寒温立门户之见，而是综合伤寒与温病两派的学术思想。书中既有伤寒类的外感病，也有温病类的外感病，熔寒温为一炉。书中对前人之长兼收并蓄，如从辨证理论来看，既有卫气营血辨证、三焦辨证，又有伤寒六经辨证，同时融合脏腑辨证和气血辨证的内容。治疗上亦“以法统方”，随四时而变，如伤于风者解肌散表，伤于寒者辛温解表，伤于暑者清凉涤暑，并不拘泥于辛温或辛凉二法。

三、现代研究和临床应用

国医大师余瀛鳌评价《时病论》曰：“雷氏所拟治疗诊法，理法毕备，方治具有实效。”学者也从多个角度对雷丰学术理论的价值进行了探讨，以期更好运用于临床。

1. 时病辨治特色

王振洲、张思超认为，《时病论》基于伏气理论论治冬季咳嗽，立论于喻昌的秋燥论，将冬季流感所导致的久咳从“伏湿”“伏燥”论治。以宣肺、平肝、理脾为中心确立治咳治则，对于当代临床多种慢性呼吸系统疾病的治疗有积极的指导意义。关于妇人时病，尤能抓住妇人经、带、胎、产的生理特点，脉证合参。雷丰论治儿科时病，将病因分新感与伏气两类，诊断注重脉诊及望诊，治疗注重养阴护阳，顾护脾胃，用药量轻灵验，养护强调顺应四时气候，注重饮食调摄。

2. 时病用药特点

何汝强、李廷保运用数据挖掘的研究方法分析雷丰治疗时令病的用药规律，结果显示，核心单味药主要为甘草、生姜、陈皮、茯苓、半夏、厚朴、白术、大枣、白芍、苍术等；药类主要以频率最高的补虚药为主，以频率较高的解表药、清热药、化痰平喘药等为辅；前10位核心处方包含了源于宋代《太平惠民和剂局方》的二陈汤与平胃散。汪如镜等统计发现，《时病论》概括时病的60种治法（处方），约一半的处方使用鲜芦根、鲜生地黄、鲜石斛等鲜药，发挥透邪外达、顾护津液、升阳健脾、开窍急救等功效，具有味轻、效捷、廉便的鲜明用药特点。《时病论》中约有3/4的处方使用草木类、粮食类、果品类、调味类等药引，运用规范而灵活，产生了引药、引邪、增效、护胃等功效，可使临床方药疗效更佳。雷丰论治咳嗽，擅用药对，如杏仁配淡豆豉、杏仁配川贝母、桔梗配杏仁、桔梗配苏梗等。于泄痢之疾，雷丰常用药对包括治肝之白芍与防风、黄连与川楝子，治脾之炮姜炭与吴茱萸、荷叶与葛根、升麻与桔梗，治肾之补骨脂与菟丝子等，对当今临床仍有较大指导意义。

3. 时病法在杂病中的运用

吴海凤等认为，《时病论》所载方药，“不但治时病可以融会，治杂病亦有贯通之妙”，不应局限于四时外感疾病，临床中还可应用于杂病的治疗。如付灿鋆应用雷氏顺气搜风法治疗中风中经络之脑血栓，应用辛凉涤暑法治疗久病内伤发热。金淑琴应用雷氏清宣金脏法治疗哮喘，芳香化浊法治疗呕吐，清凉涤暑法治疗热淋，宣透膜原法治疗腹痛。广东名医黄仕沛用雷氏芳香化浊法治疗白塞综合征。张文选应用芳香化浊法治疗杂病中出现的寒湿或湿浊困阻脾胃证和霉湿证。

四、版本源流与古籍馆藏

《时病论》成书后流传甚广。据《中国中医古籍总目》记载，此书在清代，刻本至少有4个版本，石印本有4个版本。现介绍如下。

光绪八年（1882年）刻本，天津中医药大学第一附属医院图书馆藏。

光绪九年（1883年）汗莲书屋刻本，河南中医药大学图书馆、中国医科大学图书馆、上海图书馆、广州中医药大学图书馆有藏。

光绪十年（1884年）柯城雷慎修堂刻本养鹤山房藏版，浙江中医药大学图书馆、浙江省中医药研究院、国家图书馆、上海图书馆、上海中医药大学图书馆等有藏。

光绪二十年（1894年）上海炼石书局石印本，辽宁中医药大学图书馆藏。

光绪二十四年（1898年）上海著易堂刻本，国家图书馆、中国中医科学院图书馆、北京中医药大学图书馆、首都医科大学图书馆等有藏。

光绪三十年（1904 年）石印本，中国中医科学院图书馆、北京中医药大学图书馆、首都医科大学图书馆、天津图书馆等有藏。

光绪三十四年（1908 年）石印本，长春中医药大学图书馆藏。

宣统元年（1909 年）石印本，苏州大学医学院图书馆藏。

这些版本中，光绪十年（1884 年）柯城雷慎修堂刻本养鹤山房藏版应该是最可靠的刻本。“养鹤山房”为雷氏家族的堂号，雷丰父亲有《养鹤山房诗稿》，雷丰《时病论》小序之末署名落款为“少逸山人识于养鹤山房”。

该书的后续著作中，清代青浦御医陈莲舫辑《加批时病论》，会稽何筱莲辑《增订时病论》，金陵彭荣光纂辑《时病分证表》三卷，俞根初辑《时病论医方歌诀》，何廉臣辑《增订时病论》。其中，尤以《加批时病论》影响最大，今有 1923 年上海广益书局石印本。

第十七节 《潜斋医学丛书》

王士雄以“温病四大家”之一而闻名，但实际上他在内科学术方面也多有建树。以《潜斋医学丛书》为代表的多种著作，集其学术思想之大成。

一、作者与内容概要

王士雄（1808—1867年），字孟英，号潜斋、半痴山人，晚号梦隐，浙江海宁人，清后期著名的温病学家。王氏出身世医之家，一生多次经历温热、霍乱等病的流行，故对于这类疾病的研究极为精深，尤其是对霍乱病的认识更为深刻，在当时的防病救治过程中发挥了重要的作用，为瘟疫学说的发展、温热学说的成熟都作出了不朽的贡献。

王士雄一生勤于著述，留下了大量富有学术价值的医学文献。《潜斋医学丛书》系王士雄本人及其藏书的汇集，内容极为丰富。该丛书有8种本和14种本之分。8种本包括《言医》（裴一中撰，王士雄评选）、《愿体医话良方》（史典撰，俞世贵补）、《医砭》（徐灵胎撰，张鸿补辑）、《霍乱论》（王士雄撰）、《潜斋简效方》（附《潜斋医话》，王士雄辑）、《柳州医话良方》（魏之琇辑）、《女科辑要》（沈尧封辑，徐政杰补注）和《重庆堂随笔》（王学权撰，王国祥注）。14种本除上述8种外，另有《四科简效方》（王士雄辑）、《古今医案按选》（俞震撰，王士雄等评）、《王氏医案》（周辑）、《王氏医案续编》（张鸿辑）、《王氏医案三编》（徐然石辑）及《归砚录》（王士雄撰）。本节主要介绍王士雄本人的著作及其内科学术成就。

二、主要学术特色

王士雄学术中最广为人知的是温病方面的创见，包括在内科证治方面亦有温病学术的影子。其特色主要有以下几个方面。

1. 辨析六气，尤详于暑

王氏认为就六气的属性本质而言，暑统风火皆属阳，寒统燥湿皆属阴。若论其变化，阳邪中的风，阴邪中的燥湿等又有可阴可阳、兼寒兼热的区别，但暑、火、寒三气则无可阴可阳之说，而仅为纯阳或纯阴之气。正如其言："分其阴阳，则《素问》云：寒暑六人，暑统风火，阳也；寒统燥湿，阴也。言其变化，则阳中惟风无定体，有寒风，有热风；阴中则燥湿二气，有寒有热。至暑乃天之热气，流金铄石，纯阳无阴。"此论既从本质上辨析了六气的阴阳属性，又指出风、燥、湿三气的特殊变化，符合临床实际，具有一定指导意义。

六气之中，世人对暑的认识较为混乱，王氏指出"唯暑独盛于夏令，火则四时皆有""夏秋酷热，始名为暑，冬春之热，仅名为温，而风、寒、燥、湿皆能化火"。说明暑有明显的季节性，而火热可由他邪化生，这是暑邪所不具备的。"而治暑者，须知其扶湿为多焉"，说明了暑多兼湿而非必兼湿。王氏强调了暑气和寒气的阴阳定位，暑为纯阳，寒为纯阴，均不可再分阴阳。

2. 首分寒热论治霍乱

王氏认为霍乱实有两种类型，一为热霍乱，二为寒霍乱，二者应严格区分。主张治霍乱先辨虚实寒热。在病因、病原方面，王氏认为寒热霍乱各不相同，其中热霍乱的病原是一种疫邪，多由于空气不净、水质不洁所致。寒霍乱的病因主要是脾虚湿盛。在病机、病证分析上，王氏指出热霍乱的病机是由于疫邪及暑湿邪气留着中焦，脾胃升降之机受阻，清者不升，浊者不降，发为上吐下泻，因火主燔灼，其性急速，热迫肠胃，传化失常，故吐泻之势较寒霍乱卒暴，且吐泻之物酸、浊、臭，并兼见口渴、烦躁、小便短赤等症。而寒霍乱之病机多是升降失司，清浊不分，阴阳二气乱于胸中、肠胃，湿浊饮食无火以化，非停留不行，即食泻下注，甚至吐泻交作，所吐之物必澄澈清冷而非酸浊，所泻之物亦必完谷不化而不臭秽，并兼见小便利、口不渴等症。在治疗上，王氏根据其属寒属热之不同而制定了两种处方。热霍乱若火盛之体，内本无湿，而但感暑邪者，宜甘寒以清之，方如白虎汤、六一散之类；寒霍乱之病轻者，可用藿香正气散，或平胃散加木香、藿香、生姜、半夏之类。盛而四肢重着，骨节烦痛者，可用胃苓汤加木香、藿香、大腹皮之类。

3. 辨析伏气温病

王士雄对伏气温病的传变方式、特点、初期症状及治法等方面详加辨析，指出"伏气温病，自里出表，乃先从血分而后达于气分……故起病之初，往往舌润而无苔垢，但察其脉，软而或弦，或微数，口未渴而心烦恶热，即宜投以清解营阴之药，追邪从气分而化，苔始渐布，然后再清其气分可也。伏邪重者，初起即舌绛咽干，甚有肢冷脉伏之假象，反宜大清阴分伏邪，继必厚腻黄浊之苔渐生，此伏邪与新邪先后不同处。更有邪伏深沉，不能一齐外出者，虽治之得法而苔退舌淡之后，逾一二日舌复干绛，苔复黄燥，正如抽蕉剥茧，层出不穷，不比外感温邪，由卫及气，自营而血也”。从来论伏气者，多侧重于病因、邪伏部位、潜伏时间、化热与否，以及有无新感外邪等，而王氏的论述，则在病机和辨证方面多有所阐发，亦为其临证经验之重要总结。

4. 重视气化枢机

“气化枢机论”是王士雄的重要理论建树之一。王士雄重视调理肺与脾胃之气。王氏治肺，分为清、宣、肃、降、养五大法。如“有痰热滞于肺络者，宜清肃有疫热耗伤肺阴者，宜清养”“阻气凝痰，窒碍枢机，法当宣豁”“肺主一身之气，气壅不行，法宜升降”。他认为“建兰叶、竹叶、冬瓜、芦根，皆主清肃肺气，故为温热暑湿之要药，肺胃清降，邪自不容矣”。脾胃为气机升降之枢纽，脾胃镇中州而主升清降浊，贵乎升降有度，有度则水行，虽感客邪，亦潜消默化，不能留着为病失度则湿生，不唯有滞升降之机，且易招秽浊之邪，交恋中焦，乱于肠胃。“脾胃病，则出纳升降枢机失常，而诸病丛生”“浊不能降而腹痛呕吐，清不能升而泄泻无嚏”。在治疗上，王氏主张从恢复脾胃升降功能着眼，用枇杷叶、杏仁、旋覆花、厚朴、枳实等调畅气机之品，以及宣脾运中之陷胸汤、温胆汤、泻心汤等方剂。王氏认为肺、脾胃与气化枢机关系密切，治病必须调理气化枢机，使出入之枢不废，升降之机不乱，津精不竭，营卫调和，使机体逐步趋于阴阳平衡。

三、现代研究与临床应用

《潜斋医学丛书》内容丰富，现仅对其中王士雄本人著作的一些研究情况概括如下。

1. 巧运枢机，妙通经络

《潜斋医学丛书》中王孟英的医案受到许多学者的重视。从其医案中可见，他非常重视调整枢机升降和调理气机。宋镇星总结王孟英调理气机之法，指出王孟英认为“百病皆由愆滞”是其最基本的病因观，“调其愆而使之不愆”是其最突出的治疗观。临证理法严谨，机轴灵活，常用去除邪实，涤痰攻下；疏机通络，重调肺脾；开结调愆，轻清灵动；量体裁衣，活法从心等法，从运枢机入手，通过调整枢机升降和调理气机，以清除导致气机郁滞的各种致病因素，使升降得复，气化正常，气机通畅，正气恢复，诸病自瘥。

李相平总结王氏治呕的经验别具特色，以运化枢机为辨证论治的中心，调节气机升降，使胃气得以和降。在治疗气滞实证时，主要是疏导中焦胃气下降，清展上焦肺气开宣，条达肝气之郁滞。王氏还擅长治疗痰阻实证，通过化痰开阻、疏通气道来调节中枢开阖。在治疗外邪实证时，王氏注重通过疏邪解表、化浊和里，达到内外兼治的目的。在诊治误服温补而引起的严重病证时，采用清开泄热之法，通过反治救温补之逆。在治疗虚证呕吐时，王氏擅于从脾肾入手治胃之呕吐，通过找到患者病证的关键脏腑，培脾摄肾，使胃气和降。用药上，王氏常选用具有行气降逆、祛痰化湿等运化功效的药品来治疗。

2. 治痰方法独到

推究王氏治痰之方药，痰热者多用小陷胸汤、雪羹汤、千金苇茎汤，药用黄连、瓜蒌、竹茹、贝母、竹沥、冬瓜仁、旋覆花、海蜇、荸荠、芦根、金银花、枇杷叶等。顽痰老痰多用礞石滚痰丸，痰浊蒙蔽心窍，多用石菖蒲、郁金、竹沥、玉枢丹之类，或吞服万氏牛黄清心丸、苏合香丸以醒神。产后昏瞶因痰作祟者，予蠲饮六神汤合石菖蒲、胆南星、旋覆花、茯苓、橘红、半夏曲等最有神效。而具体应用，则不拘泥于一法一方，而是灵活变通，出奇制胜。

郑威整理王孟英使用礞石滚痰丸的 12 则医案，主要分为痰与其他邪气互结之证、不同部位之痰证、狂证等三种类型。王孟英善于将礞石滚痰丸与当归龙荟丸、雪羹汤等方剂或药物配伍使用，并坚持使用丸剂，同时又不拘泥于王珪“只送过咽，便仰卧”的服药方法，而是根据病情需要，以汤药送服。

3. 善用凉润，注重养阴

王氏继承喻嘉言、叶天士、吴鞠通诸家治温病的经验，临床善用凉润清解甘寒养阴之剂，其他杂病，亦同此主张。尝谓“喻氏云人生天真之气，即胃中津液是也，故治温热诸病，首宜瞻顾及此”。如对上焦伤津之候，主张“专宜甘寒以充津液，不当参用苦燥。余如梨汁、蔗浆、竹沥、西瓜汁、藕汁，皆可频灌，如得蕉花上露更良”。又如对暑热损伤气阴之证，王氏认为此方有清暑之名而无清暑之实，特用西洋参、石斛、麦冬、黄连、竹叶、荷梗、知母、甘草、粳米、西瓜翠衣等以清暑热、益气阴，较之东垣之方，变甘温为甘寒之剂，甚合病机，为后世所推崇。细究王氏在这方面的用药，凉润清解多用金银花、连翘、竹叶、芦根、梨皮之属，甘寒养阴多取西洋参、麦冬、石斛、蔗浆、西瓜汁、梨汁、生地黄、天花粉之类。

卢俊鹏等总结王氏养阴治法为及时祛邪以保津，重视保护肺胃之津，以甘寒养肺胃之阴，以甘寒结合咸寒养肾之真阴，大剂甘凉濡润救阴津之枯涸，灵活运用药食相辅之法，达保津养阴之功。

洪靖等人整理《重订王孟英医案》治疗血证的医案，发现王孟英治疗血证的常规用药为石斛、金银花、知母、竹茹等23味，遣方用药特点符合“辛凉甘润、顾护阴液、保养元气”的原则，并在治疗中重视肝脏，处方轻灵活泼，善用药食同源之物。

此外，还有余霖等人统计《王孟英医案》中湿温病使用的药物，对数据进行统计分析。发现王孟英治疗湿温的高频药物为竹茹、瓜蒌、栀子、知母、川贝母、黄连、天花粉、旋覆花、玄参和半夏等，多属清热药、补虚药和化痰药，药性多寒、温，药味多甘、苦、辛，归经多属肺经、胃经和肝经。根据高频药物的关联规则分析，得到药对配伍规则如知母配天花粉、瓜蒌配薤白、知母配玄参、黄连配半夏、知母配淡竹叶等。

寇冠军等人收集《王孟英医案》中经方或经方合方、经方加减治疗的医案，总结出其所用经方共26首，小陷胸汤、白头翁汤、白虎汤频次均大于10次，经方合方运用较多。对应的舌脉多为舌红、弦滑脉的热证。分为苦寒清热凉血、清热化痰、清热养阴、调和营卫气血、宣降肺气、滋肾阴清热、行气利水等治法。王孟英使用经方多用清热类方剂，合方或加减宣降肺气化裁，配合清热化痰养阴治法，重视调理肝肺气机，灵活组方。

四、版本源流与古籍馆藏

王士雄著作的单行本版本众多，但《潜斋医学丛书》的版本并不多。主要有1912年上海李钟珏铅印本（8本），藏于国家图书馆等地。1918年、1928年集古阁石印本（14本），藏于中国中医科学院图书馆等地。

第十八节 《秋瘟证治要略》

清末民国时期的著名医家曹炳章藏书丰富，著作亦多。其中《秋瘟证治要略》是很有特色的一本疫病专著，对现代论治疫病仍有借鉴意义。

一、作者与内容概要

曹炳章（1878—1956 年），字赤电，又名彬章、琳笙，浙江鄞县人。14 岁迁居绍兴，随父研习药业，经营药品。后随医师方晓安，深研中医经典，自设诊所行医。光绪三十四年（1908 年），曹炳章与何廉臣等创建绍兴医学会，创办《绍兴医药学报》。1913 年，与何廉臣一道设立和济药局，刊行《医药学卫生报》。1927 年，曹炳章任《绍兴医药月报》编辑。其间，他一直留心历代医家著述，收藏、整理相关医籍。1935 年，上海大东书局将其搜集的医学古籍，编辑成《中国医学大成》出版。

曹炳章个人著述亦丰，有《喉痧证治要略》《秋瘟证治要略》《痰证膏丸说明书》《彩图辨舌指南》《瘟痧证治要略》等。《秋瘟证治要略》是一部秋瘟的专著，全书分七章。第一章为秋瘟之定名，第二章为秋瘟之病原，第三章为秋瘟之病理，第四章为秋瘟之诊断，第五章为秋瘟之证治，第六章为秋瘟现症之鉴别，第七章为秋瘟之预防法。

二、主要学术特色

曹炳章《秋瘟证治要略》专为 1918 年秋季流行的瘟疫（即著名的“西班牙大流感”）而撰。本书从中医学角度讨论，命名为“秋瘟”，详论其病原、病理、诊断、证治、鉴别与预防，奠定了燥热性传染病的辨证论治体系，也是对传统温病学说及疫病理论的补充。

1. 探究病原，因时制宜

面对瘟疫的蔓延，曹炳章注意到了此病的传染性，指出患者须采取隔离和消毒的预防措施。同时，他还从中医学角度思考解释秋季瘟疫的病原。曹炳章认为，秋瘟的病原与秋季的时令之气密切相关。秋季多燥，兼有夏季温热余气。因此，秋瘟发病，不外两端，一者夏暑伏于里而发，二者秋温伤于表而感。其言："秋瘟者，即夏暑伏里，秋温伤表，各伤本脏。""考其现状，察其受病原因，确为复气秋燥，燥热化火，病所在上焦心肺部分。"秋瘟病性属燥属热，病位多在上焦心肺。

在"秋瘟现症之鉴别"一章中，曹炳章强调，秋瘟的现症，诸如头痛、恶寒、发热、胸闷、自汗、肢冷、呃逆、呕吐、咳嗽、烦躁、谵语、鼾睡、不寐、目赤、口渴、口秽、鼻嚏、鼻衄、鼻干、鼻扇、气促等，与非疫证之相同症状有区别，须加以鉴别。

2. 法参温病，化裁制方

在治法上，秋瘟之邪，属燥属热，既不是正伤寒，也非湿疫，不可套用张仲景《伤寒论》与吴又可《温疫论》的治法。《伤寒论》麻桂剂多辛温解表，《温疫论》多辛温燥湿之法。"二书用药，皆守温燥升散，盖彼疫，非今年之疫也"。曹炳章主张宜辛凉清透，参考叶天士、吴鞠通、余师愚、王孟英等温病学家的观点，主要运用卫气营血的辨证方法，变通化裁方药。言："盖秋瘟为暑热内伏，凉燥外伤，始则皆从上受，虽伏热在营，而新邪尚在卫分，仍可引热外解。若邪不外解，又不下行，必致内陷营分，袭入包络，为逆传也。盖肺卫与心营相通，此系肺热侵逼包络，未尝竟入营分也。总之，邪由上焦气分，下行中下二焦为顺；邪入营分，内陷心包为逆。故用药当以降泄开逐，非升提温散所宜。"因此，在《秋瘟证治要略》第五章"秋瘟之证治"中，以卫气营血为纲领，详列秋瘟初起至善后的28条治疗条例。

方药上，沿用或化裁温病名方。如新加翘荷汤，由连翘、薄荷梗、蝉蜕、苦丁茶、栀皮、绿豆衣、射干、玄参、桔梗、苦杏仁、马勃11味药组成。此方是由吴鞠通《温病条辨》翘荷汤加蝉蜕、苦丁茶、射干、玄参、苦杏仁、马勃化裁而成。主治秋瘟，燥夹伏热化火、咳嗽、耳鸣耳赤、龈肿咽痛等症。

三、现代研究和临床应用

近年来，学者就《秋瘟证治要略》一书开展了较多研究。邹赜韬、顾学林在"《秋瘟证治要略》探讨"一文指出，曹炳章总结秋瘟的发生原因为时令天气和生活规律失调等，并以体质、唇舌、二便作为诊察依据，提出兼适 23 种病证的诊断技巧。在选方用药方面，坚持分阶段施治，以汤药为主。曹炳章肯定西医预防医学的先进性，并结合中医预防手段，从饮料、服饰等方面进行防疫指导，强调宣教和实践的重要意义。

陈永灿、马凤岐从主要观点、诊察特点、治法举要三个方面对曹炳章秋瘟学术经验进行探析，认为曹炳章对秋瘟的主要学术观点包括发病原因、发病机理、症状鉴别和疾病预防四个方面。秋瘟之诊察，主要通过审体质、辨唇舌、察脉象、验二便等方法来辨别病性和病位。秋瘟之证治，首论纲要，次列治法，自初起至善后，从顺传到逆传，加之误温误下等皆有阐述。林曦、李永宸在对 1918 年流感在中国的传播及其中医药防治的研究中，详述曹炳章《秋瘟证治要略》一书的贡献，认为此书是中医药防治 1918 年流感的专著，随之确立了燥热性流感的辨证论治体系。

四、版本源流与古籍馆藏

1918 年秋瘟暴发后，时任和济药局总理的曹炳章完成了《秋瘟证治要略》一书的撰写，并开始在绍兴地方报纸《越铎日报》上连载。1918 年冬季，宁波中华卫生公会徐友丞将《秋瘟证治要略》单独整合印刷出版。此后，曹炳章及其同道又于 1929 年浙东瘟疫流行年份屡次重刊、加印。

此书现存版本有 3 个，分别为 1918 年余姚徐友丞校刻本，上海中医药大学图书馆藏；1918 年、1919 年、1929 年绍兴和济药局铅印本，浙江省中医药研究院、上海中医药大学图书馆、浙江图书馆等单位有藏；1918 年余姚卫生报社铅印本，中国中医科学院中国医史文献研究所藏。

第十九节 《中风斠诠》

近代名医张山雷虽非浙江籍，但他在浙江兰溪办学，影响巨大，早已被视为浙派中医的大师之一。《中风斠诠》一书在近现代有重要影响。

一、作者与内容概要

张山雷（1873—1934年），名寿颐，字山雷，江苏嘉定（今上海市）人，近代著名中医学家、中医教育家。张氏自幼习文，后因母病开始学医。曾襄助朱阆仙创办黄墙中医专门学校。1918年在沪行医期间，加入上海神州医药总会，任神州中医专门学校讲席。1920年，张山雷应浙江兰溪中医专门学校校长诸葛超之聘，担任兰溪中医专门学校教务主任。任教兰溪期间，张山雷亲自执教，参与课程设置，编写了大量教材，创办医刊，其中医教育理念得以施展。直至1934年于兰溪逝世，14年间，培养学生556人。主要著作有《重订医事蒙求》《全体新论疏证》《中风斠诠》《经脉俞穴新考证》《本草正义》《难经汇注笺正》《脉学正义》等。

《中风斠诠》是张山雷在张伯龙《雪雅堂医案·类中秘旨》的基础上，引证古籍，进一步发挥而成。全书分三卷。卷一为"中风总论"，主要阐述历代医家对中风病名、病因、病理的认识，以及内风、外风混合论治的沿革。卷二为"内风暴动之脉因证治"，主要是关于中风的证治，提出并论述"闭证宜开""脱证宜固""肝阳宜于潜镇"等中风证治八法。卷三列"古方平议"，按固脱、潜镇、化痰、顺气等中风不同治法，搜集历代医家方药，详加释义。

二、主要学术特色

《中风斠诠》作为张山雷论述中风病的专著，既集古今之论，又有其个人的理论见解，尤其对中风病因、诊断、治法等方面的论述，学术特色鲜明，临床价值颇高。

1. 风分内外，力主内因

《中风斠诠》开卷首篇为“论风之为病以外因内因为两大纲”，将风分为外风、内风两大类，意在区分外风与内风。对于外风，张山雷言：“大率自外感受者，由浅入深，自经络而脏腑，此外因之风邪。”治疗上采用祛风解表之法。而内风，言“大率自内而发者，因静主动，此内因之风火”，往往牵涉脏气逆乱，气血津液失常，治疗以潜阳镇定为主。可见，内风、外风之治法截然不同。而内科中风之疾，往往是内风。张山雷梳理了历代医家关于中风的论述，“以内风二字，揭诸天下，而顾名思义，易得归旨”，明确提出“内风”之名。并在《雪雅堂医案·类中秘旨》的基础上，衷中参西，认为中风主因是肝阳上升，气血奔涌，冲激入脑，扰乱神经，亦可夹痰、气、火三者共同为病，为中风病的治疗奠定新的病机理论基础。

2. 治分八法，尤重潜镇

张山雷基于中风致病的主因，主张中风治法以潜镇摄纳为原则。具体而言，《中风斠诠》提出治疗八法，即醒脑开闭、回阳固脱、潜镇肝阳、开泄痰涎、顺气降逆、养血培肝、滋阴益肾、通经宣络。对于以上八法的运用，张山雷强调两点：一是证有轻重缓急和标本之分，中风初起治法当守镇肝息风、潜阳镇逆，佐以开痰泄浊，至于培本滋阴只可渐用。二是提出中风肝阳亢逆证用药六禁，即“禁风药升散，以助其气火之猖狂；禁表药疏泄，以速其亡阳之汗多；禁芳香走窜，以耗散正气；禁温补刚燥，以消灼真阴，禁滋腻养阴，以窒塞痰浊；禁呆笨补中，以壅遏气化”。八法之外，评议古今医方90首。相关方药中，镇潜摄纳、清热、开痰三法几乎占八法方药总数的一半。

三、现代研究和临床应用

张锡纯评价《中风斠诠》一书言“剪尽荆榛，大开觉路”，足见评价之高。蒲辅周亦十分推崇《中风斠诠》，有“至精至当，至理明言”之语。张山雷关于中风的相关理论、治法，至今仍广泛应用于临床，研究成果丰富。

王广尧认为《中风斠诠》的学术思想主要体现在三个方面，分别是衷中参西，发挥中风病机学说；去伪存真，详述中风治疗原则；选评医方，堪称后学之指南。徐泉玉认为《中风斠诠》学术思想体现在力辨外风入中之误、详述内风为患之理、确立潜阳开痰治则三个方面。刘冬玲、吴鹏亮认为，张山雷强调中风病论治应首先区分内风、外风；阐发中医中风“厥”“非风”“内风”理论，力主中风病乃内因之风；指出前人中风病论治之误，为中风病正名；吸收血冲脑筋、脑充血、脑贫血之说，完善内风“血冲脑经说”；重视防治，强调未雨绸缪，事半功倍；评议古方，总结内风八大治则；提出镇肝息风、潜阳降逆的治疗大法，临证选方用药介类第一。赵艳青等通过对张山雷关于中风闭证、脱证的临床表现、病因病机、治疗方法和处方用药论述的探讨，认为闭证宜开、脱者宜固的治法为临床对中风闭证、脱证的诊治提供了思路和方向。宋培瑚指出，张山雷在《雪雅堂医案·类中秘旨》的基础上，引证古籍，并参考部分西医学知识，进一步阐发而著《中风斠诠》。该书对中风进行了深入详尽的研究，其所述“猝暴昏仆，皆是肝阳上升，气血奔涌，冲激入脑，扰乱神经所致”的理论，为中风的中医治疗开辟了新的思路。此书的主要成就是提出“内风”之名，总结中风脉象，创立中风病机新说，创立中风治疗八法，明确提出中风之初用药禁忌。

周辉考察了张山雷关于中风病脉象的认识。刘利娟等探析了清末民初医家张士骧、张山雷、张锡纯治疗脑出血的学术思想及影响，三人都认为脑出血病因病机与“血气并走于上，则为大厥”有关，均主张“潜降镇摄”为脑出血的治则。其中，张山雷认为“阴虚阳扰，水不涵木，木旺生风而气升、火升、痰升”冲击脑筋导致脑充血诸症，突出强调“上实”气、火、痰的重要性。据《内经》“急则治其标，缓则治其本”的原则，认为“阴虚于下，阳浮于上，必夹其胸中浊阴，泛而上溢蔽塞性灵”“昏瞀眩仆之时，痰涌涎流，十恒之八九，临时急救，必以泄降痰浊为第一要义”。

刘向哲、程如海、李俊红、安国文、王硕、齐文等学者基于《中风斠诠》原文，探讨了张山雷中风八法的含义及临床运用。赵艳青、滕晶基于中医传承辅助平台系统软件，分析张山雷《中风斠诠》中治疗中风病的组方用药规律。筛选《中风斠诠》中的文献并建立方剂数据库，方剂逐一录入中医传承辅助平台，采用软件集成的数据挖掘方法，对筛选出的方剂进行组方规律分析。筛选出治疗中风病的方剂 89 首，涉及中药 202 味。确定了处方中药物出现的频次、常用药对及组合，演化得到新处方 9 首。张山雷《中风斠诠》中收录治疗中风病的方剂以健脾益气、息风祛湿、清热泻火、活血化瘀、滋补肝肾为主，也体现了张氏治疗中风病用药平和、多用温补之品的特色。该研究也为挖掘和传承名医张山雷治疗中风病提供了参考。

四、版本源流与古籍馆藏

张山雷于 1912 年完成《中风斠诠》初稿，1918 年应邀加入上海神州医药总会，被谢观、包识生等聘任为神州中医专门学校讲席。《中风斠诠》初次刊印，并被该校作为课堂讲义。张山雷任教兰溪中医专门学校后，《中风斠诠》亦作为讲义应用于教学。1933 年再次修订重印。

《中风斠诠》现存 3 个版本。1922 年、1932 年、1933 年兰溪中医学校石印本，浙江省中医药研究院、国家图书馆、中国中医科学院图书馆等单位有藏；1932 年兰溪协记书庄铅印本，浙江中医药大学图书馆、安徽中医药大学图书馆、苏州大学图书馆等单位有藏；1947 年上海尊圣善会铅印本，上海中医药大学图书馆藏。

第二十节 《伤寒质难》

祝味菊祖籍浙江，但成长于四川，深受四川火神派影响，临证善用温阳药物，在浙派中医中独树一帜。

一、作者与内容概要

祝味菊（1884—1951 年），祖籍浙江山阴（今绍兴），出生于四川成都。据载习医时曾在卢铸之主持的“扶阳讲坛”听讲。1924 年，祝味菊迁居上海，形成了温阳扶正以“劫变救逆”的论治风格。因其好用附子，被称为“祝附子”。著作有《病理发挥》《伤寒新义》《伤寒方解》《伤寒质难》等，其中《伤寒质难》是其代表作。

《伤寒质难》系祝味菊弟子陈苏生到祝味菊家中探讨学问，反复辩难，笔录当日之问答，积 3 年时间，仿《内经》问答形式整理而成，祝味菊述，陈苏生记。成书于 1944 年。全书约 12 万字，共 6 卷。分设伤寒发凡，伤寒之邪区分有机无机，伤寒潜伏期、前驱期、进行期、极期、退行期及恢复期，伤寒太阳、伤寒少阳等 19 篇。本书为师生间质疑问难之记录，其内容虽限于伤寒一证，然对中医学的整体见解，亦有部分阐发。

二、主要学术特色

祝味菊在学术中注重中西融通，他接纳了西医的细菌致病说，大胆提出了“因无寒邪、温邪之分，邪有有机、无机之别”之说。在对外感病发热病理的阐释上，祝氏认为“营”“卫”分别对应人体的“生温”“放温”功能，神经中枢为体温调节之主宰等。其中医学术思想集中体现在《伤寒质难》一书中，主要有如下特点。

1. 创立五段学说

祝味菊认为仲景之学正是以“正气为本”的学术中坚。因此他以《伤寒论》《金匮要略》为本，创立了以五段学说为中心的本体疗法体系。他认为仲景的伤寒三阴三阳病证，是人体正气抗邪所发生的六大类证候，分别代表了人体抵抗功能的五种不同程度。而人体的抵抗力是以“阳”为用的。因此，六经证候亦分别代表了人体抗能（阳气）盛衰的五种不同情况。太阳为开始抵抗，少阳为抵抗不济，阳明为抵抗太过，太阴、少阴为抵抗不足，厥阴为最后的抵抗。因此，治疗的原则就在于维持人体适度的抵抗。祝氏认为，以五段来分析正气抗邪的状况，不仅适用于外感病的诊疗，而且适用于杂病的诊疗，后者也以匡扶正气为主要的治疗手段。

2. 崇尚温阳治法

祝氏认为阳常不足，阴常有余。阳用不衰，阴自滋生。阳不患多，其要在秘。邪正消长之机，一以阳气盛衰为转归。其治伤寒，首重阳气，好用温热。主张扶持体力，助长抗力，协调人体自然疗能。在以人为本的医学体系中，祝氏认为人体的正气和抗病能力，往往体现在人体的“阳”上。“阳衰一分，则病进一分；正旺一分，则邪却一分”。因此，他在临证中非常重视温热扶阳的治疗法则，并总结历代医家扶阳的论述而概括为“气足则抗能旺盛，阳和则抗生滋长”。指出“温药含有强壮之意，非温不足以振衰急，非温不足以彰气化”。

3. 推崇“本体疗法”

祝氏认为，医者疗病不外乎针对病原的治疗和扶持人体正气以抗病这两大方法，即“治病”与“治人”。在疾病的发展过程中，人体的正气占主导地位，“一切病邪，及其侵入人体，即为人体抗力所支配，病原仅为刺激之诱因，病变之顺逆，预后之吉区，体力实左右之”。并且言“刺激则有伤寒之邪，反应则有亢盛之体”。从而体现了反应重在本体的病因病理观。因此，他极其推崇“本体疗法”，形成了一个独特的医学体系。在治疗中，祝氏常不在于消除症状，而在于诱导机体进入良性抗病程序，以期正胜邪却。

三、现代研究与临床应用

现代学者对祝味菊善施温药、多用温法治病的特色进行了多方面的总结。如杨娜等人以表里相关概述为切入点，从肠伤寒病机、治法方药等对祝味菊“里之表”的学术思想进行阐述，认为表证不仅包括皮毛、肌肉、筋膜等外表，脏腑、骨髓等也有表证，因其位置较深，故可称之为“里之表”，并指出了以麻桂为代表的“辛解之法”，可用于具有“里之表”病机特点的消化系疾疾病及泌尿系统疾病的治疗中。

农汉才整理祝味菊提出的感染性疾病“三因鼎立”的病因学说，认为用抗生素不是抗感染的唯一方法，细菌感染后的某些症状不是疾病本身而是人体抗菌的反应，张仲景提出六经是诊疗一切外感疾病（包括感染性疾病）的总则。根据《伤寒论》创立了“五段八纲”学说，认为《伤寒论》是通过系统扶助人体正气来抗感染的，认可抗生素类药物的理论与疗效，认为抗生素是“治病”的病原疗法，中医扶助人体正气抗菌是“治人”的本体疗法，指出两种方法各有优势与特点，提出了“人病并重”的治疗原则，以及分别以“药”和“法”为研究对象的中医实验方法。

招萼华等人指出，祝味菊认识到，高热神昏有阳虚的证型，与热入心包有天壤之别，用温药治疗取得了满意的疗效，值得重视。

宋亚伟对祝味菊“温潜法”进行研究，用于治疗失眠、眩晕、喘病等多种病证。李国政等人认为温潜法具有引火归原、导龙入海的作用，可治疗阳浮于上、上盛下虚之病证。他们总结“温潜法”系采用附子与龙骨、磁石、牡蛎等重镇潜阳药物相配伍应用，使处方既具温阳又具潜阳沉降之功，故称之为“温潜法”。在临床中他常将此法用于虚火证的治疗，而此“虚火”非寻常阴虚火旺之火，实为气虚阳浮之火。祝氏指出“虚人躁甚者，气怯于内，阳浮于上，其为兴奋，乃虚性兴奋也……乃阳衰不能自秘也”，一语道出了虚火产生以阳气虚为本，阳浮为标，故采用附子温阳治本，搭配龙骨、牡蛎、石英等质重之药以潜纳浮阳，诚如祝氏所言“磁石、牡蛎、石英等石类、介类之药，质重可抑浮阳，拮抗附子燥烈之性，引附子归于下焦”。

四、版本源流与古籍馆藏

《伤寒质难》由祝味菊口述，门人陈苏生记录并整理。该书在出版前，部分篇章曾于1947年在《济世日报——医药卫生专刊》上连载，后在1950年由上海大众书店结集出版发行。全国各主要图书馆均有收藏。

第六章 浙派中医名医传承创新

第一节 国医大师

一、何任

1. 名医简介

何任（1921—2012 年），男，浙江杭州人，中共党员，首届国医大师，主任中医师，博士研究生导师，享受国务院政府特殊津贴专家，首批全国老中医药专家学术经验继承工作指导老师，浙江中医药大学终身教授。曾先后任浙江中医学院院长，杭州市中医协会主任委员，浙江省中医药学会会长、名誉会长，浙江省名中医研究院名誉院长等职。既是中医界“十老上书”的领头人，又是“八老上书”的签署者之一，同时也是现代中医思维的倡导者。

2. 学术渊源

何任出生于中医世家，自小便诵读《四书五经》《古文观止》《史记》等经书。父亲见其天资聪颖，沉静好学，便令其逐渐接触《汤头歌诀》《药性赋》等中医入门书籍，继承祖业，走行医之路。1937 年，何任考上了上海新中国医学院，求学期间受课于谢利恒、丁仲英、祝味菊、徐小圃、秦伯未等大家，并先后跟随徐小圃、秦伯未、章次公等临诊抄方。毕业后何任并未满足，仍感医道渊深、学海无涯。于是，在临证、教学之余，他依然孜孜于中医学术的精研细究。四大经典、金元诸家、明清专著，何任无不披阅摘记。在数十年的临证中，逐渐形成了遇重病大证，常以经方取效；遇杂病、疑难症，则经方、时方择优选用；遇肿瘤，则“不断扶正，适时祛邪，随证治之”等学术思想和临证特点。

3. 学术思想

何任秉承《灵枢》“必审五脏之病形，以知其气之虚实，谨而调之”之精神，强调“辨治杂病，须执简驭繁，重在分虚实，明脏腑，辨痰瘀，速愈顽疾”。

何任认为八纲辨证中的虚实辨证，在治疗疑难杂症中具有特别重要的地位，可将每一组辨证（疾病）一分为二，化繁为简。其一，虚者，辨脾肾。脾、肾分别为后天、先天之本，虚者辨脾肾，即治病应分清疾病是先天不足还是后天失养，还是两者皆有。临证时，注意询问患者一些临床表现，如饮食、睡眠、二便、疲劳程度、腰膝酸软与否、畏寒怕冷与否、汗出与否、直至情欲如何等，皆可帮助明辨虚实。其二，实者，分痰瘀。疑难杂症之实证，绝少外邪为患，多为疾病过程中阴阳气血失调，致使体内病理产物蓄积而发病。其中病理产物一说，多指痰瘀而言。何任认为疑难杂症之辨治，化痰瘀在前，调气血在后。

而脏腑辨证，则是在充分认识脏腑生理功能、病变特点的基础上，将临床所得全部信息进行综合分析，从而判断疾病所在脏腑的一种辨证方法。何任认为，对于疑难杂症而言，大多数以五脏病变为主，六腑病变为辅，且六腑病变也是在五脏病变的基础上继发的，因此辨证当明五脏。结合数十年临床经验，何任认为脏腑辨证可适用于以下两种情况：其一，有病有症，以症循脏，治病求本。脏腑病证是脏腑功能失调反映于外的客观征象。在进行五脏辨证时，要从整体角度分析脏腑病变所属证候。根据临床实际，对于症状明显者，不论诊断明确与否，可以通过仔细辨析临床症状、体征，以症循脏，抓住疾病的根本，治病求本，即能取得桴鼓之效。其二，有病无症，以脏络病，异病同治。与有病有症相反，有些患者处于疾病早期，或某些疾病本身表现为有病少症，或者有病无症。这一类患者往往通过体检发现异常，或通过其他现代医学手段诊断某种疾病而前来求诊。正是由于临床症状很少或者没有，有时似乎会让中医学陷入无证可辨的尴尬境地，但何任认为，这种情况依然可以按照中医五脏功能归属进行分类辨治，达到异病同治的目的。

4. 临证经验

何任深谙《素问》“正气存内，邪不可干”的思想，强调正气为人体健康之根本，在治疗肿瘤时采用扶正祛邪之法，探索出“不断扶正，适时祛邪，随证治之”的治疗原则。其一，肿瘤发生发展的关键在于人体正气的虚衰，因此扶正须贯穿治疗始终。并把扶正细分为益气健脾、养阴生津、温阳补肾三法。其二，虽然正气是肿瘤发生发展的决定性因素，但邪气亦会不断消耗人体正气，从而促进肿瘤发展转移。因此，在治疗时，必须在不断扶正的基础上，投用祛邪之品。然而，以祛邪之法治疗肿瘤，关键在于适时，也就是必须根据肿瘤所处的不同阶段、其他西医治疗方法的运用情况等，恰到好处地采用不同的祛邪方法因时制宜。从临床实际来看，大致可分为清热解毒法、活血化瘀法、化痰散结法、理气解郁法 4 种。其三，虽然同属肿瘤，但不同的患者，或同一患者在不同时间、不同阶段、不同治疗方法之后，可能出现不同的证候。在这种情况下，就应根据患者所出现的不同证候，针对性地辨证施治。

二、葛琳仪

1. 名医简介

葛琳仪，女，1933 年 6 月生，江苏吴县人，中共党员，第三届国医大师，主任中医师，国务院政府特殊津贴专家，全国中医药杰出贡献奖获得者，第二、第六批全国老中医药专家学术经验继承工作指导老师，首批浙江省国医名师，首批浙江省名中医，首届浙江省“医师终身荣誉”获得者。曾先后任浙江省中医院院长、浙江中医学院（现浙江中医药大学）院长、浙江省名中医研究院院长等职。

2. 学术渊源

葛琳仪 1962 年毕业于上海中医学院，为新中国第一批中医院校大学生。求学期间，获名医程门雪、乔仰先等先生的教诲与真传，深得中医学之精华。毕业后到浙江省中医院中医内科工作，初期师从浙江省名医吴士元，深得其悉心栽培和学术引领；其后师从现代著名中医临床大家杨继荪，杨继荪是“浙派中医”之“钱塘医派”的传承代表人物之一，并创立了“杨氏内科”。葛琳仪作为杨氏内科流派的传承人，继承发扬了杨氏内科“谨严求实，术精德高”的流派特色。她学有渊源，博采众长，在数十年的临证中逐渐形成了自己独特的“多元思辨，善用清和，用药简练，衷中参西”等学术思想和临证特色。

3. 学术思想

（1）三位合一、多元思辨的诊疗模式：葛琳仪倡导辨体、辨病、辨证之“三位”为一体的多元思辨模式。首先，强调辨病与辨证相结合的诊治思路。提倡以中为主，衷中参西，即根据患者症、征特点，结合现代医学检测手段，明确疾病的中西医诊断，此谓辨病。其次，在审病的基础上实施中医传统辨证，把握患者该阶段病理变化的本质。最后，强调体质是中医“证”形成的内在因素，辨明患者的病理体质类型，有助于把握机体对致病因子的易感性、对疾病的易患性及病势演变规律。

（2）谨守病机、正本清源的诊治理念：葛琳仪常借《素问·至真要大论》

中“谨守病机，各司其属，有者求之，无者求之，盛者责之，虚者责之”来强调谨守病机的重要性，指出临证中无论与病机相应之症的有无，均应探求辨别，更当明确邪正之气的盛衰，以准确把握病机的归属。今日求治于中医者，往往为西医治疗不效的慢性病、老年病及疑难杂病，多属中医复杂多变的内伤病范畴，从中医病因病机学角度审视，以因病致虚、因虚致实之本虚标实、虚实错杂的病理状态为多见，应以正本清源为要，主张标本兼治、攻补活用的治疗原则，强调治标不离本、治本兼治标，灵活应用攻补二法。

（3）*衷中参西、用药简练的用药特点*：葛琳仪临证中以用药简练、轻重有度、衷中参西为特点，力求法捷效速，其遣方选药主要体现在辨证用药、辨病用药和经验用药三个方面。辨证是论治的前提，论治是辨证的目的，方药则是治病的利器，葛琳仪认为医者在辨证用药时务必审证求因，提倡传统中医经典的辨证论治方式，即辨证立法、方证相对、据方遣药。在辨病用药时须衷中参西，掌握辨中医病的同时，参以诊西医病，可明确疾病，充分了解其发展规律及预后，以便根据现代科技对中药药理的研究，合理地使用中药。葛琳仪临证时要在辨证辨病用药的基础上，广罗各位中医名家及民间的经验用药，结合自己的临床实践加以总结升华，以求用药简练而效捷。

4. 临证经验

葛琳仪以善治咳喘顽疾等肺系疾病而著称，认为咳喘顽疾乃因病因多端、病机多变而迁延难治，酿成宿疾。因病延日久，正气复损，故本虚标实、虚实错杂是其基本病机，肺、脾、肾虚为其本，痰、热、瘀为其标，葛琳仪立“正本清源、补虚泻实”为治疗原则，以清法为要，贯穿肺系病治疗的全过程，并扩展其内涵，创清宣、清降、清润、清化、清补之肺系五清法。

葛琳仪在脾胃病诊治中，认为中焦气机斡旋失序是其病机特点，从气论治脾胃系疾病，立法理气缓中，善用花类药以轻拨气机，强调宜柔忌刚，顾护胃气为要。诊治老年病时，针对老年病证“以虚为本，因虚致实、虚实夹杂”之病机特点，指出要补虚泻实，以脾肾双补、化痰活血为法。诊治疑难病时，认为其基本病机是本虚标实、虚实错杂，要先其所因，即辨析明了“难病”的病因，再伏其所主，谨守病机，精准辨证，正本清源。在养生调体方面，提出顺应天时、辨体养生，以适龄以养为原则，立小儿清养、少壮清和、老年补疏之法。

三、王永钧

1. 名医简介

王永钧，男，1935 年 1 月生，浙江杭州人，第四届国医大师，首批浙江省国医名师，首批浙江省名中医，主任中医师，博士研究生导师，第二、第四、第六、第七批全国老中医药专家学术经验继承工作指导老师，国务院政府特殊津贴专家，中国中西医结合肾病学科开创者和奠基人之一。现任杭州市中医院顾问、终身学术导师，浙江省中医研究院副院长，世界中医药学会联合会肾病专业委员会名誉会长等职。浙江省“医师终身成就奖”获得者，曾获国家科学技术进步奖一等奖（排名第三）。

2. 学术渊源

王永钧因病习医，立志杏林，初求古训，长耽典籍，曾考入首届杭州市“中医学习班”，以第一名的成绩毕业，成为学习班唯一一名享受本科生待遇的毕业生。并先后拜师于王显庭、徐步云、王金生、赵志超、俞尚德、张硕甫、谢麒祥七位名老中医，博采众长，集各家精粹，治学临证受俞尚德影响至深。俞氏师从上海名医蔡济平，是著名中医脾胃病学家，提倡辨证治病，借鉴新知。王永钧继承发扬俞氏“审病辨证，融贯中西”的思维方式，师古不泥，主张“多思、唯实”的治学理念，法古融今，创新“风湿致肾病”“肾内微癥积”等理论，并构建 IgA 肾病五型辨治新体系，为王氏肾科流派的奠基人。

3. 学术思想

（1）提倡“审病－辨证－治病/证”的临床思维：审病即认识西医学病名及其内涵，这不仅便于与国际接轨，而且能反映“发生生命现象异常自始至终的全过程”，同时符合《内经》“善言始者，必会于今，善言近者，必知其远”的“终始观”思想，之后应在识病的基础上，去除合病或并病带来的干扰，再进行辨证和治疗。

（2）研究肾病的“内景”与“玄府”，建立微观辨证体系：王永钧认为，病/证的临床表现（四诊所得），既有传统的宏观信息（即“外景”），又有现代的各种微观信息（即“内景”），甚至目前尚未认识的信息（即“目不能见”却有使“气液升降出入”功能的“玄府”），故应以中医理论作为制订治疗方案的依据。据此，王永钧提出肾组织病理中出现炎症细胞浸润及新月体形成等活动性指标是风湿病邪侵扰肾络的表现，而细胞外基质积聚、球囊粘连、血管襻闭塞、肾疤痕形成、局灶/节段肾小球硬化与间质纤维化等病理改变，则是“肾内微癥积”在不同时期形成的病象，并将此作为微观辨证的依据，结合传统四诊信息和化验结果，构建了微观辨证体系。

（3）创新“风湿致肾病”理论：王永钧提出《素问》中的肾风病（原发性肾小球疾病）是由风湿病邪为主的网络病因所引发，当“开泄、善行、数变”的风邪和“凝滞、缠绵、难愈”的湿邪相合，可干扰肾藏精、主水、司开阖的功能，影响肾之玄府，使气液升降出入受阻，以致水肿、尿少，并使蛋白或红细胞等精微物质从尿而出，继而出现精、气、血不足的虚弱状态，甚则久病入络，久闭成痹，致肾络瘀痹及肾内微癥积形成（肾痹），并使肾功能进一步衰减和丧失，临床出现肾劳和尿毒的证候，甚至累及全身多个脏腑。这一“风湿致肾病”证候的演变规律提示，风湿不仅是肾风病的始作俑者，亦是病情进展与加重的独立危险因素，治疗当以祛风胜湿为要。

4. 临证经验

王永钧善治杂病，尤精于治疗各种肾系疾病，现择要而述。

（1）IgA 肾病：王永钧根据数十年临证经验和对 1148 例患者临床证候学的调研发现，IgA 肾病可分肾虚证、瘀痹证、风湿证、肝风证、溺毒证五型。其中，又以虚、瘀、风湿证候更为多见。治疗上，王永钧常以黄芪系列组方调整肾之阴阳气血；并主张从脉络不和、瘀血凝滞和肾内微癥积三个层次论治肾络瘀痹证；风湿活动者，则多选用防己黄芪汤、雷公藤多苷片或联合西药祛风湿药物以加强祛风胜湿之力。

（2）肾病综合征：王永钧主张以风湿立论，认为风湿内扰为其核心病机和主要证候，且常伴有虚、瘀、热等表现。辨证分为风湿气（阳）虚证、风湿阴虚证、风湿夹热证和风湿夹瘀证四型，可在祛风湿的基础上，加以益肾清热或活血化瘀之剂，并结合中西医分阶段、个体化治疗。

（3）慢性肾功能衰竭：王永钧认为，慢性肾衰竭的病理基础是肾纤维化，亦即肾微癥积，由无形之痰与瘀血互结而成，治疗应以消补兼施、痰瘀同治为总则，临床常以复方积雪草方加减治之，并自制尿毒净制剂、结肠灌洗液中药灌肠以多途径吸附、泄浊排毒治疗。

第二节　全国名中医

一、王坤根

1. 名医简介

王坤根，男，1945年10月生，江苏宜兴人，中共党员，主任中医师、教授、博士研究生导师。首届全国名中医，首批浙江省国医名师，第五批浙江省名中医，第四、第五、第六、第七批全国老中医药专家学术经验继承工作指导老师，王坤根全国名中医传承工作室暨全国名老中医药专家王坤根传承工作室指导老师。曾获“第二届全国优秀医师”“浙江省优秀院长”等称号。曾先后任浙江省中医院院长、浙江中医学院（现浙江中医药大学）副院长、浙江省名中医研究院副院长、浙江省中医药学会副会长、浙江省中西医结合学会副会长等职。

2. 学术渊源

王坤根出身传统中医师承，1961年师从受“新安医派”熏陶的范士彦先生，其间认真研读传统中医典籍，系统学习了中医教材，并订阅相关中医药杂志，掌握最新临床研究进展。1966年出师后从事临床工作，其间得到“孟河医派”传人袁昌益、浙派脾胃病大家俞尚德等先生的指点。1975年在杭州市红十字会医院进修期间师从王永钧和吴宝森，学到了科学研究的精神和方法。在中医学理论上，对新安、孟河、浙派的医学思想兼收并蓄，融会贯通。行医生涯中精于从阴阳、五脏、气血调治杂病，擅治脾胃病，尤其重视肝与脾胃的关系，用药平正中和。结合江南卑湿，今人压力较大，湿热相火为病甚多的地域与时代特点，守正创新，因地制宜，注重健脾化湿；取经方之长，又以南人肌腠不似北人紧密而倡用时方，逐步形成了自己的浙派中医特色。

3. 学术思想

（1）脾胃分治，五脏共调：王坤根认为脾土居中焦，为胃行其津液而灌溉四旁。二者互为表里，升降相因，纳运相和，燥湿相济，共化水谷，以养人身，故常见脏腑同病，脾胃共治。但脾为阴脏，胃为阳腑，脾胃病证，大有不同，宜分而治之。脾主升清，治宜健运升提，化万物以养百骸；胃主降浊，治宜清润和降，通六腑以柔五脏。脾主运化，宜健运以化生气血；胃主受纳，宜清和以通降六腑。

脾胃为气血化源，周身脏腑、四肢百骸，皆受其养，治脾胃以调五脏，可治一身之病。土居中央，乃万物所归，无所复传之处。其他四脏之病，都与脾胃功能密切相关。脾胃诸病，既可由五脏而来，亦能由五脏治之。由此建立五脏共调，以治脾胃的思想，拓展了脾胃病的治疗思路。

（2）阴阳为本，气血为纲：王坤根认为临证所苦，苦于法多而难执，若以阴阳为本，脏腑气血为纲，则能纲举目张，抓住疾病本质。临证时通过察色按脉，详查诸症，首辨八纲，再辨脏腑气血。治疗时基于脏腑特点，调和气血。肝、肺、脾、胃，治各不同，如柔肝、补肺、健脾、养胃，各因其性而治之。脏腑气机不畅者，治宜通利，首重疏肝、降肺、运脾、和胃、通利三焦诸法。治血宜和，气滞血瘀者，行气活血以和之；血虚兼瘀者，补血活血以和之；血热动血者，凉血止血补血以和之，灵活配合补血、行血、破血、温血、凉血诸法，不执一端，是名为和。用药重视阴阳对偶，刚柔并立。

（3）精于辨证，法从三步：辨证论治既是中医学的主要特色，也是中医临证精髓所在。王坤根在多年临证中形成了独具特色的“三步法辨证论治”，即抓住主症，综合兼症；提炼病机，确定证型；制定治则，选方用药。

4. 临证经验

对于心血管病的治疗，王坤根认为五脏中唯一气、血、阴、阳并重者即心，治疗心系疾病除了要通心阳、滋心阴、益心气、活心血，通补并用，和以致中外，还要注重调脾胃、健脾气、温脾阳、化痰湿。主张治疗高血压病须“肝脾兼治，息风化浊”，在清肝的同时注意柔肝；治疗心功能不全应“益气活血顾胃气，通阳利水去实邪”；治疗心律失常以“健脾养心，益气活血”为治则，在此基础上加用具有抗心律失常的中药，充分体现了辨病与辨证相结合的指导思想。同时强调“治未病”的重要性。如论治冠心病，提出存在高脂血症或代谢综合征时要“健脾化浊、补土生火治未病”；一旦发展为气虚为本、痰浊血瘀为标的冠心病，当“痰瘀同治、补虚泻实治已病”；待放置了支架，又当“益气活血、食养将息防病复”等一系列的治疗方案。

王坤根总结肿瘤的病机是本虚标实。本虚不外乎气血阴阳亏虚，标实包括郁、痰、瘀、毒等，提出临床治疗肿瘤以健脾益气、扶正培本为主，配合理气消滞、化痰通络、软坚散结、清热解毒、活血化瘀、以毒攻毒等法，分系统进行调治。使中医药与手术、放疗、化疗、靶向治疗等相辅相成，分阶段、个性化地优势互补，以达到增效减毒的目的。

二、范永升

1. 名医简介

范永升，男，1955年11月生，浙江金华人，主任中医师，教授。首届全国名中医，岐黄学者，国家“973”项目首席科学家，国家“万人计划”教学名师，第四至第七批全国老中医药专家学术经验继承工作指导老师，首批浙江省国医名师，第四批浙江省名中医，国务院政府特殊津贴专家，第二届教育部高等学校中医学类专业教学指导委员会副主任委员，中国中西医结合学会风湿病专业委员会名誉主任委员，中华中医药学会常务理事，中华医学会常务理事，浙江省特级专家，浙江省中医药学会会长，浙江省医师终身成就奖获得者。曾任浙江中医药大学校长。

2. 学术渊源

1978～1981年，范永升作为浙江中医学院首届硕士研究生，在何任教授领衔的古典医籍导师组内攻读硕士学位，徐荣斋先生是其直接指导老师。1988～1990年由国家教育委员会派遣至日本佐贺医科大学胶原病研究室留学，师从著名风湿科专家山口雅也教授。回国后，经过10余年的中医风湿病临床实践，在上海中医药大学陈湘君教授门下获得博士学位。首届国医大师何任学术造诣深厚，临床经验丰富；徐荣斋先生博览群书，理论功底扎实；山口雅也教授具有严谨的科学精神；陈湘君教授专注于风湿，多有创见。经过诸位名家的悉心指导，加上范永升的勤奋努力，使他在中医领域快速成长。

3. 学术思想

（1）重视传承经典，善于临床创新：范永升熟读经典，酌古斟今，上溯《内经》《难经》《伤寒论》《金匮要略》，下逮明清及近现代名家之著述，尤其专注《金匮要略》的研究。他通过临床观察发现系统性红斑狼疮（SLE）患者常表现为高热、红斑、口疮等热毒症状。另有皮疹及血液流变学指标中存在的浓、黏、凝聚状态和微循环障碍等与瘀血相关的表现。同时SLE患者多有遗传倾向，并伴有脱发、月经不调等症，可与肾虚阴亏直接相关。因此他创新性地提出热毒、血瘀、阴亏是SLE发病的主要病机和三个关键环节。他提出的解毒化瘀滋阴法治疗SLE及由该法形成的治疗方案已在全国得到广泛应用。

（2）倡导衷中参西，制定行业指南：范永升参考西医的SLE诊断标准，将其分为轻重两型，同时根据病情特点，归纳出9种常见证型，提出二型九证辨治法。以此为基础制定的诊疗指南团体标准已于2021年8月由中国中西医结合学会向社会发布。范永升组织全国中西医结合风湿病专家编写了《中西医结合临床风湿病学》，该书设立“中西医结合诊治策略与措施”专栏，旨在为临床上中西医何时结合、如何结合等问题提供参考，推动了中西医结合风湿病学科的发展。

（3）立足地域特色，推出浙派中医：范永升在1995年就选择从宋代至清代的浙江名医25位，主编出版《浙江名医诊疗特色》一书。2009年在浙江中医药大学建校50周年之际，主编出版《浙江中医学术流派》，提出“浙江中医”的十大医学流派。为促进浙江中医药对外交流、扩大社会影响及传承创新，范永升带领团队经过长期的梳理与提炼，多次组织专家论证，提出以“浙派中医”为浙江省各中医流派对外交流的统一称谓的建议。该建议经过浙江省中医药学会第六届理事会第五次会长会议表决通过。“浙派中医”称谓的发布，推动了浙江中医药事业的发展，成为了浙江中医药的一张靓丽名片。

4. 临证经验

范永升擅长治疗风湿免疫病，尤其对SLE有深入研究。他根据临床实际，提出热毒、血瘀、阴亏是该病发病的主要环节，解毒祛瘀滋阴是治疗该病的主要治法的学术观点，并提出了相应的治疗方案。以《金匮要略》升麻鳖甲汤、《外台秘要》犀角地黄汤和《温病条辨》青蒿鳖甲汤为主，针对SLE热毒血瘀阴虚证创制的由干地黄、炙鳖甲、升麻、七叶一枝花、青蒿等药物组成的经验方及其治疗方案在临床取得了较好的效果，并在全国得到广泛推广应用。

在SLE治疗过程中如何减轻糖皮质激素（以下简称激素）的不良反应是亟须解决的重要问题。范永升提出“三维一体减副法”，即根据激素不同剂量的使用阶段的证候特点、患者的证候类型及激素引起不良反应的症状，提出了一套在临床中切实可行的中医诊疗方案。如激素大剂量应用阶段以滋阴降火为主，可加知母、黄柏等治疗；中小剂量长期应用阶段以益气养阴为主，可加生黄芪、麦冬等；维持量阶段以温阳益阴、调补肾精为主，可加淫羊藿、生黄芪等治疗。体现了中西医结合增效减毒的特色与优势。

三、连建伟

1. 名医简介

连建伟，男，1951年2月生，浙江嘉善人。首批浙江省国医名师，第三至第七批全国老中医药专家学术经验继承工作指导老师，第四批浙江省名中医，主任中医师，浙江中医药大学教授，博士研究生导师，享受国务院政府特殊津贴专家。曾先后任浙江中医药大学副校长，第十、第十一届全国政协委员，中华中医药学会方剂学分会主任委员、名誉主任委员，浙江省文史研究馆馆员。

2. 学术渊源

少年时期，连建伟有幸聆听叔公郁长军先生讲解《药性赋》和《药性歌括四百味》。没想到，正是这两个半日的讲解让他找到了自己的兴趣所在。于是，连建伟在家研读医书，并去医院跟随当地名老中医张宗良、余叔卿等学习如何问病、切脉、望舌、开方。

1978年10月，连建伟承蒙中医泰斗岳美中先生的知遇之恩，加上自己的刻苦努力，以总分第一名的成绩考入北京中医学院中医研究生班，成为我国第一批中医硕士研究生。岳美中先生在病榻上勉励他要"自强不息，终日乾乾"；王绵之先生指导他进行《方剂学》的教学研究；任应秋先生、刘渡舟先生、马雨人先生、赵绍琴先生教授他研习四大经典，可谓勤求古训，博采众长。

3. 学术思想

（1）精于脉法，师法仲景平脉辨证：连建伟临证精于脉法，认为脉诊在临证中具有极其重要的地位。诊脉之时，应内心虚静，即心无杂念、心无旁骛地给患者诊脉，心到则意到，意到则气到，制心一处，悉心体察患者脉象。细细体会"独处藏奸"，即六部脉中的独浮、独沉、独大、独弦、独细之处，往往是疾病证结所在。连建伟临证身体力行地贯彻平脉辨证。脾胃、肝胆是人体气机升降之关键，故连建伟尤其重视左关肝胆，右关脾胃。

（2）精研方剂，经方时方兼容并蓄：连建伟勤求古训，博采众长，熟谙经典，转业多师，深研《金匮要略》《伤寒论》《温病条辨》，推崇仲景经方，博览各家学说，师从岳美中、王绵之先生，对历代名方熟谙于心，并融会贯通。连建伟临证圆机活法，用方皆有出处，用药化裁灵活，不囿于经方、时方之争，有是证，用是方。连建伟熟谙方剂配伍规律，并自制新方，如补土柔木汤、交通心肾汤、二丹桃红四物汤等。

（3）重视脾胃，以土立极中正和缓：连建伟临证以治脾胃病居多，用药中正和缓，喜用参苓白术散、资生丸、补中益气汤、逍遥散、归芍六君子汤等方化裁。治疗脾胃病重视调肝，疏木扶土；九补九消，补而勿滞；久病入络，理气化瘀；疑难重症，胃气为本。亦善从调理脾胃入手，调治其他脏腑病证，如培土生金法、培土柔木法、补脾养心法等，每获良效。

（4）厚德载物，传承经典修道德：连建伟时刻坚守并发扬中医特色，注重治未病，遣方用药重在调和，以平为期，注重仁德，以德行医。临证除察色按脉、审因论治外，注重给予患者良好的人文关怀及饮食宜忌、精神调摄等指导，达到身心同治、防治结合的目的。连建伟提出了“立大志、读经典、跟名师、多临证、学国学、修道德”的中医成才十八字诀，认为中医人必须学习中华传统文化，才能培养出苍生大医。

4. 临证经验

连建伟精研经方，活用于临床，用麻杏石甘汤治疗女童肺炎喘嗽，两肺满布湿啰音，力挽狂澜，效如桴鼓；用白虎加桂枝汤治疗热痹、泻心汤治疗鼻衄、乌梅丸治疗久痢、茵陈五苓散治疗戊肝、桂枝芍药知母汤治疗类风湿关节炎等。连建伟亦喜用历代名方，如《先醒斋医学广笔记》之资生丸治疗脾胃诸疾，《世医得效方》之十味温胆汤治疗不寐、心悸，《千金要方》之独活寄生汤治疗腰腿疼痛，《医学衷中参西录》之镇肝熄风汤治疗头痛头晕，《医林改错》之少腹逐瘀汤治疗痛经、不孕。他亦推崇《皇汉医学》等汉方医籍，临证喜用汉方温清饮治疗皮肤病，乙字汤治疗痔疮等。连建伟借鉴近代医学大家蒲辅周、魏长春之经验，用蒲氏三才封髓丹治疗口舌生疮，蒲氏二和肺胃法治疗痰热咳嗽，魏氏清肺六二汤治疗阴虚燥咳；效法刘渡舟先生所谓“古今接轨方”，即经方与时方相合为用，如枣仁四物汤（酸枣仁汤合四物汤）用于不寐属肝血亏虚、虚劳虚烦者，肾气丸合五子衍宗丸用于男子肾虚精少不育者。

四、陈意

1. 名医简介

陈意，男，1945 年 6 月生，浙江杭州人，全国名中医，主任中医师、教授、博士研究生导师，第四、第六、第七批全国老中医药专家学术经验继承工作指导老师，全国优秀中医临床研修人才项目指导老师，首批浙江省国医名师，第三批浙江省名中医。中华中医药学会膏方分会顾问，浙江省名中医研究院副院长，中央保健委员会保健会诊专家。浙江省第十四届人民代表大会常务委员，浙江省人民政府咨询委员会研究员。浙江省中医院中医内科原主任、浙江中医药大学中医内科教研室原主任。

2. 学术渊源

陈意师从李志铭先生，自16岁起便起早贪黑苦读伺诊，练出了童子功。白天随师诊病，中午在药铺研究其他医生的处方，晚上整理背诵，以待师评。如此数年，打下了扎实的功底。1962年春，进入杭州市中医班，系统学习中医课程，1978年，以优异的成绩进入浙江省中医院，在与诸多名家长期共事的临床实践中医术得以精进。

在60余载的临床实践中，陈意遣药组方，调气为先，以广义调气重视人体之气，谓“调气派”；临证诊疾，辨证为要；精神调适，情志为重；提出八法增涩、以和统之的观点，认为治湿心法、重在性味，归纳了调和阴阳、兼顾旧疾的制膏大法，提出消渴治瘀论和治肝拟童说。

3. 学术思想

（1）遣药组方，调气为先：陈意自谓“调气派”，此调气并非狭义之理气，而是顺其病势，随证治之，或升或降，或固或泄，或出或入，皆调气之属。调气之法当广义驭之，如解表以透气、和中以理气、吐下以畅气、补益以生气、消导以散气等。

（2）临证诊疾，辨证为要：强调八纲辨证、脏腑辨证，重虚实之辨、标本缓急之分。认为临床辨证应有一个基本的规范，即要以八纲为总纲、脏腑辨证为基础，外感重寒热、内伤重虚实。

（3）精神调适，情志为重：重视精神因素在疾病治疗过程中的发挥运用，认为诊病时不应使患者拘谨，而应使其精神调畅、笑意盈然、心境舒展。遣方用药，重视疏肝解郁、调畅气机，可以事半功倍。

（4）八法增涩，以和统之：宗《内经》“阴平阳秘，精神乃治”之旨，认为治病以调和为大法，质疑“八法之中，无有固涩之法，何以疗虚固脱，而治自汗盗汗、虚泄、滑脱、崩中漏下之疾”。提出“于中医八法之中加入涩法，以和法统摄八法，以八法分而治之”的观点。

（5）治湿心法，重在性味：陈意治疗湿邪，根据所患之病位、夹邪之性质、湿病之表里、正气之盛衰，而有芳香化湿、淡渗利湿、苦温燥湿、清热化湿、温化寒湿、祛风胜湿之别。以补益滋腻为忌，治湿当以轻清运化，使其邪有出路为则。湿热相杂之证，治以湿邪为重，热易清而湿难去也，故无论寒湿、湿热，皆毋忘苦温之剂。寒湿以苦温立法，湿热当苦寒之中加入苦温之品，其效彰也。

（6）调和阴阳，制膏大法：独创膏方理论体系，以调整阴阳为中心，以人体的体质、虚证的性质及程度、兼顾原有的旧疾为基本点，由足量的扶正补虚药、适量的治病祛邪药、少量的和胃助运药、必要的矫味剂与赋形剂为组成部分，要注意平衡药性、注意个体差异，并灵活使用开路方。

4. 临证经验

对泄泻的治疗，陈意强调“急性泄泻不可妄投固涩，慢性泄泻不可漫投分利”，将其辨证分为虚实两端。实证或因感寒触风，或因食积内伤，或因湿热内留，当以祛邪为重，不可见泻止泻，以防闭门留寇。慢性泄泻多为脾胃功能失调，以虚证多见，治当以健脾运中为主，如日久病及脾肾者，当脾肾同治。如夹湿热或湿浊者，当以苦燥祛湿为先，或以利湿止泻之分消，此急治其标也。

糖尿病的治疗上，陈意提出“消渴治瘀论”，认为血瘀是消渴的必然病理，活血祛瘀是治疗消渴的必要之举。消渴之病机阴虚燥热，其瘀就是在此病机上产生的。消渴患者体质有别，邪热与伤阴程度不同，血瘀有轻重深浅之分，在选择祛瘀方药时亦当有所侧重。

陈意治疗肝病提出“治肝拟童说”，人的一生若四季，春生、夏长、秋收、冬藏，肝属木，应于春，其气升发，此“治肝拟童”之意也。治肝如孩童，以疏导为主，以肝性似童性、以肝病似童病、以育童之法似治肝之法。疏肝理气以解肝郁，平肝息风而潜浮阳，清肝泻火抑其亢盛，养肝育阴培本扶元。

第三节　全国老中医药专家学术经验继承工作指导老师

一、张沛虬

1. 名医简介

张沛虬，男，1916年1月生，宁波镇海人。中国农工民主党党员，1977年参与筹建宁波市中医院并任业务副院长。1983年被授予浙江省名老中医，1987年被聘为浙江省中医药人员高级职务评审委员会委员、浙江省卫生厅药品评审委员会委员，1991年被国家中医药管理局批准为首批全国500名老中医药专家。1993年被评为有突出贡献的科技人员，享受国务院政府特殊津贴。同时积极参加社会活动和社会服务，历任宁波市人大代表、政协委员和常务委员、中国农工民主党宁波市委员会秘书长、顾问等职。

2. 学术渊源

张沛虬出身于民间中医家庭，在民间经验的基础上，向杨传华先生（鄞县人民医院，今宁波市第一医院首任院长）学习西医内科、妇科、儿科，向杨传柄先生（德国留学生）学习外科、骨科。后赴上海新中国医学院（上海中医药大学前身）深造，接受系统的医学教育，并在朱南山、章次公、祝味菊、包识生等诸位先生处跟诊学习，深得孟河医派和海派中医的精髓。大学毕业后回乡，先后担任镇海县红十字会医院院长、柴桥区卫生所所长、宁波市寿义善会施诊所主任等职。新中国成立后，筹建宁波市苍水联合诊所并任所长。1977年参与筹建宁波市中医院并任业务副院长。同时积极参与教学工作，主持举办了3期中医师进修班，并担任班主任兼任课教师，长期担任宁波卫生学校中医班和大专班的班主任、主干课程任课教师，培养了大批中医专业骨干和名医。

3. 学术思想

在早期的求学过程中，张沛虬受到民间医学、西医学、孟河医派、海派中医和浙东医派的多重影响，胸无成见，兼容并收，在长期的医疗实践中，逐步形成了独具特色的“张氏内科”。

（1）立足经典，溯本求源：经典乃中医之本，而《内经》《伤寒杂病论》尤为经典之本，张沛虬在治疗疑难重症中，注重经方的应用和拓展，时时遵循“保胃气、存津液”的治则，尤其在危重病的治疗中，谨守病机，活用清、下、温等治法，在使用石膏、大黄、附子等药物时，显示出其胆大心细的用药艺术。

（2）发皇古义，融会新知：在早期的西医学习经历和上海开放的学术氛围影响下，张沛虬认为临床上重在解决实际问题，尤其对章次公先生的“二重诊断，一重治疗”颇为赞许，应用西医技术可早期诊断，增加疾病的检出率，不耽误病情，而治疗上则旁参中医各家学说，尤其在虫类药的应用方面颇具特色，在治疗各种肾病、自身免疫性疾病、心脑血管病和肿瘤中，无论是症状的缓解，或是相关理化指标的改善，都取得了较好的疗效。同时他广泛吸收现代中药药理学的研究成果，用单药、专病专方针对性改善某些异常指标，也取得了良好的疗效，拓展了中药的应用范围。

（3）不拘一格，博采众方：民间草药是中医药伟大宝库的一个重要组成部分，张沛虬在常年的临床实践中，也不轻视民间的经验用药，常向社会各界人士吸取有益的经验，如莱菔子治疗顽固性呃逆、荠菜花治疗不明原因的血尿、鬼箭羽治疗中风后遗症、青黛治疗带状疱疹神经痛等。这些经验也成为“张氏内科”独特的组成部分。

4. 临证经验

张沛虬在治疗肾病综合征时，注重分期分治。肾病早期往往有外感诱因，所以无论是急性患者或慢性加重者，均应据证选用风药，如荆芥、防风、浮萍、紫苏叶、蝉蜕、金银花等。由于本病病机多为本虚标实，故清化之法应贯穿全程。标实多为风邪、湿热、血瘀，风邪去除后，则须注重湿热与血瘀孰轻孰重，标本缓急，故应抓住时机，正未虚时清热化瘀，以正本澄源。若病程日久，则应观其脉症，视肝、脾、肾三脏虚损轻重，随证治之。

虫类药有通络除痹、搜风祛瘀、强壮筋骨的作用，为寻常草木药物之不及，张沛虬在应用虫类药物中，尤其注意应用的细节。虫类药入煎剂疗效逊于散剂，但研吞的消化道刺激和肝肾毒性风险亦增大，往往剂量由小而逐步增大。在治疗与免疫调节相关的疾病如肾病、哮喘、关节病、干燥综合征时，往往起到意想不到的疗效。

二、陆芷青

1. 名医简介

陆芷青，男，1918 年 3 月生，浙江温州人，中共党员，出身中医世家，首批浙江省名中医，国家级名老中医，享受国务院政府特殊津贴，第一批全国老中医药专家学术经验继承工作指导老师，浙江省中医诊断学学科创始人，浙江中医药大学学术及学位委员会委员，历任省第四至第六届政协委员，中国农工民主党浙江省委员会常务委员、顾问，首批中医内科学硕士研究生导师。

2. 学术渊源

陆芷青出身中医世家，父亲为浙南名医陆建之。1937 年，陆芷青毕业于上海中国医学院，曾跟师陆渊雷、丁仲英、徐小圃、陆士谔等名家，学术上继承父辈治疗温病、胸痹、肝胆病方面的治疗经验，重视衷中参西，微观辨证。

临证时，重视人身气化，无论外感、内伤之病，以气化立论来遣方用药，擅长用气机八法治疗乙肝急性期、肝炎后肝硬化、肝硬化晚期、乙型肝炎、胆石症、胆心综合征、胆胃综合征、肝内胆管结石等疾病；和胃六心法治疗胃脘痛、脾胃病、泻泄等疾病；心悸十法治疗高血压、风湿性心脏病、病毒性心肌炎等疾病。创立"陆芷青教授诊治胆病计算机医理设计系统"，总结胆病常见证型的诊治规律，获得浙江省中医药科学技术奖二等奖。

3. 学术思想

（1）外感内伤，重视人身气化：陆芷青在治疗疾病中擅长把握气化、气机，常以气化立论来遣方用药，善以药物的四气五味、升降浮沉来调节人体气机升降失常引发的病变，用药时升降并施，散敛结合，寒温并用，使组方用药适合病情。

（2）上病取下，重视中医整体观：临证时，陆芷青常采用张介宾之法"上壅者疏其下，下滞者宣其上"治疗实证，采用姚止庵之法"阴不敛阳，阳浮于上者，上病下取，补阴配阳，引火归原；气虚下陷，泄利滑脱者，下病上取，升阳益胃，补中益气"治疗虚证。

（3）痰瘀同治，应分主次缓急：陆芷青在治疗内科疑难病中，非常重视痰瘀同治，认为治疗中应分清主次缓急。当痰浊停滞而致血瘀，形成痰瘀同病时，应以化痰为主，祛瘀为辅；当瘀血日久滋生痰浊，形成痰瘀同病时，应以活血化瘀为主，化痰次之。此外，须注意治痰先调气，治痰必求本，根据成因分别予祛邪、消导、健运、益肾、理气、解郁、滋阴、清火诸法。痰瘀同病多属顽固不化，临证时当持之以恒，谨于守方，中病即止。陆芷青从痰瘀论治胆病、心病、肝病，常用自拟清心生脉饮、三甲散、五味解毒饮等验方化裁。此外，陆芷青在痰瘀同治疗顽痹时，常在祛痰活血的基础上，佐以透骨搜络之虫药；痰瘀同治化痰核时，常以行气解郁、活血散结、化痰软坚、解毒消肿等法并施。

（4）*衷中参西，规范中医微观辨证*：陆芷青认为，临证时在中医整体宏观辨证的基础上参考西医诊断及理化检查，可对病证有更深入全面的了解，提高疗效。但他也强调必须先学会中医的辨证论治，发挥中医特色，切不可轻易对号、攀附，亦不可中药西用，而失去中医之本。仅让理化检查数据为中医辨证提供参考是不够的，还应给证的确立提供较为理想的定性或定量数据，让中医的微观辨证趋向规范化、科学化。

4. 临证经验

陆芷青经过几十年的临证积累，认为按压天宗穴可以早期诊断胆疾。在胆石症的中医辨证上，他携团队设计了“陆芷青教授诊治胆病计算机医理设计系统”，将胆病常见8个证型的主症、次症、病机、治法、方药及加减以陆芷青的辨证思维作了规范化标准，于1987年通过省级鉴定，获得浙江省中医药科学技术奖二等奖。

陆芷青对临床“鸡心舌”的诊治提出了独到的见解，他认为“鸡心舌”出现时，不能单纯统归为胃阴亏虚，须重点观察整体舌象的状态，尤其是舌苔润燥、苔色情况。一旦出现“鸡心舌”且舌质偏淡而润泽，周围舌苔薄白湿润，或见白滑、白腻，实为中寒停饮，当以温药和之。

此外，陆芷青擅治痰瘀，认为两者既可单独致病，又常相兼为患，痰瘀交结会使身体罹患多种疾病，如肝硬化、中风、心脏病等，以活血化痰法为治疗的根本大法，并总结出“和胃六心法”治疗脾胃病，“心悸十法”诊治心系疾病，擅用单方米醋、验方舒心宝缓解病痛。

三、杨继荪

1. 名医简介

杨继荪，男，1916年2月生，祖籍浙江余杭。第一、第二批全国老中医药专家学术经验继承工作指导老师，主任中医师，教授，著名中医临床学家，首届全国500名国家级名老中医药专家。先后担任杭州市广兴联合中医院院长，浙江省中医院院长，浙江中医学院副院长、顾问。浙江省人民代表大会第五、第六、第七届常务委员会委员，浙江省中医药学会副会长，中国中西医结合学会呼吸病专业委员会顾问，浙江省中医药卫生技术高级职称评审委员会主任委员，中央保健委员会专家组成员等职。1991年获国务院颁发的有特殊贡献科技人员津贴奖。

2. 学术渊源

杨继荪原名杨希闵，祖父杨耳山，系名儒兼名医。1932年，杨继荪高中毕业后，即随祖父学医，悉心攻读《内经》《难经》《伤寒论》《金匮要略》等经典著作，3年后，因祖父病故，又从名医徐康寿学习2年。学成即在杭城设诊开业，1950年组织中医同盟成立了联合诊所，1953年进入国家医疗机构。是浙江省中医药学术的领军人才，浙江省中医院中医十大流派“杨氏内科”创始人。其弟子和学术继承人有国医大师、浙江中医药大学原校长葛琳仪，浙江省国医名师、浙江省中医院原院长徐志瑛，浙江省国医名师、嫡传学术继承人潘智敏等，均为中医药各个领域的翘楚。

3. 学术思想

学术上，杨继荪主张治病求本、中西合参，强调重视中医的系统整体观与宏微结合辨证的统一。诊疗中，擅长化瘀活血法的运用，独具匠心，疗效颇著。医术精湛，经验宏富，临证思路开阔，辨治层次明晰，善将传统中医理论与现代科学研究融会贯通，提倡以“继承不泥古、创新不离宗”为旨，发皇古义，融会新知。杨继荪认为科学的临床思维是引导正确认识疾病的前提，更是正确诊断，进行合理治疗，提高临床疗效的有力保证。当今，中医药宝库在继续深入挖掘，科技在各边缘学科间渗透，中医的理论机制和实质被逐步揭示，人体的生命现象和奥秘被逐步阐明，结合医疗实践加以升华。中医诊治疾病的思维方法有诸多特色，可归纳在辩证唯物主义哲学思想统领下以整体观念为指导、辨证论治为核心的两大纲目之中。杨继荪在中医临床辛勤耕耘60余年，其学术思想概括起来主要有三大特点：①治病重视审证明因，务求其本，坚持以治病求本为主体的治疗原则。②强调宏观与微观的互参辨证、辨证与辨病的结合统一。③突出见长于以扶正化瘀为特色，提出了虚瘀相关、虚瘀并存的辨证思路和论治规律，从而扩大了活血化瘀法在临床诊治中的运用范围，提高了临床疗效。

4. 临证经验

善治咳喘顽疾等肺系疾病，审证求因，提出“痰因热成”的学术观点。外邪循经入里，蕴郁热化，强调痰热之间的因果关系，遂以清热解毒法为主，研制治疗外感、痰热咳嗽的“复方板蓝根冲剂”“复方大青叶颗粒”“清热止咳糖浆”“复方淡竹沥”等中成药，倡导以清解清化为主，让更多呼吸道感染患者得到早期治疗，阻止病情发展，大大提高了临床疗效。

在流行性疾病尤其是流行性乙型脑炎的治疗中，杨继荪阐明了具有江南地域特色的治疗规律，除以“卫气营血”为纲领外，增加湿从热化、热为湿遏、偏热偏湿之不同，将流行性乙型脑炎辨证为 6 个分型，使临床辨治更为精准。

针对“湿、热、滞、瘀”的病理特点，杨继荪开展了对晚期血吸虫病的肝病治疗，成功救治 560 例血吸虫病的研究论文，为临床提供了坚实有力的治疗依据。

在膏滋药的临床运用方面，杨继荪在浙江省引领开展运用膏滋药，以调节人体阴阳平衡，增强抗病能力。因人而异，予以补阴阳、调气血、疗五脏。微微缓调，寓补于调摄之中。意在“冬蛰藏”“春发陈”，使患者体力增强，精神充沛，达到防治兼顾、增强体质、延年益寿之目的。

杨继荪还研制了治疗糖尿病的验方，制成“养阴降糖片”；治疗偏头痛的验方，制成“头痛灵”，改剂型“杞菊地黄口服液”等。

四、钟一棠

1. 名医简介

钟一棠，男，1915 年 6 月生，浙江宁波人。中共党员，主任中医师，钟氏内科第四代传人。首批全国老中医药专家学术经验继承工作指导老师，全国有突出贡献的科技人员，享受国务院政府特殊津贴，浙江省名中医，中华中医药学会终身理事，“中华中医药学会终身成就奖”获得者，60 位为宁波建设作出突出贡献的先进模范人物之一。历任中华中医药学会首届理事、浙江省中医药学会副会长、宁波市中医药学会理事长、宁波市中医院院长等职。

2. 学术渊源

钟一棠 1931 年进入上海中医专门学校（上海中医药大学前身）学习，师从名医丁济万、程门雪、秦伯未、费通甫、谢利恒等，打下了扎实的中医药理论基础；3 年学成后又从家兄钟一桂先生临床实习 2 年，深得真传，将“钟氏内科”进一步淬炼升华。

3. 学术思想

（1）四诊合参，重望神和望目：钟一棠诊病，四诊合参，尤其注重望神和望目。谓四诊之中，以望诊居首。盖前贤有言：“望而知之者为之神。”望诊是通过望年龄、性别、发育、营养、精神、气色、形体、姿态、动作、意识的表现，以面容、毛发、皮肤、肌肉、胸腹、四肢、骨骼、关节等外形变化，测知内脏病变的一种诊断方法。其中舌质和舌苔的变化对于疾病的诊断有临床价值，已是众所周知，而且望神和望目亦有其特点，应予重视。

（2）审症求因，宗三因参理化：在临床中，钟一棠强调既要参照理化检查，又不能放弃中医辨证求因的方法，即通过西医的检查手段与中医的辨病辨证相结合来施治。谓：“辨证法有八纲辨证、脏腑经络辨证、卫气营血辨证，虽各有特点，余则习惯采用八纲辨证法。脏腑经络辨证是从生理病理之变化症状群去认识它，较为复杂，若卫、气、营、血从症、证定位，包括顺转、逆转，似较简单；而八纲辨证法对于临床应用，不论外感时病（伤寒、温病）或内伤杂病均可采用。如为外感时病，在正邪斗争而引起肌体阴阳变化则其证可表现在表、在里或既在表又在里之病位；其病性可表现为属寒、属热或属寒热夹杂；其病势可表现为虚、实，或虚实并存。表、里、寒、热、虚、实又有密切联系，如表寒而里热，里寒而表热及真寒假热、真热假寒；或为表实里虚、表虚里实等。如为内伤杂病因七情、饮食、男女等而致者，亦可出现表里、寒热、虚实之证，以八纲辨证统之均切合临床。其中阴阳二纲系属总纲。辨证既明，治则、治法即从而出焉。”

（3）治病求本，掌握病体之本：治病必求其本。钟一棠认为，此本即病之因（病原），治疗自当去除病邪而恢复健康。病有本标，治有缓急。此标本者，有病体为本，疾病为标；有疾病为本，症状为标；有旧病为本，新病为标。以此分为本和标乃为治疗先后缓急措施而设，急者治其标、缓者治其本，便于医者掌握。钟一棠对掌握病体之本有独到之处，常曰：“病体为本，疾病为标，一般治法以祛邪为主；而病体较虚者，治当扶正祛邪，标本兼顾；若病体更亏者，则扶正重于祛邪，在临床中须当注意。尤其藜藿之体与老人及小儿患者多采用扶正以抑邪之法，其效乃佳，特别对于重病者，尽管邪甚病笃，必重视扶正，使病体之本得到护养，保持正气三五分亦可抵御邪毒以争取治疗时间，往往得有生机。”

4. 临证经验

钟一棠提倡遣方用药，遵古且善变。从现存《内经》中可看到组方有奇、偶和君、臣、佐、使及配伍禁忌等原则，为方剂理论的发展奠定了基础。钟一棠认为组方不可脱离前贤之旨。确要恪守因证立法，以法统方的原则。遣方用药，方药是“法”之具体运用，否则达不到理、法、方、药四者之辨证施治的目的。至于组方以君、臣、佐、使而用药，则不必方方如此，如前人有芍药甘草汤、左金丸、香连丸等，仅有君臣药而无佐使药，盖病证比较单纯，故以主辅药治之即可见效，尚有一味人参之为汤方者，有能起死回生之功效。钟一棠在临床中，思考患者之病证有可适用前人之成方者即用之，或稍变更一二味药物；遇到病证复杂者而无前人之成方可引用，则自拟方药，但总不失以法统方之旨意。前人有许多方剂是久经考验可以引用的。然而引用时要有灵活性，以患者体质有强弱、年龄有差异、气候有不同、地域有区别、病邪有轻重、朝夕有证变，故其方还须加以化裁，应师其法而不泥其方。

五、赵炯恒

1. 名医简介

赵炯恒（1914—2000 年），男，浙江余姚人，中共党员，主任中医师，享受国务院政府特殊津贴专家，浙江省 43 位高级中医师之一，首批全国老中医药专家学术经验继承工作指导老师。曾先后任余姚市中医医院副院长、院长、名誉院长，宁波地区中医学会会长，宁波市中医学会副理事长，余姚市、宁波市人大代表，余姚市政协常务委员兼科协副主席等职。

2. 学术渊源

赵炯恒少年启蒙于乡间小学，攻读四书，擅习书法，有扎实的古文基础。16 岁始受业于浙东名医范文虎弟子吴涵秋门下，5 年学业，孜孜以求，穷究医经，悉得其传。满师后，又被选送去苏州国医研究院深造。1937 年结业后，在宁波北门外国医专科学校附设诊所辅佐吴涵秋负责业务工作，兼执教重任。惜因日寇入侵，战火祸殃，学校被迫停办，遂迁移上海、广州等地及原籍陆埠悬壶谋生。赵炯恒临证用药灵活，组方大胆新异，他常以“医学贵精，不精则害人匪浅”作为座右铭，并诫勉学生，要做一个医德高尚的医生。

3. 学术思想

（1）下法应贯穿温热病治疗始终：赵炯恒得老师学术思想精髓，对温热病的治疗颇有心得。他认为温病是外感疾患，一般初起多见表证，主张宣透达邪为首要，一旦热结阳明，切勿拘泥于大便秘结，始用下法。喜用通下法力挽沉疴，指出通下法，尤其是苦寒攻下法，在温病治疗上是占有重要位置的。特别强调通下法应掌握时机并正确应用。下既要得其时，又要得其法。得其时谓不宜失下，不宜妄下；得其法谓审证候之缓急，缓证缓下，急证急下；度邪正之虚实，邪实而正不虚者，可用攻下；邪实而正虚者，宜用黄龙汤、增液汤。察其积滞之为何物，食滞者兼以消食，痰壅者兼以涤痰，瘀停者兼以通瘀，且各有不同的方药。

（2）博采众长，妙用单方验方：赵炯恒还很重视民间单方、验方，常将耳闻目睹之验方、单方，设法收集整理，并组成新的方剂应用于临床。在巡回医疗时，取香薷饮及鸡苏散为基本方，自拟“日头病”方一张，疗效甚称满意；又如自拟加味红藤败酱草汤，使众多急性阑尾炎患者免于手术的痛苦。方中君药腐婢，取于乡间单方，该药清热解毒之效较其他药物为优，于是又在此方基础上，加乳香、没药治疗阑尾脓肿；再如取功劳叶、葎草入百合鸡子黄汤中治疗肺痨活动期之阴虚火旺证等，经方合民间验方，随诊组合是赵炯恒临床一大特色。

（3）内伤杂病，主张从郁论治：赵炯恒指出，杂病多系内伤，内伤多因于七情。情志致病，主要就是引起五脏气机失调的病证。如《素问·举痛论》云：“百病生于气也。”一旦气先受病，日久不愈，或气病及血，或郁而发热，或津聚为痰，其结果必然使脏腑间的平衡失调，导致脏腑、气血、津液的各种病变，形成各种郁证。赵炯恒在师承浙东名医范文虎应用四逆散治疗郁证的基础上，拓展了四逆散的应用范围，如对于工作和精神压力过大的一类人群，有精神疲乏、食欲不振、失眠多梦、记忆力减退、性功能低下等表现，经检查却无器质性病变的亚健康人群尤为适宜。

4. 临证经验

赵炯恒以卫气营血为基础辨证湿温病，结合三焦、六经辨证，特别注意舌苔、白痦与二便的观察，以此来判断湿热之轻重，邪正之消长。苔黄腻，溲赤短少，大便溏而不畅，这是湿无出路，蕴酿助热，是病邪入里之象。舌苔白腻，舌质红是湿遏热伏之征。苔黄腻而燥或粗糙，大便秘结，是湿热化燥之兆。尿短赤转成清长是湿从下渗，湿热分消的表现。胸项见痦，非轻浅之证，其邪必盛，多属气分湿热内盛之候；白痦由密粗变为疏细是湿热顺利外透之象；白痦由晶莹转为枯晦是正虚邪盛，恐有昏昧痉厥之变。

赵炯恒将“清”与“养”相结合治疗慢性复发性口腔炎。“清”是清热化湿，泻火解毒；“养”是护土或养阴。实证以清为主，佐以护土；虚证以养为主，佐以清热解毒。他参照苍术含有大量B族维生素这一现代药理研究报道，结合《本草纲目》及历代文献中有关口疳的治疗记载，筛选苍术、川黄连、胡黄连、人中白、人中黄、生甘草等组成复方连术汤，有清热化湿、泻火解毒、健脾护中之效。

六、唐福安

1. 名医简介

唐福安（1917—2006年），男，浙江杭州人。中共党员，浙江省名中医，第一批全国名老中医药专家学术经验继承工作指导老师，享受国务院政府特殊津贴专家。曾连续六届当选杭州市政协委员，担任过中华中医药学会浙江分会理事、内科分会副主任委员等学术兼职。先后荣获“杭州市优秀共产党员”“杭州市医药卫生科技先进工作者”“杭州市最佳医师”等荣誉称号。

2. 学术渊源

唐福安少年立志悬壶济世，先后在浙江中医专科学校，上海新中国医学院学习，求学期间，曾师从沪上名医朱鹤皋先生，在院校教育与名师教诲下，他勤于治学，精于典籍，学验俱丰，尤擅长治疗内科疾病，他提出“疗内伤，必取法东垣”的观点，重视调理脾胃，旋运中州，治病与防病相结合，对治未病、摄生颐寿等均有研究。发表论文20多篇，参与《中华人民共和国药典》《浙江省药品标准》《浙江省中草药炮制标准》等的编写工作。他所研制的“止嗽合剂”“蝉贝合剂”“山耳合剂”“咽炎合剂”等院内制剂至今仍广泛应用于临床。

3. 学术思想

（1）四诊合参的诊疗模式：唐福安主张在切脉时宜先轻取，再中按，后沉按，然后慢慢微松手指，回到中按、沉按，体会脉中隐隐滑利的奥妙，同时还须内外推导，反复细察，有的尺脉较显滑象，有的关脉较显滑象，但一般寸脉均较关尺稍弱。对问诊，如咳喘患者，多问痰的色、质、量，久咳痰有咸味，考虑肾虚，咳嗽夜甚而少痰者，考虑阴血不足，晨起多喷嚏，又反复易感，考虑阳气虚，卫表失固。中老年鼻翼上红丝赤缕，知其以往曾患过疟疾，易气血瘀滞，常佐理气活血之品。

（2）审因治未病的诊治理念：辩证中，注意详审生活习惯、饮食、环境及精神状态。杭州气候温暖而潮湿，脾胃运化功能差的人，容易聚湿，舌苔腻者，佐以芳化、淡渗。重视饮食之宜忌，他认为有热、有湿、有痰者吃糖易使疾病迁延不愈，如肝炎、泻痢、咳嗽、泌尿系炎症、高血压、出血、扁桃体炎、龋齿、肿瘤、痔疮、皮肤湿疹、近视等病，常与湿热有关，多吃糖往往有害，值得注意。盖因甘味虽能缓中、补益、生津、解毒，但甘温亦能助热助火，凡湿滞中满者忌用，夏日产后行瘀，亦宜慎重。

（3）取法东垣的用药特点：唐福安治内伤杂病尤推崇李东垣的脾胃学说，认为药效的好坏取决于脾胃的运化功能。在治病用药上注意顾护脾胃，对脾胃虚者解表时常加甘草、红枣，护脾胃，滋化源。反对一见发热就滥投大剂芩、连等苦寒之品而败其胃，善用金银花、蒲公英等清热而不伤胃之品，对连翘、板蓝根用量一般不超过 6g。对实证攻邪，提倡中病即止，衰其大半。对大病初愈，重在调理脾胃，调整饮食。并重视脾胃气机升降，常谓善调升降者，应升中有降，降中有升。使用补中益气汤时枳壳常用 30g，寓一味降药，治疗顽固性呕吐旋覆代赭汤中加葛根，寓升于降。对虚证患者，重视食补，提倡食物中蔬菜应占 7/10，荤菜占 3/10 最为适宜。

4. 临证经验

唐福安积多年临证经验，自创治喘八法，将喘证分为痰热型、风寒型、饮邪恋肺型、心肺两虚型、肺脾两虚型、痰食互结型、脾肾两虚、夙根复发型。他认为喘证的发生，不外邪实和正虚。邪气实，含外邪、痰浊两个方面。实喘重在治肺，对各型实喘均佐以止嗽散化裁，在平喘的基础上，加强宣肺化痰之力，使痰得外排，肺气肃降顺达，以求咳止、痰少、喘平之目的。治虚喘重在治肺肾，治以培补摄纳为要。倡用玉屏风散加减治疗肺虚喘促，以补气固本，扶正祛邪。对肺肾两虚之虚喘，主张用张锡纯之参赭镇气汤化裁，言：“此方治阴阳两虚，喘逆迫促，有将脱之势，最为相宜。”常用四君子汤合玉屏风散疗肺脾两虚之喘证，使土旺金生，母壮子健。

对虚实错杂的本虚标实证，从标本缓急立法，讲究发时治标，平时治本，即丹溪“未发以扶正为主，既发以攻邪为急”之谓。喘证在急性发作期，往往痰涎壅盛，气道受阻，此时虽有阴虚治本病，但滋腻之剂易使喘促更甚，此所谓闭门留寇。应待喘平、咳减、痰少后，酌情补益。

七、盛循卿

1. 名医简介

盛循卿（1917—1997 年），男，浙江杭州人。主任中医师，首批国家级名老中医，浙江省名中医，享受国务院政府特殊津贴专家。曾任杭州市中医院副院长，第六届全国人大代表，第四届浙江省政协委员，杭州市第三、第四、第五、第六届政协委员和第七届特邀代表；市科协常务委员，中国农工民主党浙江省委员会委员，杭州市副主任委员、顾问，浙江省中医药学会副会长，杭州市中医药协会会长。

2. 学术渊源

钱塘杨氏中医起源于清末，始于晚清儒医杨耳山，主要覆盖钱塘地区（包括杭州主城区、余杭区等地），历经五代传承，至今已逾百年，是钱塘医派的重要组成部分。盛循卿在1933～1937年受业于钱塘医派杨氏内科第二代传人杨仰山先生门下，复得安徽五世儒医汪清白先生精心传授。继承发扬了杨氏内科流派“谨严求实、术精德高、用药平治、以廉效著”的特色，是杨氏内科流派第三代代表性传承人之一，在60年的临证生涯中，对内科、儿科疾病颇有研究。善用仲景方出入化裁，灵活施用，丰富和发展了经方的应用范围。

3. 学术思想

（1）治脾先调肝，随拨随应的诊疗方法：盛循卿擅治脾胃病，认为脾胃气机失调是本病的基础。中焦如衡，非平不安，脾胃寒热、燥湿、虚实、升降之间的平衡至关重要。肝主疏泄，主藏血，肝的疏泄功能与脾胃气血运行关系密切。《丹溪心法·六郁》云：“气血冲和，万病不生，一有怫郁，诸病生焉，故人身诸病多生于郁。”“凡郁皆在中焦。”故肝失疏泄，肝气郁结，首先影响脾胃的运化功能，而气、血、痰、火、湿、食六郁亦以脾胃症状为主，故治脾胃必先调肝气。用疏肝理气法治疗脾胃病，是调理脾胃气化，从根本上改善脾胃功能的一种重要方法。

（2）遵循仲景，巧用经方的诊治理念：盛循卿临证善用仲景方出入化裁，灵活施用，丰富和发展了经方的应用范围，特别对脾胃病颇有建树，认为脾胃气机失调是导致脾胃病的主要病因，提出“治疗脾胃必先调节肝气，梳理肝气即调理脾胃气机”的学术观点，临床诊治屡得显效。对急性热病的治疗，盛循卿主张宗《伤寒论》而不拘泥于伤寒方，师温病学说而不机械于四时温病，提出“热病传变最速，应先发制敌，见微防渐，防于未然，不使病邪有内传之机”的学术观点。

（3）保津护阴，轻灵取胜的用药特点：盛循卿遣方用药以轻灵取胜，注重保津护阴，提出胃病用药，宜选性味甘平之品，慎用苦寒开破之剂。如有胃热，仅加一味黄连或蒲公英。气郁积滞甚者，要在观察无出血倾向后方可投少量香燥走窜之药。同时用量宜轻，慎用单味重剂，以免加重脾胃功能失衡。注重药养结合，要饮食起居有节，情志舒畅。服药时脾胃虚寒者，药宜温服；胃中实热者，药宜凉服。

4. 临证经验

盛循卿以擅治脾胃病而著称，他认为脾胃气机失调是本病的基础。中焦如衡，非平不安。脾胃寒热、燥湿、虚实、升降之间的平衡至为重要。他积60年临证经验，认为四逆散虽本治少阴病，但该方不仅适用于伤寒病证，更适于肝失条达、木郁气滞、累及他脏所致的肝脾失调，肝胃不和，肝经郁热，肝气冲逆，甚则肝木刑金、肝肾不足等一系列由情志病变所诱发的肝胆胃肠疾病。赞同陆渊雷“本方实治肝郁之病”的说法。

在治疗急重病证中，盛循卿运用辨证论治治疗中风颇有效验。他认为外风引动内因，《内经》《金匮要略》等古籍对中风的病因多归咎于外因。临床所见，脉络空虚之人，风邪乘虚而袭，确易导致中风偏枯，该证虽以里虚为本，但外因侵袭是诱发本病的重要因素，临床值得重视。

八、蒋文照

1. 名医简介

蒋文照（1925—2008年），男，浙江嘉善人，中共党员，浙江省名中医，第一批全国老中医药专家学术经验继承工作指导老师，教授，主任中医师，享受国务院政府特殊津贴专家，先后担任浙江中医药大学中医基础理论、中医各家学说教研室主任，文献研究室主任，中医系副主任，函授部副主任，《浙江中医学院学报》编辑部主任，校学术委员会副主任委员等职。曾任浙江省中医药学会常务理事、副秘书长，中医基础理论分会主任委员、浙江省中医药高级技术职称评审委员会委员。还是浙江省第五届人大代表、政协委员。

2. 学术渊源

蒋文照于1944～1949年师承嘉兴名医徐松全，徐氏乃晚清御医陈莲舫弟子嘉兴名医李子牧的学生。1952年，蒋文照参加嘉善县天凝区联合诊所工作，任负责人。1956年被保送至浙江省中医进修学校（浙江中医药大学前身）师资班学习，被评为优等生，翌年以优异成绩留校任教。1959年又赴北京中医学院医经教研班深造。蒋文照师承于陈莲舫、李子牧和徐松全。陈莲舫为清末医家，世代业医，乃陈氏第19代传人。光绪年间，5次奉召进京，为光绪、慈禧治病，有“国手御医”之称。李子牧弱冠之年师承陈莲舫，业成悬壶嘉兴、上海等地，医名卓著，曾陪同陈莲舫赴京为慈禧诊病。徐松全师承李子牧，获其真传。既擅长温病，取法叶天士；又兼治内、妇、儿杂证，法宗陈莲舫，盛誉一方。从陈莲舫到蒋文照至徐珊，所指导带教的学生已有6代，代有名医。他们在诊疗技术和临床疗效上具有显著优势和特点，在学术研究上又有独特的理论见解和学术观点，且在民众中享有盛誉。

3. 学术思想

蒋文照从医60年来，潜心钻研医术，不仅继承了陈氏、徐氏之精华，又汲取各家之长，精勤不倦，学验俱丰，从而形成了独特的学术思想。其学术观点为重视气机郁滞，浊邪内阻则病生，临证施治主张调和理气，疏通达邪而法验。临证善用和法取效，临床所见之病每多证候错综复杂，既非纯虚，又非纯实，既少纯寒，亦少纯热，常呈寒热错杂、虚实并见之状。和法疏通调和，使之归于平衡。蒋文照运用和法之方药，在组成结构上，具有以下4个特点：其一，重视和解药之运用。所遣药物，每多质轻性平，作用缓和，无大寒大热，无峻补峻泻。如柴胡、青蒿、黄芩、白芍、白术等，通过缓和疏解，以和解表里，协调脏腑功能。其二，相反药物协调组合。如半夏、黄芩、干姜、黄连、党参、甘草等，辛热药与苦寒药同用，滋补药与温清药并施，用药相反相成，寒热并用，或补泻合用，或苦辛分清，以缓和调理，制亢扶弱，协调阴阳，治疗脏腑不和、寒热夹杂、虚实并存之证候。其三，巧用扶正补虚药物。蒋文照施补，喜用平补、清补、缓补等，补中有行。而化浊行气之时常佐参、芪以补气助运。其四，疏方用药每多配伍调和气血之品，然以调气为主，调血次之。调气者，以调畅气机为先，如香附、木香、枳壳、佛手、香橼、绿萼梅等。调血者，以行血和血为主，如郁金、延胡索、牡丹皮、丹参、赤芍等，意在使气血畅达调和，恢复脏腑功能。

4. 临证经验

蒋文照临床精于内科，兼及妇儿，对于脾胃病、肺病的辨证论治尤为见长。在调治脾胃方面有独到之处：一是和脾胃，重在调补。脾胃虚弱，内有瘀滞是脾胃病基本病机，治疗应补其虚、去其湿、调其气，脾健则不受邪，湿去则脾气运，气行则诸邪消。二是理中州，不忘疏肝。肝主疏泄，性喜升发条达，调畅气机。人体气机的升降出入，莫不赖于肝气之疏泄功能。脾胃乃气机升降之枢纽，脾胃气机升降有赖肝气的疏泄条达。三是疗杂病，必护胃气。治疗杂病必本于脾胃，时时不忘顾护胃气，先调补脾胃，助化气血，然后寻求病因，对症下药。顾护胃气之法有化、理、调、和、养、补之不同，非限补益之一端。四是善用药，轻灵见长。药不在多而贵在约，只有不违法度，轻药味淡，重投不猛，脾胃方可吸收转运生效。五是倡和法，综合调治。和法治疗强调综合调治，疏通气机，在恢复机体的生理平衡方面有独到意义，因而不论是外感疾病，还是内伤杂证，其应用前景十分广泛。

九、王会仍

1. 名医简介

王会仍，男，1938年生，海南琼海人，主任医师，第一批浙江省名中医，第二批全国名老中医药专家学术经验继承工作指导老师。历任浙江省中医药学会理事，浙江省中西医结合学会理事，浙江省第六、第七届政协委员，浙江省第二至第五届侨联委员，中国民主同盟会浙江省委员会第七、第八届委员。曾被聘为《中医临床与保健》《现代应用药学》等杂志的特邀编委。

2. 学术渊源

王会仍为浙江中医学院的首届毕业生。在读期间深受国医大师何任及浙江省中医名家吴颂康、泮国贤、史沛棠、泮澄濂等名师的教诲。毕业时曾被浙江省卫生厅指派继承浙江省中医院黄叔文的名医经验。后正式分配到浙江省中医院从事中医内科工作，先后师从吴士元、杨继荪等名老中医。

3. 学术思想

（1）*衷中参西，中西互补*：王会仍精通中医药学理论，主张中西医互通，互相兼容，辨证与辨病相结合，取长补短，优化选择。对于一些慢性病如能灵活运用优化选择，做到优势互补，相得益彰，无疑可以提高临床疗效。王会仍认为中医药学的传承与创新应与时俱进，主张“继承不泥古，创新不离宗”“不舍近而求远，不趋新奇而废正道”。

（2）*重视肺气*：王会仍从事中医内科工作多年，数十年来积有丰富的临床经验，尤擅长治疗肺病，以气血学说为指导。认为人的生死存亡以气为主，气旺则生，气绝则亡。生命的存亡依赖气的盛衰，人体的健康无不与气有关。

肺主气，司呼吸，贯心脉而行呼吸。气为血帅，气行则血行。肺朝百脉，肺气周流全身，可见其与人身四肢百骸的联系无处不在。肺气与人体的防御及代谢也密切相关，中医学早就指出“肺主治节”，并有卫外的功能。肺与天行疫疠的关系同样密切。温病学早就指出“温邪上受，首先犯肺”。由此可见，时疫最先表现出来的是肺部症状，这是古往今来公认的事实。

所以王会仍认为肺乃百病之源，肺气的盛衰必须得到充分的重视。提出肺气与健康同在，健康之路，从肺开始。指出“治肺不治气，非其治也”的思路，气顺则血畅，气血运行通畅则正气内存，邪不可干。认为养肺是养生保健的关键。

4. 临证经验

王会仍尤擅长治疗支气管哮喘、慢性阻塞性肺疾病，支气管扩张、间质性肺纤维化、阻塞性睡眠呼吸暂停低通气综合征及肺结节等肺部疾病。在临证中王会仍善于临床与理论相结合，灵活应用辨证与辨病相结合的方法，取得了较好的疗效。

在肺部疾病的临证诊治中，王会仍喜用清、补、润、肃、宣五大治则，并以清、补为主贯穿于治疗始终，体现了扶正祛邪兼顾的特色。如治疗支气管扩张，在注重清法的同时不忘养阴润肺，清补结合，疗效显著；治疗支气管哮喘，宣肺平喘的同时不忘补肺以巩固疗效；治疗慢性阻塞性肺疾病，注重补法，益气、健脾、补肾以补肺纳气平喘的同时不忘祛邪，常选用具有清肺作用的中药，以扶正祛邪、固本培元为主，祛邪为辅，体现其“治本不离标，治标不离本”的辩证思维。治疗间质性肺纤维化中强调益气活血、补肺清润为要。治疗结节病及肺部结节等病时注重清肺散结，扶正祛邪，并选用阶梯方式进行辨治。

王会仍非常重视临证经验的总结，发表论文 70 余篇，参与《中西医结合临床研究》《中西医结合内科临床》等著作的编写。近几年来，又继续编写并主审《健康之路——从肺开始》《中医方剂现代临床解惑》《慢性咳嗽中西医诊治：名老中医王会仍临床经验》《药食同源》《浙江中医临床名家·王会仍》等多部著作。

十、李学铭

1. 名医简介

李学铭（1935—2012 年），男，汉族，浙江鄞州人。浙江省中医院主任医师、教授、博士研究生导师，第二、第四批全国老中医药专家学术经验继承工作指导老师。曾任浙江省中医学院中医内科学教研室主任、浙江省中医院中医内科、肾内科主任，历任浙江省中医药学会肾病分会副主任委员、浙江省中医药科技工作专家咨询委员会委员、中国农工民主党浙江省委员会常务委员、浙江省政协常务委员等职。

2. 学术渊源

李学铭学徒出身，1957 年底被杭州市卫生局正式批准为江浙名医叶熙春和史沛棠的学徒，是叶熙春的关门弟子。叶熙春师从名医莫尚谷，后侍诊姚梦兰；史沛棠师从名医姚耕山。莫尚古和姚耕山拜师于叶天士门生华岫云第五代传人、清末浙西四大名医之一姚梦兰，属叶天士“叶门孟河派”一脉。叶熙春和史沛棠师出同门，叶熙春善于临床，累积了丰富的临床经验，创立了浙江“叶氏内科流派”；史沛棠长于理论，有“康熙词典”之誉，李学铭深得二人临床和理论上的悉心栽培，继承了叶老丰富的临床经验与史老深厚的理论基础。李学铭作为叶门一派的传人，发扬和传承“叶氏内科”的流派特色，处方平和，用药轻灵，脉案及书写格式均显叶门孟河派的特色，结合近50年的临床实践，逐步形成了自己“师古不泥古，遣方精准灵”的临证特色。

3. 学术思想

（1）*重视经典理论，以整体与平衡为核心*：善用中医整体观的理论作为识病辨证的基础，深入了解病变的具体部位和性质，全面、综合地分析脏腑之间的相互关系，从整体辨证而非拘于“病”，人体是有机的整体，不能局限于某一脏腑，或就证论证，拓宽治疗思路与方法。以整体观辨证，阴阳平衡论治。阴阳失调则病，病之急缓，证之轻重，均可通过分析阴阳之偏胜偏衰，加以纠正，使之恢复相对平衡。以纠偏复正、恢复或保持人体的阴阳平衡为目的，达到“平者不病”的目的。

（2）*辨证与辨病相结合，辨证为根，辨病为补，审证求因，重在脉诊*：认为对久病、重病患者，脉象较症状更能反映疾病的本质，症脉不符者病情危重，易出现恶变。

（3）*内伤杂病治重阳明*：治疗慢性疾病尤重后天脾土，宗叶天士“内伤必取法东垣”之说，强调扶脾益胃，固后天之本，常谓“有胃气则生，无胃气则死”。实者泻之，壅者疏之，兼行气血，虚者补之而不滋腻，补中寓疏，循序渐进，开创夏令膏方补土运中，兼及肺肾，轻补津气。

（4）*推崇张锡纯“衷中参西”的观点*：中医药虽疗效确切，但不是万能的。医生的天职是治愈疾病，应用中医药治愈病证是中医师的首务，但不应排斥西医，应该实行中西医结合，以彼之长补己之短。

4. 临证经验

李学铭长于肾病、风湿免疫病、外感热病、内伤杂病的中医治疗，尤其在肾病治疗领域，结合近50年的临床实践，创制了痛风胶囊、散风通络洗剂内服与外治并用治疗痛风，总结了消瘀泄浊饮、加味四君子汤、加减参芪地黄汤、加减当归六黄汤、加减金匮肾气丸等经验名方，用于治疗慢性肾衰竭、肾病综合征和慢性肾炎等疾病。

应用“少火壮火”理论指导中西医结合治疗肾病综合征，解释应用激素治疗后的病机变化，作为指导中医治疗的理论依据，提出激素联合中药治疗肾病综合征的三阶段疗法，即水肿消退后，治疗初期温补肾阳，中期补阴和阳或滋阴清热，后期再以温补脾肾巩固。立足于整体观，法于调和阴阳，治病求本。

急性痛风性关节炎好发于下肢，病机初为湿邪阻络，进而湿郁化热，久发不已，湿、热、瘀痹阻经络发为痛风。李学铭认为治当清热散结，活血通络，自拟散风通络颗粒外洗、痛风胶囊内服治疗。IgA 肾病好发于外感热病之后，风热外感易导致病情波动或复发，李学铭认为控制风热外感是减轻蛋白尿、血尿的有效方法。出现外感风热时以辨证为主，辨病为辅，以银翘散清热疏风治之，常有奇效。

李学铭治疗慢性肾病以肾为本，脾胃为标。治疗慢性肾衰竭时辨正虚、邪实之主次，气虚血瘀者治以消瘀泄浊和中；湿热中阻，互结难分者，治从中焦入手，辨明湿热之主次，以三黄泻心汤、黄连温胆汤泻实，佐以附子大黄汤、滋肾通关丸补虚。

十一、杨少山

1. 名医简介

杨少山（1923—2020 年），男，浙江余杭人，中共党员，杭州市中医院主任中医师，第二批全国老中医药专家学术经验继承工作指导老师，第一批浙江省名中医。曾任浙江省中医药学会内科分会理事、杭州市中医药人员中级职称评审委员会副主任。先后担任第八届全国人大代表，第六、第七届浙江省人大代表，第六届杭州市人大代表及杭州市政协委员。荣获杭州市人民政府授予的“杭州市劳动模范”称号。

2. 学术渊源

杨少山出生于中医世家，自幼随父杨仰山（杭城十大名医，浙派中医——钱塘杨氏内科第二代代表性传承人之一）习医，后师承热病专家王泽民，弱冠时悬壶于杭城。1953 年参与杭城广兴巷内的庆春中医联合诊所（杭州市中医院前身）的创建。20 世纪 70 年代开启肺癌研究，汲取前人治疗肺系疾病的经验，编写浙江省《肺癌手册》中医部分，提出“养肺阴，益中气”为肺癌基本治则，研制“益肺颗粒”。作为钱塘杨氏内科流派的第三代代表性传承人之一，杨少山在近 80 年的从医生涯中，擅长内科疑难杂病的诊治，对脾胃病、温热病、老年病、肺部肿瘤等尤有独特的学术造诣，是杨氏中医精髓之集大成者。

3. 学术思想

（1）宏微辨证、证病合参的诊疗模式：倡导宏观辩证与微观辨证互补，辩证与辨病相结合的临床诊疗模式，基于整体观念的“宏观辨证”是中医学的主体，四诊合参，司外揣内，推断病机，施以治法方药，这是中医传统的思维方式，这种推理判断难免会抽象而模糊。微观辨病则对局部的病变部位有着更直接、精细，甚至超微结构的深层次观察与分析，是对中医四诊的延伸，使传统辨证更趋完整、准确并得以扩展。以宏观辨证为主体，结合微观辨病，不仅能治愈局部病变，同时也使人体的功能状态得到改善，体现了中医治病的优势所在。

（2）寻因探源、治病求本的诊治理念：治病求本是杨少山临证思维的核心。不仅是寻找外部因素（如外感六淫、内伤七情、饮食劳倦、气候、节气、环境等），而且需要探究内在原因（如体质因素、机体状态、年龄等），分析致病因素作用于机体引起邪正相争，气血失常，脏腑盛衰偏颇、阴阳平衡失调的整体病理变化和形成的机转，寻因探源、明辨病机，抓住主要矛盾进行审因论治，从而贯彻治病求本的治疗准则。治病不只是对症治疗，而应在临床一系列复杂多样的征象中，由现象到本质，找出引起这些证候的原因，明确因果之间的关系，之后运用务求其本的传统施治方法，纠正阴阳平衡的失调，以达阴平阳秘之目的。

（3）执药平治，顾护脾胃的用药特点：杨少山辨证精准，执药平治，以效廉著，选方用药处处体现出对患者的呵护和体恤。方药特色体现在一贯坚持的“药不在贵而在精，量不在大而在中病，志在轻灵活泼，恰中病机”的风格上。擅长以药性中庸、平和之品获佳效。遣方用药特别注重顾护脾胃之气，崇尚李东垣的脾胃内伤学说，无论外感内伤，新病旧恙，常在辨证用药的基础上，加用顾护脾胃之品，喜用质轻性扬，理气而不耗气，温通而不伤阴的花类药物；以及健胃助消化的鸡内金、焦三仙等。

4. 临证经验

杨少山善治内科疑难杂病，尤擅长脾胃病、老年病、肺癌等。对于脾胃病，他认为中焦气机升降失常、脾胃失和是病机的关键，立法以理气和中为先，清养脾胃善后。善用花类药达“轻可去实”之目的。对于久治乏效的慢性萎缩性胃炎，或伴有癌前病变者，多由胃痛日久不愈发展而来，中气已虚，水谷难化，郁而化热；精微乏源，由虚致实，形成恶性循环。治疗补之恐其滋腻，理气又虑伤津劫液，偏温偏寒，皆非所宜，基于这一主要病机，倡导在

"通"的同时施以补法，寓补于通，通补兼施，寒温并调，自创"养胃和中汤"（太子参、石斛、芍药、甘草、川楝子、延胡索、吴茱萸、黄连、蒲公英、佩兰等），用于胃阴不足，而又脾气虚弱不任滋腻重浊之药的患者，每获良效。

杨少山晚年致力于肺癌的研究，认为肺阴不足、痰热瘀阻是肺癌发生发展的主要病机，提出了"养肺阴，益中气"的治疗法则，加用经现代药理研究证实具有抗癌作用的中药，在稳定病灶、改善生存质量、延长生存时间等方面取得了满意的疗效。其治疗肿瘤的独到之处是在辨明寒热虚实的基础上，始终将养阴贯穿始终，"养肺阴，益中气"这一治疗肺癌的法则逐渐被全国中医界同行认同。以此为大法，扶正祛邪，攻补兼施，临证分早、中、晚三期论治。

十二、吴良村

1. 名医简介

吴良村，男，1941年9月出生，温州永嘉人，中共党员，二级教授，主任中医师，博士研究生导师，享受国务院政府特殊津贴专家，首届浙江省名中医，第二、第五批全国老中医药学术经验继承工作指导老师，第三批浙江省国医名师。曾先后任浙江省中医院党委书记、中华中医药学会肿瘤分会委员、中国抗癌协会传统医学委员会委员、浙江省抗癌协会常务理事、浙江省抗癌协会中医肿瘤专业委员会主任委员、浙江省中医肿瘤研究会副主任委员等职务。

2. 学术渊源

吴良村于1959年考入浙江中医学院，曾受业于浙江省名老中医魏长春，随江南一代名医叶熙春学习数年，又侍诊于名医蒋文照先生，习读医籍，研考经旨，对各家学说兼收并蓄，熔于一炉，又吸收现代医疗技术，取长补短，自成一格，识证遣药，自出机杼，辨证施治，处方丝丝入扣，出险入夷汲取各家之长，注重辨证与辨病相结合，倡导中医维持治疗，主张中西医互补、局部治疗与整体治疗相结合、内服调治和外治干预相结合，创立"益气养阴法"治疗肿瘤。

3. 学术思想

（1）崇扶正，首重脾胃：吴良村认为，恶性肿瘤是由多种病理因素所致，是邪实与正虚夹杂的一类复杂疾病，可归结为邪毒内聚，致正气受损，气阴两伤，邪毒乘虚而入，进一步阻滞气血津液流通，耗伤正气，致气愈滞、血愈瘀、痰愈凝、火愈结，因果相连，变证丛生。肿瘤正气本虚，复加刀刃、放化疗及中医祛邪等以毒攻毒之法，先后天之本更虚。邪之所凑，其气必虚，正气存内，邪不可干。因此恶性肿瘤的病理关键在于邪深毒盛，正气不足是其内在原因，也是其必然结果。吴良村把现代药理认为有提高机体免疫功能的治疗也归于扶法。主要体现在健脾益胃，脾胃为后天之本，精微之源，是任何补养的基本保障。

（2）长养阴，滋不留寇：恶性肿瘤是一类消耗性疾病，吴良村认为手术本身耗伤气血，放疗和化疗犹如中医的热毒之邪，能损阴耗血，导致机体功能难以恢复，肿瘤容易复发、转移，患者的生存质量降低，生存期缩短。基于此，他提出用益气养阴法治疗肿瘤。益气能提高和振奋机体的各方面功能，增强抗病能力，养阴以补充维持机体正常生命活动的物质基础，但更主要的是根据阴阳盛衰调整机体阴阳、气血、脏腑和经络等各方面的功能，达到新的动态平衡。

（3）攻癌毒，须分阶段：吴良村认为肿瘤在发展过程中，邪气与机体正气之间的斗争变化也经历了动态的演变，肿瘤早期正气盛，邪气也盛；中期正虚已虚，邪气仍盛；晚期正气消残，邪气亢盛。在治疗肿瘤的实践中，始终牢牢把握肿瘤邪正之间的动态变化趋势和辨证关系，参考肿瘤的不同分期、不同阶段、不同治疗手段所致的不同影响，将祛邪与扶正有机结合，权衡协整，祛邪扶正，平衡阴阳。

4. 临证经验

吴良村擅长养阴之法，因肺位最高，又为娇脏，最易受邪，耗气伤津，肺癌表现为阴虚证的居多，以沙参麦冬汤为基础，治之以养肺阴、补肺气，临床上获效颇显。亦常以滋水涵木法治疗肝癌，滋水涵木法滋养肾阴，肾阴足，则肝体得养，肝阴足，肝气调畅，肝阳得潜，阴足则阳潜，阳平不灼阴。故本法乃肝肾同治、标本兼治之策。在肝癌临证中，擅长清热解毒药的使用，喜用三叶青、白花蛇舌草、龙葵、重楼、蛇莓、蛇六谷等苦寒药，但因其易伤脾胃，故常少量用之，适时祛邪。肝胆互为表里，肝癌之病，邪常入肝胆经，袭少阳经，使少阳受湿热熏蒸，多用药对黄芩－青蒿，取蒿芩清胆汤之义，一清一透，以达清热泻火、燥湿透邪之目的。

吴良村认为结直肠癌治以健脾益气为主，随证辅以息风通络、活血化瘀、解毒抗癌、消食和中之法，结直肠癌发现之初多为中晚期，脾虚之象明显。加之西医手术耗气伤血，化疗苦寒伤脾败胃，临证用药善以甘、苦、辛、平配伍。此外，清热药配伍得当，亦可提高临床疗效，辨病与辨证相结合，扶正之时不忘祛邪，以达邪去积自消、邪去正自安之目的。

十三、陆拯

1. 名医简介

陆拯，男，1938年1月生，浙江湖州人，中共党员。浙江省立同德医院、浙江省中医药研究院主任中医师。第二批全国老中医药专家学术经验继承工作指导老师，第二批浙江省国医名师，享受国务院政府特殊津贴专家。历任《浙江中医杂志》社社长兼主编、浙江省中医基础理论研究会副主任委员、日本陆拯汉方医学研究会顾问，在国内外中医界有较大影响力和知名度。

2. 学术渊源

1954年陆拯步入从医之路。当时湖州率先举办中医专业班本科班（1956年改为湖州中医院中医本科学徒班），陆拯抓住这个机会，正式考入中医班，边系统学习理论知识，边参加中医临床实践。在此期间，先师从宋代翰林御医陈沂（陈木扇）第27代名医陈立功先生学习妇科与儿科，后师从浙江省名老中医朱承汉学习内科与妇科5年，又在中国中医研究院（现中国中医科学院）中医文献研究班系统学习中医文献，并师从中医文献学创始人马继兴先生，得到其倾心指点。名师指路，学有渊源，登堂入室，成就大家，陆拯在长期诊疗实践中提出了不少独到的理论见解和学术思想。

3. 学术思想

陆拯早年从事地方病和传染病的防治工作，取得了良好的疗效，并曾负责1964年湖州地区流行性乙脑暴发的治疗工作，成绩斐然。中年后精于内伤杂病的诊治，擅治内、妇、儿等各科疑难杂症及恶性肿瘤，疗效突出。

陆拯临床经验颇丰，理论研究突出，在长期诊疗实践的基础上屡创新说，先后阐释了中医毒理学说、天癸学说、脾胃学说、气病学说、症状证候辨治体系、中药生制异用理论等。原创性地提出“天癸病四至辨证法”“毒证四层辨证法”“气病辨治法”“症状证候辨治法”“五脏各科纲目法”等创新方法，极大地促进了中医学理论及临床的发展，挖掘“天癸专药”“毒证专药”“气病专药”，从而建立“天癸－脏腑－毒证－气病－症状”五位一体的辨治体系应用于临床各科，疗效显著。

陆拯在繁忙的诊务之余，笔耕不辍，著书立说，充分展示了其学术思想与临床实践，为中医药学的发展提供了重要的参考素材。已出版学术著作有《毒证论》《天癸病论》《脾胃明理论》《中药临床生用与制用》《反佐药对》《症状辨证与治疗》《内科诊法要略》《实用中医气病论治》，以及《近代中医珍本集》

（共 14 分册）、《本草全录》（共 6 大集）、《本草必读丛书》（共 10 册）等 40 多部著作。先后获国家级、省部级科技成果奖和优秀图书奖 12 项。

陆拯在中医学术上的突出贡献，主要表现为以下三方面：第一，中医理论，包括构建毒证理论、阐发天癸新论、发微脾胃学说、精研气病学说，以促进中医学理论创新发展。第二，中医治疗学，包括提出临证“六要诀”，创建毒证“四层辨证法”、天癸“四至辨证法”、症状辨证治疗体系、五脏各科纲目法，以拓宽和补充整体辨证法。第三，中药学，包括中药临床生制异用研究、中药配伍反佐药对研究，以完善中药炮制和配伍理论，指导临床合理安全用药。

4. 临证经验

陆拯临证善于应用天癸理论、毒证理论指导各科疾病的诊治，由此确立的“调天癸、祛毒证”充分体现了其扶正祛邪的思想。陆拯首创天癸“四至”理论学说，对多种疑难病证开创了新的辨治方法。研习《内经》时已认识到天癸不是单纯的生殖之精，而包含多种物质和多种作用。通过研究天癸实质明确了天癸有至神天癸、至气天癸、至液天癸和至精天癸四大类，与西医之神经系统、内分泌系统、免疫系统、代谢系统、生殖系统等密切相关，通过调天癸之法可以激发五脏六腑、气血精津液，从而调控人体的生理作用。

陆拯力倡毒证“四层辨治法”，对多种重证、顽证，尤其无症状的险证，建立了新的治毒体系。他认为，毒邪致病最为广泛、病变最为凶险，与一般六淫之邪、七情所伤为患，以及痰瘀作祟所致，有着显著的区别，由此认识到毒邪与其他病邪的不同，通过研究毒邪的性质、种类、特点和病变传递规律等，建立了“四层辨证法”，即浮层证、动层证、沉层证和伏层证，对外感疫疠、内伤重病均有重要参考价值。临证注重毒理学说，并不是鼓吹“万病皆毒论”，而是应熟谙毒理学说及其他病因病机理论，方能更好地为临床服务。

十四、金亚城

1. 名医简介

金亚城（1934—2008 年），男，浙江杭州人，中共党员，浙江省名中医，第二批全国老中医药专家学术经验继承工作指导老师，主任中医师，享受国务院政府特殊津贴专家。曾任杭州市第三人民医院中医科主任、兼任中国中西医结合学会消化专业委员会委员、浙江省中西医结合学会理事、杭州市中西医结合学会副理事长等职务。先后被授予“杭州市优秀科技工作者”“杭州市医药卫生‘伯乐奖’”等荣誉称号。

2. 学术渊源

金亚城1950年毕业于杭州卫生学校，先后在浙江省卫生干校、温州医学院、上海医科大学学习中医和中西医结合，1982年结业于浙江医科大学中西医结合高级进修班。1991～1994年作为第二批全国老中医药专家学术经验继承工作指导老师，指导学术经验继承人傅志泉。2002～2006年作为第二批浙江省名中医学术经验指导老师，指导学术经验继承人刘云霞。

3. 学术思想

（1）中西结合，相得益彰：主张中西结合，遵循“继承而不泥古，创新而不离宗”的治学原则，认为对传统中医学的继承，是促进中医学发展的前提，只有以中医理论为基础，结合现代医学理论与技术，才能真正促进中医现代化与中西医结合的发展。在诊治上，坚持辨病与辨证相结合、宏观辨证与微观辨证相结合的双结合方针。在临诊时，提倡辨证论治与专病专方相结合，既要强调中医辨证论治的整体性精髓，又须切中病损的关键立方遣药。在方剂运用上，主张经方、古方、单方、验方因证施用，不应偏废。在具体立法处方时，更主张把中药现代药理研究成果充分用于处方中，以增强对“病”的针对性治疗。

（2）内病外治，继承发扬：推崇中医药内病外治之法，认为内病外治作为中医学的精髓，应得到继承，并不断发扬光大。发展中医内病外治的理论和实践技能，使之成为口服中药汤剂之外又一有效的给药途径。药物与敷料结合外敷治疗，只要用法得当，选药正确，每每取得良效。作用机制以中医内病外治理论为基础，对痛证尤为适宜，其止痛之效明显优于内服汤剂，不仅起效快、疗效佳，且无损伤脾胃等不良反应，可应用于临床各类疾病的治疗。

（3）西药中化，洋为中用：倡导“西药中药化研究”，认为中药具有中药特性，如四气五味、升降沉浮、归经等，西药则是以物理、化学的指标来表示其特性。中西药物都是用来防病治病的物质，必然有其内在联系（物质与生物活性的同一性），如果把现代西药放到中医药学理论体系中进行研究，使其具备中药的基本属性，从而能按中医药学理论使用。如金亚城研究发现，头孢拉定性苦味寒，归肺、胆、膀胱经，对“热证”的疗效明显优于“寒证”，对辨证属湿热证、痰热证、热毒证的感染患者疗效更优。西药中药化的研究，不仅能解决中西药物应用中存在的许多理论与实际问题，而且能提高药物治疗效果，合理联合应用中西药是中药现代化与中西医结合的一条捷径。

4. 临证经验

金亚城长期从事中医（中西医结合）内科临床与科研工作，擅长消化系统疾病与男科疾病的诊治。临床实践中，以辨证论治为基础，结合现代药理研究，立方遣药，经临床（结合实验研究）反复筛选，组创有个性特色，具中西医结合内涵的经验方。

总结慢性萎缩性胃炎的病理基础是脾胃虚弱，基本病理特点为肝胃不和，而肝火犯胃、气滞血瘀、胃阴不足、肝胃郁热等证型均为其病理变化的结果，创立以健脾理气和胃为主要治法，提出“萎缩性胃炎肝胃不和证”的病证新概念。强调辨证论治四要点，即和胃加重理气、健脾不忘化瘀、兼顾清热养阴、诊治调护结合。研制出具有健脾理气和胃功效的口服液“萎胃灵”。

创制特色经验方（包括复方、外敷方与单方）。如壮阳灵口服液治疗男性不育与阳痿，经批准为医院制剂而广泛应用于临床；胆道蛔虫症方治疗胆道蛔虫症；护肝降酶方治疗转氨酶增高；急性胰腺炎Ⅰ号方、Ⅱ号方治疗急性胰腺炎；番泻叶、大黄、虎杖等单味中药治疗急性上消化道出血、急性胆囊炎、急性胰腺炎、胆道蛔虫症等消化道急症；腹泻灵外敷治疗急性肠炎；药物肚兜治疗胃脘痛；痛经宁外敷治疗痛经；药物护膝（肘）与护腰治疗腰膝（肘）疾病；哮喘灌肠方治疗支气管炎哮喘等，临床疗效显著，研究成果达国内领先或先进水平，并获 20 多项省市级科研成果奖。

十五、赵树珍

1. 名医简介

赵树珍（1937—2015 年），男，河北高碑店人，中共党员，主任中医师，浙江省名中医，第二批全国老中医药专家学术经验继承工作指导老师，享受国务院政府特殊津贴专家。生前历任浙江省中医研究所（现浙江省中医药研究院）肿瘤研究室主任、办公室主任、副所长、副院长等职，兼任浙江中医药大学教授，浙江省中医药学会常务理事、肿瘤分会副主任委员，浙江省中医药科技工作专家咨询委员会委员，浙江省中医药肿瘤临床治疗中心顾问、全国青年中医研究会高级顾问。

2. 学术渊源

赵树珍 1957 年进入北京中医学院（现北京中医药大学）中医系学习，聆听秦伯未、刘渡舟、王绵之、颜正华、董建华等名医大家的授业传道。1963 年分配至浙江中医研究所，得到史沛棠、潘澄濂的悉心指导与栽培，两位都是

"浙医流派"的重要传承人物，在内科杂病、妇科病、肝胆病、肿瘤等方面临床诊疗造诣精深。史沛棠临诊注重辨证，"病不辨无以治，治不辨无以愈"，强调阴阳统一平衡，治杂病主张调补脾肾；潘澄濂重视中西医结合。这些理念对赵树珍后来的学术生涯产生了较大影响，他在肿瘤治疗中"重正虚，强脾肾"、辨治倡"三观"、主张衷中参西等思想与两位老师一脉相承。

3. 学术思想

赵树珍从医50余年，擅长内科杂病，尤精于肿瘤的治疗。认为肿瘤是表现于局部的全身性疾病。局部为实，全身为虚，本虚标实。其根本在于正气虚弱，脏腑功能失调，导致痰瘀邪毒互结所致。肿瘤既成，进一步耗损正气，虚者更虚。他认为肿瘤是因虚受邪而致病，因病损正复致虚，正虚贯穿疾病的始终。治疗要时时顾护正气。正有气血、阴阳、脏腑、经络之别，脾肾最为关键。脾为后天之本，气血生化之源；肾为先天之本，元阴元阳之根。脾肾虚损，气化温煦失常，则水湿停滞，痰浊内聚；血运无力，血滞而瘀；卫阳不固，则外邪入侵；化生乏源则气血阴阳俱亏等，都是肿瘤发生发展的主要原因。因此脾肾的盛衰既决定了肿瘤疾病的转归，又是治疗的关键。

赵树珍在肿瘤辨治上倡导以整体观念和辨证施治为基础的"三观"思想，即"见病见人，治人治病"的整体观，"扶正祛邪，调节脏腑阴阳平衡"的调衡观，"中西医结合，优势互补"的综合治疗观。"治病先治人"，强调临诊不能见病治病，当从整体出发，辨证论治；同时强调对肿瘤患者的身心双治；针对肿瘤"虚、瘀、邪"的基本病机，认为疾病的过程是正邪相争的过程，临诊应根据正邪消长盛衰及脏腑虚实情况决定扶正与祛邪的主次先后，达到阴平阳秘的目的；他还十分重视中西医结合在肿瘤治疗中的运用，认为中医、西医各有优势，不可偏废。临床应根据肿瘤的病种、分期及治疗的不同阶段结合现代医学的不同治疗手段主动做好主角、配角的转换。

此外赵树珍还认为气机不调（气虚不用或气运失常）与肿瘤的发生发展密切相关，调理气机在肿瘤治疗中具有十分重要的作用，根据多年临床经验，总结出理气四法，即理气疏肝、理气运中、理气导邪、理气助补。

4. 临证经验

赵树珍在胃肠道肿瘤及癌前病变的诊治上疗效卓著。认为胃肠肿瘤的成因多为正气不足，加之饮食不节，邪毒入侵，导致气滞、痰凝、湿聚、血瘀而成。脾胃虚弱，运化失职，湿浊内蕴；肾气亏虚，气化温煦失司，湿浊内聚；阻滞气机，气血不畅而瘀滞；湿毒瘀滞互结，终成肿瘤。脾肾亏虚是其根本，治病求本，当从脾肾着手，温肾厚土治其本，养正积自除。自拟胃肠康复方，选用黄芪、党参、白术、薏苡仁、仙鹤草健脾益气化湿，补骨脂、淫羊藿温助肾阳，枸杞子、女贞子益肾养血，枳壳行气消滞。以此为基础方，随证加减，对胃肠肿瘤，尤其是中晚期患者，常能收到满意的疗效。

慢性萎缩性胃炎是胃癌前病变，属中医学“胃脘痛”“痞满”范畴，多由长期饮食不节，或情志所伤，导致脾胃虚损，湿浊内蕴，加之久病入络，瘀毒结聚所致。胃镜下可见黏膜灰暗，血管透见并伴有腺体不典型增生或肠化生。赵树珍从补气活血、理气化湿入手，拟消萎散结方治疗，以红参、白术、炙甘草补气健脾，枳壳行气消滞，姜半夏化湿和胃，香茶菜、蒲公英清热活血，白芍缓急止痛。根据其主要成分研制的人参香茶片（即“胃复春”）治疗胃癌前期病变的相关研究，先后获多项奖励。

十六、俞尚德

1. 名医简介

俞尚德（1919—2020 年），男，浙江诸暨人。国家级、省级名中医，第二批全国老中医药专家学术经验继承工作指导老师，第一届浙江省名中医，曾是浙江省首届专业业务考试“状元”。

2. 学术渊源

俞尚德 1934 年拜上海名医蔡济平为师，从学侍诊 9 年。1947年始在杭州行医。20 世纪 50 年代初，襄助儒医王邈达先生整理《伤寒论》。1955 年进入杭州市第一人民医院组建中医科。1959 年调至杭州市第四人民医院组建中医科，并任科主任等职。2010 年，经国家中医药管理局批准，首批全国名老中医药专家传承工作室（俞尚德工作室）正式成立，设于杭州市中医院脾胃病科。

3. 学术思想

（1）辨证论治是根本：俞尚德认为在中医文献中对疾病的命名，如胃脘痛、胁痛、呕吐、泄泻、黄疸等，从现代的角度去认识，指的都是症状，只是在一定条件下，疾病在人体局部或某些功能方面的临床表现。是患病机体在某一阶段中所反映出来的一个个具体现象。若只针对症状施治，便称对症治疗。但传统中医却将这些症状作为病名，在临证时以其特有的思维方法，结合病者的体质，以及当时机体在致病因素作用下所产生的综合临床表现，运用四诊、八纲，分析六淫、七情所伤，以及六经、三焦、卫气营血和藏象的分类归属，然后确定证候。如黄疸有阳黄（湿热、瘀热）、阴黄（寒湿）之分，胃脘痛有中虚、肝郁、瘀痹、宿食、寒热之别。可见辨证治证，较之对症治症，不仅在认识疾病的广度和深度上，而且在疗效上，都具有显著的优势，这也正是中医药学能延续数千年，仍被广大群众乐于接受，并用以疗病和保健的原因之一。

（2）脾胃功能统一观：俞尚德经过数十年的理论结合临床实践的系统研究，形成了另一个重要的学术思想，即脾胃的运化功能应树立统一观。中医学的脾胃学说源远流长，他研读《内经》，关于脾胃运化水谷的功能，总结归纳出三种说法：①脾胃共同完成受纳与运化。②脾胃对水谷的运化作用不同。③脾胃协调输布精气。综观李东垣《脾胃论》的有关论述，认为运化作用是脾胃协作完成的，提出“脾胃功能统一观”。

俞尚德认为，脾胃升降功能活动的协调平衡，由中气调节。脾胃的升降活动是统一的，脾阳与胃阳、脾阴与胃阴亦应统一对待。可以认为水谷是一种营养物质，这种物质中的营养“能”，通过脾胃之阳的“做功”，转化为机体“能”，一部分直接以热能形式散发，另一部分通过脾胃之阴的“做功”转化为营卫之类的营养“能”，贮存于机体，以供五脏六腑、百骸九窍利用。这是脾胃功能之所以显得特别重要的实质所在，而被认为“后天之本”也。总之，脾与胃相表里，是一个功能单位。脾胃之阳与脾胃之阴，代表阴阳两种物质及其功能活动（物质代谢、能量转化等），不能截然分开。

4. 临床特点

俞尚德专攻消化系统疾病，享誉省内外，为中医脾胃病学之翘楚。其毕生精力主要用于钻研脾胃学说，倡导“审病－辨证－治病”的诊疗思维方法，结合西医学知识，对食管、胃、肠、肝、胆等病证，分阶段、有重点、连贯有序地进行了系列临床研究。创建了大批疗效确切的俞氏经验方，如俞氏补中生肌汤治疗消化性溃疡，俞氏溃结方和俞氏灌肠方治疗溃疡性结肠炎，俞氏利胆汤治疗急慢性胆囊炎等。先后在中西医学杂志上发表医学论文数十篇，并编撰出版了《消化系统证治》《俞氏中医消化病学》《中药不良反应防治》《〈内经知要〉选讲》等著作。

十七、洪用森

1. 名医简介

洪用森（1928—1998 年），男，浙江临海人。作为浙江省中西医结合医学的创始人之一，多年来从事中西医临床、教学、科研、管理工作，为发展中西医结合事业作出了贡献。先后担任中国中西医结合学会常务理事、浙江分会副理事长、杭州分会理事长，中国中医药学会浙江分会常务理事，中国中西医结合学会肾病专业委员会主任委员、副主任委员，杭州市红十字会医院、浙江省中西医结合医院院长。1993年获国务院突出贡献奖，享受国务院政府特殊津贴。1994年在杭州主持召开第一届国际肾病会议，1997年被评为全国第二批老中医药专家学术经验继承工作指导老师。

2. 学术渊源

洪用森1956年毕业于浙江医科大学（现浙江大学医学院），1958年12月至1961年9月，受组织委托，在浙江医科大学西医离职学习中医班学习，成为浙江省首批西学中骨干。多年来，洪用森撰写了30余篇论文发表在各级各类杂志上，主编《中西医结合中医基础理论研究进展》《中西医结合治疗手册》，翻译《透析进展》，与王永钧合作汇编《张硕甫医案》。1991年创办《浙江中西医结合杂志》并担任主编。

3. 学术思想

洪用森积极倡导多种中西医互学的方法，中医的辨证和西医的辨病相结合。经中西医结合治疗的患者占总住院人数的70%。在治疗急性胰腺炎、急性胆道感染、溃疡病出血、急慢性肾功能衰竭等疾病方面，积累了大量的临床经验，取得了很好的疗效。医院其他科室的西学中班结业医师也注重在临床工作中应用中医药诊治疾病，充分发挥了中西医结合的优势。

在杭州市红十字会医院肾脏病工作时，除肾病专科门诊、病房外，洪用森还建立了中西医结合肾病研究室，对原发性肾小球肾炎、尿毒症等肾脏疑难杂症有深入的研究，在临床上形成了一整套中西医结合治疗肾病的新体系。为解决当时肾移植过程中的排异问题，洪用森主持了卫生部“七五”攻关项目，历时5年，研究不同剂量的人参在抗肾移植排斥中的作用。研究发现中西医组的患者比单纯使用西药组的患者肾移植成活率高，生存时间长。即使出现了排斥现象，也有利于控制、终止排斥反应，减少西药的毒性作用。并肯定了小剂量人参具有双相免疫调节作用，从而率先在国内提出重视人参在肾移植中抗排斥的观点，主张在大剂量应用糖皮质激素抗排斥时，长期合用小剂量红参，结合中医辨证，可提高患者肾移植后成活率。研究成果在国内处于领先地位，并获杭州市科技成果奖三等奖。

4. 临证经验

原发性肾病综合征是肾脏病治疗的难点之一。为提高糖皮质激素的疗效，减少不良反应，降低疾病的复发率，洪用森主持了“益肾宁治疗肾病激素撤退肾阳虚证的临床与实验研究”。他认为水肿有内伤外感之别，原发性肾病综合征除夹外感风邪外，大多为内脏亏虚，正气不足，须辨清阴阳、气血、虚实，正确定位脏器，这对治疗和预后关系很大。该项目获1990年度浙江省科学技术进步奖四等奖。

十八、王晖

1. 名医简介

王晖，男，1941年2月生，宁波慈溪人。中共党员，主任中医师，第三批全国老中医药专家学术经验继承工作指导老师，第二批浙江省国医名师，享受国务院政府特殊津贴专家。曾任中华中医药学会理事、浙江省中医药学会副会长、浙江省名中医研究院副院长、宁波市中医药学会会长、宁波市中医院院长等职。曾获首届“中医药传承特别贡献奖”、浙江省中医药先进工作者、宁波市“医师终身成就奖”等荣誉称号。

2. 学术渊源

王晖科班出身，1967年毕业于浙江中医学院。求学期间，跟随国医大师葛琳仪、浙江省名老中医吴士元等名家学习。教学实习期间，王晖师承湖州四大名医之一的朱承汉先生（首批浙江省名中医）。在朱老抱恙期间，他将王晖托付给学生陆拯（国家级名中医）、姜琦（浙江省名中医）继续未完的学业。王晖学道于经典，闻术于百家，实践于临床，发扬于创新，逐渐形成了以“气化学说”为主，以“病机分层理论”和“五行体质观”为辅的学术观点，人体作为气化模型，道器结合，形人合一，时空共存，大道归一，这是对《内经》气化理论的补充和创新。

3. 学术思想

（1）气化学说：王晖倡导气化学说，该学说涵盖了气化之道的本源、地位和意义，气化失常与疾病的关系，调理气机在疾病治疗中的作用，以及临床运用等。气化学说是在气化哲学思想和自然科学研究方法的影响下，用以解释自然生命运动规律的理论体系，对中医基本概念与理论体系的构建有重要影响。气化之道决定宇宙万物的产生、生存和延续，对中医学之病因病机、治疗原则、养生康复等理论的形成有深刻影响。王晖认为，气化失常为人体百病之先和诸病之根，调理气机是疾病治疗的根本大法。气化之道形成了中医基础理论和特色优势，是中医学认知生命健康的原创思维，是中医理论的根和魂。

（2）病机分层理论：王晖在多年的临证经验中发现，部分患者病情复杂，并不能用单一的病机概括。由于受到体质、病程、饮食、情志变化等多种因素的影响，可出现一体多病的复杂病机，有一些疾病临床无症可辨，因此往往难以准确把握病机，以致影响疗效。但王晖却能驾轻就熟，化繁为简，这得益于其对临床病机进行的分层辨析，即他提出的“病机分层理论”。王晖认为，病机具有动态性、可分性，提出要“始终把握基本病机，动态掌握阶段病机，精细梳理兼夹病机，细心探索潜伏病机，果断处理即时病机”的原则，临证当抓住当前主要病机，合理处理相关病机，根据病机动态变化，适时调整应对主次。辨证分层处置是否妥当，将直接影响疗效。

（3）*五行体质观*：《灵枢·阴阳二十五人》云：“先立五形金、木、水、火、土，别其五色，异其五形之人，而二十五人具矣。”此为“五形人”概念的首次提出。王晖在此基础上，谨遵《内经》“有诸内必行诸外”“以常衡变”的宗旨，结合王琦院士制定的体质分类标准，将体质学说、阴阳五行、易理洛书等引入五行体质，形成了五行体质观，使察形观色辨体之法成为明察疾病发生、发展、转归的关键点、敏感点和靶点。

4. 临证经验

王晖以善治糖尿病著称，认为糖尿病是一组从真气不足，气化功能失调开始，致脏腑经络气血瘀滞、阴阳气化逆乱而终的虚实寒热夹杂的内科杂病综合征，提出的四期辨证——前驱期、原始期、消渴期、逆归期，对应西医学的糖尿病高危人群、糖耐量异常期、糖尿病期、糖尿病并发症期。创建“糖尿病四期辨治模式”，将“四期辨证”及“五脏五体辨证”应用于糖尿病未病先防、既病防变的治疗中，在稳定血糖、减少西药用量、改善症状、预防并发症等方面取得了较好的疗效，推动了国内中医内分泌领域的学术发展。

王晖在月经病的诊治中，根据《内经》“阴阳”理论结合临床实践，针对妇人月经周期冲任阴阳消长的病机病理，提出“四调法”，即势调、养调、疏调、平调四法。月经期在治疗上应以“势调”为法，因势利导，推陈出新，使胞宫排血通畅，气血调和，以达去陈布新之功。卵泡期在治疗上应以“养调”为法，养血益气，调理冲任，促进阴长源充，为阴生阳长奠定基础。排卵期在治疗上应以“疏调”为法，疏通血气，促进排卵。黄体期在治疗上应以“平调”为法，平衡阴阳，调和气血，促进黄体成熟，为妊娠或月经来潮打下基础。

十九、冯昌汉

1. 名医简介

冯昌汉，男，祖籍天津，1937 年 3 月出生于湖北武汉，中共党员，舟山医院主任中医师，2001 年 11 月被浙江省政府授予“浙江省名中医”称号，是第三批全国老中医药专家学术经验传承工作指导老师。长期任职舟山医院中医科主任和中医病区主任，兼任浙江省中医药学会理事、舟山市政协委员、舟山市中医药学会首任会长等职，是舟山市中医界的领军人物，为海岛中医事业的发展作出了重要贡献。

2. 学术渊源

冯昌汉出身中医世家，其父师从京城名医欧阳愈众。冯昌汉是广州中医学院（现广州中医药大学）第二届毕业生，求学期间，获刘赤选、马云衢、邓铁涛、司徒铃等先生的教诲，深得真传。从事中医临床工作后，由于地处偏僻海岛，除了读大学期间打下的中医基础，只有通过读书自学、向其父书信请教，体会中医如何看病，寻求如何把病看好的方法。从医 50 多年，致耄耋之年仍手不释卷，孜孜以求，体悟中医，实践中医。逐步形成了熟读经典、宁涩勿滑，旁参诸家、博采众长的治学主张和以方证对应、同病异治，针药并施、内外兼治，四诊合参、注重腹诊，药轻方简、通常达变为主的临证特色以及临证重视脾胃，以平为期的学术观点。

3. 学术思想

冯昌汉秉承李东垣的脾胃学说，认为脾胃为后天之本，气血生化之源，人以胃气为本，脾主升胃主降，是气机升降出入的枢纽，脾胃功能受损则升降失宜，从而可影响心主血脉、肺之宣肃、肝之疏泄、肾之藏精，因此从脾胃入手，时刻注意顾护脾胃的升降功能，不只是治疗脾胃病，在肺系疾病、肾系疾病、津液代谢失常疾病及某些疑难病的治疗中都占有重要地位。临床常用六君子汤、归芍六君子汤健脾和胃、益气升阳、燥湿化痰、养血和血，并通过加减变化治疗各种内伤杂病。

冯昌汉认为疾病的发生发展变化，本质是机体的阴阳相对平衡遭到破坏，造成体内阴阳偏盛偏衰的结果。调整阴阳，恢复阴阳的相对平衡，以平为期，恢复阴平阳秘是治疗疾病的根本法则。临床尤喜用小柴胡汤和桂枝汤加减调和阴阳。小柴胡汤可以和解少阳、调和肝脾、调和寒热，使机体达到阴阳平衡的目的，常用于咳嗽和情志病的治疗。桂枝汤不仅是治疗太阳中风的专治方，而且是治疗阴阳失调、营卫失和病证的通用方，随病证不同而有阴阳补泻多种加减变化。处方可进可退，进取辛甘化阳而补阳，退用酸甘化阴而滋阴；可分可合，分则桂枝、甘草走阳，芍药、甘草走阴，合则伤寒中风合方，太阳少阳合治，太阳太阴统疗；可守可变，守则中风、杂病有是证用是方，变则随病因、病位、病理、病势不同，随证加减，变化无穷。

4. 临证经验

冯昌汉能在中医理论指导下，得心应手地应用中药、针灸等各种技术诊治内、外、妇、儿各科常见病和多发病，擅长治疗时病、脾胃病、肝病、失眠、急慢性咳嗽、围绝经期等疾病，独创的钝弯针技术对小儿发热、腹泻、咳嗽具有立竿见影的疗效，对高热、厥脱、中风、血证等急危重症的处理有独到的见解。

临证强调方证对应。认为“认识疾病在于辨证，治疗疾病在于用方”，伤寒、金匮方就是方证对应的典范，提出方证对应、辨证用方可以从以下三个方面入手：第一，有是证用是方，在熟悉理解原文基础上抓主证，用经方。第二，掌握病机运用经方。首先要掌握六经生理、病理，施以六经处方；其次要了解每一方证的具体病机，只要病机相符，即使证候不同，也可异病同治，选用是方，可以达到全无是证，仍用是方而治愈病证之佳境；再次要熟知方剂配伍意义及其药物性能，据其方义、处方作用，扩大适应范围。第三，证候引申扩充经方应用。以生理病理、病因病机为基础，引申经方原来的主治证候，扩大原方的适应范围。

舟山地处我国东部沿海，民病多湿，冯昌汉长于湿温时病的诊治。认为湿为阴邪，以伤阳为主，既不伤阴就不会有热伤营血而成营血之热，始终只在气分与卫气之间盘旋，热由湿生，其寒热混杂不清，不能通过卫气营血来反映证型和阶段的转化关系，故以三焦辨证为佳，达到开上、畅中、导下的目的。提出上焦湿热有湿困于表的藿香正气散加减证和湿伤肌腠的藿朴夏苓汤加味证；中焦湿热有湿热郁蒸的甘露消毒饮加减证，湿热郁发白痦的薏苡竹叶散加减证和湿热神昏的菖蒲郁金汤加减证；下焦湿热有湿注膀胱的茯苓皮汤证和湿滞大肠的宣清导浊汤证的观点。

二十、汤金土

1. 名医简介

汤金土，男，1942 年 2 月生，浙江湖州人。主任中医师，教授，博士研究生导师。全国老中医药专家学术经验继承工作指导老师，第三批浙江省名中医，曾任国家食品药品监督管理局药品审评专家、浙江省食品药品监督管理局药品评审委员、中华中医药学会理事。

汤金土从事中医内科临床及教学工作60余年，对内科系统疾病的治疗有丰富的经验和较好的疗效，如咳嗽、胃痛、胆囊炎、胆结石、慢性肝炎、高血压病、心肌病、慢性荨麻疹等，尤其擅长血液病的中医治疗，特别是慢性再生障碍性贫血、急慢性白血病、血小板减少性紫癜、过敏性紫癜、骨髓异常增生综合征、多发性骨髓瘤、非霍奇金氏淋巴瘤等均有丰富的经验。

2. 学术渊源

汤金土科班出身，1965年毕业于浙江中医学院（现浙江中医药大学），曾师从史沛棠、潘澄濂、吴颂康、宋鞠舫、罗鸣岐等浙江名医。毕业后留校任教，其间师从吴颂康教授，从事血液病的相关研究工作，深得老师的悉心栽培和学术指导。之后在长期临床工作中，对中医药治疗血液病，特别是急慢性再生障碍性贫血、白血病、血小板减少症等积累了丰富的经验。汤金土长期从事中医内科临床、教学和科研工作，培养了以叶凤为代表的多名优秀硕士、博士。1992年其编著的《金匮要略校注》《张山雷医籍》获国家中医药管理局中医药科学技术进步奖二等奖，发表的论文“二仙温肾汤治疗再生障碍性贫血的临床研究”获浙江省中医药科学技术进步奖三等奖，1996年其主持的“近代名医张山雷遗著研究”获浙江省科学技术进步奖三等奖、浙江省中医药科学技术进步奖一等奖。

3. 学术思想

形成了以“扶正为主，佐时祛邪，中西医并重”为特点的诊疗模式。汤金土倡导治疗疾病以扶正为主，扶正与祛邪同时进行。用药时也常加入解郁药，与患者常沟通，他认为扶正祛邪思想的精髓就是卸下患者的思想负担，缓解患者的精神压力。

对于血液病，汤金土强调中西医并重，根据患者的病情先进行一定程度的化疗，在病情得到控制后用中药治疗。中医为主，宏观调控，西医为辅，局部强化治疗，两者兼具，兼容并包，体现出他海纳百川的博大胸怀。

4. 临证经验

汤金土对各种中医内科疾病的诊治，均取得了较好的疗效。如呼吸系统的慢性支气管炎，用苓桂术甘汤合三子养亲汤加味获效；支气管扩张伴咯血，采用润肺化痰宁络止血法；消化系统的胃溃疡用健脾温中、和胃理气法；慢性胃炎用理气和中、清胃止痛法；胆囊炎、胆石症用化湿利胆之四逆散合三金一青一黑（药用柴胡、郁金、蒲公英、赤芍、白芍、金钱草、海金砂、焦山栀、青皮、生鸡内金、鱼脑石等）；肝硬化腹水用实脾饮加减。临床尤擅于血液病的中医药治疗，如治疗急性再生障碍性贫血，方用生脉饮、二至汤加减；慢性再生障碍性贫血，主方以二仙温肾汤加减；肝肾阴虚证用左归饮合二至丸加减；肾阴阳两虚证用七宝美髯丹加减。慢性白血病以清骨散加味；热毒内炽证用玉女煎加味；热伤营血证，用犀角地黄汤加味；气阴两虚证，用生脉散加味。特发性血小板减少性紫癜之邪热内扰证，用清营汤加减；阴虚火旺证，用茜根散加减；气血亏虚证，用益气摄血法。缺铁性贫血以黄芪乌梅汤（黄芪、乌梅、甘草、五味子、当归、党参、制首乌、陈皮）加减。

二十一、张融碧

1. 名医简介

张融碧，女，1939年6月生，广西融县人，主任中医师，第三批省级名中医，第三批全国老中医药专家学术经验继承工作指导老师，曾任浙江省高级职称评审委员会委员、杭州市政协委员。

2. 学术渊源

张融碧科班出身，1965年毕业于浙江中医学院（六年制），为首批毕业生。在校和工作期间，先后受教于何任、罗鸣岐、裘笑梅、叶熙春、魏长春、潘国贤、王以文、吴庚伯等名家。张融碧除求教于诸位老师外，还深入民间，求教于民间医师，学得诸多中药验方及临床经验，丰富了她的医学知识和治疗方法。后就职于杭州市红十字会医院中医内科，在继承、发扬了各科大家之所长的基础上，结合深耕中医临床门诊数十载，在实践中逐渐形成了“治病求本，清补结合，中西兼顾，辨证为先”的学术思想和临证特色。

3. 学术思想

（1）“治病求本，清补结合”的临床诊疗原则：张融碧重视经典古训，指出在中医临床工作中，要认清病证的根源所在，强调“望、闻、问、切”每一步都要详尽，不可敷衍，要尽量保持客观的态度收集患者病史、用药等原始资料，同时结合现代医学的检查检验技术，中西结合，明确疾病的中西医诊断。张融碧指出现代人常喜补药，在未明确病证情况下，往往起到负面作用，医者不可不知，故“清”与“补”须兼顾，具体视患者的病情辨证论治。

（2）“中西兼顾，辨证为先”的诊治理念：张融碧秉承传统中医药理论，长期跟师随诊，融伤寒派、温病派、温阳派等诸家学说及临床经验，“不主一家之言”，兼顾民间经验，强调“辨证论治”为临床诊疗第一位，不可本末倒置，处方不可刻板套用“模版”，须随症加减，医者要懂得变化出入，才能药到病除。

（3）“实事求是，用药轻灵”的用药特点：张融碧中医临诊用药组方以轻灵、质朴、实事求是为特点，注重经典药对的搭配，在辨证精准的前提下，其遣方选药主次分明，用药如用兵，绝不能头痛医头、脚痛医脚，忌拼凑呆板和夸大功效，应忠于辨证论治，方证对应，才能药到病除。

4. 临证经验

张融碧以擅长治疗内科疑难杂症著称，尤其在脾胃病方面颇有建树。在治疗胃肠恶性肿瘤、慢性萎缩性胃炎等难治性脾胃病方面，她指出现代人生活饮食方式改变，脾胃多虚中夹实，故治疗上须清补兼顾，坚持不蛮补、不强补，不为清热解毒而下重药、苦药，秉持扶正祛邪，用药多清灵，善以芳香化浊，注重清胃热与养胃阴相结合，自拟“清热健胃合剂”，专门针对胃肠恶性肿瘤、慢性萎缩性胃炎一类的脾胃病，在几十年间治愈了无数患者。

张融碧治疗咳、喘、痰、哮等肺病疗效显著，主张“热者寒之、寒者温之、浊者清之、瘀者化之”额治疗总则，采用“升、降、出（祛）、入（补）法”有机结合，根据患者体质、病情，辨证施治，以化痰为主，痰为百病之源，兼顾脾、肺、肾，清生痰之源，补化痰之器，临床常见速效。

对于急危重症，如中风（脑梗死）后遗症、癫痫、躁狂症、抑郁症、双相情感障碍（急性发作期 / 慢性期）等，张融碧主张“急则治其标，缓则治其本”，如疾病在急性发作期，首先应该针对危及患者生命的主病进行诊疗，在快速有效控制疾病的危重状态时，再进行下一步的治疗。

张融碧亦精于妇科、儿科。妇科方面，强调血气双调和情志致病，治疗上常肝脾同治，气血双调，擅用经方对月经不调、不孕不育、产后病、孕期病（经、带、胎、产）的诊治。在儿科方面，延续钱塘钱氏之法，尤善小儿面诊、指纹诊，重视调养脾胃（后天之本），在小儿外感、疳证、惊厥等疾病上用药灵验，常“一剂知，三剂愈”，广受患儿家长传颂。

二十二、郁加凡

1. 名医简介

郁加凡，女，1941 年 11 月生，浙江宁波人，第三批浙江省名中医，第三批全国老中医药专家学术经验继承工作指导老师，杭州市第四、第五届政协常务委员，杭州市中医院原院长。曾获浙江省人民政府“巾帼建功”先进个人、浙江省卫生厅“中医院建设贡献奖”和杭州市中医药优秀管理干部等荣誉。

2. 学术渊源

1966年，郁加凡毕业于浙江中医学院六年制中医专业，从医50余载，师从国家级名医盛循卿、吴士元。她熟读经典，深受张仲景“顾护胃气”和李东垣《脾胃论》学术思想的影响，认为脾胃在人体生理病理和疾病的治疗中占有重要地位，临证诊治疾病时要特别重视保护脾胃，使“本气充满，邪不易入”。基于保胃气的原则，用药轻灵平和，对药性峻烈、易伤脾胃之药，主张少用或不用。临证中善将传统中医理论与现代科学技术融会贯通，结合心理疏导、饮食指导，治疗各种内科疑难杂症。

3. 学术思想

在学术上，郁加凡取法诸家，参以已见，发挥新知，以整体观念为指导，辨证论治为核心，逐渐形成了完整严谨有序的临证思路，善于将传统的中医理论与现代科学技术融会贯通治疗内科疑难杂证，尤其在糖尿病及肝胆胃病的治疗方面具有独到之处。概括其临证特色如下。

（1）倡导未病先防、已病防变思想：郁加凡既强调预防疾病的重要性，又要根据疾病的现状及其发展规律和发展趋势，进行有预见性的早起合理治疗，防止疾病的发展和传变。医者的任务就是不断发现那些有辨证价值的潜在症状，使之“显化”，转变成为可以利用的显证。这也是“治未病”思想的精髓所在。

（2）重视宏观微观，辨证辨病结合：汲取现代科学技术，为我所用，在临证时既要考虑病因及局部病变的特异性，又要从机体反应的特异性考虑，对患者的整体反应作出相应调节。要正确处理局部和整体、形态结构和功能代谢、内因和外因、物质和精神、原因和结果等方面的辩证关系。运用现代科学知识和方法，辨病结合辨证来论治，逐步丰富辨证论治的内容。

（3）祛邪不忘扶正，时刻调护脾胃：脾胃为后天之本，他脏之病常累及脾胃，久病体弱之人，脾胃或多或少均有损伤，辨证立法更应重视脾胃。不管是辨证立法，选方用药还是病后的调理，都考虑到调护胃气，有了胃气，才能保证病体早日康复。调护脾胃，旨在通过调动机体自身的抗病能力和自我调节的功能，恢复机体阴阳平衡，体现了强调人体正气的重要性和扶正祛邪的辨证思想。

（4）治病首重治人，求因明本为先：郁加凡强调在临证中治病首重治人，医患必须互动，“语之以其善，导之以其所便，开之以其苦”。医者对患者态度热情和善，通过细致深入地询问病史，给患者充分的倾诉机会，与患者达到“共语”的状态。时刻情系患者，充分调动患者自身的抗病能力。临诊多见因“情志致病”或“因郁致病”，尤表现为脾胃功能失调，因此在治疗中不但运用疏肝健脾药物，更须给予患者足够的疏导关怀。

4. 临证经验

结合慢性萎缩性胃炎反复发作、日久不愈的特点，郁加凡提出脾胃虚弱是发病基础，气机阻滞、胃失和降是主要病机及重要环节，血瘀是发生发展甚至恶变的关键因素，贯穿于疾病发展始终。基于胃、脾、肝各自的生理、病理及相互关系提出了“脾易虚、胃易伤（滞）、肝易郁”的发病特点，及“脾宜健、胃宜和、肝宜疏”的治疗原则，提出了慢性萎缩性胃炎胃、脾、肝三脏并治的诊疗方案。除用药外，郁教授时常嘱咐患者，注意饮食调摄，情志活动；加强锻炼，多与人沟通，便面七情刺激；保持心情舒畅，则药易吸收，愈后不易复发。

将“上工治未病”的思想运用于糖尿病患者的干预治疗中，根据糖尿病发生发展正常葡萄糖耐量、糖耐量降低、糖尿病三个阶段，将现代的医学检测手段为我所用，从微观角度挖掘“未病”的可查指标。以中医辨证理论为指导，以现代检测为手段，发挥中医“未病先防”的优势，指导糖尿病各个阶段的治疗。

二十三、郑淳理

1. 名医简介

郑淳理，男，1941 年生，浙江衢州人。绍兴市首位全国老中医药专家学术经验继承工作指导老师，第一批浙江省名中医。曾任绍兴市中医院院长、绍兴市中医药学会会长。1978 年，在全省率先建立以中医肝胆脾胃病、尿石症为主攻方向的中医病房。2019 年，被授予首批绍兴市“医师终身荣誉”称号。坚持中医整体观念、辨证施治特色，秉承“绍派伤寒”遗风，开拓创新，坚信顺其自然、珍爱生命的健康理念，重视医患间的心灵沟通，营造个性化医疗和人性化服务的现代中医医疗模式。编著《绍兴医学史略》《医林荟萃·曹炳章专辑》等著作。

2. 学术渊源

1965 年，郑淳理毕业于浙江中医学院医疗系六年制本科，数十年来躬耕临床，深研医道，以《内经》《伤寒论》《金匮要略》为学术根基，博采众长，研究整理曹炳章、付再扬等前辈的学术经验，继承发扬“绍派伤寒”学术特色。

3. 学术思想

（1）继承创新“绍派伤寒”：轻、灵、验的“三衣汤”为特色的茶饮方，将“软肝消积饮”化裁应用于减肥疗法及各种结节病，并形成“实则泻之”的诊疗方案，取得成效。

（2）冬病夏治法的创新：以加味参蛤散在伏天服用治冬季顽疾，体现“上工治未病”的特色。

（3）胆结石疗法新创意：将排石疗法与溶石法相结合，开创了中西医治疗胆石症的新思路，免除了患者的手术之苦。完善三平衡理念，在政治生态平衡与自然生态平衡的基础上，提倡稳定机体内在的生态平衡，反对随意摘除脏器，强调保护机体的完整性。

（4）中医治癌新思路：以扶正为主、祛邪为辅的培土生金法得到广泛应用，降低了“以毒攻毒”法对人体造成的损害，延长了肿瘤患者的生存时间，改善了生存状态。赞同“古方今病不相能”的观点，提倡中医治病亦当与时代共进，因时而变。

4. 临证经验

郑淳理精于内科，擅治各类肝病、温热病，对疑难杂症的治疗尤有独到之处，有三大特色：①中西并重。主张以“中医辨证、西医辨病”相结合的方法，辨治各型肝炎、脂肪肝、肝硬化、结石病等，将排石疗法与溶石疗法有机结合，开创中西医治疗胆石症的新方案，免除患者的手术之苦。带领中医病房开展中医药治疗肝胆病、尿石病等急危重症，自采鲜大戟峻泻法治疗肝硬化腹水，胆石总攻疗法排出 10g 重的胆结石，当归补血汤用于铅中毒患者排铅后的贫血纠正，二金排石汤治疗尿石症，天地龙针治哮喘等。提出以“培土生金法”治疗肺癌，开拓中医治癌新思路，培土生金法以扶正为主、祛邪为辅，在临床得到广泛应用。②守常达变。赞同“古方今病不相能”的观点，提倡中医治病当与时代共进，因时而变。崇尚绍派，擅治温热病，创制三衣清暑汤，治疗暑热夹湿等证，疗效甚佳。诊治肝病，提出辨证治疗三要素，一是清热解毒化湿以清余邪而抗病毒；二是活血化瘀，祛瘀生新，使机体内外畅达；三是软坚扶正，培本固元，配活血法以软肝，防止肝硬化，配清热法以除邪毒。三法相辅相成，根据辨证各有侧重。在“加味二仙汤”治疗肾咳的基础上，提出“心咳、肝咳、脾咳、肺咳、肾咳”五脏咳嗽新思路。③尊天重道。提倡“天人合一，顺其自然”的理念，对于不孕症、经带病、老年病患者，在治疗中强化“日光浴”的应用。倡导药食同源，推出米仁饮、山药粥、百合羹等系列食疗方，食疗与药疗相结合，事半功倍，提高疗效。重视调节情志，将“心情要舒畅，饮食要清淡，用药要简单”用于诊治疾病全过程。提倡调理先要调心，养生重在养心，心静则阴阳平衡，心乱则阴阳失衡，把情志调节摆在重要地位，贯穿治疗全过程。

二十四、胡斌

1. 名医简介

胡斌，男，1939年5月生，浙江金华罗埠人，中共党员，第三批全国老中医药专家学术经验继承工作指导老师，第二批浙江省名中医，第一批金华市名中医，获金华市首届“中国医师节优秀医师”称号，“光荣在党50年”纪念章。曾先后任浙江省金华市中医医院党委副书记、院学术委员会主任、大内科主任等职。现任浙江中医药大学校友会副会长，金华市浙江中医药大学校友会会长，金华市中医药学会顾问。

2. 学术渊源

胡斌科班出身，1966年毕业于浙江中医学院（现浙江中医药大学）。求学期间，深得何任、蒋文照、詹起荪、魏康伯等诸多老师的教诲指点。教学期间有幸得到叶熙春、魏长春等名医的指点，还深受湖州中医院朱承汉的言传身教。老师们严谨求实，术精德高的风范，让他受益匪浅。

3. 学术思想

胡斌在学术中崇尚李东垣的“脾胃论”，重视李氏提出的“内伤脾胃，百病由生”之说。注重脾胃阳气升发，认为脾胃阳气升发，元气才能充沛，生机才能洋溢活跃，阴火才能收敛潜降。

胡斌通过近60年的从医经验，总结出中医药治疗脾胃病特有的学术思想：一是通补兼顾不宜滞，脾胃宜利而恶滞。根据脾胃贵在求“通”的理论，自创“健脾和胃汤”“健胃离肠汤”等治疗脾、胃、肠疾病，取得显著疗效。二是寒热并用，燥润相济求其平。他经过多年临床验证，用半夏泻心汤加减治疗久病不愈之脾胃病表现寒热错杂证者，取得了明显疗效。三是中西汇通，西为中用。对萎缩性胃炎，结合辨病治疗，施以西药，利用中西医结合提高疗效。四是重视心理治疗，强调肝的疏泄条达作用。“土得木而达”肝主疏泄，性喜升发条达，调畅气机，肝气疏则气机畅，肝气结者气机塞，脾胃气机升降有赖肝气的疏泄条达。五是用药喜平淡轻和，意在扶养胃气，顺应脾胃特性，药虽平淡，然脾胃气和而于清淡之中见神奇。重视饮食宜和谐，强调脾胃患者应忌生冷、甜、油腻、酒、茶等食物。

4. 临证经验

胡斌在脾胃病方面多有建树，在临床上十分注重脾阴，认为香燥温补为治脾虚之法，而甘寒滋润益阴则有益于脾，临床常以太子参、杭白芍、山药、甘草等药物治疗脾阴虚证。

治脾胃病兼顾调肝，佐以疏肝行气之品，如绿萼梅、八月札、佛手等。治疗肝病时，亦须注意健脾和胃，病机重肝、脾、胃，随证治之，根据脾虚、肝郁、胃滞的病理特点，治法上以脾宜健、肝宜疏、胃宜和为原则。

治脾胃以“衡”为原则，欲和脾胃，须适润燥；欲调升降，先疏肝胆；欲安胃气宜调气血；欲助运化，寓补于通。中虚当益气，中满当理气，络瘀当活血，阴亏当养阴，热盛当清热，湿阻当化湿。辛开苦降，寒温并调为常法，胡斌在临床上常用辛开苦降、寒温并调之法，如药对干姜－黄连、半夏－黄连、吴茱萸－黄连、木香－黄连。整体调节，对于脾胃病应多层次、多侧面、多因素、全方位地考虑致病原因，了解病史、症状，细心辨证，结合现代物理检查、生化检验，寻找致病证据，强调辨证与辨病相参，在整体观念指导下，采用综合疗法来认识疾病、分析疾病、处理疾病。重视脾胃病的调护，认为脾要三分治疗，七分调养。

二十五、柯干

1. 名医简介

柯干，男，1940 年 5 月生，浙江温州人，中共党员，主任中医师。第三批全国老中医药专家学术经验继承工作指导老师，第四批浙江省名中医，浙江省中医药学会终身荣誉奖获得者，浙江省名中医研究院研究员，浙江省中医药学会常务理事，第二、第三届理事，浙江省首届医古文研究会副主任委员，浙江省中等职业学校教师高级职务评审委员会委员、浙江省中等卫生学校校际大组组长。曾任台州卫生学校校长，台州市政协常务委员、科教文卫体委员会主任委员，台州市中医学会第一至第三届副会长，第四届名誉会长。

2. 学术渊源

柯干为浙江中医学院（现浙江中医药大学）首届毕业生。求学期间，他勤学古训，博采众长。毕业实习 1 年，跟诊全国名医金子久的大弟子，德清名医金伊叔，金伊叔用药轻清简练，对柯干影响深远。毕业后分配至玉环县楚门卫生院（现玉环第二医院）工作7年，躬行实践，学以致用。后调入浙江省台州卫生学校，从事中医教学和临床工作，在校工作24年，教学相长，知行合一，逐渐构建了完整的理论体系。1997年调入台州医院中医科，数十年的临床和教学，形成了“从肝论治”“给邪以出路”“重视脾胃”“用药轻灵”等学术思想和临证经验。

3. 学术思想

（1）从肝论治：肝主疏泄，能疏泄气机，调畅情志，保持全身气机疏通畅达，通而不滞，散而不郁，肝通过主疏泄的功能助五脏气化。现代人生活环境改善，生活水平提高，但工作、生活压力大，忧思、焦虑、紧张等情绪使脏腑气机异常，出现气滞、气结、气逆、气上等变化，气滞、气结可导致血瘀、水停，气逆、气上可携肝火上炎，致肝阳上亢，损伤肝血、肝阴，症状丛生。故柯干利用肝的特性来梳理脏腑气机，同时根据个人体质、病程长短随证治之，恢复人体内平衡。

（2）四诊合参，重视望诊、问诊的作用：望闻问切，四诊缺一不可。古人云“望而知之谓之神”，望诊是重中之重，尤其是望舌。例如在治疗慢性乙型肝炎时，根据其“气、血、精”的传变，制订相应治疗方案。临证中，柯干问诊详细、缜密，既能全面了解病情，于细微处发现病机所在，又能在问诊过程中，解答疑问，安抚患者情绪，是与患者良好沟通的有效方式。

（3）主张给邪以出路：柯干认为中医是仁慈的医学，并不以“消灭”邪气和病理产物为主要治疗手段，而是根据病邪所在病位给予出路。病在表，以汗解之；病在里，以吐、下解之；病在半表半里，治以和解，或枢转以外达，或清泻以内消。邪有所出对正气的损伤小。

（4）时刻不忘顾护正气，重视调理脾肾：祛邪药物多苦寒辛燥，易伤脾胃、津液，攻伐正气，在疾病治疗过程中应用祛邪治法时，特别对慢性疾患，要时刻注意先后天之本的调治。

（5）中医辨证与西医辨病结合：柯干认为疾病的西医诊断给中医治疗提供了一定的用药依据和预后指导。治疗过程中注重中医辨证的同时也参考患者的理化检查结果。中医辨证考虑了病程阶段和个人体质，参考西医辨病和理化指标能提高疗效，二者合参，相得益彰。

（6）注重饮食、情志等生活调摄：柯干注重饮食和情志的调摄。饮食上，根据患者体质给出相应建议；情志上，鼓励患者保持乐观、舒畅，避免焦虑、紧张等不良情绪。饮食养生、情志调节与药物治疗密不可分，共同作用有利于病情好转。

4. 临证经验

柯干认为肝硬化由脾风、过食肥甘、嗜酒等原因形成，病机归结于郁结，气郁、火郁、食郁、湿郁等诸郁日久导致血瘀，病深不解，正气损耗，而致正虚不足，为虚实错杂之证。通过疏肝解郁、活血化瘀、养血活血兼以软坚、调补气血阴阳等方法达到软肝缩脾的最终目的，独创肝胆湿热证的经验方柴虎汤。

柯干治疗脾胃病时遵循“辨证论治不可丢、以病为纲更重要”的理念，认为脾胃病的病因不外乎外邪犯胃、饮食失调、情志内伤、体质素虚等。病机多为虚与滞，虚有气虚、阴虚，脾亏虚于阳气，胃亏虚于阴液；滞多食滞、气滞、湿滞、痰滞、瘀滞，其初在经在气，久在络在血，为本虚标实的虚损病。治以补虚通滞，慢性萎缩性胃炎伴肠化生者在补气养阴通滞的同时须破毒瘀之结滞。主张治疗脾胃病时药味精、药量少，药性轻灵，善用花类药物，独创双花胃灵汤，正是这一思想的体现。

二十六、钟坚

1. 名医简介

钟坚，原名钟如淼，1946 年 2 月生，浙江桐庐人，中共党员，主任中医师，浙江省名中医，第三、第四批全国老中医药专家学术经验继承工作指导老师。2008 年被浙江中医药大学聘为兼职教授、硕士研究生导师。曾任衢州市中医医院门诊部主任、大内科主任，浙江省中医药学会理事，衢州市中医学会秘书长、副会长等职。

2. 学术渊源

钟坚 1970 年毕业于浙江中医学院，在大学读书期间受徐荣斋、罗鸣岐、马莲湘、何子淮等名师指导。他精心研读《内经》《脾胃论》《温热经纬》《血证论》《医林改错》等著作，对他学术特点的形成有较大影响。钟坚擅长中医治疗疑难疾病，如“胆胃汤治疗胆汁反流性胃炎”“血府逐瘀汤合补肺汤治疗特发性气胸”等。他撰写的《活血化瘀法临床应用新进展》讲义，被评定为浙江省中医继续教育项目。他自创的清热饮治疗急性感染性发热，经 300 例临床观察，总有效率为 82.6%，被载入《中国特色医疗大全》。

3. 学术思想

（1）攻心为上，攻病次之，治病先治心：钟坚认为心理治疗通过调动人体自然抗病的积极性，可以切断形神之间的恶性循环，重新建立起恢复健康的生理活动，使疾病向着有利于康复的方面转化，提高针药等疗法的疗效。

（2）阳常不足，湿常有余，治病重视温阳化湿，临证中极其重视顾护阳气，养生主张培育脾肾阳气：正气存内，邪不可干，离照当空，阴霾自散。过度使用寒凉药物，或汗、吐、下法，误治、失治、祛邪过度而易损伤阳气；不良生活习惯，如饮食生冷、油腻食物，过度使用空调设备，活动量减少，久坐、以车代步等都能引起阳气的不足，同时也可引起人体运化功能下降，聚湿生痰。

（3）久病多瘀，怪病多瘀，临床治疗疑难病常配合活血化瘀法：钟坚认为缺血性脑血管病符合“血脉凝泣”“留血”等血脉瘀滞、血行失度之血瘀证病理改变。治疗以分期论治为主，急性期治标为要，恢复期、后遗症期标本同治。重点在调理脏腑阴阳气血。急性期瘀血新成，易化易祛，应以活血祛瘀、疏通经脉为主，兼平肝息风、涤痰开窍、通腑泄浊，以尽快清除血瘀诱因。为肢体功能恢复，只要正虚不甚，可早用全蝎、蜈蚣、地龙等虫类搜剔络道，以及破瘀散结之穿山甲、王不留行、莪术等通脉散瘀。恢复期、后遗症期针对患者瘀血产生的原因，强调补虚为主，兼以活血。另外根据中药的四气五味及归经选择活血化瘀药，选方用药配伍上注意互补，以利于提高临床疗效。如川芎辛温走窜为血中之气药，既能活血又能行气，还能载药上行作引经药，为消瘀血之良药；大黄既能通腑醒脑，又能活血通络以“推陈致新”，在有便秘症状时应用可起到一举两得的效果；再如僵蚕，既能祛风，又能涤痰和络。

4. 临证经验

（1）治疗特发性气胸以分期论治为主：初期因血瘀气滞明显，故用血府逐瘀汤加减治疗，行血分之瘀滞，解气分之郁结，改善病变部位的血液循环，减少渗出，加速气体吸收。后期当胸痛胸闷症状减轻后始改用自拟补肺汤治疗，方中黄芪、党参、白术、百合、麦冬益气养阴补肺；佐当归、三七活血化瘀，消肿止痛；白及入肺，补肺生肌；牡蛎软坚散结，配三七能抗损伤组织纤维化；甘草调和诸药。合之能益气补肺，化瘀生肌，改善病变部位的血液循环而加速伤口的愈合和气体的吸收，缩短治疗时间。

（2）治疗病毒性心肌炎重视以下三点：①本病为病毒感染性疾病，中医辨证要点为“热毒”和“湿毒”。上感继发多为“热毒”，胃肠感冒继发多为“湿毒”。由于心主血脉，故“毒”多在阴分、血分，治疗应注意清透“血分”“阴分”毒邪。②热毒侵人最易耗气伤阴，故急性期，正气未衰时应以清热解毒透邪为主，兼顾气阴，以防邪去正伤。病情缠绵，缓解期和慢性期，即使无热毒症状，在调补气阴的基础上，也应佐以清热解毒透邪，因余热（毒）留滞血分、阴分是本病缠绵难愈的主要原因。临床常用金银花、连翘、虎杖、前胡养阴清热活血；邪毒滞恋，用荆芥、防风配养阴清热药，辛温透解。③本病心肌的炎症、水肿及纤维结缔组织增生，属于中医学“血瘀”的范畴，临床要适当使用活血化瘀药，可促进炎症水肿消退及抑制增生，有助于心肌炎痊愈。由于本病邪毒多在阴分、血分，因此后期治疗应益气、养阴、活血兼顾，临床常以炙甘草汤、四物汤、生脉饮及血府逐瘀汤化裁运用。

二十七、洪善贻

1. 名医简介

洪善贻，男，1941 年 5 月生，浙江宁波镇海人。中共党员，主任中医师，享受国务院政府特殊津贴专家，第三批全国老中医药专家学术经验继承工作指导老师，第二批浙江省名中医。1984 年至 1995 年任宁波市中医院院长。曾任中华中医药学会营养药膳分会常务理事、中国管理科学研究院特约研究员、浙江省中医药学会肿瘤分会副会长、浙江省名中医研究院研究员、宁波市中医学会副会长等职。

2. 学术渊源

洪善贻 1965 年毕业于浙江中医学院（现为浙江中医药大学），1977 年赴上海中医学院附属龙华医院进修，师从黄文东、徐嵩年等前辈。黄氏对《内经》《难经》和仲景学说深有研究，强调调整脏腑间升降清浊之功，把握阴阳五行相互制约和依存关系。临证则以调理脾胃为先，以治其本。徐氏师承丁甘仁长孙丁济万，是海派中医的代表人物，对中医肾病学有独到的研究。洪善贻在继承海派中医丁氏内科的基础上，结合自己多年的临床经验，提出“先调后天为要，后固先天为本”的治疗原则，擅长从脾肾入手，调治各种慢性疾病。提倡防治结合的方法并运用于实践，形成了自己的学术思想和诊治经验。

3. 学术思想

洪善贻在学术理论上以《内经》作为重要的指导思想，尊崇“上工治未病”，即强调无病先防，有病早治，防重于治的观点。在临床上坚持《内经》中强调顾护正气的原则，认为保护和增强人体的正气是保持健康、预防和治疗疾病的关键。临证时以扶正为先，同时重视顾护脾胃之气。并善用膏方调治慢性病和老年病，做到“治养结合”。

（1）在临床诊断上，强调要精察病证：通过望、闻、问、切四诊合参，并结合理化检查，做到辨证与辨病相结合、整体辨证与局部辨证相结合。

（2）在治疗上，重视脾肾两脏：主张“先调后天为要，后固先天为本”，对各种慢性病及疑难杂病，常从脾肾入手进行调治。擅长老年病、消化系统疾病及肿瘤的诊治。对老年病，指出病机特点为多脏受损，阴阳俱虚，多痰多瘀多风，而虚衰是老年病的发病主因。在对老年病的治疗用药上，坚持“顾护脾胃，及时补虚；因人而异，对症治疗；慎施攻伐，中病即止；分清主次，切忌杂乱”的原则。对脾胃病的治疗，强调从肝论治，即所谓“肝木疏土，脾土营木，土得木而达之，木赖土以培之”，重视肝脾互助互用的关系。对肿瘤，认为其本质是以虚为主、虚中夹实，针对正虚邪实、病情复杂的特点，强调要采取综合治疗的手段。主张以扶助正气，协调脏腑功能为主。治疗的前提应重在“留人治病”，重视对患者生活质量的改善。

4. 临证经验

洪善贻擅长肿瘤的治疗，认为癌症的病机特点为虚中夹实，以虚为主，强调癌症的治疗总则为扶正祛邪，并要根据癌症的不同时期，正邪盛衰的不同情况，以决定补虚泻实的主次轻重，应做到“扶正不留邪，祛邪不伤正；欲攻先补，以平为期”。

治脾胃病，擅长从肝论治，他认为肝与脾在功能上相互为用。肝对脾的病理影响过犹不及。临证时，常用从肝论治七法：①疏肝理气法，适用于肝郁气滞证。②疏肝清热法，适用于肝胃火郁证。③疏肝化湿法，适用于肝郁湿阻证。④柔肝养阴法，适用于肝胃阴虚证。⑤补肝升脾法，适用于肝虚气陷证。⑥抑肝扶脾法，适用于肝旺脾虚证。⑦温肝暖脾法，适用于肝胃虚寒证。

2003年起洪善贻在宁波市率先开设了膏方门诊，积累了丰富的经验。他非常重视膏方的前期准备，强调要掌握病情、理清思路、清障探路、细致诊察、审质辨证。他膏方的处方特色为有主有辅，多而不杂；通补相兼，动静结合；重视脾胃，补而能运；辨质施补，针对性强；重视整体，全面调理。

二十八、徐志瑛

1. 名医简介

徐志瑛，女，1939年生，中共党员，浙江杭州人。主任中医师，教授，博士研究生导师。曾任浙江省中医院院长兼浙江中医药大学中医系主任，历任浙江省中医药学会常务理事、中国中西医结合呼吸病分会常务理事、第一届全国膏方学会顾问、浙江省医学会老年医学分会第四届副会长等。1997 年被评为浙江省名中医，同年被指定为浙江省名老中医药专家学术经验继承工作指导老师。获中华中医药学会颁发的首届“中医药传承特别贡献奖”，第三、第五、第六、第七批全国老中医药专家学术经验继承工作指导老师，并成立工作室。2018 年被评为“浙江省国医名师”。

2. 学术渊源

徐志瑛科班出身，是浙江中医学院首届本科毕业生，在校深得省内名师的传承，实习时特别受魏长春、宋世焱等名医传授，从此走上了中西医结合的道路。毕业后赴江西工作 8 年，在江西高安人民医院传染科工作期间，率先采用中医药参与治疗流行性出血热，使得当地该病的死亡率从 96% 下降至 6%，深得江西省卫生厅和国家传染病防治所的认可。1967 年在高安举办“流行性出血热”学术研讨会，作为中医第一主讲人，成为当地走中医与西医结合道路的第一人。1971 年调入浙江省中医院后，又在杨继荪（全国名中医、浙江省中医院原院长）、陈过（原浙江省卫生厅厅长、心血管病专家）二位教授的指导下，传承中医理论基础与现代诊疗相结合的模式，在危重杂病的中医药治疗领域取得了不菲成绩。作为“杨氏流派”“钱塘医派”的传人之一，徐志瑛在临床上严谨求实、多源思辨、注重平衡、一药多用，大胆采用《伤寒论》“卫气营血”“合病与并病”在临床中辨证论治的理论，结合现代医理证实中医理论的真实性和可行性，并形成独特心得。

3. 学术思想

徐志瑛提倡辨证与辨病相结合，临证时按中医学“审证求因”的原则，结合西医学的发病机制发现，现代疾病的病机都离不开湿、浊、痰、脂、积，故提出了“湿为百病之崇”应用在内、外（皮肤）、妇、儿、急危各类疾病中的论点，尤其针对呼吸系统疾病，加上肺脏致病的特点，创立了治肺三原则，即补中不忘祛痰，益气必参活血，养阴须加清热。证实了《内经》中为何称“肺为贮痰之器”的病理机制，更进一步阐明了“痰湿之邪”内伏于肺，涉及脾肾，导致痰热缠绵不解的原因，故在治疗时必灵活辨证。

（1）*“治肺论痰”创治痰法*：肺系疾病的病因病机不外“痰”。故辨治不止于肺，亦不离于肺，但关键在于“治痰”，故其法不离“祛痰、化痰、豁痰、涤痰”四项，从而达到肺、脾、肾平衡，起到治病防病的作用。既从现代的治疗中证明了经典“治痰四法”的重要性，更是对经典的传承创新。

（2）力倡冬病夏治、冬令调治：根据《内经》提出的“春夏养阳，秋冬养阴”的原则，传承使用中药剂型“膏方”，在治未病中发挥了良好的作用，并致力于在全省、全国的推广。在治疗和调摄相结合的基础上采用清中带补、寒温相并、动静结合、急则治标、缓则治标、标本兼治的法则，成为浙江中医界膏方先行者。

（3）用药的独创性：由于致病的“因”不同，根据《内经》中针对肺系疾病“肺与皮毛”相表里的论点，采用了症同药不同的原则。例如临证中对过敏之体弃用广地龙、僵蚕等动物性药物，改用地肤子、浮萍之类的植物药，以行祛风抗过敏之职。通过疏风清热、透疹利水的治法使水道通调，有助于肺气的宣肃，使得二者相辅相成，这也是“提壶揭盖”之法的扩大和延伸。

4. 临证经验

徐志瑛擅长呼吸系统疾病的治疗和研究，对急慢性支气管炎、支气管哮喘、支气管扩张、急慢性肺炎、慢性阻塞性肺气肿、肺源性心脏病、间质性肺炎、肺纤维化等的治疗有着独特的经验和疗效。临证勇于探索，善于独立思考，不固于一家之言，常引用《名医别录》中“医必执方，医不执方”为座右铭。用方广谱，加减时一药多功，并根据经验创制了温肾益气活血方、利肺健脾方、止哮方、清肺化痰方等自拟方，制成颗粒剂型使用，临床疗效显著。

二十九、黄志强

1. 名医简介

黄志强，男，1942 年 2 月生，浙江宁波人，浙江省名中医，主任中医师，享受国务院政府特殊津贴专家，第三批全国老中医药专家学术经验继承工作指导老师。曾先后任宁波市第一医院院长，宁波市中医学会副会长，宁波市医学会副会长，宁波市医师协会副会长，宁波市老年卫生工作者协会副会长，宁波大学医学院教授。多次被选为宁波市人大代表、政协委员，被宁波市人民政府授予“有突出贡献的科学技术工作者”称号，2019 年获国家中医药管理局批准成立黄志强全国名老中医传承工作室。

2. 学术渊源

黄志强高中毕业后进入宁波中医大专班学习。当时的甬城中医盛行，名医名家灿若星河。大专班里更是群英荟萃，名师济济，钟一棠、宋世焱、陆银华、董维和等名医的言传身教让刚入中医之门的黄志强左右采获，受益良多。

1966年毕业后，他被分配到宁波市第一医院工作，同时师从名医王庆澜、钟一棠，进一步学习中医的精髓。同时他充分利用综合性医院的优势，虚心求教，不断吸收西医诊疗技术，融通中西，创新诊疗模式，不断精进医术。

3. 学术思想

黄志强注重中医内科的研究，尤擅肝胆、中风、瘫痪、神经官能症和肿瘤的中医诊治，有自己独到的见解和治疗方法。他对络病学说有较深入的研究，运用逐瘀攻坚、益气通络法治疗诸多疑难杂症，不仅可以用在治疗妇、外、伤科等疾病，还常运用于内伤杂病，言："很多怪病是由痰、瘀引起的，痰可分为有形之痰和无形之痰，瘀则是血液凝结。痰瘀阻络，气血不畅，百病乃生。只要气血通畅，络脉无阻，何患不除。"

他用药果断，轻重有度，常投以峻剂，以收顿挫之效。说起黄志强的行医风格，不得不提到他的师傅王庆澜，这位对他影响极大的人。王庆澜是名医范文虎的大弟子，遣方用药尽得范式遗风，简练峻猛，直捣病舍。因此，黄志强也传承了师傅的风格，经方时方熔于一炉，他对王清任《医林改错》所载诸逐瘀汤尤为推崇，并喜加用走窜通络之虫类药。言："医之用方，如将之使用重兵，用药得当，其效立见，若不对证，祸不堪矣！临证处方，胆欲其大，辨证审因，务须细心。"这是他经常告诫弟子的话。他曾用大剂麻杏石甘汤加味治疗外感高热不退，用重剂葛根芩连汤治疗肠伤寒疗效卓著。有一位近50岁的女性，小便失禁3年余，中西医检查治疗均不见效，时时尿遗，苦不堪言，其辨为肾气不固，用生黄芪120g，桑螵蛸30g，益智仁30g，煅龙骨30g，鸡内金30g，5剂而尿止。

同时，他对中西医学提出了自己的创新看法：中西医各有所长，有些疾病西药疗效更快，有些疾病中医药治疗有优势，也有一些疾病需要中西医结合的方式加以诊断治疗。他认为二者可以取长补短，殊途同归，但不能相互取代。因而，他运用中西医结合的方式诊断治疗疾病，巧妙把握疑难疾病的创新治疗方法，病证结合，明显提高了治疗水平。例如，对一些肝硬化腹水患者，他结合腹部B超、上腹部CT、肝功能指标等开方，辨病与辨证结合，常用自拟的二丑汤来治疗，有时也会用呋塞米来利尿。

4. 临证经验

随着时代发展，生活节奏加快，许多都市人群因为工作压力大、家庭不和谐等原因患上神经官能症，导致失眠多梦、抑郁成疾。《内经》有"百病生于气"之训，朱丹溪则有"气血冲和，百病不生，一有怫郁，诸病生矣"之教。

为此，黄志强认为，情志不遂，肝气郁结，脾运失健，痰浊内生，上扰心神，不寐、心烦、抑郁诸证作矣，故治疗取古人的温胆汤加味，自创新温胆汤，理气化痰，清心安神，临床效果显著，他还创制了百合十味、葛根九味等方剂以调治不同证型的不寐、郁证。在药物治疗的同时，他还非常重视医患沟通，主张形神同治，耐心疏导患者心理，使其树立乐观向上的心态，移情易性，这在临床实践中常有较好疗效。

而对于许多人谈及色变的肿瘤，黄志强提倡“带瘤生存”。中药虽然不能去除肿瘤，但是可以扶持正气，祛除邪气，增加身体免疫力。黄志强表示肿瘤也像一种慢性病，只要心态放好，带瘤生存是可行的，并且生存率很高。

三十、蔡慎初

1. 名医简介

蔡慎初（1940—2021年），男，浙江温州人，主任中医师，教授，硕士研究生导师，温州市名中医，第四批浙江省名中医，第三批全国老中医药专家学术经验继承工作指导老师，为2019年全国名老中医药专家传承工作室建设项目专家。曾任浙江省中医药学会肿瘤分会委员，浙江省中医药学会理事，温州市中医药学会副会长、中医内科专业委员会主任委员，浙江省中医胃癌防治重点学科带头人。

2. 学术渊源

蔡慎初自1967年毕业于浙江中医学院（现浙江中医药大学）中医专业后，从事中医内科临床、教学与科研工作50余年。曾拜师温州名医金慎之，擅长从脾胃论治内科疑难杂症，常寒热并用、攻补兼施；尤擅脾胃病的治疗，特别主张通补兼顾不宜滞。2019年“蔡慎初全国名老中医药专家传承工作室”获国家中医药管理局资助建设，2022年7月通过验收。主要学术继承人：叶人、项祖闯、郎玮、王海波、周斌、朱小区等。

3. 学术思想

蔡慎初学养深厚，严谨治学，师从已故名医金慎之先生，继承永嘉医派之特色，独创蔡氏胃癌专科诊疗规范，誉满浙南闽北。蔡慎初积多年临床经验，总结出“上下交损，当治其中”这一独特的学术观点。

（1）*通补兼顾不宜滞*：脾为后天之本，若脾虚失职，运化无权，水谷精微不得化生，五脏六腑不得濡养，所以治法当以健脾益气为先。常于临证中加党参、茯苓、白术、黄芪等补益脾气，但剂量不可过大。只因脾气本虚，或见虚中夹实之表现，若过于甘补，则脾虚无以运化，使滋腻太过，反致气滞，而致痰湿内生，食积不化。是以治病之中，见食滞内积者，可予六神曲、鸡内金、山楂等消食化积；若湿浊明显者，可加藿香、佩兰等芳香化湿之品；若气滞明显者可予陈皮、枳壳理气通降之药。

（2）调气和血、辛开苦降消痞满：叶天士《临证医案指南》中提出“久病入络”，蔡慎初亦认同此观点。久病入络，气机阻滞而成血瘀之态。若血瘀不甚者，予当归、丹参、川芎之品；若血瘀较重者，可予三七、莪术之辈，以助血行。

（3）寒热并用、燥润相济求其平：胃为阳土，常为热邪所扰，或因饮食不慎，嗜食辛辣；或因肝胆之火，横逆犯胃；或因湿浊之邪，日久化热。故症见口苦、口疮、反酸者，可选黄连、黄芩、浙贝母等苦寒清热之品，以清中焦燥热，复其阴阳。但苦寒伤阴，久用亦伤脾胃之阳，故不可长期大剂量使用，应以中病即止为度。同时蔡慎初观察到，不少病情复杂之人于临床中并非以单纯寒证或热证为表现，而多见寒热错杂之证，故常于苦寒药中配伍少量温热药，如桂枝、干姜、吴茱萸等，既可制约其苦寒之性，亦可平调寒热，效如桴鼓。同时，根据“久病必虚，久病必瘀”的特点，结合脾胃的生理病理特点，自拟蔡氏“治萎化异汤”。对于消化道肿瘤提出“攻补互寓，动静相合，气血同治，寒热并用，润燥共济”的治癌思想，创立“蔡氏扶正消癥汤”。

4. 临证经验

蔡慎初认为人体外感邪毒或脏腑功能失调，导致内生癌毒。他把胃癌的病因病机归为“癌毒、痰瘀、气虚”3 个方面，正气虚弱是癌毒致病的病理基础。内外因导致脾胃功能失常，水湿、痰浊、瘀血内生，与毒邪搏结而成癥积。而癌毒致病，极耗正气，因癌致虚，虚实夹杂。癌毒旁窜是胃癌转移的关键病机，气血虚弱、癌毒留络是胃癌化疗后的常见病机。

中晚期胃癌患者多数存在严重营养不良，表现为浮肿、腹水、低蛋白血症，会增加感染和死亡的风险。蔡慎初分析病机为脾胃阳虚，不能运化水湿，水饮停于腹腔则为腹水，溢于肌表则为水肿。治疗上他主张大补元气，升阳利水。胃癌患者化疗后，多有恶心呕吐、痞满、腹胀，舌苔多白腻，脉濡细。蔡慎初认为脾胃功能正常，才能转输精微以滋养五脏，将糟粕排出体外，维持五脏六腑正常的生理功能。故唯有扶阳祛瘀才是出路，因而在益气健脾、活血消癥的基础上加用温阳药物，如附子、干姜、高良姜、炮姜、乌药、荜茇、吴茱萸、丁香等，温中理气，振奋脾阳，提升脾胃运化功能，旨在改善水湿、痰浊、血瘀、癌毒互结的内环境，促进脾胃功能的恢复。

三十一、魏克民

1. 名医简介

魏克民，男，1938年1月生，祖籍浙江省诸暨市，中共党员。中西医结合主任医师，国家级名中医，第三批全国老中医药专家学术经验继承工作指导老师，第四批浙江省名中医，研究员，教授，博士研究生导师，享受国务院政府特殊津贴专家。先后获得“全国卫生系统先进工作者”“浙江省中医药先进工作者”“浙江省卫生系统优秀党员”“中国中西医结合贡献奖”“全国五一劳动奖章”“浙江省劳动模范”“浙江省特级专家”等荣誉称号。曾先后任浙江省中医药研究院蚕业资源药用开发研究中心主任、浙江省中药新药研究开发重点实验室主任、国家中医药管理局蚕业资源药用三级重点实验室主任、浙江中医学院教授、浙江大学客座教授、浙江省老年科协副会长、中国中西医结合学会血液病专业委员会常务理事，中国蚕桑学会终身会员、美国全美中医药研究会首席顾问，浙江省第八、第九届政协委员，《中国中医药科技》《浙江中医杂志》编委。

2. 学术渊源

魏克民1959年毕业于哈尔滨医科大学医疗系，1964年在成都中医学院西医学习中医班结业，先后在四川省人民医院、华西医科大学附属医院、浙江省诸暨市人民医院任职。魏克民勤求古训，博采众方，熟谙《内经》《伤寒论》《金匮要略》《温病条辨》《本草纲目》等中医经典，从业近60年，将中医药与西医学融会贯通，擅长中西医结合诊治血液病、肿瘤等相关内科疑难病，并有“三黄三仙汤”“扶正抗癌汤”等经验效方，自成特色，疗效显著。

3. 学术思想

（1）整体观念，辨证施治：魏克民强调中医整体观，不但人体是一个有机整体，人与环境之间也具有统一性，在治疗时，不可局限于病变部位，要做到“司外揣内，由表知里”；同时，要结合天时、地理，全面考虑，从而推断疾病的预后、转归，做到因时制宜、因地制宜。魏克民重视个体差异，利用望、闻、问、切四诊素材，结合西医学的实验室检查，精准辨证，选方施药因人而异，随证而变。

（2）明辨标本，权衡缓急：标本表示病证的主次关系，以此决定治疗原则的先后。本证未除，标证难去，魏克民认为在明辨标本的基础上，应权衡缓急，采取“急则治其标，缓则治其本”，在标本俱急的情况下，应标本兼治，在正虚邪实时，也要考虑标本兼治，扶正与祛邪并举。

（3）正治反治，融会贯通：《素问·至真要大论》中说，“逆者正治，从者反治”，正治是用性质相反的方药来治疗的方法，如“以寒治热”“以热治寒”等；反治是用与征象相从的药物治疗的方法，如寒因寒用、通因通用等。魏克民认为选择正确的治法，需要准确分析病因，辨明真假，不可受假象的影响，要始终抓住对其本质的治疗。

（4）中西医结合，优势互补：魏克民认为中医、西医各有所长，二者各取其优势，选择、搭配得当，则可相得益彰。魏克民临床经验证实，中西医结合治疗既可提高疗效，又可降低治疗成本，如缺铁性贫血西药铁剂加服中药当归补血汤、健脾生血汤、四君子汤等疗效明显优于单纯服用铁剂或单纯中药治疗。

（5）防治结合，防重于治：魏克民以中医“治未病”思想为指导，重视预防保健，提倡“正气存内，邪不可干”，对预防疾病发生有实际效果。

4. 临证经验

魏克民善治各类贫血，认为其病机无外先天不足、后天失养、久病必瘀、瘀血不除、新血不生、久病耗阴伤津等，主要病位在中焦脾胃、肝、肾及骨髓，因此常以补肾生血、补中益气、活血化瘀、养阴生津为治法，自拟“三黄三仙汤”（黄芪、黄精、黄芩、仙鹤草、淫羊藿、仙茅等），在临床取得显著疗效。

魏克民对肿瘤也有独到见解，认为燥、火、湿、寒、七情和饮食为主要的病理因素，中医治疗肿瘤，必须按照四诊八纲、理法方药进行辨证论治，结合患者的具体情况，身体强弱，病期早晚，采取或攻或补的方法，做到“扶正以祛邪，祛邪而不伤正”。魏克民自创具扶正祛邪、清热解毒、软坚散结、化瘀通络之功的扶正抗癌汤（黄芪、北沙参、土茯苓、枸杞子、三棱、莪术、干蟾皮、全蝎等），辨证治疗各种恶性肿瘤，能增强放化疗作用，协助杀灭癌细胞，减少放化疗不良反应，保护肝肾功能，减轻骨髓抑制。

三十二、方水林

1. 名医简介

方水林，女，1954年7月生，浙江平湖人，中共党员。第四、第七批全国老中医药专家学术经验继承工作指导老师，主任中医师、教授，浙江省名中医。被聘为浙江省名中医院研究员，浙江中医药大学兼职教授、硕士研究生导师，上海中医药大学兼职博士研究生导师，浙江省西学中高级培训班指导老师。曾任嘉兴市中医院副院长、医务科长、大内科主任、内分泌科主任。是嘉兴市卫生系统重点学科带头人、嘉兴市新世纪重点学科带头人。现任嘉兴市中医院内科学术顾问，原中华中医学会内科分会委员，浙江省中医药学会理事、内科分会常务委员、老年病分会副主任委员，《嘉兴医学》编委。

2. 学术渊源

方水林1978年毕业于上海中医学院医疗系，毕业后被分配到中国中医研究院广安门医院内分泌科工作，获老一辈名医张鸿恩、林兰、薛伯寿、刘志明、路志正等人的教诲与真传。先后在北京宣武医院、上海瑞金医院进修学习，1984年调到嘉兴市中医院工作至今。方水林在几十年的工作中不断学习，继承发扬了秀水医派，逐渐形成了自身独特的“多元思辨”“善用益气养阴”“用药简练”“衷中参西”等学术思想和临证特色。

3. 学术思想

方水林长期从事内科临床工作，擅长内分泌专科如糖尿病、甲状腺病的治疗。在国家级、省级刊物上发表科研论文40多篇，参加全国、省、市的学术活动，并多次获得全国、省级学术会议优秀论文奖。科研成果通过鉴定7项，获奖5项。

方水林近年连续举办国家级继续教育班3期、省级继续教育班6期、市级继续教育班6期，主编书籍1部，形成典型医案汇编2本。多年来，主攻2型糖尿病等内分泌疾病的诊治，所在科室为嘉兴市中西医结合糖尿病重点专病基地、嘉兴市医学重点学科支撑学科。2006年成立了医院糖尿病管理教育中心，充分利用糖尿病专病在市内与周边地区的影响力，做好糖尿病教育工作。率先在本市开展新技术、新项目——胰岛素泵、动态血糖仪、内分泌激素测定临床运用观察，解决了糖尿病专病危急重患者临床抢救治疗问题，开展了垂体、甲状腺、性腺等内分泌疑难疾病的中西医结合诊断和治疗工作。在糖尿病、甲状腺等内分泌疾病中西医诊治方面居领先地位。

2012年获得浙江省名老中医工作室建设项目，2016年获得全国名老中医专家传承工作室建设项目，并分别于2016年、2020年名中医工作室考核中成绩优秀。工作室确定了糖尿病、甲状腺功能亢进症、糖尿病酮症酸中毒等优势病种，制定了与之对应的体现特色优势的诊疗方案与临床路径。已完成总结名老中医学术经验及体现临证思辨特点、临床经验和学术思想的研究报告12篇。

经验协定方有糖尿病1、2、3号方，甲亢消瘿方，高血压，胃病等，院内制剂有消渴颗粒、甲亢合剂、枸杞参茶、头痛药枕、安神药枕等。承担浙江省中医药管理局“方水林治疗糖尿病肾病学术思想研究”等名老中医学术传承相关的科研项目多项。每年定期下基层帮扶指导，以提高基层单位临床服务能力，并接收外单位进修人员及全国基层名中医培训人员。将典型医案、影像资料和相关传承成果等经数字化后定期上传至省名中医研究院网站，实现资源共享。

4. 临证经验

方水林以采用调理阴阳法逆转糖耐量异常预防糖尿病而著称，截断扭转法防治糖尿病早期微血管病变，益气滋肾活血法分步分阶段治疗糖尿病肾病，滋阴潜阳理气活血法治疗糖尿病心脏病，益气养血活血法治疗糖尿病闭塞性脑血管病，中医内外合治分期分步骤治疗糖尿病周围神经病变，理气化痰活血散结法治疗甲状腺功能亢进症，滋肾健脾清利法治疗高尿酸血症等。将中医“治未病”思想用于指导糖耐量异常和空腹血糖受损患者的综合防治，开展糖尿病的个体化治疗、糖尿病并发症的预防和控制、甲状腺功能亢进症和其他内分泌疾病的中西医结合治疗。同时综合应用辨病和辨证两种方法，概括为宏观辨病与微观辨证相结合、防病防变相结合两个方面，中西医诊断并举，相互补充、扬长避短，使疗效达到最大化。

三十三、刘时觉

1. 名医简介

刘时觉，男，1949年10月生，浙江温州人，温州医科大学教授、主任医师，第四批全国老中医药专家学术经验继承工作指导老师，第五批浙江省名中医，曾任温州医科大学中医系主任、温州医科大学附属第二医院中医科主任。2001年评为温州市名中医，2004年评为温州市优秀教师，2005年评为温州市专业技术拔尖人才。现已退休，任温州市中医药文化学会名誉会长、温州市文史研究馆馆员。

2. 学术渊源

1965年8月，刘时觉从温州第三中学初中毕业，插队务农，1967年开始自学中医，1979年考上浙江中医学院古典医著专业研究生，导师小组由何任、陆芷青、徐荣斋、蒋文照、冯鹤鸣、朱古亭、叶德铭等名师组成，跟随陆芷青参加心胆专科，跟随吴颂康、詹起荪参加内科、儿科门诊，深得悉心栽培和学术引领。1982年毕业，获硕士学位，分配到温州医学院，长期在中医临床、教学和科研一线工作，逐渐形成了自身独特的“多层次辨证”“阴阳燥湿”“肾骨髓脑一体”“中西三关系”“中西医临床思维分离与结合”等学术思想和临证特色。

3. 学术思想

注重辨证论治的层次和理法方药一以贯之，据此开展中医学课程体系和教学内容的改革，撰写专著《中医学教程》《解读中医》，发表“辨证层次论”“治法层次论”“方药层次论”等论文；注重中西医临床方法的取长补短，提出中西医三关系论，即“西医为主，中医参与”“中西并重，中西结合”“中医所长，中医治疗”，提出中西医临床思维的分离与结合观，开展进一步的教学改革，撰写《中医教程新编》《西医临床运用中医的思路和方法》。一系列的教学改革获浙江省高等教育教学成果奖二等奖、浙江省高校优秀科研成果奖一等奖等奖项。

注重理论创新，倡导“阴阳燥湿论”以补充通行的阴阳寒热论之不足，“肾骨髓脑一体论”从肾主骨生髓通脑为一体出发，创补肾益髓方，“辛味独阳论”，创制改制许多经验方，理论创新指导临床实践，既丰富中医学理论，在临床运用中也颇具功效。

注重医学的历史传承，开展医学古籍整体性搜集和考证研究，著《中国医籍补考》《中国医籍续考》《四库续修四库医书总目》《宋元明清医籍年表》《宋以后医籍年表》；开展浙江医学古籍及浙派中医研究，著《浙江医籍考》《浙江医人考》《苏沪医籍考》《丹溪学研究》《丹溪逸书》；开展温州地方医学文化研究，著《永嘉医派研究》《温州近代医书集成》《温州医学史》《浙派中医丛书专题系列·永嘉医派》。

4. 临证经验

刘时觉1993年起设立“中医肾系疾病”专科门诊，开展“肾”与老年性疾病的临床研究，对肾病、老年性疾病、免疫性疾病等都有丰富的经验和良好的疗效。立足肾属水脏，主骨生髓通脑，虚则水亏，提出“肾骨髓脑一体论”观点，运用补肾益髓法治疗肾与脑、骨、髓的相关病变，治疗多种老年疾病如糖尿病肾病和脑病、肾虚髓枯的脑梗死、血不荣筋的帕金森病及多发性硬化、失明、肢痿之类的疾病。治疗急性肾炎，提出“病位在肺不在肾，血尿宜通不宜止，始终清热不宜补”的治疗大法，并创制相应的方剂；治疗慢性肾炎、肾功能衰竭，注重清化湿热，活血通腑，佐以补肾益气的方法，创制泄浊活血方。另外，以补肾活血法治疗多种免疫性疾病如红斑狼疮、皮肌炎，都有良好的疗效。根据痰瘀同治的观点，运用逐痰通络方治疗中风及其后遗症，都颇具功效。据“阴阳燥湿论”处方用药，以补充通行的阴阳寒热论之不足，在临床运用中也颇具功效。

刘时觉还善于运用永嘉医派先辈的学术成就于临床，陈无择注重三因辨证，尤重内所因，创造性改造运用孙思邈《千金方》的温胆汤以治“大病后虚烦不得眠”。刘时觉着眼调畅胆气、化痰和胃之效，加减变通用于治疗神经官能症、抑郁症、更年期综合征等，亦可用于因学习工作紧张、用脑过度，处于亚健康状态者。陈无择根据温州乡绅余光远用独创方法精心修制平胃散，结合温州依山傍海、四季湿润的地理气候特点，创制“养胃汤”，成为永嘉医派的重要传承内容。刘时觉临床用于慢性胃炎的治疗，有良好的功效。

三十四、吴瑞华

1. 名医简介

吴瑞华，男，1950 年 12 月生，丽水松阳人，浙江中医药大学中医学本科毕业，主任中医师。为丽水市名中医，浙江省名中医，第四批全国老中医药专家学术经验继承人指导老师。浙江省中医药学会肝病分会委员，浙江省名中医研究院研究员，丽水市中医药学会理事，松阳县中医学会理事长，丽水市政协委员。曾先后担任乡镇卫生院院长、松阳县中医院副院长。浙江省中医重点专科（肝病科）学科带头人。

2. 学术渊源

吴瑞华是自学中医的代表，1976 年 12 月知青返城招工，参加县第一届中医培训班，后到基层卫生院工作，从此走上自学中医之路。20 世纪 90 年代初，浙江省开设中医学自学考试课程，吴瑞华人已中年，仍积极报名，刻苦学习，先后取得浙江省首届中医学专科、首届中医学本科自学考试毕业证书。工作之余，吴瑞华博览医书，渐渐形成了中西医结合的诊疗思路及方法。主持多项肝病课题的研究，如“大黄䗪虫丸加味治疗肝纤维化、肝硬化”“清脂汤加味治疗脂肪肝”“中医辨治延缓拉米夫定变异与耐药”“苦参素结合辨治抑制乙肝病毒复制”等，著有《吴瑞华中医文集》《松阳中草药》等书籍。

3. 学术思想

吴瑞华认为辨证施治的要点在于“善乎明辨”。他常告诫自己不要做“名医”，要做“明医”，要明于辨证。

（1）*治病求本*：在临床中治病求本，首辨邪正虚实。病理不同，治法也异。视病情或以祛邪为主兼以扶正，或攻补兼施，或以扶正为主兼以祛邪。重视正气亏虚的原因，强调必须分清是“因病而虚”还是“因虚而病”。在治病求本中重视气血化生之源，运湿之枢纽的后天之本——脾胃的脏腑功能。

（2）辨证与辨病相结合：不仅博采中医各家之长，而且重视吸取西医之长，致力于发展中西医结合事业。如脂肪肝，中医学并无此病名，吴瑞华针对本病的特征，将辨证与辨病相结合，从“痰湿证”及“痰瘀证”角度出发，提出了疏肝利胆、祛湿化痰、活血化瘀的治疗方法，取得显著效果。原发性血小板减少性紫癜，属于出血性疾病，治疗以调补气血为主，健脾以生气血之源，佐以清热凉血，疗效卓著。

（3）辨证与辨症相结合：中医现状一病多名、一名多病的现象普遍存在。吴瑞华重视患者的症状与体征，采用辨证与辨症（客观指征）相结合进行施治。如肝病患者经超声检查发现脾大或胆石症等，他或以软坚散结，或以活血化瘀，或以清热利湿排石等法兼以施治。

（4）注重活血化瘀药的应用：慢性肝炎的全部病机可用“湿热羁留余邪未尽，肝郁脾肾气虚血瘀”概括，全过程均存在血络瘀阻的病机，只有血瘀轻重程度的差别，因此活血化瘀改善微循环是治疗慢性乙型肝炎的基本疗法之一。

（5）合理选用针对性药物：在临床治疗中，确定证型主方后，再根据病情或实验室检查，合理加味经现代药理研究证明有确切疗效的药物，如具抗病毒、降转氨酶、抗脂肪肝作用的中药等。

4. 临证经验

肥胖是当今的多发病之一，中医认为肥胖的形成与先天禀赋、过食肥甘、脾胃虚弱、痰饮水湿有关。肥胖症的辨证治疗，应辨明标本虚实，分清邪浊。本虚以脾虚和肾虚为主，标实即邪浊，包括痰、湿、瘀、热及气郁等。临床以健脾益气、清胃泻火、疏肝理气、活血化瘀、补脾固肾、化湿消胖等法治疗。

糖尿病与肥胖病一样，也是现代社会多发病之一，《内经》称之为“消渴”“消瘅”。吴瑞华根据中医大师施今墨先生的经验，认为消渴病，病本在肾虚，从肺、脾、肾三脏入手，尤以脾肾为主，着重先后天滋养培本论治，将其分为阴血燥热，气阴两伤；血瘀气滞，气阴两伤；肝郁化热，气阴两伤三型，并根据病机随证施治，取得满意疗效。

脾胃病是常见病、多发病。吴瑞华临床遵循脾胃是后天之本的原则，治疗中重视保护胃气。具体运用以下法则：①扶助脾胃虚弱之气。②化湿。③调和理气。④泻下。⑤饮食适度。⑥注意六淫七情。根据以上法则施治，取得了良好的效果。

三十五、宋康

1. 名医简介

宋康，男，1951年2月生，浙江杭州人。第四、第七批全国老中医药专家学术经验继承工作指导老师，第三批浙江省国医名师，第五批浙江省名中医，主任中医师，教授，博士研究生导师，博士后指导老师，国家中医药管理局中医药改革发展专家咨询委员会专家，国家科技奖励评审专家，浙江省名中医研究院副院长。曾任浙江省中医院院长、浙江省中医治未病研究中心主任、浙江省中医药学会内科分会主任委员等。

2. 学术渊源

宋康1978年考入浙江中医学院，为恢复高考后的第二批大学生。其间跟随拱墅医院马树棠先生学习，毕业后至浙江省中医院中医内科工作，师从浙江省中医院杨继荪，并结合自身多年的临床实践，不断经验，逐渐形成了个人的诊疗思维，即坚持辨证论治，整体观念特色；遵守急则治标，缓则治本原则；从痰瘀治肺；胆大心细，敢治急危重症；中西医互补，善用现代医学技术。

3. 学术思想

（1）坚持辨证论治，整体观念特色：宋康临证时，时刻关注辨证论治及整体观念这两大中医学核心，做到细心诊察，精心辨证，透过现象看本质；基于整体，抓住辨证纲领和关键证候，准确地辨别病证的属性，故治病疗效卓著。辨证论治虽强调辨证的重要性，但仍不能放弃辨病，以“证”为基础，认识“同病异治”或“异病同治”。故宋康常以辨证为前提，做到辨证与辨病相结合。此外，他在临床中从整体出发，将重点放在引起局部病变的整体病理变化上，并把局部病理变化与整体病理反应统一起来，如用“清心热泻小肠火”的方法来治疗口舌糜烂。

（2）遵守急则治标、缓则治本的原则：宋康认为疾病的发生、发展错综复杂，病情上有轻重缓急，故治疗时要遵守“急则治标，缓则治本”的原则。如治疗哮喘时，基于哮喘的病情分级，予以“急性发作期治标为主，慢性缓解期治本为主”，既要掌握其原则性，又要根据不同的病情变化，注意特殊情况下的灵活运用。

（3）从痰瘀治肺：宋康认为，大多数肺系疾病，虽临床表现各异，但究其病因病机，离不开“痰”和“瘀”。两者都是肺系疾病中的病理产物，又可以称为肺系疾病的致病因素，进而引起更为广泛的病理变化，导致多种病证的发生。因此，治疗肺系疾病，关键在于“治痰”和“祛瘀”。如宋康采用涤痰通腑祛瘀法治疗呼吸衰竭及肺间质纤维化的各个阶段，均取得了很好的临床疗效。

（4）大胆治疗急危重症：临床中，宋康不仅在治疗肺系疾病中疗效卓越，而且对于急危重症也有着独特的治疗方法与心得。面对急危重症时，宋康有胆有识，辨证准确，善用中西医优势互补，用药准确，常救患者于危亡顷刻。

4. 临证经验

宋康擅长治疗中医内科疑难病及中西医结合防治呼吸系统疾病，在支气管哮喘、慢性阻塞性肺疾病、流行性感冒、慢性咳嗽、间质性肺疾病、肺癌及中医治未病等方面积累了丰富的临床经验。尤其针对间质性肺疾病善用清、消、补三法，审期、辨证论治；针对支气管哮喘首辨既发与未发，分别治以祛邪、扶正之阶梯疗法；针对咳嗽，创立“治咳二十法”；针对慢性阻塞性肺疾病强调分期论治；并采用涤痰通腑祛瘀法治疗呼吸衰竭、肺性脑病等。同时注重肺癌康复、养生保健、体质调理、更年期阴阳失衡等的治疗；擅长在体质辨识的基础上进行肺系疾病的膏方调补及冬病夏治。相继研发了“清肺平喘补肾颗粒”“防感煎剂”“椒枝软胶囊”等新药，拓展了中药虎杖、补肺汤等的用药范围，在国内享有较高声誉，年门诊量达万余人次。

三十六、周锦

1. 名医简介

周锦，1943 年 10 月生，浙江诸暨人，主任中医师，教授，上海中医药大学博士研究生导师，第五批浙江省名中医，第四批全国老中医药专家学术经验继承工作指导老师，国家中医药管理局全国名老中医传承工作室专家。曾担任杭州市中医院中医科主任兼急诊科主任，兼任浙江省中医药学会内科分会理事。现为全国中医肾病诊疗中心、杭州市中医院肾内科学术带头人之一。

2. 学术渊源

周锦出生于医学世家，长期工作在临床一线。继承已故国家级名老中医杨少山、许仲凡、毛达文、裘笑梅的学术经验，尤以学习我国著名中西医结合肾病专家、国医大师王永钧教授治疗肾病经验为主，取诸师治肾病之长，并结合自身临床体会，擅长治疗内科常见病、疑难病，同时对运用中医药为主体的中西医结合疗法诊治各种肾脏病及风湿免疫性疾病有独到的见解，并取得了较满意的疗效。

3. 学术思想

（1）双重辨病，结合辨证：周锦强调临床诊断须中医学结合西医学双重辨病。在慢性肾脏病发展过程中，贯穿疾病全程的致病因素和病理改变是疾病的基本病机为本病的“常法”；在此过程中出现的一过性但可诱发甚至加重病情的并发症，或由并发症引起的致病因素和病理改变，是为“变法”。

（2）以肾为本，顾护脾胃：周锦指出，各种肾脏病的病因虽不同，肾之精、气和肾阴、肾阳的虚损程度亦不同，然而其病理实质乃肾之阴阳失衡所致，故治疗以平衡肾之阴阳为目的。脾为后天之本，化生气血以充先天之肾；若脾失健运，则先天易失养，可加重肾虚。同时，周锦早年发现，慢性肾衰竭早期患者以脾虚者为多，且逐渐转化为脾肾气虚证及其他证型，提示中焦脾胃可能为反映病变进退之枢机。

（3）从湿立论，兼顾转化：内湿和外湿可单独致病，也可与其他邪气相兼而内扰脏腑，进而导致或加重慢性肾脏病。湿邪多兼夹他邪，如风湿、湿热、寒湿、湿瘀等，可相应调整治疗用药。

（4）肾络瘀痹，宜通宜和：关于肾病血瘀证的诊断，除重视传统中医学宏观辨证外，还重视根据微观病理改变以辨病与辨证相结合。她认为，肾脏病理结果若发现细胞外基质积聚、系膜细胞增生、炎症细胞浸润、毛细血管襻闭塞、球囊粘连、肾小球球性硬化和肾间质纤维化等微观表现，即可考虑存在肾络瘀痹或肾内微型癥瘕，从而具有使用活血化瘀中药的指征。主张根据血瘀证的程度，分层次采用相关治法及方药。在瘀血证早期及轻症时，治以活血养血为主，瘀血证较重时，治宜破血逐瘀，若出现上述肾脏病理表现时，治宜活血消癥散结。

（5）明辨标本、补泻兼施：强调“本虚标实”是慢性肾脏病临床病机的重心，而标本虚实的关系又多为“因虚致实，因实重虚”。她认为，慢性肾脏病临床以脾肾两虚证居多，兼风湿、湿热、寒湿、瘀血，故主张明辨标本主次、缓急轻重，合理运用补脾益肾、清利化瘀法。

（6）兼顾他脏，知常达变：周锦认为，慢性肾脏病的病因病机，先天主因肾虚，而后天则与五脏相关。各种原发性肾脏病与肾关系最为密切，而继发性肾脏病则多因他脏及肾。周锦临床治疗慢性肾脏病，多从脾、肾论治，认为这是“常法”；然针对变证，则须采用“变法”（如清利咽喉法、清利保肝法），起到提高疗效之作用。

4. 临证经验

周锦在临床主攻肾病的 30 余年间，坚持以中医为主导的中西医结合疗法，发挥中西医两者之长，其疗效优于单用中医或西医。临证擅长中西医结合诊治急慢性肾炎、IgA 肾病、膜性肾病、肾病综合征、慢性肾功能不全、糖尿病肾病、高血压肾损害、乙肝相关性肾炎、过敏性紫癜性肾炎、狼疮性肾炎、干燥综合征肾损害等肾内科、风湿免疫科常见病及疑难病，同时对系统性红斑狼疮合并多脏器功能衰竭、狼疮性肾炎合并急性肾衰竭及急性视网膜病变等急危重症的中西药合用也有一定的体会。另外，由于周锦早年奠定的坚实的内科、妇科功底，在临床上对伴有上述疾病的特殊人群，例如有生育要求的各种慢性肾脏病和风湿免疫性疾病患者，以及慢性肾脏病合并妊娠、狼疮性肾炎合并妊娠、慢性肾脏病合并呼吸道感染等患者，采用中西医结合治疗亦游刃有余，运用自如。

三十七、徐再春

1. 名医简介

徐再春，男，1950 年 1 月生，浙江萧山人，主任中医师（专业技术岗位二级），第四批全国老中医药专家学术经验继承工作指导老师，第五批浙江省名中医，浙江中医药大学教授、博士研究生导师。先后担任浙江省立同德医院业务院长及大内科主任、急救中心主任、肾内科主任等。曾任第四、第五届中华中医药学会理事、中华中医药学会内科分会理事、中国中西医结合学会急救医学专业委员会常务委员、浙江省医学会肾脏病分会副主任委员、浙江省中西医结合学会肾脏病分会副主任委员、浙江省中医药学会内科分会副主任委员、浙江省中西医结合学会急救医学专业委员会主任委员、浙江省人工肾专业委员会及透析移植研究会理事、浙江省风湿病学会常务委员、中华中医药学会科学技术奖评审专家、《浙江中医杂志》《浙江中西医结合杂志》编委等职。

2. 学术渊源

徐再春学术渊源深远，5 年大学深造，受浙江当代著名中医大师何任、吴颂康等授业，中医理论扎实，中医经典烂熟于心，毕业后即进入浙江省中医院以国医大师葛琳仪为科主任的内科工作，跟师已故浙派名医李学铭。李师为叶熙春先生的关门弟子，不但中医经典背诵如流，临证更是经方时方融会贯通、灵活多变，擅长内科杂病时病，尤其是各种肾脏疾病的诊治。徐再春随师 8 年，受教终生。

3. 学术思想

徐再春长期从事中医内科临床工作，在肾脏病、风湿免疫病、危重病及内科疑难杂病的诊治方面积累了丰富的临床经验。

率先开展中药丹参加入腹膜透析液治疗慢性肾衰竭尿毒症，自制“换肾合剂”防治肾移植抗排异药物肝肾毒性，处于国内领先水平；在国内率先建立院前急救－院内急救－急诊 ICU 三位一体急救模式，使用中医参与急性热病（如急性热证、痛证、风证的诊治，目前在院内急诊室广泛应用）；对于慢性肾脏病（肾功能不全代偿期），首次提出以活血化瘀防止肾脏纤维化为主要目标，血尿、蛋白尿变化为临床疗效判断指标的治疗宗旨。对于慢性肾功能衰竭（肾功能不全失代偿期），以肾功能水平的不同分阶段采取纯中医或中西医结合治疗，尽可能推迟血液透析等替代治疗的时间。对于狼疮性肾炎，借助量表测评，聚焦血分热毒，以圣惠大青丸为主辨证治疗；在国内首次提出“肾络病”概念，将西医肾间质纤维化用中医进行论述。

4. 临证经验

（1）慢性肾功能不全代偿期：①原发性肾小球肾炎，确立了以防治肾硬化为主要目标，病证结合、辨识致瘀之因为治疗关键，血尿、泡沫尿变化为临床疗效判断标准而非见肾治肾的中医治疗策略。②阴阳毒（狼疮性肾炎）：明确提出急性期辨证焦点是血分热毒，维持期辨识要点是风湿内扰的狼疮性肾炎中医辨证特点。自拟方协定方——圣惠大青丸以滋阴生津。活动期配合激素、免疫抑制剂起到减毒作用；在维持期又能起到对狼疮活动的控制，巩固疗效的作用。③痛风性肾病：建立了以脾胃湿热为辨证重点，内服和外用并举的治疗法则。对痛风急性发作期的患者采用中药清热利湿止痛内服，同时予中药保留灌肠，加强清利湿热之功效，起到了很好的缓解症状并降低尿酸的作用。

（2）消渴病性肾病（糖尿病性肾病）：认为糖尿病性肾病的本质是脉络瘀阻，属于微型癥瘕，治疗上贯穿了疏通脉络、活血化瘀的应用。

（3）慢性肾衰竭（肾功能不全失代偿期）：①对腹膜透析患者，将丹参注射液加入常规腹膜透析液中，提高了腹膜对肌酐、尿素氮、尿酸的清除率，提高了腹膜透析效能，该成果获得了浙江省卫生厅科学技术进步奖三等奖，论文在国家级杂志发表，并被美国 *Medline* 收录。②对肾移植患者，首创应用清热安胎法抗排异并减轻药物毒性作用的方法，自制换肾合剂，方中主以黄芩、黄连、大黄清热燥湿、泄浊解毒；水牛角、羚羊角清热凉血；辅以苎麻根、鸡血藤利水通络。诸药合用，共奏化湿泄浊、凉血解毒之效，从而达到防治环孢霉素A等抗排异药物肝肾毒性的目的，研究成果发表于《中医杂志》。

三十八、徐珊

1. 名医简介

徐珊，男，1956年7月生，浙江杭州人，中共党员，浙江省名中医，第四批全国老中医药专家学术经验继承工作指导老师，教授，主任中医师，浙江中医药大学和美国加州中医药大学博士研究生老师，浙江省有突出贡献中青年专家，浙江省首批高等学校教学名师。先后任中华中医药学会中医诊断分会常务理事，浙江省中医药学会常务理事、脾胃病分会副主任委员，浙江省中医药高级技术职称评审委员会评委等，为国家中医药管理局中医诊断学重点学科负责人、国家中医药管理局全国名老中医药专家传承工作室负责人及专家。

2. 学术渊源

徐珊是恢复高考制度后的首届中医学本科生，又是首批硕士研究生，毕业后就职于浙江中医药大学。徐珊先后师承浙江省金华市名中医张兆智和浙江省名中医、第一批全国老中医药专家学术经验继承工作指导老师蒋文照。徐珊整理研究并传承了享有盛誉的名医作为代表人物、具有明确的传承关系、一脉相传的医学流派——蒋文照医学，主编出版蒋文照医学丛书《蒋文照学术撷英》《蒋文照医案精选》《蒋文照医学传承》《蒋文照手稿真迹》4本。负责带教第四批全国老中医药专家学术经验继承人2人，浙江省第二批名中医学术经验继承人2人，浙江省中青年临床名中医1人，西医人员学习中医高级培训班学员3人，硕士研究生30人，博士研究生29人。其中马伟民、刘云霞、张爱琴被评为浙江省名中医，马伟民还是第六批和第七批全国老中医药专家学术经验继承工作指导老师。

3. 学术思想

徐珊传承了蒋文照医学的学术思想和技术专长，把脾胃病作为临床和科研的“专攻”方向。脾胃乃后天之本，脾胃病是临床的常见病与多发病，脾胃气伤，百病由生。基于病证结合，以脾气虚证为重点，贯彻科研是临床的指导，临床是科研的基础，临床研究与实验研究相结合的思路，数十年来徐珊重点开展了具有临床专科特色的脾胃病优势病种如慢性萎缩性胃炎、胃肠功能性疾病、肝纤维化的研究，从20世纪末开始采用基因蛋白组学等技术与方法，取得了一定的研究成果。脾胃病从病因病机而言，大多为脾胃失调，升降失常。其学术思想集中体现在调节升降和以和为贵两个方面。徐珊临床以脾胃升降理论为指导，从调节脾胃气机升降入手治疗脾胃病证。而恢复脾胃升降功能，顺应脾胃特性、重视整体联系、合理配伍升降、应从通降入手，以及顾护胃气为先是临床施治的重点。徐珊十分重视“以和为贵”的学术思想，擅长运用调和脾胃之法，具体表现在：一是和之要义，以平为期；二是中州调和，四方居安；三是平补缓攻，升降相和；四是法随证变，治在合和。徐珊临证调和脾胃治疗疾病不拘于脾胃本身，兼及五脏六腑，以恢复胃肠功能，促进五脏六腑安和，使机体达到阴平阳秘、以平为期的状态。

4. 临证经验

徐珊从事临床工作50载，精于内科，对于脾胃病的辨证论治尤为见长，特别是在阻断与逆转胃癌前病变方面，用药灵活，方证相应，圆机活法，形成了治疗本病的特色。一是理气和胃，顺应脾胃特性。脾的升清与胃的降浊相辅相成，维持胃肠道正常生理功能。治疗本病的关键在“和”，只有升降相宜，气机通畅，才能恢复脾胃正常功能。二是衷中参西，辨病、辨证结合。胃镜检查及病理检查与临床症状相结合，在辨证用药的基础上，注重具有抗癌作用中药的运用。三是久病入络，化瘀贯穿始终。胃络瘀阻是本病的病理基础，无论是气滞、湿阻、郁热，还是气虚、阴虚，均可引起胃腑通降失常或胃络血运不畅而形成胃络瘀阻之证。祛瘀生新，促进局部血液运行，有助于胃黏膜修复。四是合理配伍，药性轻柔平和。注重脾胃特性，强调“治中焦如衡，非平不安”，用药轻灵，配伍合理，寒温并用，苦辛并施，升降相宜。力求补脾胃而不生滞，清热谨防苦寒伤胃，燥湿谨防过燥伤阴，理气不伤阴，养阴不忘健运，活血兼顾养血。五是巧用药对，协同反制增效。常用药对如姜半夏和姜竹茹、浙贝母和海螵蛸、蒲公英和车前草、柴胡和炒白芍、白豆蔻和生薏苡仁等。

三十九、常青

1. 名医简介

常青，男，1942年11月生，浙江绍兴人，中共党员，主任中医师，浙江省名中医，第四、第五批全国老中医药专家学术经验继承工作指导老师，首批“越医名家”。历任绍兴市中医院内科主任，院学术委员会副主任。绍兴地区中医药学会常务理事、内妇儿学科主任委员。兼任浙江省名中医研究院研究员，浙江中医药大学兼职教授，绍兴文理学院中医药研究所所长等职。

2. 学术渊源

常青毕业于浙江中医学院六年制本科，求学期间，得名医潘澄濂、何任、徐荣斋等先生的教诲与真传，深得中医学之精华。毕业后在绍兴从事中医临床工作，继承"绍派伤寒"特色，融俞根初、吴宝书之学术思想而逐渐自成一体。其后问业于浙沪临床大家杨继荪、颜德馨先生，在数十年的临证中，继承发扬了浙派中医之一的"绍派伤寒"的学术特色，创造性地将绍派、钱塘两派学术精华应用到内科、妇科，及肿瘤的治疗中，形成自己独特的"治湿重化""难病取中""重视舌诊的研究，辨证辨病结合""善于经方创新，临证法活机圆"的学术思想和临床特色。

3. 学术思想

重视整体观念，活用三因制宜；重视"人与天地相参应"和"人与四时合其序"；强调治病必须遵守"三因制宜"的原则。

（1）四诊合参，善抓重点，重视舌诊的研究：对四诊所提供的病情信息既要进行分析、综合，又应按系统抓主要矛盾，进行推理、鉴别。认为舌象的变化可以客观反映正气盛衰，病位深浅，邪气性质，病情进退，禀赋体质，可以判断疾病转归预后，指导处方用药。

（2）崇尚衷中参西，力主辨病、辨证结合：临床上互取其长，互补其短，辨证与辨病相结合，可以明确疾病的性质和病位，加强立方用药的针对性，扩大中医的辨证依据和丰富辨证内容，能更好地发挥中医治疗之优势。

（3）提出"难病取中"，巧运中焦脾胃：提出调理脾胃时要注意以下五个方面：①脾胃功能正常，说明正气尚健，瘥后易于恢复。②若脾胃不健，药物吸收必受影响。③对于病因不清、症状复杂，辨证用药一时难于下手的诸如恶性肿瘤等采用首先调理脾胃的方法，正确运用"难病取中"这一"敲门砖"，许多疑难病会随之而解。④在运用补益类药物的时候，做到药味少、剂量小，要配合理气消导之品，使补而不滞。⑤在用攻伐之品时，要做到祛邪而不伤及脾胃。

（4）推崇气血理论，善于活血化瘀：重视气血学说的研究，根据"气血冲和，百病不生，一有怫郁，诸病生焉""气行则血行，气滞则血滞"的理论指导活血化瘀方药的应用，认为理血方须配伍气分药，才能更好地发挥祛瘀的作用。

（5）治湿重化，独具匠心：江南气候温热，地处卑湿，真伤寒少见，纯粹之温热亦不多见，所致外感多夹湿邪为患。因此，治时病当以化湿为先。主张

"治湿先须治气，气化则湿自化。湿之所以停滞者，皆因气之不运。即辛苦淡并用，上中下同治"。

（6）**重视经方创新，临证法活机圆**：立法处方贵在"师古而不泥古"。借经方之精炼，时方之轻灵，临证法活机圆，通常达变，实用高效。

4. 临证经验

常青擅长中医内科、妇科，以善治肿瘤等疑难重症而著称。如对大肠癌癌前病变患者，主张"截断"治疗，在辨证处方的基础上，重用抗癌药物，防止疾病向癌症发展；手术后无肿瘤负荷患者，治疗目标在于调整胃肠功能，增强正气，预防复发，治疗当以和胃整肠为主，辅以祛邪；带瘤生存患者，治疗目标在于抑制肿瘤生长，改善临床证候，治疗应在和胃整肠的基础上，积极祛邪治疗，正气亏虚者可适当扶正以耐攻伐；晚期并发症丛生者，治疗上强调急则治标，缓则治本。中风后主张"当以通其大便为要务"，宜补气养血，通经活络。后期肢体痿废偏枯肿胀，加入活血化瘀之品，以达"痿废者久瘀之经络自流通"之目的。诊治胸痹时，善察舌质以助诊断，冠心病患者见舌下筋脉粗胀，此乃气滞血瘀之特征性表现之一，与紫暗舌、瘀斑瘀点舌具有相同的诊断价值。若舌下络脉青紫且肿胀，可见于冠心病瘀血阻络之重症。难治性哮喘治标在肺，治本在肾。哮喘发作，急则治标，当投自拟桑龙定喘汤。"久病必伤肾"，对于激素依赖型哮喘重症患者更当补肾，施以温阳补肾、纳气固本，以摆脱激素之依赖。

四十、裘昌林

1. 名医简介

裘昌林，男，1944 年 5 月生，浙江嵊州人，中共党员，浙江省中医院（浙江中医药大学附属第一医院）主任医师（中西医结合）、教授、博士研究生导师，第四批浙江省名中医，第三批浙江省国医名师，国家中医药管理局第四批和第五批全国老中医药专家学术经验继承工作指导老师。曾任浙江省中医院常务副院长，中国中西医结合学会神经科专业委员会常务委员，浙江省中西医结合学会常务理事、副秘书长，浙江省中医药学会常务理事、浙江省中西医结合学会神经内科专业委员会第一至第三届主任委员，杭州市上城区第八届人大代表。

2. 学术渊源

裘昌林 1964 年毕业于杭州卫生学校（现杭州医学院），毕业后留校任教，从事医学教育工作。1971年被重新分配到浙江省中医院工作，先后跟随杨继荪、高立夫、陈杏生、魏长春等各家学习，深受他们精湛的医术和高尚的医德影响，尤其是在杨继荪院长谆谆教诲下，为从事神经内科中西医结合临床工作指明了方向。裘昌林勤学细悟，博采众长，在50余年的临证中逐渐形成了西医辨病与中医辨证相结合、躯体疾病与心理疾病治疗相结合的学术理念，临证以“通、提、疏、润”为要的临证特色。

3. 学术思想

（1）衷中参西，辨病辨证相结合：倡导西医辨病与中医辨证相结合。裘师出身西医，有扎实的西医学基础知识，而后通过中医学府的深造，勤奋学习，刻苦钻研，精读医典，为临床中西医结合诊断治疗奠定了良好的基础。他认为病乃根本、为纲，先对疾病发生发展的纵向过程进行深入了解，认清疾病的本质和特殊性，才能对疾病的根本做出判断；证为标、为目，辨证的目的是对疾病发生发展过程中的某一阶段、某一时期所表现出的一系列症状进行分析、归纳、综合，以期了解疾病当下的主要矛盾，并协助基本矛盾的解决。临证前先辨病，以病为纲，以证为目，从病辨证，则纲举目张。

（2）仁心仁术，治病与治心并重：倡导躯体疾病治疗与心理疾病治疗相结合的学术理念并指导临床实践。药王孙思邈在《千金要方·大医精诚》中指出“凡大医治病，必当安神定志，无欲无求，先发大慈恻隐之心，誓愿普救含灵之苦。见彼苦恼，若已有这，深心凄怆，勿避险、昼夜寒暑、饥渴，一心赴救，无作功夫形迹之心”。《礼记·乐记》曰“德成而上，艺成而下。行成而先，事成而后”“德之不存，艺于何有”？均说明医者当技精而德厚，裘昌林一贯奉为行医之准则。指出治病亦当治心，人的情志活动与五脏六腑息息相关，脏腑调和，气血充盛，精神乃治；反之，情志不和亦会影响脏腑气血而致病。他在临证实践中，不仅根据患者复杂多变的病情进行辨析，同时注重情志调和，施治的同时配合疏肝解郁、理气畅中，或清泻肝火，或化痰散结，或活血化瘀，尤重清泻心火。认为只有火泻气平，才能心静神宁。

4. 临证经验

裘昌林在神经系统罕见病和疑难病的治疗方面有丰富的临床经验，特别擅长重症肌无力、运动神经元病（肌萎缩侧索硬化）、痴呆、多发性硬化、癫痫、帕金森病等的治疗。临证以“通、提、疏、润”为要。“通”乃“交通心肾、沟通阴阳”，实乃治疗神经内科诸多疾病的奥义所在；临证擅用“提”法升提阳气，先后天共治；“疏”，为重视疏泄，即“治病先治心”；“润”，润泽五脏，强调治病求其本，以整体观指导的中医药的治疗。

裘昌林尤其在重症肌无力的诊治上有独到的经验，该病的年均门诊量达4000余人次，在省内外有一定的知名度。2016年11月受中国中西医结合学会神经科专业委员会委托负责起草《重症肌无力中西医结合治疗专家共识》。研制的炙马钱子胶囊，开创了剧毒药马钱子治疗重症肌无力的先河，其制备工艺获得国家发明专利。

四十一、潘智敏

1. 名医简介

潘智敏，女，1952年6月出生于上海市黄浦区。主任中医师，二级教授，浙江省名中医，浙江省国医名师。第四、第六、第七批全国老中医药专家学术经验继承工作指导老师，潘智敏全国名老中医药专家传承工作室导师，全国首批中国中医科学院中医药传承博士后导师，浙江中医药大学博士研究生导师，上海中医药大学师承博士研究生导师，潘智敏浙江省国医名师传承工作室导师。曾任浙江省中西医结合学会老年病专业委员会主任委员，浙江省医学会老年医学分会会长，浙江省中医院干部科主任，浙江省中医药老年病重点专科学术带头人。

2. 学术渊源

潘智敏从浙江中医药大学中医学专业毕业，是现代全国著名中医临床学家杨继荪教授的嫡传弟子，1982年至1999年，随师杨老17年，系浙江省中医院中医十大流派杨氏内科传人。1995年以优异成绩作为浙江省唯一代表，全国首批名老中医药专家杨继荪的学术继承人，出席在北京人民大会堂举行的全国首届高徒出师大会。长期从事中医内科临床、科研、教学、传承工作，辛勤耕耘近50年，在老年多系统病变综合治疗方面拓展研究，形成了严谨有序、深入独特的治疗理念，培养硕士、博士、博士后、中医药传承学术继承人50余人。

3. 学术思想

（1）补虚重调气血：潘智敏认为老年人多为虚瘀并存之体，本虚标实是老年生理、病理变化所致，老年虚证常伴有气机不畅、血络瘀滞、瘀热蕴结；肺主气，心主血，肝藏血，气血调和通达才能流通全身，无处不至。主张诊治老年病应虚瘀两顾，气血兼调，以肺肝并治之“畅舒达”寓补于疏中，彰显其效。

（2）理瘀分其因果：潘智敏认为瘀可因病而起，病可因瘀而成。因而，瘀血既是致病因素，也是病理产物。她在整理继承杨继荪学术思想时提出：因病致瘀者应以病当之，按致瘀因素分别予以散寒、清热、补虚、攻实之法为重，结合选用消瘀之药；对因瘀致病者则以瘀图之，随已致瘀象着重予以活血、行血、祛瘀、逐瘀之法治疗，结合辨证配伍化裁。

（3）清化不迂陈见：高血压病以肝阳偏亢者居多，然老年人多元气亏虚、脏腑虚损，临床所见亦以本虚标实者居多，潘智敏在高血压的治疗中，创“求本理血”理念，取当归活血养血，以“康脉心”治疗高血压，获国家科学技术进步奖二等奖。息风清降，标本兼治；虚瘀并理，事半功倍。强调老年病诊治过程中的整体观念，注重共性与个性的差别，根据气血阴阳偏颇及脏腑亏损之异，适时选用不同理法方药综合辨治，以取得更为理想的调压疗效。

（4）膏方调补兼施：中医学在防病强身、延缓衰老等方面积累了丰富的经验，“冬令调补”膏滋药便是颇具特色的一种。阴阳失衡为衰老的主要病机，气血亏耗为衰老的必然结果，痰浊血瘀为衰老过程的催化剂，按人体禀赋不同，结合基础疾病整体辨证，予以平衡阴阳、畅调气血、滋养五脏等治法。

（5）祛邪新释“五积”：潘智敏根据当前代谢综合征、脂肪肝的发病特点，创立了以中医理论为指导的“瘀、痰、食、脂、气”形成“五积”（即瘀积、痰积、食积、脂积、气积）的病理模式。研制出具有祛瘀化浊、消导行滞、梳理解郁之功效的经验方——调脂积冲剂，其研究获浙江省科学技术进步奖三等奖。

4. 临证经验

潘智敏擅长治疗心脑血管、呼吸、消化、代谢性疾病。对肺癌、肝癌、消化道肿瘤、乳腺癌等恶性肿瘤的中医治疗，运用解毒扶正消积法整体辨治，在头痛、失眠、肥胖、风湿、水肿、出血性疾病、便秘、颜面暗斑、痤疮、月经不调、更年期综合征及湿、热、瘀、虚、重顽病证的诊治与内科疑难杂症、养生保健、青少年益智生长、考前紧张综合征、冬令膏方调摄等方面，具有丰富的临床经验。秉承“继承不泥古，创新不离宗”之意，善将学院学术与传承经验有机结合，宏微融会，综合辨证，运用中医学“冬进补，春发陈”的理论，开展膏方冬令调治，是浙江省内最早应用膏滋调摄体质的资深专家之一。擅长结合江南地域特点和个人体质差异，以往所患疾病整体综合辨治，集防病、治病于一体，取得明显疗效，针对青少年、中老年不同体质易患疾病，尤有独特见解，其膏方调补更有精到之处。

四十二、叶一萍

1. 名医简介

叶一萍，女，1957年1月生，浙江丽水人。现为丽水市人民医院主任中医师，温州医科大学硕士研究生导师，杭州师范大学医学院兼职教授，浙江省名中医研究院研究员。是首届丽水市绿谷特级名医，第五批浙江省名中医，第一批国家优秀中医临床人才，第五、第六批全国老中医药专家学术经验继承工作指导老师。担任浙江省中医药学会第五届理事会理事，浙江省中医药学会血液病分会副主任委员，中华中医药学会继续教育分会常务委员，浙江省中西医结合学会第五届妇产科专业委员会委员，浙江省示范中医科建设项目带头人，中西医结合风湿免疫病学科带头人。

2. 学术渊源

叶一萍科班出身，1975年就读于浙江中医学院，后师从何少山、何嘉琳两位老师，从事中医教学、临床、科研工作40余年，少时即从《内经》《伤寒论》和《金匮要略》等经典入手，并泛览金元四大家及明清诸家著作，尤对温病学派中叶天士、吴鞠通、王孟英之论著钻研颇深，因而临证时可触类旁通，为她涉足临床并取得良好疗效，奠定了坚实基础。

3. 学术思想

（1）治湿宜宣展气机，分消上下：治疗三焦湿热证，始终将宣展气机、分消上下贯穿受邪脏腑组织器官的治疗当中。使肺气宣降，脾升胃降，肝气畅达，心脉通畅，肾的气化功能正常，三焦能通调水道。用蒿芩清胆汤、黄芩滑石汤、三仁汤等方剂，每将杏仁、滑石、通草并用，以杏仁开上焦，滑石利下窍，通草通利三焦水道。使弥漫于三焦的湿邪能因势利导，分消走泄，从而达到邪去病愈的目的。

（2）浅析卫气营血治则："在卫汗之可也"之汗绝非用发汗之法。"汗之"不是治疗的方法，而是通过治疗所要达到的目的。在临床运用时，必须根据邪郁轻重，热的多少，及夹风夹湿的程度，全面考虑决定辛散与清凉药物的配伍、比重及加减，以体现辨证论治的原则。"到气才可清气"，不仅论述了气分证的治疗原则，而且指出了清气不可过早。"透热转气"是因势利导，排除造成气机不畅，营热不能外透的原因。"凉血散血"是指凉血养阴、活血散瘀的治法，该治法具有清、养、散三个方面的作用。

（3）风药的认识及在内科疾病中的应用：风药具有以下特性，即轻清之品，升浮上行；辛散趋表，透散达邪；气轻而薄，善动不居；辛温香燥，蒸腾精微。在临床工作中，要善于把握这些特性给机体带来的正反两方面的影响。在使用这些药物时要注意由于升阳风药，虽有行气、活血、化痰、开窍、燥湿的功效，但是其味多辛而燥，辛温能耗气、燥热会伤阴，因而往往具有伤津耗液之弊病。主张“如病去勿再服，以诸风之药，损人元气而益其病故也”。在运用时应注意随机把握。

4. 临证经验

叶一萍以擅治内科、妇科疾病而著称，临床活用四磨汤，屡起沉疴。四磨汤源于宋代严用和的《济生方》，由人参、槟榔、沉香、乌药四味药组成，现代医家多用此方治疗胃肠道疾病，但叶一萍细究此方实为七情郁结，正虚邪实而设，以疏肝解郁、条达气机为总则。如治肠梗阻，叶一萍认为本病是由于脾虚木亢，肝失疏泄而横逆，脾失运化则清气不升，胃失和顺则浊气不降以致胃气上逆而呕吐，肝气不和则胀痛，腑气不通则闭。遂用四磨汤加炒枳壳、大黄、川牛膝、冬瓜皮以行气宽肠，因势利导而权衡胃肠平滑肌之兴奋与抑制，从而使胃气降，呕吐止，便秘通，腹痛除。如治眩晕，叶一萍认为本病系脾胃健运失司，以致水谷精微运化不利，聚湿生痰，痰浊中阻，则清阳不升，浊阴不降，发为眩晕。选用四磨汤加二陈为主治疗，方中沉香合乌药行散滞气，槟榔行气、消积、祛湿浊。三药合用行气降逆，使痰湿浊气从大便而出，但恐攻伐正气，再以党参健脾养血，使瘀滞开而正不伤；二陈燥湿化痰，健脾调胃。全方寒热并用，虚实兼顾，标本同治，故而收效良好。如治乳腺炎，叶一萍认为本病由素体阴虚，劳逸失调，加之气郁不舒，常有郁结化火之证，故用四磨汤加柴胡、炒枳壳、白芍以条达气机，既利上焦之浊气，又降中下焦之逆气，左右逢源，使之达到壅者易通，郁者易达，结者易散，乳窍得畅，免除痈肿溃烂之恶果。临证常将人参易北沙参，虑其肝郁化火，故不用人参之甘温峻补，以防增薪助火之弊，取沙参清补其阴且抑其火而治之。

四十三、严仲庆

1. 名医简介

严仲庆，男，1951 年 10 月出生，浙江绍兴人。第五批浙江省名中医，第五批全国老中医药专家学术经验继承工作指导老师。曾任第一届中国性学会中医性学专业委员会委员，浙江省中医药学会理事，浙江省中西医结合学会肾脏病专业委员会、男性病专业委员会委员，绍兴中医学会副会长，绍兴第二医院中医科主任、中西医结合肾病中心主任。

2. 学术渊源

严仲庆于1975年正式成为绍兴第二医院中医学徒，师从郑淳理先生，曾参加“绍兴市中医基础培训班”和“绍兴市西学中班”学习，于1981年、1993年先后就读于原浙江中医学院第一届中医专业函授班，第一届中医专业专升本班，业师郑淳理为绍兴市首位国家级名中医，于绍派伤寒研究有素。出师后，又获名医范中明、陈祖皋、詹爱菊等的真传。1988年，赴中国中医研究院西苑医院进修，得到陈可冀、王琦、刘渡舟、赵绍琴等先生的指教。严仲庆近50年临诊衷中参西，以方证相应辨证论治，主张伤寒温病一体论，治病当循“先表后里”，形成了重阳扶阳的学术观点，并自拟了多张肾病专方。

3. 学术思想

（1）中西结合，发展中医：严仲庆认为中西医学，各有所长，也各有所短，两者结合，可以扬长避短，优势互补，于中西双方都有利，于人民更有利。当代中医不可能、更不应该无视当代科学，包括现代医学的存在和发展，拿青蒿素的研究为例，就是在现代科学，特别是现代医学技术的帮助下，发掘提高中医学术，造福世界的成功典范。

（2）方证相应，经方之魂：所谓“方证”，就是用方的指征与证据，其着眼点在“人”，不同的体质，对病有不同的易感性与倾向性，病后有不同的表现和特点。方证辨证重视的是证与方药的联系，是医药原始阶段的经验积累，是辨证时疾病的症状、体征、脉象、舌象、腹证、体质状态等因素及相对应的方药组合在同一时间与同一空间的内在联系，具有“共时性”的特点，隐含中医的理与法。

（3）寒温一体，临证重表：严仲庆经长期临床实践，主张伤寒温病一体论。他认为伤寒与温病先后辉映，互为补充，并逐渐建立起“临证尤重表证”这一理论。在六经之中，太阳主外，为六经之表，因此太阳之发病，其中太阳中风和太阳伤寒都可以认为是表证。同时表证和里证并非只有太阳经所独有。表证通常表现为急性病，也可表现为慢性病，因此在慢性病急性发作期时，如能掌握时机治疗表证，就能使体内郁滞的风、寒、湿、浊等邪有出路而疾病向愈。

（4）重阳护阳，肾病专方：严仲庆临床十分重视阳气，并引《素问》“凡阴阳之要，阳密乃固”之训，认为阳气不足，气机统摄无权，百病乃生，肾病自不例外。他认为现代生活中的不良习惯及医疗过度等易致阳虚体质，在许多疾病的诊治过程中应顾护阳气。

（5）竹头木屑，广采博搜：严仲庆临诊之余，除了精研医典，还注意学习和搜集中医非药物治疗技术，每收意外之效，甚至拯危难于顷刻，扭转病情。如以针法止痛、止吐，灸法平喘、止咳、止痛、止泻，贴敷法止痛、消胀、退肿等。

四十四、李凫坚

1. 名医简介

李凫坚，女，1955年3月生，浙江永康人，主任中医师，硕士研究生导师，第五批全国老中医药专家学术经验继承工作指导老师。专门从事中西医结合治疗结核病相关临床工作30年，擅长中西医结合治疗内科常见病、多发病及疑难杂症，对呼吸系统疾病如慢性支气管炎、急慢性咳嗽、慢性阻塞性肺疾病、支气管扩张的治疗积累了丰富的经验，尤其对肺部结节的诊断与治疗有独到之处，对调理人体的亚健康状态、抗衰老、增强自身免疫力有独特经验。

2. 学术渊源

李凫坚1980年毕业于浙江中医学院（现浙江中医药大学）。在校学习期间，受教于诸多中医大家，如蒋文照（中医基础）、汤金土、王绪熬（中医内科）、宋光济（中医妇科）等，打下了扎实的中医理论基础。

毕业后李凫坚曾在永康人民医院中医科工作5年，工作期间除跟师于诸位中医名家外，亦不断自我摸索，巩固了中医基础知识，丰富了中医临证经验。后就职于杭州市红十字会医院结核病科，对结核病的诊断和治疗积累了丰富的临床经验，在西药治疗结核病的同时，不断发挥中医优势，形成了中西医结合治疗结核病的专科特色。

3. 学术思想

在长期的临床实践中，李凫坚逐渐形成了治病求本、辨证为先、扶正祛邪、清补兼施的学术思想和临证特色。

（1）“治病求本，辨证为先”：李凫坚认为“治病求本”是在治疗疾病时，必须找到疾病的本质，对其进行治疗。但“本”有显而易见者，也有幽而难明者，因此在临床工作时，可以借助西医检验技术，帮助我们更客观地了解疾病本质。“辨证论治”的证可以是疾病的全过程，也可以是疾病发展到某一阶段的表现，因此在临证时，需要以“辨证论治”为先，结合辨病论治，这样才能达到“治病求本”的目的。

（2）“扶正祛邪，清补兼施”：李凫坚重视“正气存内，邪不可干”的学术思想，认为疾病的发生是人体自我修复功能的失衡，免疫力低下，自我修复功能就会受影响，所以只要人体正气充沛，外来致病邪气就难以侵袭人体。故在临证遣方的时候，以扶正为先，辅以祛邪，不喜攻伐。但是单纯的补益药又偏滋腻，有碍脾胃之气的升降，因此在补益的同时，常加用清肺健胃之品，做到“清补兼施”。

（3）“组方严谨，加减灵活”：李凫坚临证遣方喜从经方及历代名方入手，随症加减。他认为古代各家名方是历经成百上千年的反复临证流传下来的精华，其组方严谨，用药精准，每每用于临床效果显著，同时结合自身用药经验，加减化裁，做到“师其法而不泥其方”，医者只有懂得变化出入，才能药到病除。

4. 临证经验

李凫坚擅长治疗肺系疾病，近年来尤其对“肺结节”的治疗颇有心得。提出了“清补兼施，扶正为主”的治疗理念。通过扶正提高自身免疫力，以达到自身修复的目的。临证常以“参苓白术散”“千金苇茎汤”为基础方，配合滋阴润肺之品，如百合、黄精、玉竹等，对于久病之人，常加用活血之品，如当归、赤芍、川芎、牡丹皮、桃仁等；对于新发结节，则会加用清肺之品，如黄芩、三叶青、鱼腥草、芦根、猫爪草、浙贝母等；清补兼顾的同时，又重视顾护胃气，常配伍焦神曲、大枣、豆蔻、砂仁等品，临床效果显著。

四十五、何若苹

1. 名医简介

何若苹，女，1955 年出生于浙江杭州。浙江中医药大学附属第三医院主任中医师，第五批浙江省名中医，浙江中医药大学兼职教授，传承型博士研究生导师、硕士研究生导师，第五、第六、第七批全国老中医药专家学术经验继承工作指导老师。曾任浙江省中医药学会常务理事、妇科分会副主任委员，学术成果丰硕。曾获浙江省科学技术进步奖 2 项，“浙江省优秀医师”“全国医药卫生系统先进个人”等荣誉称号。

2. 学术渊源

何若苹出生于中医世家，祖父何公旦是钱塘名医，誉满江南。父亲何任为首届国医大师，我国著名的中医教育家、理论家、临床家，一生悬壶济世，具有深远的学术影响。何若苹从小耳濡目染，传承家学，1978 年考入浙江中医学院，开启研医之路。1983 年通过浙江省卫生厅选拔，正式成为何任教授的学术经验继承人。1994 年她以优异的成绩于首批全国名老中医高徒出师。何若苹随父侍诊学习 30 余年，秉承了何任的医德医风，学术底蕴一脉相承。如今她接过父辈的旗帜，在传承中医的道路上继往开来，建立了何若苹全国名中医工作室，培养了中医硕士 31 名，传承型博士 4 名。

3. 学术思想

（1）尊经重典，衷中参西：何若苹认为读经典、勤临床、多总结是成为良医的必经之路。中医经典古籍正是中医的本与源，熟读深悟中医经典，临床才能信手拈来、灵活运用。

中医辨证、西医辨病。何若苹临床诊治疾病，坚持既要明确中医的治疗大法和方药，也要熟知西医的治疗原则、诊断标准和疗效评价，使其诊治更加客观有效。此外，中医的创新不能离开对原有中医精华的继承，不能舍本逐末，正确运用现代科技成果，洋为中用、西为中用，才能使中医发展充满活力。

（2）经方时方，博采众长：何若苹临证遣方善用经方。她认为，经方组方有法、配伍有制、用药精巧、实用廉便，只要方证相应、投之得当，必能获得良好疗效。如甘麦大枣汤治疗心脾两虚、肝郁失和，不限于妇女之脏燥；半夏泻心汤调理胃肠，平衡寒热、协调升降；桂枝茯苓丸治疗气血失和、瘀浊阻滞之癥瘕积聚等。此外，她还擅择历代各家名方、时方、验方，甚至结合现代医学研究成果用药。如用癫狂梦醒汤治疗痰瘀互结之神志病，用通补奇经丸治疗冲任亏虚之崩漏，用完带汤治疗脾虚不运、湿浊下注之带下，用“参芪苓蛇汤”加猫人参、重楼、三叶青、猪苓、薏苡仁等抗癌药物治疗各类肿瘤等。何若苹认为，凡为医者，当“求真务实，疗效为先”，博采众长，切切实实为患者解除病痛。

（3）扶正祛邪，慢病守中：《素问》有云“正气存内，邪不可干”“邪之所凑，其气必虚”。何若苹认为人之患病，一因正虚，一因邪侵，或正虚邪实两者兼而有之，临证当首重虚实。虚实之辨，最终将落实在扶正祛邪之治法上。扶正包括补气、温阳、滋阴、养血等，其中尤以扶脾胃为重点。脾乃后天之本，脾胃受损，不仅使消化功能减弱，气血生化乏源，还将影响药物吸收与利用，影响疗效，正如李东垣《脾胃论》中所说“百病皆由脾胃衰而生也”。尤其是慢病患者，何若苹强调“扶正以益胃气，祛邪以护胃气”，并把“零毒为佳，重视脾胃”作为基本用药原则。

4. 临证经验

治疗肿瘤，何若苹传承了何任的十二字法则，即“不断扶正，适时祛邪，随证治之”，同时通过长期临床实践，予以进一步细化，倡导“分阶段、重脾肾、固气阴、祛邪浊”的具体治法，并且强调综合施策，重视饮食调养、情志畅达对肿瘤患者康复的重要作用。

治疗内科疾病，何若苹尤善调理脾胃，常以辛开苦降、理气活血、消导和胃、养阴益胃、健脾和胃五法治之。另外，针对疑难怪病，何若苹认为当执简驭繁，重在分虚实、明脏腑、辨病因，临床怪病多夹湿夹瘀，故治疗上多以清热利湿、活血化瘀为法。

治疗妇科疾病，何若苹常重视调气和血、疏肝健脾、补益奇经，提出“治妇人诸症，总以调经为第一，必通晓奇经之理”。如治疗月经诸疾，她常以理气疏肝、逐瘀疏肝、温经暖肝、益肾舒肝、滋阴养肝之调肝五法，使肝之疏泄与藏血功能正常，达到月经行之有源、泄而通畅的目的。又如崩漏之证，她认为多由劳伤气血，冲任之脉虚损，带脉失约所致，当从奇经辨治，常以通补奇经丸通补八脉，调和阴阳。

此外，何若苹临证还具有善用药对、重视归经、注重整体、用药平和等特点。

四十六、余国友

1. 名医简介

余国友，男，1955 年 10 月生，浙江余姚人，中共党员。第三批浙江省国医名师，第五批浙江省名中医，第五、第七批全国老中医药专家学术经验继承工作指导老师，主任中医师，专业技术二级，博士研究生导师。曾任浙江大学医学院中西医结合临床学科带头人，浙江大学医学院附属第一医院中医科主任、中医学教研室主任等职。中华中医药学会综合医院工作委员会副主任委员、内科分会常务委员、肿瘤分会委员，浙江省中西医结合学会肝病专业委员会委员，中国抗癌协会浙江省分会传统医学专业委员会副主任委员。

2. 学术渊源

余国友 1978 年毕业于上海中医学院，入学前有基层工作经验，深知当时的医疗状况。学习期间刻苦努力，获名医金寿山、胡建华等先生的教诲与真传，深得中医药文化的优势与特点。毕业后至浙江医科大学（现浙江大学医学院）从事教学与临床工作，蒙同行前辈的学术引领和校内名师的指点，研修中西互参，优势互补，开拓中医药应用领域，提高临床疗效。在数十年的临床工作中逐步形成了自己的中西整合、识病辨证、分期别体、治证疗病，重用通法治疗危重急症，大方复治恶性肿瘤等学术思想和诊疗方法。

3. 学术思想

中西整合、识病辨证、分期别体，治证疗病，以平为期，疗效评价的学术思想和诊疗方法，突出“以人为本，以病为表”，强调个体差异理念，从整体上对机体进行平衡调治。中西医学，各有所长，倡导融合互补，在认识西医学疾病的前提下进行中医辨证，强调个体差异中分期论证，治疗上标本兼顾，既要掌握中医四诊，辨中医之证，又要运用现代医学诊疗技术，识西医之病，全面认识疾病，正确处方用药，中西医有机结合方能提高疗效。

善抓主症，析病机，辨病证，施方药。随着疾病谱的不断变化，疑难病增多，往往是多因素综合作用的结果，既有脏腑虚损，又有邪气亢盛；既有单脏或多脏虚损，也有一邪乃至多邪和而为病，致临床表现复杂多变，辨证论治繁杂多样，对临证治疗有着诸多困难，如果能透过复杂表象，抓住主症，综合分析四诊材料，寻求关键病因病机，除症缓病促进疾病康复。症是患者最主要或最严重的病痛，抓主症，析病因，定治则，施方药体现治病求本原则之“急则治标”的原则。

在恶性肿瘤的治疗中，强调肿瘤是全身病变的局部表现，统筹扶正祛邪。常分术前、术后、化疗期、放疗期、靶向药物期、免疫治疗期、维持期等辨证立法，从疏肝解郁，清热解毒；养正益气，滋阴安神；益气养阴，补血扶正；益气补血，滋阴抗纤；滋阴凉血，健脾和胃；扶正祛邪，和胃助眠；清热解毒，消结散瘀等辨证施治，达减毒增效、益寿延年之目的。

4. 临证经验

善用重剂治疗急危重症、疑难病而获效，尤对急危重症中的胃肠道功能衰竭，毒瘀互结，腑闭肠结，常用君药西宁大黄，剂量时用百克以上，较为常见，通腑泄毒，即刻见效，为抢救病患争取有利条件（时间）。应用大剂量水蛭治疗肝小静脉闭塞症，活血破瘀，通脉护肝。应用清热解毒、滋阴泻火法对大器官移植后患者进行综合治疗，临床获效甚佳。在中晚期肿瘤综合治疗中，常融表里升降、寒热温凉、气血补泻于一方，解决复杂病机，繁杂病证，改善患者痛苦，提高生活质量。在临证处方用药中常用疏肝宁心调阴阳，兼治环境、工作、疾病导致的身体机能紊乱，心身并调，增效愈病，深受患者欢迎。

四十七、沈元良

1. 名医简介

沈元良，男，1955 年 3 月生，浙江绍兴人，中国国民党革命委员会党员，主任中医师，浙江中医药大学兼职教授。第五、第七批全国老中医药专家学术经验继承工作指导老师，越医名家。曾任浙江省重点学科中西医结合肾病专科学术带头人、绍兴市中医药重点学科（中医内科）学科带头人。首批 64 家全国中医学术流派“绍派伤寒”主要代表性传承人和项目负责人。

2. 学术渊源

1980 年，沈元良毕业于浙江中医学院，求学期间深受“景岳学说、绍派伤寒”之熏陶，论病议诊，多有新意，其中医学老师为中医教育家徐荣斋先生。后师从名医杨质安先生，又曾问业于曹炳章先生，析疑问难，虚心求教，深得曹先生的赏识，遂成为忘年之交。

沈元良治学严谨，博览群书，勤于著述，崇尚“读书破万卷，下笔如有神”，对中医经典著作有较深的研究。作为学术流派“绍派伤寒”主要代表性传承人，晚年着眼于“绍派伤寒”，守正创新，承绍派遗风，上溯明末清初，下逮民国，为三百年来“绍派伤寒”的探源析流所做甚多。尤其专注于清代俞根初的遗著《通俗伤寒论》及《重订通俗伤寒论》。国医大师何任教授赠予“弘扬中医学术，传承绍派伤寒”的题词，为之增色添彩。浙江中医药大学原副校长连建伟教授题“弘扬绍派中医，立志救民疾苦”加以勉励。

沈元良承担绍派伤寒类国家级继续教育项目 6 项、省级继续教育项目 5 项，旨在赓续薪火，弘扬绍派伤寒。2014 年入选《中国中医药年鉴》。2016 年工作室成功创建。沈元良研究和传承“绍派伤寒”得到同行肯定，影响海外，2018 年 4 月，日本东洋学术出版社、《中医临床杂志》社，派员专程来院进行专题采访。东洋学术出版社《中医临床》2018 年 9 月通卷 154 号，以较大篇幅刊发《绍派伤寒学术思想》及其本人的临证经验。2021 年 5 月入选第五批国家级非物质文化遗产名录。由国医大师葛琳仪教授赐序，沈元良主编的“十三五”国家重点出版物出版规划项目《绍派伤寒》一书，于 2021 年 7 月出版发行。

3. 学术思想

沈元良崇尚仲景、景岳学说及绍派伤寒学术思想，既勤求于中医典籍，又重视临床实践，师古而不泥古，逐渐形成了自己的思路。沈元良强调“治病必求其本"，主张辨证与辨病相结合，遵循中医理论，审证求因，根据不同病因病机、不同体质进行辨证论治，与西医学知识有机结合，使诊断与治疗契合病机，以获良效。宗张景岳的中年修复学术思想，注重脾、胃、肾的调治。认为肾藏精，内育真阴真阳，为人体先天之本；脾主运化，为气血生化之源，是人体后天之本。肾气的盛衰，关系到疾病的发生和发展。如肾阴阳的失调，会导致其他脏腑的阴阳失调。同样，其他脏腑的疾病，日久也必然会影响到肾，损耗肾中精气，所谓久病及肾。正如李中梓所说："水为万物之元，土为万物之母，二脏安和，一身治，百病不生。"在妇科疾病的治疗上注重调理气机，燮理气血。

4. 临证经验

沈元良读书明理，洞悉病原，辨识病机，以六经八纲辨证论治理、法、方、药；博采众长，借鉴成功经验，寻求有效治法，解患者之急。尤其在对肺病、肝胆脾胃病、肾病的辨证施治方面颇有心得。沈元良诊病疗疾以脾胃为本，脾健则五脏皆荣，脾虚则五脏俱损。认为诸多疾病以脾肾亏虚多见，治疗重在调补脾肾，兼顾他脏，顾护胃气。注重绍派伤寒的病复调养，提倡扶助正气是治未病的根本。对于很多疾病用药后疾病初愈，多由饮食起居不慎则易复发者，临证以祛邪安正立法。另立"以通为补"的观点，尤其针对湿阻、湿温之病者，治在化湿，少佐祛风之品，慎用苦寒之品。

四十八、宋欣伟

1. 名医简介

宋欣伟，男，1962年12月生，浙江绍兴人。中国民主促进会会员，第五、第七批全国老中医药专家学术经验继承工作指导老师，全国名老中医药专家传承工作室负责人。曾任浙江省中医院急诊科副主任、风湿免疫科首任科主任（现学科学术主任），现任浙江省中医药学会风湿病专业委员会主任委员。

2. 学术渊源

宋欣伟于1978年至1983年在浙江省卫生厅组织的五年制中医班学习，师从浙江省名中医范仲明主任中医师，学习结束后被授予中医师职称，就职于绍兴地区人民医院中医科，颇受绍派医学的熏陶。1988年考取南京中医学院内科专业硕士研究生，拜师于首批全国老中医药专家学术经验传承工作指导老师、首届国医大师周仲瑛教授。求学期间，因众多机缘巧合，受到中医巨擘董建华教授，首批国医大师李济仁教授、张学文教授，以及伤寒学名家陈亦人教授的指教，多有受益。1991 年起至今，在浙江省中医院急诊科、风湿免疫科工作。

3. 学术思想

宋欣伟由于师承及以后长期临床工作时面对的疾病谱不同，在学术上形成了自身独特的风格特征。总结从事中医内科疑难急症临床 40 年的研究历程，从学术上逐步清楚了临床上应该重点注意的抓手：①辨病与辨证相结合、辨证论治与专病专药相结合是中医临床疗效提高的必经之路。辨证论治是中医临床诊治的核心，辨病论治是西医临床诊治的核心，辨病与辨证相结合能最大限度地发挥西医精确的临床诊断和中医辨证论治两方面的优势，实践证明了辨病与辨证的结合确实为临床治疗疑难杂症奠定了理论基础，使许多西医或中医单方面难以解决的疾病在治疗上都获得了巨大成功。许多疾病治疗的临床实践证明辨病与辨证相结合指导下的临床用药，可最大限度发挥中西医相辅相成、相互制约的协同作用，发挥中医增效减毒的整体作用。强调辨证论治并不是中医学的“天花板”，要掌握西医“病”的概念、坚持不懈地寻找治病的药物；中医的辨证论治要在西医“病”的概念下进行，才能保证辨证内涵的准确性、论治的精确性，才能真正使中医的治疗达到“治病求本”的目的。②辨证是中医学的核心和灵魂，除正确辨证外，还应知常达变。抓证的特异性（证的独特主症和体征）、动态变化、交叉性、复合交叉性、夹杂性、隐匿性及典型证的“非典型性”这六个方面，进一步审证求因求机，在辨证中做到知常达变，更好判断疾病状况，使中医治疗更高效、捷效，向“精确医学”方向发展。③治疗上，急证治疗法宜单纯，药量宜专宜宏，以期直捣病所，如运用不同剂量、不同配比参、附取效；疑难症从痰瘀同源、同病、同治入手，运用复法大方易于消除顽固之疾，如对中重活动度类风湿关节炎选择桂枝芍药知母汤、指迷茯苓丸、身痛逐瘀汤合用。杂病治疗以气为要，疏肝理气、宽胸解郁是治疗重点，多加用芳香类药物如麝香、苏合香治疗郁证。

4. 临证经验

宋欣伟以善治急难病而著称，尤其对风湿性疾病中的干燥综合征颇有心得，在临床中形成了治神养阴为核心的治疗方法：①干燥综合征属中医学“燥痹”范畴，阴虚津伤是其病变本质，滋阴润燥是治疗大法，用药多选甘寒凉润之品，察其热毒、血瘀、脾虚等兼证加减治之。喜用石斛，往往重剂使用川石斛、鲜石斛等各类石斛以补养阴液。常与肾气丸中“三补”合用，共补五脏真阴，阴亏得纠，津液自然来复。②干燥综合征常因津精亏虚、元神无所养而虚乏，燥热上扰、元神无所藏而不安，两者均可致神不守舍、神机不安，进一步产生和加重干燥综合征各种症状。须时时注意清燥热、养阴津与安元神同时并进，石膏、水牛角堪当清热润燥之用，药量不宜过轻，须用至30～60g。③干燥综合征患者津精亏虚的同时，常见肝郁气滞，痰阻神扰，治疗中要做到养阴不恋痰，化痰不伤阴。同时患者多因肝郁化火导致疾病不能很好地被控制，多层次、多方位、多靶点调理元神可以有效提高疗效，可用紫雪丹、麝香保心丸、复方丹参滴丸等。④干燥综合征多累及五官灵敏之窍，患者较为痛苦，易出现抑郁、孤独、冷漠或烦躁、急怒。在治疗中从神论治，注意调整、缓解五官症状，通过调整元神敏感度降低因感受过度而产生的易于敏感的五官症状，临床上多用天王补心丹、甘麦大枣汤之类来调节，润泽通畅五官的药物如薄荷、苍耳子、青葙子等亦不可缺少。

四十九、陈勇毅

1. 名医简介

陈勇毅，男，1955年11月生，浙江杭州人，中共党员，主任中医师，第五批全国老中医药专家学术经验继承工作指导老师，第五批浙江省名中医，浙江中医药大学传承型博士研究生导师。曾先后任浙江省中医药研究院副书记、副院长，浙江省立同德医院副院长，浙江省中西医结合学会副会长等职，曾为国家中医药管理局及浙江省中医药重点学科中医文献学学科带头人。

2. 学术渊源

陈勇毅1976年被浙江省卫生厅招为中医学徒，20世纪80年代毕业于浙江中医学院（现浙江中医药大学）。在浙江省中医药研究所工作期间，先后侍诊于潘澄濂、董浩、吴伯平等10余位中医名家，初涉医道，博采众长。1988年就读于中国中医研究院研究生班，师从国医大师王琦、中医老年病名家周文泉教授，深得名师学术引领，遂研学体质学说，致力于中医老年医学。陈勇毅长期从事中医文献研究工作，学以致用，兼收并蓄，对其40余年的中医临证颇有裨益。在诊治老年病、脾胃病、脑病、内科杂病中主张"体质可变可调""注重整体调节""经方合方应用"等学术观点和临证特点。

3. 学术思想

（1）体质可变可调的临证思维：陈勇毅崇尚王琦老师提出的中医体质三论，尤其是"体质可调论"对其临证思维影响很大。体质的稳定性是相对的，同时具有动态可变性，这是体质可调的理论基础。陈勇毅认为体质的动态可变性在年老之人表现尤为突出，其体质状态存在增龄性变化。在"老而衰"的过程中，因受年龄、精神、营养、疾病等诸多因素的影响，老年人的阳虚体质、痰湿体质、血瘀体质、气郁体质颇为多见，病证特点多为虚、痰、瘀、滞，主张临证要将调治老年体质偏颇和病理变化相结合，方能提高临床疗效。

（2）注重整体调节的诊治思维：中医整体观念是中医思维的核心，是中医学理论和临床诊治思维发生、发展的重要指导思想。陈勇毅主张遵循中医整体观念、注重整体调节要贯穿于中医诊治疾病、养生康复的全过程。整体调节的思想，在防治难治性疾病、复杂性疾病、功能性疾病等方面颇具优势和特色，尤其在诊治老年病中更为突显。老年脏腑功能衰退，阴阳气血俱衰，多脏受损，多疾并存，虚实夹杂，治疗更要着眼于整体调节。经典名方薯蓣丸补益气血、调和阴阳、健脾和胃、益肺滋肾，且能理气祛浊、疏散驱邪，尤能体现老年虚劳、衰弱之证的整体调治思路。

（3）经方合方应用的遣方特色：经方组方严谨，药少力专，疗效确切，用好用活经方特别是经方合方是提升辨治疑难病、传染病、老年病等临床疗效的重要途径。陈勇毅认为，经方既有方证对应、效如桴鼓的优势，亦有辨治复杂多变的疑难杂病的局限。而经方合方则能取长补短、补偏救弊，且有集合诸方、兼顾彼此的优势。每遇疑难杂病，因其病因病机复杂性、治则治法复合性，遣方用药主张经方合方应用，强化经方之间的聚合作用，并拓展为经方与时方、经方与验方的合用，提高辨治疑难杂病的临床疗效。

4. 临证经验

（1）中医脑病主张从肝论治：情志致病尤其是肝郁气滞在中医脑病中颇为常见，如痴呆、不寐、郁证等病，易表现为肝郁血瘀、肝郁气滞、肝胆火旺等证，故“从肝论治”颇为应验。抓住血管性痴呆肝郁血瘀之病机，施以调肝解郁、化瘀通络之法，常能获效。

（2）脾胃病善用经方治疗：临证善用半夏泻心汤、旋覆代赭汤、四逆散及时方升阳益胃汤、藿朴夏苓汤等，治疗慢性萎缩性胃炎、功能性消化不良、反流性食管炎，颇有心得。

（3）老年病诊治首重脾胃：遵循《内经》“夫年长则求之于府”之旨，治疗老年病首顾胃气。老年“肠胃虚薄，不能消纳，故成疾患”，故调理脾胃乃治老年病之关键。无论脾胃功能强弱，都要顾护脾胃，保全胃气，切忌滋腻碍脾，刚燥损胃。

五十、林吉品

1. 名医简介

林吉品，男，1952年生，浙江慈溪人，中共党员，主任中医师，第五批全国老中医药专家学术经验继承工作指导老师，第六批浙江省名中医。筹办慈溪市中医医院，任书记、副院长。后任慈溪市人民医院院长，完成新院建造并整体搬迁，并创建三级乙等医院。曾担任慈溪市中医学会秘书、副会长、会长；宁波地区中医学会理事，宁波市中医药学会理事、常务理事、副会长；宁波市医学会、宁波市中西医结合学会、宁波市医师协会常务理事；浙江省中医药学会理事；中华中医药学会肿瘤分会委员。

2. 学术渊源

1976年林吉品毕业于浙江中医学院（现浙江中医药大学），得到了何任、徐荣斋、许勉斋、高镇五、宋光济、朱古亭、吴颂康、张文照、冯鹤鸣等前辈的倾心相教和真心培育，甚得真传。实习期间，师从浙江省名中医张迪蛟先生，深得悉心栽培和学术引领，打下了扎实的临床基础。毕业后分配到慈溪市人民医院中医科工作。在流行性乙型脑炎流行期间，医院指派林吉品参与病房的救治工作。他对安宫牛黄丸、至宝丹、紫雪散等中医急救药均进行了实际应用，积累了中医药治疗急性传染病的宝贵经验。还参与了血液病科的工作，掌握了骨髓穿刺、血涂片等基本的检查技能，运用中医药治疗白血病、再生障碍性贫血等疾病。积极创办中医病房，急慢性肾炎、支气管炎、阑尾脓肿等均在收治范围。

3. 学术思想

在长期的中医临证生涯中，由于受到行政工作的牵掣，无外出进修深造的机遇，林吉品只能在做好行政工作的同时，坚持中医临床，从不放弃门诊和病房的工作，刻苦钻研，深入经典医籍的研习、领悟。根据《内经》《脾胃论》《伤寒杂病论》等关于脾胃病的相关论述，体会到“人以胃气为本”“百病皆由脾胃衰而生”是中医对疾病发生的基本认识。脾胃学说是中医理论体系的重要组成部分，不仅是阐明机体生理活动与病理机制的中心环节，而且是临床治疗的理论依据；不仅在消化系统疾病的防治方面有重要指导意义，在各科疾病防治中也得到了广泛的应用。因而，他坚定以脾胃病作为主攻方向，并在临床中开设中医脾胃病门诊。

偶然的机会，林吉品接触了中医肿瘤的治疗，有幸得到了四川省中医药研究院院长郁文骏教授的指导传授。郁教授是著名的中医肿瘤专家，在20世纪70年代初创立了癌症防治的“五因六法”学说，得到了国内外专家的认同。在随郁文骏教授的临证过程中，林吉品深刻领会了“五因六法”的精髓，得到郁教授的好评——“在共同治疗中，取得了较好的效果，踏实钻研是他的特点，且学风正派”。并相邀共同编写《中医药抗癌研究与临床》一书。在郁教授的传授和引领下，结合自己的临床实践，形成了一整套较为全面的理论体系：认为肿瘤的发生常在于“正气虚”和“癌毒实”的正邪斗争、相互因果，重视癌前病变可较好地防止癌症的发生，带瘤生存在临床中有非常好的实际意义，认为中西医协同治疗肿瘤是非常好的结合点等相关观点，受到肿瘤界的关注。

4. 临证经验

善治慢性萎缩性胃炎伴肠化生等脾胃病。慢性萎缩性胃炎伴肠化生作为一种癌前病变，目前西医学尚无针对性的药物治疗，中医学虽无此病名，但已包含在诸多脾胃病名之中。林吉品认为早期病机以实为主，若失于治疗，则由实转虚，虚实夹杂。实以食积、湿热、气滞、血瘀为主，虚则以脾胃虚弱或虚寒为主。虚则不能运化水谷津液、化生气血，又可因虚致实，致湿毒热毒内生，最终现虚实兼杂之证。其病位在胃，但与脾、肝、肾关系密切。根据发病机制，自创“三步疗法”予以治疗，有较好的疗效。

在恶性肿瘤的中医治疗中，认为中医药治疗的肿瘤基本上有以下三种：一是经过西医手术、放化疗、免疫治疗、靶向治疗等治疗的；二是西医认为不治的；三是虽可进行西医治疗，而患者不愿接受其治疗方法的。第一种病人相对较多。林吉品认为，该类患者在接受西医治疗的过程中，均会出现各种不良反应。中医药在治疗中当以消除不良反应，并清除余邪为主，使之能顺利完成西医药治疗。对于西医不治的患者和不愿接受西医治疗的患者，可充分发挥中医药的特长，依病情的不同，而采用不同的扶正祛邪的治法。无论对哪类患者，林吉品认为在治疗中都必须顾护胃气，有胃气则生，无胃气则死。

五十一、周郁鸿

1. 名医简介

周郁鸿，女，1951年9月生，浙江杭州人，中共党员，第五批全国老中医药专家学术经验继承工作指导老师，国家中医临床（血液病）研究基地学术带头人，中西医结合主任医师、二级教授、博士研究生导师，中国民族医药学会血液病分会会长。曾任中华医学会血液病分会第八、第九届委员，海峡两岸医药卫生交流协会血液病学专家委员会委员，浙江省中医药学会血液病分会第一、第二届主任委员，浙江省中医院血液科主任等职。

2. 学术渊源

周郁鸿出生于医学之家，父亲曾担任望江山疗养院院长，母亲曾任浙江医科大学内科学教研组教师。周郁鸿 1977 年毕业于浙江医科大学，1986 年结业于浙江中医学院西学中班。求学工作期间，早期受吴颂康、马逢顺等先生的教诲，开启了中西医结合治疗血液病之路。两位先生强调慢性病和疑难病要“法随证更、药随证变”的学术思想对周郁鸿影响深远。魏克民、钟达锦是周郁鸿的中期导师，也是其西学中的引路人。后期经中国中医研究院西苑医院邓成珊教授的指导，促进了周郁鸿在中医药治疗血液病上“注重脾胃及外感，未病先防”“血液病痰瘀同治”“骨髓移植中分清体质辨阴阳”学术理论的形成。

3. 学术思想

（1）注重脾胃及外感，未病先防：重视顾护脾胃之气，起到“未病先防”的作用。周郁鸿在治疗多种血液病中，每剂汤药喜添醒脾和胃之二三味，以防脾胃之伤。外感的参与因素及情志的自我调摄对血液病复发也有一定预防作用。血液病患者肝郁气滞者不在少数，一旦出现唉声叹气、烦躁不安、两胁胀痛等肝气郁结之象，可运用疏肝理气之法，且“见肝之病，知肝传脾，当先实脾”，可加健脾之药以防木旺乘土。

（2）血液病痰瘀同治：再生障碍性贫血患者存在骨髓微循环缺陷。津血同源，痰瘀相关，津化成痰，血滞为瘀，痰滞则血瘀，血瘀则痰凝，痰瘀胶着而致病程迁延不愈。对慢性再生障碍性贫血，周郁鸿主张以“补肾”为中心兼以“痰瘀同治”。淋巴瘤的形成与外邪侵袭、七情内伤、正气内虚等有关，其基本病机为脏腑功能失调、痰浊瘀血凝滞。正所谓“无痰不成核”，痰瘀是淋巴瘤的本质，淋巴结肿大应以痰瘀的形成为重点和根本，以化痰祛瘀、软坚散结为治疗大法，贯穿治疗始终。骨髓增殖性疾病属于造血干细胞增生性疾病，属于中医学“积聚”“癥瘕”“虚劳”“血瘀”等范畴，正如《景岳全书·积聚》曰：“积聚之病，凡饮食、血气、风寒之属，皆能致之。”治疗理应从痰瘀着手。

（3）骨髓移植中“分清体质辨阴阳”：骨髓移植过程复杂，阴阳消长，互藏互化，互根互用，对立制约存在于各个阶段。周郁鸿认为，移植早期患者经历移植预处理后处于阴阳俱亏的状态，植入之“髓元”为先天精髓，须后天水谷精微之滋补方能充足，生化无穷。髓元为血肉有形之品，其体属阴，内含元阴元阳，入于内则阴虚已纠，常表现为脾肾阳虚，故予温补肾阳，调和阴阳平衡。随着时间推移，植入之髓元逐渐强大，阳气渐复，但髓元尚浮于外，而不在髓海、命门中，易致相火妄动，内攻脏腑，外透肌肤，由此形成排斥反应，故此时当稍减扶阳之品，适当加入滋补肾阴之品，使植入之髓元渐胜，血气渐复。移植后患者须予免疫抑制治疗，因此免疫功能偏低，易感外邪，应酌加黄芪、防风、板蓝根等固护肌表、清疏风邪之品。

4. 临证经验

再生障碍性贫血的治疗。急性再生障碍性贫血碍采用“凉、温、热”分阶段治疗方案。初期病情较重，多伴出血及感染，呈热毒壅盛、阴虚血热的征象，主清热解毒、凉血止血，方用清瘟败毒饮或知柏地黄丸合犀角地黄汤加减；感染控制，出血倾向好转，呈气阴两虚征象，由“凉”进入“温”阶段，逐渐转为益气养阴、温中健脾为主，方用生脉散合左归丸加减；待病情稳定，无出血倾向，进入“热”阶段，在温补脾肾药的基础上加热性药，促进骨髓造血，方用左归丸、右归丸加减。关于慢性再生障碍性贫血提出“髓劳痰论”，创立“祛痰补肾汤 1 号、2 号方”以治疗肾阳虚及肾阴虚型。祛痰补肾汤 1 号方由右归丸合二陈汤加减，温补肾阳，燥湿化痰之效，脾虚甚者重健脾益气，加党参、白术、茯苓、山药等；若并发皮肤瘀斑，主统血止血，重用黄芪、人参、仙鹤草、茜草等。祛痰补肾汤 2 号方以左归丸合茯苓丸加减，滋阴补肾，化痰逐瘀，若肾阴阳两虚，主阴阳双补，加杜仲、附子、肉桂等药；血瘀之象明显，以丹参、赤芍、牛膝、鸡血藤等化血下行。

五十二、周富明

1. 名医简介

周富明，男，1954 年 11 月生，浙江海盐人，中共党员，主任中医师，第七批浙江省名中医，全国第五批老中医药专家学术经验继承工作指导老师，全国名老中医专家传承工作室项目专家。曾任平湖市中医院业务院长、学术委员会主任等职，先后被聘任为浙江中医药大学、安徽中医药大学、江西中医药大学兼职教授。

2. 学术渊源

周富明出身科班，1977 年 8 月毕业于浙江中医学院。曾在海盐县人民医院工作 7 年，后至平湖市中医院工作。长期从事中医内科临床工作，擅长内科疑难杂病的诊治，尤精于肾脏病的中医、中西医结合诊疗。主持开创的平湖市中医院肾内科先后被确定为嘉兴市首批临床医学重点学科、浙江省中医重点专科、全国基层医疗机构特色专科建设单位。周富明崇尚经典，治学严谨，尊敬师长，博采众长，其先后师从或游学于平湖温秀珠，海盐黄介伯，杭州蒋文照、李学铭、周亨德等，颇得诸家真传。其归纳的“强调整体，衷中参西，增效减毒，固元泄浊”独特的肾脏病诊疗理念，为业内所推崇。

3. 学术思想

（1）法皇古义，辨证施治：周富明勤求古训，精研经典，他强调不精研经典医著不可法皇古义，常言：“学习中医，不精读经典理论和各家学说，只承继祖训或一家经验或只学一些教材，想掌握博大精深的中医学，绝无可能。”他在坚守天人合一、整体观念、阴阳五行、人文理念、辨证论治等中医特色的基础上，临证时常参照古今气候之变化，古人今人禀赋之异同，尊古不泥，圆机活法。

（2）审证求因，尤详问诊：周富明对四诊合参高度重视，尤对问诊必做到详而又详，唯恐挂一漏万，他常说：“四诊之法是几千年经验之积累，不可有偏废，其中问诊必须不厌其烦，方可全面掌握病人证因，妄以切脉一诊代替其他三诊，恐有哗众取宠之嫌，不可效法，除某些特殊病证可舍脉从证或舍证从脉外，均须四诊合参。”如一位慢性肾炎多年的患者，平素病情稳定，近日突发浮肿，蛋白尿、血尿反复，周富明认为必有诱因，细问，乃知一周前上呼吸道感染、发热，在当地卫生院输液治疗，好转，据此周富明不以健脾温肾利水之剂，仅以疏风解表之剂而告愈，这样的例子不胜枚举。他常教诲后学：“对慢性病必审证求因，知常达变，急则治标，缓则治本，不要为旧病所困”。

（3）辨证精准，药简力专：周富明常谓唯有精准辨证，才能合理论治。在面对同一个病证时，不可同一辨治、用药。临床用药、方随证变、药随症用、精准辨证、非常灵活。疾病是发展变化的过程，应根据疾病的不同阶段，遣方用药有所偏重，谨察阴阳所在而调之，以平为期。

（4）药味精准，少用杂药：周富明临证，强调辨证论治，法随证立，方依法择，药据方定。他认为，越是慢性病，越要防止杂药乱投，因而他用药轻灵，药味简洁，常说用药如用兵，兵不在多，在于精良；药不在多，在于对证。

4. 临证经验

周富明以善治慢性肾衰竭等肾系疾病而著称，认为尿毒证是多种因素导致肾脏为病，肾病日久不复，因虚致痨，脾肾之气衰败，失于分清泌浊，清气不升，湿浊不降，三焦壅塞，水湿代谢功能紊乱，使湿浊瘀邪难以下输水道排出体外，毒邪潴留，重戕正气，危证丛生，变证叠见，甚则成痰、生瘀、化热、动风等的一类的症候群。治疗基本原则：治未病，防于传变之前；扶正气，恢复脏腑功能；祛邪浊，恢复体内生态。尤重视调理脾胃，增强生机。通过调理脾胃，使脾胃功能逐渐强健，一者气血生化有继，贫血得以改善；二者脾升胃降改善，气机升降有序，三焦通达，浊邪清除有道，有利于恢复脏腑正常功能，使“正气存内，邪不可干”。就尿毒证而言，虽为同一疾病，但在不同阶段有其不同症状的出现，因此其治疗方法亦不尽相同。结合临床实践，归纳为十法，即补脾益肾法，滋养气阴法，化浊安中法，温补脾肾法，温阳逐瘀法，温肾填精法，益气行水法，气血双补法，温阳化瘀、泄浊软坚法，温阳填精、益气养血法。

五十三、祝光礼

1. 名医简介

祝光礼，男，1955 年 7 月生，浙江杭州人。中共党员，中西医结合主任医师，浙江中医药大学博士研究生导师，第五批浙江省名中医，第五、第七批全国老中医药专家学术经验继承工作指导老师。曾任浙江省中西医结合学会心血管病专业委员会主任委员。获“全国中医药系统创先争优活动先进个人”“浙江省医院管理学会大医精诚先进个人”等称号。

2. 学术渊源

祝光礼师从全国老中医药专家杨少山，杨老尤擅脾胃病、湿热病、老年病、肺癌等内科疑难杂症的诊治。祝光礼从杨老处习得顾护脾胃为本，发扬创新了养阴清热祛湿等治法。又经全国老中医药专家俞尚德教授悉心指点，掌握俞老倡导的“审病 – 辨证 – 治病”诊疗思维，并将之运用于心血管疾病的诊疗实践中。后于南京中医学院攻读硕士学位，师从顾景琰教授，学习中西医结合研究方法及顾景琰教授诊治冠心病、心力衰竭等疾病的经验。

3. 学术思想

（1）倡学术独立，重治病求本：受社会、心理、饮食、环境、运动等因素的影响，由遗传、环境、心理应激等相关因素导致的心血管疾病发病率正逐年上升。在临床诊治的过程中，祝光礼认为现代的环境变化和心理压力均易导致劳倦失宜、睡眠不足、情绪紧张，凡此种种，皆会耗气伤阴，相火妄动，产生心悸、失眠、眩晕、中风、喘证、郁证等，故临证时须考虑到本虚标实才是其根本病机，不可一味攻伐。每多应用益气养阴法，结合健脾和胃、补益肝肾、养血安神等法扶正固本，再予平肝潜阳、化痰降浊、清热利湿、宽胸理气、调和肝脾等法去其标实，尤其是结合时令应用膏方治疗上述疾病，殊获良效。

（2）辨证治病，证与病合：现代医学检测技术手段为人们带来的是看得见的结果，这是中医临床工作者必须面对的客观现实。对于西医学的理论知识和技术方法，祝光礼认为应该采取“拿来主义”，拓展望诊视野，扩充辨治内涵，以便提高诊疗质量。“辨证治病”可以提供疗效的客观性、实证性、可比性，经得起重复、验证。祝光礼认为中西医结合是一种行之有效的临床治疗策略，中药可增强西药的疗效，显著改善患者的症状，还可减轻西药的不良反应。此外，对于部分疾病，还可逆转病变，改善预后。疗效评估不仅限于症状的改善，舌象、脉象的向好，还要结合现代化的检测手段，使用客观的指标量化，并进行前后对照。

（3）用药轻灵，轻可去实：江浙一带多从叶天士学，用药以轻灵见长。对于处方的剂量，当如东垣法，宜轻不宜重，药物的作用是导引、调整、疏通，所谓“四两拨千斤”是也。故祝光礼临证不过10余味药，多不超过15味，每味药用量多不超过15g，处方主次分明，一目了然。对内科杂病，不执一家之见，不以经方、时方划界，而是因时、因地、因人制宜。同时他非常重视顾护脾胃，认为脾胃为后天之本，亦是中药取效的关键因素之一。临证时，患者均能坚持服药，较少因为出现不良反应或胃肠不能耐受而停服的现象。用药综合考虑患者体质、病势轻重缓急、饮食居所等因素，分主次、分阶段论治，均能取得良好的疗效。

4. 临证经验

祝光礼以善治高血压等心系疾病而著称，认为高血压多由先天禀赋不足、饮食不节、情志所伤、内伤虚损等引起，病机特点为肝肾易亏、脾胃易损、易引动肝风。高血压发病多由于真阴亏耗，脾失健运，肝失疏泄，肾失封藏所致。目前人类生存环境的变化，如温室效应、环境污染、臭氧层空洞扩大、强辐射等，气候的变化以阳气旺盛为主要趋势，天人相应，阳气躁动，操劳过度，肾失封藏，而致肝肾之阴暗耗过多而储存日少，心、肝之阳亢盛，久则相互影响，阴阳失调。突然、强烈或长久、持续的情志刺激，如压抑、郁怒、思虑等使人体气机郁滞，久而化火。情志不遂与饮食、内外环境所致之热、湿、痰相合为病，造成风、痰、虚等夹杂，临床上最为常见。伤阴耗气、气机壅滞、神明被扰、痰浊湿热郁结，影响脉管通利，是高血压发生的常见病理因素。治之或清热泻火，或健脾益肺，或疏肝健脾，均不能忽略以恢复肾之封藏为本的基本大法，故须血肉有情之品补肾填精，即补肾填精时时不忘，健脾益气不离左右，此外还须兼顾疏肝理气、宁心安神。

五十四、贾建华

1. 名医简介

贾建华（1954—2020年），女，汉族，祖籍山东莒县，中共党员。主任中医师，硕士研究生导师、博士研究生导师，浙江中医药大学兼职教授，湖州市名中医，浙江省中医重点专科（中西医结合肿瘤内科）学科带头人，第七批浙江省名中医，第五批全国老中医药专家学术经验继承工作指导老师，曾被浙江省抗癌协会授予“感动浙江——肿瘤内科老专家杰出贡献奖”。创建湖州市中医院肿瘤内科，长期担任肿瘤内科主任、顾问。临证40余年，擅长中西医结合治疗各种恶性肿瘤。担任中华医学会浙江分会肿瘤专业委员会常务委员、浙江省抗癌协会传统医学专业委员会常务委员、浙江省中西医结合学会肿瘤专业委员会委员等学术职务。

2. 学术渊源

1972年12月，贾建华进入湖州市中医院中医学徒班，跟随浙北四大名医之一的朱承汉先生和姜琦等名老中医学习中医基础理论及临证经验，3年基础学习结束后，留在内科工作。后来陆续到湖州市第一人民医院、复旦大学附属中山医院、浙江省中医院、浙江省肿瘤医院进修，师从全国名老中医药专家吴良村教授、著名肿瘤内科专家孙琳教授。术兼中西，不仅擅长运用中医经典理论辨治肿瘤，而且擅长运用西医学最新研究成果和手段治疗肿瘤。特别是中西医结合预防肿瘤转移复发、肿瘤的综合治疗都总结出独到的方法，让无数患者回归正常生活，并吸引了一大批安徽、福建等外省患者前来就诊。

3. 学术思想

（1）辨证论治，病证结合：恶性肿瘤整体属虚，局部属实，本虚而标实。故诊治肿瘤，必须根据不同病因、病机和不同体质辨证论治，并结合现代科学的最新科研成果，将辨病与辨证有机结合，从而取得最佳疗效。在临床中，每一个肿瘤病例都各不相同，或气郁，或瘀阻，或痰结，或湿聚，或毒蕴，或正气虚弱。尤其是晚期肿瘤累及的脏腑经络不同，气血阴阳盛衰有异，所以，准确地辨证论治，精准用药，是取得良效的关键。

（2）扶正固本，重视脾肾：正虚是肿瘤形成的内在依据，也是病情发展、演变的关键所在，因而扶正法是治疗恶性肿瘤的大法，须贯穿于肿瘤治疗的始终。扶正法的主要作用在于调节机体阴阳、气血、经络、脏腑的生理功能，以充分发挥机体内在的抗病能力，从而达到控制或缩小肿瘤的目的。而在扶正固本时，要重视先后天之本，扶脾益肾，为扶正治法的重要方面。

（3）中西融合，随宜而施：肿瘤的治疗是综合治疗，不是单靠哪一种治疗就可以完全解决的。早期的肿瘤，手术、放疗常有较肯定的疗效；中期的肿瘤，化疗的优势较大，一部分患者可以治愈或带瘤生存；晚期的肿瘤，中医药对于改善生活质量，缓解症状，延长生存期是有裨益的。中医和西医应各取其长，协同发挥各自优势，取长补短，从而求得肿瘤治疗的最佳疗效。

4. 临证经验

（1）缓图取效，久久为功：肿瘤是一种慢性病，其治疗须在整体观念指导下，辨证施治，个体化治疗处方，但即使方与病合，尚须守方缓图，久久为功。使机体内部脏腑、经络、气血功能渐趋平衡，自身抗邪能力逐渐恢复，邪正关系态势逐步由正虚邪胜到正邪势均力敌，到正盛邪却转变，为最后逆转治愈创造可能。所以临证时，攻补有度，如王道治世，久久为功。

（2）善抓主症，尤重舌脉：临证要善于抓主症，审症推求关键病机，而后立法遣方。四诊中，贾建华尤为重视舌、脉。认为舌象客观可凭，易于掌握，对肿瘤的辨证有重要意义。临床察舌，可帮助判断脏腑气血之盛衰，了解病位之浅深，分辨病邪之性质，以辨明寒热、痰湿、瘀血。中医脉诊精妙，但总的来说，关键在于分别阴阳、虚实。所以贾建华在临床上，善于执纲驭繁，脉诊分虚实，从而判断人体正气之盈亏，邪正之消长，从而确定攻补之法度。

（3）重视调神，疏导郁结：肿瘤的治疗是“持久战”，除了需要合理的治疗，还需要患者保持良好的心态。贾建华视调其心神，疏导情志，为不药之“医心方”。在辨证开方的同时，或温言抚慰，开导郁结，或止其杂念，以激发患者抗病之信心正念。在其春风般的言行熏沐下，不少肿瘤患者的病情得到了良好的控制，生存期得到了延长。

五十五、陶鸿潮

1. 名医简介

陶鸿潮，男，1945 年 10 月生，浙江杭州人，中国农工民主党党员。主任中医师，第五批全国老中医药专家学术经验继承工作指导老师，第五批浙江省名中医。曾任浙江省温岭市中医院院长。

2. 学术渊源

陶鸿潮科班出身，1967年毕业于浙江中医学院。求学期间，在名医何任、徐荣斋、吴颂康、罗鸣歧等先生的谆谆教诲下，打下了扎实的中医学基础。毕业后，响应党和政府号召，扎根基层，默默耕耘50余载。其间，先后参加“浙江省中医主治医师提高班”学习，并赴浙江省中医院进修，随名医杨继荪、魏长春、裘笑梅、李学铭等先生侍诊，在诸大家耳提面命，言传身教下，获益良多，业务能力和水平有了质的提升，有幸成为“钱塘医派”之后继者。

其学术渊源，扎根于《灵》《素》等经典古籍。治杂病遵奉《金匮要略》，又得益于金元四大家，特别是东垣学说；治外感既遵《伤寒论》之辨证原则，又宗温热学派诸法。对各家学说兼收并蓄，取人之长，补己之短。

3. 学术思想

（1）*三因制宜，辨证识病务求精准*：遵循古训，陶鸿潮临证尤为重视三因制宜原则，强调治病必详审地理、时运及人体禀赋等各方面因素综合分析，务求辨证精准，治疗恰当。我国幅员辽阔，北方高寒干燥，其人肌肤致密，身体壮实，伤风感冒，常用麻、桂等辛温发散；南方温润潮湿，其人腠理疏松，多汗易泄，伤风感冒宜辛凉轻解，如银翘、桑菊之属。此为常法。然地理、气候加害于人，或因禀赋之异，或因诊治失当，其病亦有常有变，如北人外感风寒，辛温太过易化燥伤津，变生他病；南人病风寒外感，若误用辛凉则克伐中土，反成胃病。临证应多加辨识。

（2）*知常达变，立法遣方不拘一格*：陶鸿潮强调治病贵在审证求因，辨证论治。病有百端，治有常变。知常而达变，始全治病之道。他受清代医家陈士铎之启发，较为系统地研究了“偏治法”，提出偏治的含义：一指临床所见病证与病本在部位上不一致时，当偏治其病本所在。二指脏腑辨治，不治本脏而偏治相关脏腑之法。两者皆属“求本”之治，是为正治之变法。其实质，即中医学整体观在治法中的灵活应用。它的形成和发展，为古今医家寻求多种治疗方法开拓了思路和视野。运用偏治以治寻常之病，则一病可用多法，以提高疗效。对于按常法治疗不能取效的痼疾顽症，偏治又不失为一种“奇谲之法”。临床正确运用偏治法的关键在于明辨巧思和方药的合理安排，丝毫不能偏离“辨证论治”和“治病求本”的原则。

（3）*顾护胃气，贯穿疾病诊治之始终*：陶鸿潮临证治病，强调顾护胃气为本。诊察疾病，必先察脾胃之强弱；处方用药，亦必顾脾胃之盛衰。谨守“有胃气则生，无胃气则死”之古训。临证有久治不愈者，多可从脾胃求治。他认为苦寒攻泄之法，易伤胃气，宜中病即止；滋补黏腻之品，最易碍胃，须补中寓疏；重病沉疴，常以调养胃气为先。在药物剂量上，亦须顾胃气强弱而定，脾胃虚弱者，药量宜轻，宁可再剂，不可重剂，重则欲速不达，虚者愈虚，弱者更弱。

4. 临证经验

陶鸿潮善治脾胃病，熔李东垣和叶天士治胃之长于一炉，既取法于东垣而不失于保胃阴，又效法于天士而有助于存脾阳。主张治胃病以和畅为贵。慢性胃炎常按“痞证”辨治。脾胃气滞为其主要病机，郁热、痰浊、湿阻、食滞等病理因素互为关联，多呈虚实夹杂、寒热互结之证，常采用疏补并进、辛开苦泄之法。选用香砂六君子汤合半夏泻心汤化裁。治慢性腹泻常取补泻兼施、温清并用法。他认为慢性久泻之人，脾气虚弱，运化失常是其根本。健脾助运乃基本治法。虚实相兼者，常补脾与祛邪并施；脾虚久泄者，用益气升清法治之，常以东垣补中益气汤、升阳益胃汤加减；久泄脾肾两虚、寒热错杂者，常用乌梅丸、连梅饮等加减。

治慢性肾炎常以益肾清利为基本治法。他认为肾虚湿热是本病的基本病机，临证常以参芪地黄汤为基础方辨证加减。同时强调清热祛湿应贯穿疾病治疗之始终，病久夹瘀者宜在辨证基础上加入活血药以行而消散之。要重视“水分”与“血分”的转化，常用泽兰、益母草等药活血与利水兼顾。

治夏秋之交外感热病，活用叶天士温热之治，结合近代名医姜春华的“截断扭转”学说，创制清疏并进的青石汤合万氏牛黄清心丸治疗，收效甚捷。

五十六、陶筱娟

1. 名医简介

陶筱娟，女，1951 年 12 月生，浙江杭州人，浙江省国医名师，第五批浙江省名中医，第五、第六批全国老中医药专家学术经验继承工作指导老师，主任中医师，硕士研究生导师，2004 年全国“五一”劳动奖章获得者，2005 年“全国劳动模范”。曾担任杭州市红十字会医院风湿免疫肾病科学术带头人。

2. 学术渊源

陶筱娟科班出身，毕业于浙江中医学院。工作期间，获国医大师王永钧的教诲与真传，深入学习中医学，继承、发扬了王永钧教授的风湿肾病理论，将“辨病－辨证－论治”的诊疗思路和疾病中医微观辨证体系运用于临床。在数十年的临证中逐渐形成了“从肺论治治未病”“保肺救津治燥痹”“治痛当用通法”等学术思想和临证特色。

3. 学术思想

（1）“从肺论治”治未病的思想：陶筱娟将疾病受累脏器中肺脏受累放在最重要的地位，因为肺覆盖于五脏六腑之上，又能宣发卫气于体表，具有保护诸脏免受外邪侵袭的作用，外邪入侵首先及肺，因此肺卫是人体的保护屏障，一旦此屏障被攻破，肺失通调水道功能而发病，从而带来“多米诺骨牌”效应，脾肾均会受累。因此，“从肺论治”的治未病思想是预防疾病发生和决定转归的重要环节。

（2）“保肺救津”治燥痹的思想：陶筱娟认为燥痹由于脏腑经脉气血阴阳失调，损伤阴液，或津液运化失常，导致人体津液亏少，清窍失于濡润，肌肉关节失于滋养而产生。病位主要在于肺、肝、肾、胃，因女性以阴为本，燥易伤阴，易见情志失调，肝郁化火而伤阴血，阴血亏虚不能养肝，可见肝阳上亢之证，故本病中年女性多发。根据燥痹病变特点“保肺救津”，滋阴润燥贯穿疾病治疗始终。

（3）“治痛当用通法”的思想：陶筱娟认为“治痛当用通法”，其中调气以和血，调血以和气，通也；上逆者使之下行，中结者使之旁达，亦通也；邪郁者疏之使通，浊聚者泄之使通，络阻者辛以通之，寒袭者温以散之，皆通也。陶筱娟用通法，又非限于祛邪一面。对虚者，认为因虚而补，其补亦不可腻滞，须予通补，寓通于补，顺脏腑之性。

4. 临证经验

陶筱娟对系统性红斑狼疮（SLE）的治疗注意多途径评估疾病，合理掌握用药时机，切中中医优势。她认为从总体来看，肺是 SLE 发病的最重要因素之一。最终肺不主气，腠理不固，不耐邪侵。而内外合邪，致使病情进展或缠绵难愈。故对于 SLE 患者益肺以固藩篱是治疗的要点，因此，治本之法，仅知益肾，则非其治也。总而言之，SLE 的发病以肺肾虚损为根本，肾虚决定了疾病的遗传易感性，肺损则决定了患者对诱发因素的易感性。然而，遗传因素药物难以奏效，而顾护藩篱的治后天之法则甚为现实。补肾即金水相生，实为治肺之法。治肺的重点是润肺体之燥，固肌表之密，此乃治后天之法。从肺论治实乃体现了中医学“必伏其所主，而先其所因”的“治未病”思想。

陶筱娟对于干燥综合征，提出保肺救津乃第一要法。详而言之，注重阴阳互根、气津互化，突出顾护胃气、调畅气机对治疗燥证的重要性。而遣方用药不妄施阴柔静药，紧扣辨证论治理法，或辛润调气化湿，或理阳助阴，或益气化津，或清润宣达，或培土生金，灵活变通处之，但总以保肺救津为务。然无论施何法，燥病用药近柔润、远苦燥当为总则。

陶筱娟临证治痛当活用"通"法。"不通则痛"之"实痛"定当行气活血以通之。而"不荣则痛"之"虚痛"，其本质因虚，乃不充、不荣、不润、不温所致，当遵"虚者补之"之旨，补虚以止痛，故因虚而致痛者"补"即"通"也。若对虚痛当补不补，拘泥于"痛则不通""痛无补法"之说，概以猛药通之，必犯"虚虚"之戒。

五十七、程志清

1. 名医简介

程志清，女，1947年10月生，安徽黄山人，浙江中医药大学资深教授，主任中医师，博士研究生导师，第一批全国老中医药专家学术经验继承工作指导老师陆芷青教授的学术继承人，第五批全国老中医药专家学术经验继承工作指导老师，第五批浙江省名中医，全国名老中医药专家传承工作室导师。曾先后任浙江中医药大学诊断教研室主任、科研处处长及研究生处处长等职。

2. 学术渊源

程志清出身科班，1969年毕业于安徽中医学院，求学期间有幸获得温病大家王乐匋先生的器重与青睐。王老是"新安王氏医学"第五代传人，为国内新安医学和温病学学科带头人之一，把自己治疗外感热病的经验悉数传授于程志清。走上工作岗位之初又幸得"新安名医"许芝泉先生的赏识与指点，在业务上有了长足进步。为求深造，于1975年赴浙江省中医院进修1年，其间先后拜师杨继荪、魏长春、裘笑梅等中医大家，得到大师们的悉心指导，受益颇丰。1984年被选拔为浙江省名中医陆芷青教授的助手随师临证。1991年成为第一批全国名中医陆芷青教授的学术继承人。

3. 学术思想

（1）立足气化的心血管疾病诊治理念：《素问·阴阳应象大论》所说的"味归形，形归气；气归精，精归化；精食气，形食味；化生精，气生形……精化为气"等是对气化过程的概括。"气化"是在气的作用下，脏腑的功能活动，精气血津液等不同物质之间的相互化生，以及物质与功能之间的转化，包括了体内物质的新陈代谢，以及物质转化和能量转化等过程。程志清认为心的生理功能有赖于元气的激发、宗气的推动和营气的滋养。心病的发生多与气的生成和运行失常有关，故在治疗上应以"疏其血气，令其和平"为目的，通过调整脏腑的气化功能，重建阴阳气血升降出入的动态平衡。可以依据病因病机，相应采用养元气、调宗气、和营气等方法治疗。

（2）脏腑相关论心病的诊疗思路：程志清认为心病的基本病机多为年老体弱、七情劳倦致脏腑亏虚，气血阴阳失衡，心失所养；或外邪入侵、饮食失节而致邪热扰心、寒凝心脉、痰瘀阻脉而发病。病属本虚标实之候，虽病位在心，然病机与肝、脾、肾、肺诸脏的盛衰密切相关。诊治心病时临床辨治应紧扣病机，从整体出发，分析五脏之间的生克乘侮关系，从而采用多脏同治之法。

（3）病证结合，衷中参西的治疗模式：程志清认为与传统中医辨证模式相比，病证结合模式优势显著，西医辨病可以从纵向了解疾病的发病原因、规律、病程特点及预后，中医辨证则是从横向了解疾病处于某一个阶段的病机特征，病证结合，泾渭分明，双重诊断，优势互补，治疗针对性更强，更精准，疗效判定更趋客观。病证结合方面，需注意以下三点：一是区别异病同证的不同内涵。不论何种疾病，只要证同，治疗原则相同，即“异病同治”，但不同的疾病，由于发病机制不同，相同的“证”在治疗上还是有区别的。二是宏观辨证结合微观辨证，施治更具精准性。传统的中医辨证主要从宏观层次着眼于功能方面的认识，西医学所收集到的生化与物理指标主要从微观层次认识与辨别疾病。三是在病证结合、微观辨证的基础上，结合中药的现代药理研究，对提高疗效也不失为一个选项。

4. 临证经验

（1）高血压病的诊治：程志清认为高血压并不是一种孤立的疾病，应对高血压病的形成、发展、治疗给予系统考虑，整体把握。遵循“始于肝，终于肾，由肝及肾，由实转虚，在肝多实，在肾多虚”的辨证思路。强调“以肾为本，以肝为枢”在高血压病发生中的主导地位。高血压病的治疗上应抓住“一前”“一后”两个节点。初期以实证为主，病位在肝；中期以本虚标实为特点，肝肾同病；后期阴阳俱虚，病根在肾。针对原发性高血压不同时期的虚实发病机制遣方用药。

（2）心力衰竭的诊治：从痰、瘀、水着手论治心力衰竭，五脏同调，痰、瘀、水并治，重视脏腑气化功能；从心力衰竭主要临床症状入手，即从胸闷、水肿、喘息三大主要症状入手，进一步分缓急（慢性心力衰竭、急性心力衰竭）辨证，采用心力衰竭分类与中医证型相结合的方法选方用药。

（3）冠心病的诊治：从痰病理论出发，认为冠心病病机为本虚标实，且以痰瘀互结为标，治疗上应从“痰”入手，配伍活血通络之品，辅扶正之品以调气血，使得气血得运，痹痛得止。

五十八、程晓霞

1. 名医简介

程晓霞，女，1957年12月生，浙江杭州人。中共党员，主任中医师、教授、硕士研究生导师，师承博士指导老师，第五批浙江省名中医，杭州市名中医。第五批全国老中医药专家学术经验继承工作指导老师，程晓霞省级名中医传承工作室指导老师。30多年来，作为国家中医药管理局和卫生部重点学科——肾内科的学术带头人之一，由于贡献突出，先后被授予浙江省劳动模范、杭州市有突出贡献的优秀科技工作者、杭州市劳动模范等称号。

2. 学术渊源

程晓霞于1978年至1983年参加浙江省卫生厅举办的中医大专班学习（五年制）。其间跟师临证，师从脾胃病专家、时任杭州红十字会医院副院长的傅学铨，这一阶段为程晓霞从脾胃论治老年慢性肾病学术思想的形成打下了基础。毕业后分配到杭州市中医院从事临床工作。1986年王永钧组建肾内科，程晓霞跟随王老学习，主攻肾病，习得王老中西医结合的治肾思想。其后30余年，程晓霞努力钻研中医古籍，致力于中医肾病发病机制的创新，形成了具有自己特色的中医及中西医结合治疗肾病的学术经验。

3. 学术思想

（1）重视脾虚在慢性肾病病机中的地位：临床诊治中除补肾外，必须注重健运脾胃。健脾之法，特别提出“诸虚难平，妙在轻缓”。选用药物治疗时强调两点：一是“平”，即平调阴阳，平补气血；二是“轻缓”，轻乃轻剂，药量轻微，并需要进行缓慢而持久的系统治疗。

（2）重视风湿致病学说：①延伸“风胜则动”的理论，提出“肾因风过动”导致大量蛋白尿。②外感和内伤均可导致“风湿内扰”，外感风湿之邪可伤及脾肾之气，而脾肾气虚则又可能内生风湿，并与原来外感风湿之邪同气相求，内外相召，使脾肾之气更损，恶性循环，加重病情。③雷公藤等祛风湿药能治疗肾病，减少蛋白尿，反证慢性肾病的病程中始终有风湿之邪的存在，且祛风湿治疗有效。

（3）取类比象，引入络病理论辨治肾内微癥瘕：中医的络脉与西医的毛细血管存在相似的结构基础、生理、病理。通过取类比象，提示肾小球疾病与络病密不可分。久病入络的机制同样适用于肾小球疾病，尤其是血瘀证的辨证。

（4）善用药对，相须为用，提高疗效：结合传统与现代医学理论，组成新的药对：如“穿山龙－汉防己”可以祛风湿，而现代药理研究认为它们可以拮抗肾间质纤维化。

（5）后期调养，善用膏方，健脾开胃，不唯补，用药平和：程晓霞的膏方组方特点有①因时制宜。肾气与冬气相通应，（因时）进补尤为关键。②调补脾肾，先开脾胃。服用肾病膏方的人群，常脾虚难运，必须先予健运脾胃的开路方，以服2周为宜。③膏方之制订，首重辨证论治，切莫喜补重贵，一律投以参、茸之类。④慢性肾脏病只可缓图，不得骤取，少用桂、附等辛温大热之品和人参、鹿茸等峻补之药。且药物通常数十味，配伍精当而不显庞杂。

4. 临证经验

程晓霞治疗膜性肾病有独到的见解，提出本病的病因病机为“气虚血瘀，风湿内扰”，气虚为本，其中脾肾气虚为主；血瘀为标，风湿是致病的始动因素，贯穿整个病程。拟定“健脾补肾，活血通络，祛风湿”的治则，具体有以下几点：①补肾健脾，以补气为主，勿忘脾阴。②微观辨证，通络消癥，活血化瘀、祛湿通络是基本治法。首选效强力专的通络化瘀药，注意使用辛温通络药，辛能通阳，还能引诸药直达络中，透邪外出，适当运用虫类通络药。③祛风湿治疗贯穿始终，善用藤类药物祛风湿。④强调后期调摄养护。另须指出，祛风湿药多为辛苦燥散之品，易耗气动血伤津液，对膜性肾病久治不愈者，容易导致阴血亏耗，肝肾不足，尤当注意，除配伍补气养血药外，尚须滋补肝肾，以防顾此失彼，遗留后患。

程晓霞总结糖尿病肾病的病机以脾肾气虚或脾肾阳虚为主，越到后期，阳虚越明显。从糖尿病肾病（DN）分期来看，DN 3期一般以气阴两虚、脾肾气虚为主，DN 4期以脾肾气虚为主，DN 5期以脾肾阳虚为主，治疗时分期辨证很重要。另外，糖尿病肾病病程长，变证多，病程中往往兼夹痰浊瘀血等实邪，病机是虚实夹杂，故治疗以健脾补肾、活血化瘀为主，但不可一味补益，必须补中有消，有运有化，温阳不伤阴，补肾不碍胃。活血时气血并调，升降同用，攻补兼施，注重引经药的应用。

五十九、马伟明

1. 名医简介

马伟明，男，1957年8月生，浙江余姚人，中共党员，主任中医师。第六批浙江省名中医，第六批全国老中医药专家学术经验继承工作指导老师，首届宁波市“医师终身成就奖”获得者。曾担任余姚市中医医院院长，中华中医药学会中医内科分会委员、脾胃病分会委员，浙江省中医药学会理事，宁波市中医药学会副会长，余姚市中医学会会长，浙江中医药大学兼职教授等职。

2. 学术渊源

马伟明科班出身，1982年毕业于浙江医科大学宁波分校中医班，毕业后分配至余姚市中医医院工作。1984年随国家级名中医朱承汉侍诊抄方。1999～2001年师从省级国医名师王晖侍诊抄方。2000～2003年在导师徐珊教授指导下攻读浙江中医学院研究生，获硕士学位。在师长的精心指导及临床的砥砺探索下，注重气病学的研究，发皇古义，融会临床，逐渐形成了自己独特的学术思想。

3. 学术思想

马伟明非常注重气病学的研究。百病生于气，气病则百病始生，气病伴随整个疾病的过程，故提出治病必言气，治气贯穿所有疾病治疗的始终。治气可从三焦分治，上焦宜宣，中焦宜化，下焦宜泄。

脾胃位居中州，一升一降，维系着全身气机，为气机之枢纽，脾胃病治气尤为紧要。《脾胃论》曰：“今所立方中，有辛甘温药者，非独用也，复有甘苦大寒之剂，亦非独用也，以火、酒二制为之使，引苦甘寒药至顶，而复入于肾肝之下，此所谓升降浮沉之道。自偶而奇，奇而至偶者也，阳分奇，阴分偶。”纵观《脾胃论》之方，多熔相反相成的药物于一炉，故提出调中焦气机，当以和法为先、和法为常。即在同一处方中融入多种相反相成的矛盾治疗方法，做到“升降共调、通补兼施、寒热并投、肝肺合顾、燥湿相济”，此亦是中焦治气宜“化”的体现。

虽用“和法”，处方见一症用一药，无轻重衡量以图速效，必多不济事。“浊药轻投法”是应付其复杂病机一种常见方法。马伟明认为，质地重浊而能沉降下气，性味滋腻而能滋填真阴，味苦性寒而能清热燥湿，味厚入络而能化痰活血等归属浊药。若病久正气已伤，虚邪留恋，非重浊之品则邪恋不去，投之则又恐伤正闭门；若正邪交争，纠结难解，祛邪怕伤正，扶正怕留邪。进退两难之际，“浊药轻投法”方能徐图祛邪而不伤正气。轻投五法：一为炮制矫性而存效，二为配伍增效并制弊，三为择药量少以减烈，四为少煎频服至病所，五为浸泡取汁防壅滞。

4. 临证经验

马伟明善治脾胃病，对慢性萎缩性胃炎、功能性胃肠病、代谢相关脂肪性肝病有独到的临床经验。

基于“络病理论”辨治慢性萎缩性胃炎。“孙络瘀阻”解析慢性萎缩性胃炎的基本病理改变，根据“孙络——微循环”“胃络病——慢性萎缩性胃炎”概念耦联为中医微观辨治提供新的切入点，同时补充传统中医宏观辨证体系。实则去之，应以通散之法。胃黏膜萎缩改变治宜“通”，行气活血，疏散通络；增生性改变宜“散”，活血化瘀，软坚散结。

“三辨一和法”巧治功能性胃肠病。辨病可把握疾病“基本病机”，辨证通过望闻问切，动态掌握“阶段病机”，辨质可挖掘“兼夹病机”，功能性胃肠病，中焦气机失调为其基本病机，病位在肝脾和胃肠。当以治气为要，调肝理脾，调畅中焦，兼顾体质，灵活加减。巧用“和法”理念，独创“三辨一和方”治疗功能性消化不良重叠肠易激综合征，获得良效。

“六郁”理论诠释代谢相关脂肪性肝病。从中医“六郁”理论诠释其发生发展过程，独创“分期辨证”模式，认为“郁”为其基本病机。单纯脂肪肝阶段为郁之始，郁在中焦，治以“去诱因，和中气”。肝炎阶段，郁之极也，虽有气、血、痰、火、湿、食郁滞，相因相果，以湿郁、火郁为著，治以清热除湿、开郁降酶。肝硬化甚至肝癌阶段，病久未控，气病及血，气血凝涩，与湿、痰、食互结化成有形之物，浊毒、痰瘀聚于肝脏，癥瘕积聚已成，此时仍须“参郁治之”，兼以清毒化浊、祛痰化瘀。

六十、王建康

1. 名医简介

王建康，男，1959年2月生，浙江奉化人。宁波市中医院主任中医师，第六批全国老中医药专家学术经验继承工作指导老师，首届全国优秀中医临床人才，浙江省名中医，浙江省萎缩性胃炎重点中医学科学术带头人，浙江省劳动模范。历任奉化市卫生局副局长、奉化市中医院院长，宁波市政协副主席、浙江省政协常务委员，宁波市人大常务委员会副主任、浙江省人大常务委员会委员。

2. 学术渊源

王建康系中医院校本科毕业，拜师国家级名老中医王晖，并在全国优秀中医临床人才培训中，汲取多位国医大师和全国名中医的学术精华和临床经验。

遵循王晖等老师训导的医为仁术，应做“民医、明医、名医”的为医之道，努力修炼“懂、通、悟、化、达、升”的专业素养，领悟传承王晖老师“象思维”“元气观”“气化学说”“病机分层理论”“五行体质观”等独具特色的学术思想。在40余年的学医行医历程中，注重传统哲学研究、经典著作学习、现代医学融合、临床实践思考，逐渐积累形成了开放包容、中西汇通、经典为先、守正创新的学术观点。

3. 学术思想

王健康认为中医学的基础是文化，思维是哲学，方法是科学，临床是技术，应坚持学术开放、理论包容、中西汇通、传承精华，运用现代科学语言解读传统理论，以西医诊病结合中医辨证提高临床疗效，用微观辨证、证素呈象创新拓展辨证方法。

他深刻认识到四大中医经典著作的基础性作用和基因性功能，认为其能优化中医素养和中医思维，促使道术相通、医药相辅、内外相佐，因而十分重视经典著作的研读和实践，擅长运用经方治病。以经典为本、经方为首，使其常用常新、出奇制胜。迄今王健康已撰写并发表近百篇有关四大经典著作的研究论文，并编撰出版了《研经心悟》专著。

（1）*重视整体观念、系统辨证*：王健康以天人合一、人病合一、病证合一的系统方法和四诊合参、脉诊为先的学科特色运用于临床，力求提高辨证论治的循证性、靶向性和优质性，发挥中医的医疗功能、生态功能、社会功能、科技功能和文化功能，全面促进人的生命健康与养生保健。

（2）*崇尚元气观和气化学说*：王健康认为元气是古代哲学的最高范畴，是人体生命的本源，具有功能和物质的双重性。包含元气的时空之气是无限的存在，其细无内，其大无外，大小合一，气流于物，产生生命时空的恒动原动力，由此形成气的运动变化即为气化和气机，是人体生理病理的特有状态，临证要善于气和阴阳、调复气机、通达气化。

（3）*“风长百病，治风为先”病因治疗观*：王健康认为七情致病、情志伤肝是从《内经》到《金匮要略》直至当今社会内伤杂病的首要病因，包含个体、地域、文化、社会、生态等多维交叉因素，其首伤厥阴风木之肝，肝郁日久生风，风扰气血逆乱于各脏腑而诸病由生，临床表现为显性风证和隐性风证，治宜审因求证，运用风药以祛风泻肝为要。

4. 临证经验

王健康擅长诊治消化系统疑难杂病，提出慢性萎缩性胃炎应以“气虚瘀毒”为基本病理观，创制益气治萎汤、养阴治萎汤等系列经验方，获浙江省中医科研创新奖。立论于脾胃虚寒、脾肾两亏，立法在益气健脾、温肾通络，益气愈疡汤也被用于治疗难治性胃十二指肠溃疡。对顽固性慢性胃痛，王健康主张首辨胃内胃外，注重脾胃虚寒的病机，治以温通为主，以黄芪建中汤为基础方，擅长桂枝配白芷辛香止痛，力避苦寒之芩连。

对慢性乙肝及肝硬化者，主张肝肾之亏与痰瘀之实同治，并按结者散之的法则，合用祛风散结之品。对非酒精性脂肪肝，以脾浊论治，认为脾浊有寒化、热化两种病性趋向，气分湿浊与血湿入络两种病理分层，相应使用调气化浊、通络利湿等治法，并形成了降脂护肝汤等经验方。

对慢性泄泻的诊治，主张从肝脾同调、风药升清论治，自拟祛风止泻汤治之。对顽固性便秘，认为核心病机在于脾津失润，有脾约津滞肠结之实性便秘和脾虚津亏肠燥之虚性便秘之异，创立脾津调治八法系列经验方。

六十一、史奎钧

1. 名医简介

史奎钧（1934—2022年），男，浙江德清人，主任中医师，第六批全国老中医药专家学术经验继承工作指导老师，第一批浙江省名中医，曾担任浙江省中医研究院（现浙江省立同德医院）中医科主任等职。

2. 学术渊源

史奎钧出自中医世家，其父史沛棠师承叶天士学派传人，被誉为杭城近代“四大名医”之一，在杭州先后创办了六通中医疗养院及杭州广兴中医院（杭州市中医院前身），曾担任浙江省中医研究所首任所长及浙江中医学院院长。史奎钧自小随父研习中医，后又跟随杭州名医叶熙春先生学习，得其悉心栽培和经验传授。后至浙江省中医院、浙江省中医研究院就职，一生致力于中医临床工作，1998年被评为浙江省名中医。在继承其父学术思想及临床经验的基础上，结合自身临床实际，将之进一步发扬光大，对甲状腺疾病、糖尿病及肿瘤等的治疗有其独到的学术见解及用药原则。

3. 学术思想

（1）*辨病辨证相结合*：史奎钧认为辨证应与辨病相结合，中医治疗应该与时俱进，在传统中医辨证的基础上，借助西医检测手段，明确疾病诊断，此谓辨病。在明确疾病的基础上，通过中医辨证，从而确定患者的“证”。在临床上，有许多患者有明确的疾病诊断，但无明显的症状体征，无法单纯从中医角度来辨证。这种情况下，史奎钧提出中医四诊应充分结合西医检查及检验结果，从微观上确定患者的“证”，使中医辨证更量化，更客观。

（2）标本兼治，重视脾胃：史奎钧认为目前中医临床遇到的疾病多为慢性病，病程长，病情复杂，故应辨清标本，厘清虚实错杂的病机，扶正祛邪，标本兼治。脾胃为后天之本，气血生化之源，脾胃化生的水谷精微，是维持五脏六腑正常生命活动的物质基础。脾胃在五脏之中至关重要，与其他脏腑之间都有密切的联系，五脏有病皆可通过调理脾胃来进行治疗。脾胃分属阴阳，标本兼治，分清主次，使得阴阳调和才能有奇效。

（3）用药轻灵：史奎钧继承了叶天士学派一贯的用药特点，选药精，药味少，药量轻，既可减轻患者的经济负担，又可以最大限度地避免药物的毒性作用。遣药组方，一般十一二味药，看似平淡，却能治愈疑难病证，有“四两拨千斤”之效。虽然药味少，但主次明确，注意组方构架，讲究配伍，力求做到用最精简的药，达到最好的治疗效果。当然，遣药用方仍须根据临床辨证，不能一概“轻灵”，史奎钧教育学生切忌“大杂烩”方，必须思路清晰，进行最优化的配伍用药。

4. 临证经验

史奎钧善治糖尿病，认为消渴在临床上往往“三消”共同存在，阴虚燥热为其根本病机。肾为水火之宅，内寓元阴元阳；肾藏精，肾精主气化，总司全身脏腑之气化，以使三焦水道通畅，水液代谢正常进行，故糖尿病治疗以肾为本。治疗上以六味地黄汤、增液汤、肾气丸等名方为基础，常用药物包括生地黄、怀山药，二药相伍，液浓质润，滋阴清热，功效益彰。消渴病肺胃燥热常属病证之标，肾虚为疾病演变的必然结果，故临床上尽早运用补肾药物，可以从根源上解决问题，并能防止疾病传变。要适当运用健脾理气、化湿和胃之品，可起到事半功倍之疗效，使补而不滞，凉而不碍脾胃，使脾肾同调，先天后天相互滋养，生化无穷。久病入络，是糖尿病多种并发症发病的基础，故活血化瘀应贯穿始终。

史奎钧对甲状腺疾病的治疗亦有自己的特色，认为甲状腺疾病的发病多与情志有关。肝为刚脏，性喜条达，情怀不畅，忧思郁怒，则肝气郁滞，肝旺侮土，导致脾失健运，水湿不化聚而成痰，气为血帅，气滞痰聚则局部血行不畅，积而成瘀，痰瘀郁而化热，耗液伤津，气阴两虚，进而阴阳两虚，故治疗应从肝论治，疏肝养肝清肝治本，理气消痰、活血散瘀、软坚散结治标。治疗恶性肿瘤，认为肿瘤以虚为本，本虚标实，虚实错杂，应辨清标本，扶正祛邪，顾护脾胃，药物选择注意归经，力求药物直达病所。

六十二、朱彩凤

1. 名医简介

朱彩凤，女，1962 年 5 月生，浙江杭州人，农工党员，主任中医师，博士研究生导师，第六批全国老中医药专家学术经验继承工作指导老师，第六批浙江省名中医，浙江省首届“仁心仁术”奖获得者。现任浙江省中西医结合学会肾脏病分会主任委员、内科分会副主任委员，曾任杭州市中医院副院长。曾获杭州市“三八”红旗手、全国首届杰出女中医师、杭州市德技双馨名医师、杭州市先进科技工作者等荣誉称号。

2. 学术渊源

朱彩凤 1985 年毕业于浙江中医学院，1985 年 7 月在杭州市中医院肾内科工作至今，其间到南京军区总医院进修肾脏病学。后师承国家级名老中医王永钧教授，为王永钧的学术继承人，传承并发扬了王氏“风湿致肾病”的重要理论思想及“谨严求实，术精德高”的治学特色。在 30 余载的临床工作中形成了“融汇中西，兼收并蓄”“善治未病，三因制宜”“肾病于络，治络为要”等学术思想和临证特色。

3. 学术思想

（1）善治未病：朱彩凤用“治未病”这一预见性的思维治疗和管理肾脏病。分未病先防、欲病救萌、既病防变、瘥后防复四个阶段。一是从因入手，查找是否存在“失和”的病因，只有阴阳平衡才能正气充盛，御邪于外。二是多数疾病有先兆症状，只要及时发现，采取适当的治疗措施，就能避免疾病产生或加重。三是强调“先安未受邪之地”，对于已经罹患肾脏病者而言，可以延伸为先安未病之肾单位，在扶正的同时预防未病肾单位发生病变，故常加祛风除湿、活血化瘀或清利湿热之品。

（2）重视肾实证：认为“肾非皆虚，实证易病”。朱彩凤认为虚证在肾脏病的发病机制中固然重要，但肾并非无实证，虚实夹杂是其重要特征，且实证是肾脏病发生、进展的主要原因。肾内科范畴的“肾实证”的病因病机无非是风、热、湿、痰、瘀累及肾脏，干扰了肾脏正常气血津液的运行，肾封藏、开阖功能失司，出现一系列病理征候。在这些病理征候中以风湿、痰浊、瘀血最为常见。

（3）顾护脾胃，重视后天：慢性肾小球疾病的病位虽然在肾，但与脾胃有着密不可分的关系。故在临床论治慢性肾脏疾病时，必须注重健运脾胃，顾护后天之本。

（4）*肾病于络，治络为要*：肾小球疾病与中医络病的易滞易瘀、易入难出、易积成形的病机特点极为吻合，与肾小球疾病由肾炎到肾衰竭的病理过程“肾风－肾痹（肾络瘀痹）－肾微癥积（体）－肾劳（用）－尿毒”极为相似。基于此，朱彩凤认为肾小球疾病病位在肾络，治疗应以络病为切入点。并拟定了“通络益气膜肾方”，用于治疗膜性肾病、局灶节段性肾小球硬化症、慢性肾功能衰竭等疾病以肾络空虚、邪气郁滞为主要证候者。

（5）*注重微观辨证、以拓展思路*：临证审病为先，辨证为主，辨证时注重宏观与微观相结合，西为中用，将西医学的优势用到中医上，尤其是检查检验结果及肾病理微观之所见，开阔中医辨证视野，拓展思路，提高辨证准确性。

4. 临证经验

在学习经典和继承师传中，朱彩凤丰富了国医大师王永钧教授倡导的“风湿致肾病理论”，对千余例肾风病的患者进行了症状、证候研究，发现风湿不仅是导致肾风病的始作俑者，而且是促使肾风病进展、恶化的重要危险因素。从而对祛风湿药物进行筛查，探讨祛风湿药物的作用靶点。

朱彩凤巧用塞流、澄源、复本法治疗无症状性尿检异常及老年慢性肾炎蛋白尿。其中“塞流”主要指减少或消除尿蛋白和尿红细胞这些精微流失，“澄源”是指消除病因而阻断病机发展，“复本”是指采用益肾气、养肾阴的药物并结合食疗，补充精微，补益正气。

朱彩凤以IgA肾病为突破口，开展病证结合研究。既注重疾病的全过程，又重视当前证的各个方面，掌握其规律，做到“上工治未病”。在这基础上参与编辑国家中医药管理局制定的肾风病（IgA肾病）临床路径和治疗方案。临床上推崇补阳还五汤合防己黄芪汤加减而成的“通络益气膜肾方”，使不少迁延难愈的膜性肾病患者获益。

六十三、牟重临

1. 名医简介

牟重临，男，1945年10月生，台州黄岩人，第三批浙江省名中医，第六批浙江省名中医研究院专家学术委员会委员，主任中医师，全国老中医药专家学术经验继承工作指导老师，全国名老中医药专家传承工作室建设项目专家，终身享受“台州市专业技术拔尖人才”荣誉称号。曾任台州黄岩中医院院长、名誉院长，黄岩中医学会理事长，台州市中医学会副会长。

2. 学术渊源

牟重临高中毕业后随父亲牟允方习医，同年考入父亲任教的黄岩中医专修班，1967年毕业继父业。其父牟允方1937年毕业于浙江中医专科学校，1954年在黄岩人民医院（现台州市第一人民医院）创立中医科，为台州地区名老中医，业医73载，博采众长，尤精于仲景学说及金元各家。对危重病，善用附子、人参、大黄、石膏，屡起沉疴。临床擅长药针并施，尤尊崇脾胃之学。牟重临继承父亲的学术风格，发扬中医各家学说，对脾胃学说有深入研究，提出脏腑理论以脾胃为核心，临床多有发挥。对疑难病辨证用方知常达变，善用现代医学成果剖析中医理论，拓展临床应用。

3. 学术思想

注重知常达变的临证应用，认为中医理论的形成，多种思维起重要作用。在辨证中运用反向思维弥补常规思维的不足，从常规中求变异，从疑似中寻真见，从而提高诊治的效果。当前临床许多疾病几经西药治疗证候表现变异较大，难以用常识去解释，特别对疑难病的辨识，须"反其道而思之，破定论而新之"，如对"舌诊"假象的辨识，使用温法与化瘀法止血，温补退热，从"湿热"论治盗汗等获得成效。

（1）*擅用脾胃学说在临床解难*：认为李东垣《内外伤辨惑论》的内外伤辨别实质在辨虚实，导出外感与内伤的相关性，并运用于临床。提出东垣学术思想核心：如风药的助阳与补气健脾药的协同效应，甘温除热法与"阴火"论的临床功用，补中益气汤类方的结构与变化特点及其拓展用法。临床体现了脾胃学说在各科疾病治疗中的广泛使用，对外科、妇科等多种疑难病的治疗有卓著的效果。认为在临床上对寒热、虚实、燥湿等真假病证的辨识，应注重脾胃症状的判别。临床发挥了升降理论的拓展运用，如升清与降浊相互协调的效用，升阳与疏肝相关性的临床运用，左升与右降的实用意义等。

（2）*思考中医理论与现代科学的衔接*：临床上运用"汗尿相关"的效应，认为发汗解表药的深层作用机制，宣通"玄府"能促进肾脏的排泄作用，用于肾病、肾功能不全的治疗，获得应验。重视中医理论的现代化研究，认为中医古代的哲理思维与现代许多哲学思想有相似之处，如《内经》根据"壮火食气，少火生气"提出的养生观和李东垣从"火与元气不能两立"提出的养脾益元气观点，都与现代热力学"熵"定律所说的世界万物发展规律颇相吻合。采用现代数学的几何图解来表达《伤寒论》复杂的六经各方证之间的关系，展现出《伤寒论》六经完美的数学结构。

4. 临证经验

牟重临认为中医是“海纳百川”而成，他临床诊治精研仲景经方运用，通晓历代名医学说，汲取精华。如运用仲景《金匮要略》诊治“水饮”方来治疗心血管疾病，运用刘河间“玄府”学说，指导临床疑难病的治疗。宗丹溪之说，认为临床所见“肿块”大都与“痰积”有关，治肿瘤配合祛痰药，能增强效果。且对许多疾病从痰论治，如咳嗽、眩晕、呕吐、腹泻、便秘、失眠、癫痫、小儿疳积、惊风病变过程，以及一些表现怪异的病证可出现痰证表现，即从痰论治，或配合祛痰法。

从历代医药著作及现代研究中寻求诊治新亮点，在实践中破陈规，重识“十八反，十九畏”与剧毒药的功能，从中寻找出治疗疑难杂症的新路。对各科临床用方的移植使用颇有经验，对外科治法遣方深有研究，将外科“托法”运用于各科顽固性“炎症”的治疗，如治疗支气管扩张、慢性鼻窦炎等。治肠痈方薏苡附子败酱散（属托法）用于治疗妇科盆腔炎、慢性肝病等。运用外科的消、托、补内治法用方治疗各种肿瘤。

六十四、李飞泽

1. 名医简介

李飞泽，男，1964年2月生，浙江定海人，中共党员，第七批浙江省名中医，主任中医师（专业技术二级），浙江中医药大学教授、硕士研究生导师，第六、第七批全国老中医药专家学术经验继承工作指导老师，获得“浙江省优秀医师”“浙江省新世纪151人才培养计划”“浙江省中医临床骨干”“舟山市资深拔尖人才”等荣誉称号，曾先后在岑港中心卫生院、定海区中医院、舟山市中医院工作，历任中医内科主任、副院长、市名中医馆馆长等职。

2. 学术渊源

1985年，李飞泽毕业于上海中医学院医疗系。求学期间，精耕博采，深受国医大师朱南孙、全国名中医蔡淦，以及张天、张伯臾、张伯纳、石印玉、柯雪帆等中医名宿传道授业。在上海曙光医院临床实习期间，更得到海派中医夏氏内科第三代传人夏德馨名中医的悉心培养。时至今日，李飞泽在应用经方上仍遵循柯雪帆的教诲，在其中医诊疗思路和遣方用药上总能看到张伯臾、张天等老一辈医家的风范。在海派中医“承古融今，交融创新”的流派特色影响下，李飞泽逐步形成了“撷古融今，衷中参西”“注重气血，以和为要”“不拘毒药，药从瞑眩”等学术思想及临证特色。

3. 学术思想

（1）衷中参西，贯彻始终：李飞泽对疾病的认识，是从中医的病因病机与西医的病理生理相结合的角度来论述。在疾病的诊断阶段，把西医的辅助检查技术诸如超声、影像、心电图、检验等作为中医四诊的延伸；在中医辨证施治阶段，遵循“辨病为主、病证相合”的方法；在遣方用药的阶段，则是在处方理法方药及药物君臣佐使的基础上，充分结合现代中药药理研究成果；在疗效评价阶段，把西医学的检验手段作为疗效评估及预后判断的客观性量化指标。

（2）善用虫品，擅使荤药：李飞泽认为虫类药作为血肉有情之品，功效较之植物药更胜一筹。所谓沉疴顽疾当以猛药下之，而虫类药恰好担纲了这一重要角色。李飞泽总结了虫类药主要有以下四大功效：①破血逐瘀通络。怪病顽疾夹瘀多，病久入络虫药通，如水蛭、地龙、地鳖虫、全蝎。②重镇敛阴安神。对于长期失眠甚至顽固性失眠者，遣方用药可加入具有重镇安神、滋阴敛阴之效的虫类药，如龙齿、琥珀、煅牡蛎。③宣肺疏风止痒。治风邪表证、咽喉不利多加僵蚕、蝉蜕之品；治皮疹瘙痒多加乌梢蛇、蝉蜕之品。④补虚固涩散结。作为血肉有情之品，胶类药擅补气养血、滋阴益阳。

（3）注重气血，以和为要：李飞泽临证十分重视人体气血的变化。观其经验方，大多是从气血的角度进行立论创方，并在遣方用药中体现“和”之思想。特别是在心系病中多从气血虚实的角度进行立论遣方证治，认为“心系诸疾，其因具二端，虚实兼夹，虚多在气，或伴阴虚，久则伤阳；实多从血，多为瘀阻，或兼痰浊，故治当从气从血”。把中医治未病的思想全面系统地融入疾病诊治的全过程，由此形成的“坎离损益观点”亦是注重人体气血阴阳、以和为要的体现。

4. 临证经验

李飞泽在心系疾病的诊疗中，从气血辨证施治的角度创立了从病因治疗、症状治疗，到预后改善的全体系有效验方。例如用于治疗各种缓慢性心律失常证属心肾阳虚型的“通络温窦颗粒”及快速性心律失常证属气阴两虚兼有痰热型的“补心平律冲剂”，用于治疗慢性心衰证属阳虚血瘀水停型的“益气振心汤”，用于治疗各种原因导致的气阴两虚夹瘀型心悸的“益气通络汤”，用于治疗血脂异常及颈动脉斑块的“益气调脂汤”。

李飞泽临证法宗仲景，有是证则以是药用之，若确须性味酷烈辛苦之毒药以应其证，必遣而治之，不以其毒而怯之不用。他认为“瞑眩”之现象为气味厚重辛苦且药性厚烈之药所表现出的毒性作用，临床上诸多疑难怪症、沉疴顽疾，施之以性味酷烈辛苦之毒药，常可取得桴鼓之效，常用的有川乌、草乌、附子、细辛。而且性味平和药的大剂量使用，亦能在疑难杂症重病的治疗中出现“药从瞑眩”之中病效果，常用的有甘草、桑叶、熟地黄、黄连。

六十五、张志娣

1. 名医简介

张志娣，女，1962年8月生，浙江杭州人。中国农工民主党党员，杭州市中医院主任中医师，第六批全国老中医药专家学术经验继承工作指导老师，全国名老中医传承工作室专家，第八批浙江省名中医，国家级名老中医杨少山的学术经验继承人，第三批全国优秀中医药临床人才。中华中医药学会体质分会、名医学术研究分会委员，世界中医药学会联合会肿瘤经方治疗研究分会理事，浙江省中医药学会内科分会、中医经典与传承研究分会委员。曾任杭州市中医院肿瘤科副主任。

2. 学术渊源

张志娣科班出身，1985年毕业于浙江中医学院中医专业。后分配至杭州市中医院工作至今近40年，最初12年，在内二科（西医内科）从事病房、急诊、门诊等一线临床工作，夯实了大内科西医学基础。1997年成为名医杨少山的学术经验继承人，杨少山系浙派中医——钱塘杨氏中医流派第三代代表性传承人物之一，率先开创国内肺癌的中医研究。2012年张志娣入选第三批全国优秀中医药临床人才。研修期间先后拜师于国医大师刘嘉湘、孙光荣，全国名中医陈湘君、黄煌、祝之友等门下。

3. 学术思想

（1）证病合参、注重三因的诊疗模式：秉承导师杨少山“以宏观辨证为主体，结合微观辨病”的临证思辨模式。倡导衷中参西，首先根据患者症状、体征，结合现代医学检测手段，明确疾病的中西医诊断，在此基础上四诊合参，运用八纲辨证结合六经辨证体系，分析推断疾病的发病原因、病变本质、气血失和、脏腑受损、阴阳失衡等病理机转，谨守病机，施以方药。其次重视“三因（天、地、人）”对疾病产生、发展、转归的内在、外在影响，提高诊疗的精准性和有效性。

（2）调整阴阳，治病求本的诊治理念：张志娣认为正虚邪积是病理表象，不是恶性肿瘤发生的根本原因。人体在某些特定条件的长期作用下，阴阳的消长超越自身调节的限度出现失衡，失调才是导致恶性肿瘤发生的初始原因。这种平衡是自我的，是互根互助的，只能靠调整来修复，不能通过单纯的完全去除一方面而回归平衡。基于这一理念，根据“治病求本”的原则，恶性肿瘤的预防和治疗应从调整阴阳平衡着手，采取不断的“损其有余”“补其不足”的方法，维持机体相对的动态平衡，有效预防肿瘤的发生和发展或能较高质量地带瘤生存。

（3）*融贯中西、顾护脾胃的用药特点*：恶性肿瘤渐由“绝症”转入“慢性难治病”的范畴，治疗亦趋规范化。张志娣主张肿瘤的治疗应该中西医结合，不排斥运用手术、放疗、化疗、靶向治疗、免疫疗法等手段，同时积极探索中医药的优势所在，主张融会贯通，能中不西，扬长避短，优势互补，追求临床疗效最大化。遣方选药主要体现在辨证用药、辨病用药和经验选药三个方面。善于平补气阴、平育肾精、平调肝脾、平和脾胃。重视脾胃在人体的主导作用，组方必用顾护脾胃之品，攻伐峻利或滋腻重浊之品用之有度，晚期患者从调顺脾胃入手，适其生机，轻药缓图，以保全胃气为重，中气得复，化源充盛，其他诸虚久病或可峰回路转。

4. 临证经验

张志娣擅长用中医治疗实体肿瘤和脾胃病，尤善肿瘤的术后康复和防止复发转移。认为术后患者或因前期肿瘤消耗，或因手术耗气伤血，或因术后放化疗伤阴损阳，易致体质虚弱，正气匮乏，阴阳失衡。手术虽能切除肉眼可见的局部肿块，但难彻底清除滞留在脏腑、脉络、血肉间的癌毒。余毒留滞，正气亦损，正不压邪，邪势鸱张，极易复发转移。故主张术后早期以扶助正气为要，调顺脾胃，平补气阴，快速康复机体。随着正气渐复，肃清余毒是防止复发转移的关键，根据癌毒易于走窜、难攻不克的病机特点，认为扶正是防御性的姑息疗法，祛邪是主动积极的根治办法。运用“治未病”理念，指出既病防变，截断病势，达到主动。辨证选用清热解毒、化痰散结、化瘀通络、祛湿化浊之品廓清余毒，有效防止肿瘤复发转移。术后不宜多用破血攻窜峻猛之品，提倡间断性使用及“衰其大半而止”的原则，避免攻伐太过，耗损正气。

肿瘤系慢性难治病，久病及肾，故治疗须益肾固本，培补正元而善后。肾中水火以平调为要，充援固元以资先天之本，使药力假正气以布全身，正气借药力以平残瘤。常用巴戟天、淫羊藿、肉苁蓉、菟丝子、山茱萸等温润平和之品以填补肾精，同时健运脾胃，纳运并用，以达平调肾中阴阳之目的。

六十六、陈永灿

1. 名医简介

陈永灿，男，1964年7月生，浙江绍兴人。中共党员，主任中医师，专业技术二级，博士研究生导师，博士后合作导师。第六、第七批全国老中医药专家学术经验继承工作指导老师，陈永灿全国名老中医药专家传承工作室专家，全国优秀中医临床人才，第六批浙江省名中医。浙江省中医药学会中医经典与传承研究分会主任委员。现任《浙江中医杂志》编辑部主任，《浙江中医杂志》和《养生月刊》常务副主编。

2. 学术渊源

陈永灿为科班出身，1986年7月毕业于浙江中医学院（现浙江中医药大学）中医系，之后进入浙江省中医药研究院、浙江省立同德医院，负责中医药医疗科研和编辑出版工作。早年跟随浙江中医界耆宿魏长春、董浩、凌天翼等抄方，折服于前辈们深厚的学术底蕴和灵活的中医思维，这为其中医内科临床奠定了基础。2008年陈永灿经考试以优异成绩被遴选为第二批全国优秀中医临床人才研修项目培养对象，后拜何任、王庆其、王坤根、裘昌林等名家为师，深得其传。陈永灿勤读古籍，崇尚经典，博采众长，为我所用，日渐形成"承古融今，推陈出新"的学术理念，传承中医学术精华，推动中医学术进步。

3. 学术思想

（1）三焦五脏赅病机：陈永灿注重病机辨证，因为病机涵盖了疾病的病因、病性和病位，临证把握疾病的病机，无疑是辨证论治的基础和依据。主张应透过错综复杂的症状，抓住病理机制的本质，从而确立证型与治法，才能有的放矢，获得佳效。在长期临床实践的基础上，从患者整体出发，根据病机辨证，逐步形成了从三焦五脏论治消化系统疾病的学术观点。如从心论治上腹痛综合征、从肺论治胃食管反流病、从肝论治小儿肠系膜淋巴结肿大性腹痛、从肾论治克罗恩病等。

（2）疏通气血治杂病：《素问·至真要大论》有"疏其血气，令其条达，而致和平"的名论，朱丹溪认为"人之所借以为生者，血与气也"，提出"气血冲和，万病不生。一有怫郁，诸病生焉"。陈永灿认为，对于一些难治病、慢性病、老年病、妇科病、情志病的治疗，要重视气血的通达，即血脉畅通，气机条达，可明显提高临床疗效。他从清代温病医家"气贵流通""轻可去实"的理论得到启发，遍考本草著作，并结合自身临证经验，发现花类中药清宣疏和，流通气血，以柔见长，是治疗气血怫郁致病的“奇兵利器”，临床用之多获佳效。

（3）精简效验立处方：用药如用兵，处方如布阵，熟练地掌握和运用中药方剂，是提高临床疗效的关键。陈永灿临床治病，重视处方的精简和校验，反对方大药多，广采博收，认为组方用药的多与少，实能体现医者的临证水平。在多年临床实践的基础上，他首次提出“简易名方”的定义，界定组方药味数量范围，并著有《简易名方临证备要》一书。他认为中医先贤在组合简易名方时进行了深刻的考虑，配伍极为严谨，或相互辅佐，或相反相成，经过反复临床实践，获得最佳疗效。临证常用简易名方化裁组方治疗脾胃、肝胆、情志、妇科等各类疾病，收效良好。

4. 临证经验

陈永灿对于脾胃病的诊治有着独到的见解，认为除从中焦脾胃考虑外，更多应从上焦（心肺）、下焦（肝肾）病机辨证入手，或从三焦合治。以慢性泄泻为例，陈永灿认为其病机涉及人体三焦及诸多脏腑，治疗当从三焦论治，知常达变。如从上焦心肺论治，或宁心安神治疗腹泻型肠易激综合征，或调理肺气以止泻，注意理肺与调肝、运脾同施。从下焦肝肾论治，调肝止泻，可分梳理肝气和柔和肝体，并用风药；久泻无火，则以温肾为主，即使见有湿盛标象，仍可大胆温壮阳气。

陈永灿临床擅治情志疾病，认为治疗要从两方面入手：一方面，临证处方用药喜用清宣疏通之花类药，指出对于某些病程较长、缠绵难愈的情志病，适时运用花类中药可起到“四两拨千斤”的独特作用。他的处方中常可看到厚朴花、佛手花、玫瑰花、杭菊花、绿梅花、扁豆花、合欢花、木槿花等。另一方面，他体悟到情志为患的患者大多精神因素多，情绪波动大，临证时总是耐心倾听他们说自己的烦心事、操心事，认为治病的同时也要治心，反复强调要“多听病人讲几句，多给病人说几句”，帮助患者排忧解难也是医生的一份责任。

六十七、罗秀素

1. 名医简介

罗秀素，女，1943年7月生，宁波慈溪人，主任中医师，1998年被评为浙江省名中医，2017年被遴选为第六批全国老中医药专家学术经验继承工作指导老师，同年被浙江省中医药管理局批准成立名中医工作室，2021年顺利完成省级名中医工作室验收并完成全国第六批师承项目，2022年成立罗秀素国家级名中医工作室。

2. 学术渊源

罗秀素科班出身，1969年毕业于浙江中医学院，师从杨继荪、魏长春等名老中医。从1969年7月开始，就职于浙江省中医院，从事中医内科、血液病临床工作已53年，擅治血液系统疾病。她主张“继承不泥古，创新不离宗”，与西医学密切结合，融合中西两法，灵活运用辨证与辨病相结合，在临床治疗中常取得较为满意的效果。如自制的“生血散”“口腔溃疡含漱液”“栓通散”等在临床中广泛应用。她还担任了浙江中医药大学的临床带教工作，对待学生务以诚，答题解惑务以精，得到学生的高度崇敬。

3. 学术思想

（1）在诊断方法上以“司外揣内，见微知著，以常达变”为基本原理，认为人体是一个完整的体系，以四诊合参作为主要手段，尤其重视舌诊的辨析，同时利用现代血液学诊断技术和标准明确疾病诊断。

（2）在辨证体系上精于《内径》《难经》《伤寒论》等经典典籍，旁及东垣、河间、从正、丹溪诸子百家学说，以脏腑辨证和气血津液辨证为主要辨证思维方式，充分发挥中医灵活辨证和辨病相结合治疗血液病的临床特色。

（3）在治疗方法上主张以“急则治其标，缓则治其本”为基本原则，在疾病稳定期以中医药辨证论治作为治疗之根本，危重期结合现代血液病治疗方案进行综合治疗，在病程发展的不同阶段采取中医、西医有所侧重治疗的思想体系，从疾病的根源上解除顽疾。

（4）在疗效评价上主张利用传统医学和现代检验技术作为综合评价指标。

（5）在疾病调护上重视血液病患者的饮食禁忌和调养，继承和发扬中医传统特色。

4. 临证经验

罗秀素在潜心研究中医血液病的过程中逐渐形成了自己独特的理论：①再生障碍性贫血：针对慢性再生障碍性贫血提出补肾为主的治疗思路并设分型辨证；急性再生障碍性贫血独创“凉、温、热”治疗理论，成为国家中医临床血液病建设基地的重点研究内容之一。②恶性血液疾病：针对病理机制，精准治疗。罗秀素认为淋巴瘤从痰饮论治，而痰饮的产生影响气血的运行，最终引起血滞成瘀，同时瘀血阻络更加重了痰之凝结；针对白血病的发病特点，提出扶正祛邪同步治疗；对于多发性骨髓瘤主要以痹证论治。③贫血性疾病：针对原发、继发的贫血性疾病，提出精血同源，先后天同治的辨证理念，常获得满意疗效。

六十八、施维群

1. 名医简介

施维群，男，1952 年 7 月生，浙江杭州人，中共党员，第六批浙江省名中医，主任中医师，第六、第七批全国老中医药专家学术经验继承工作指导老师。曾先后任国家中医重点专科学术带头人，中华中医药学会名中医流派传承分会副秘书长、肝胆病分会委员，中国中西医结合学会肝病专业委员会常务委员，中国医师协会中西医结合肝病专家委员会常务委员，中国民族医药学会肝病分会副会长，浙江省中医药学会名老中医经验与学术流派传承分会主任委员。

2. 学术渊源

施维群高中毕业后，来到杭州市第四人民医院中医科当学徒，因表现优异，被选拔进入杭州市中医提高班。施维群求学若渴，跟随戴季馀、俞尚德、何子淮、杨少山、盛循卿、杨继荪等名老中医临证修学。后至浙江省新华医院（浙江中医药大学附属第二医院）肝病科，创建了省级、国家级重点专科。施维群从医 50 余年，学贯中西，在中医药诊治急慢性肝病方面积累了丰富经验，形成了“阴平阳秘”“内外兼治”“中西结合”等学术思想及临证特色。

3. 学术思想

施维群认为慢性乙型肝炎病属肝著，发病多因正气虚衰，尤以肾气不足为甚，提出“邪毒内侵，肝失疏泄，肾虚邪伏”的主要病机，治应以扶正之法为主，重在补肾健脾，扶正祛邪，使阴平阳秘。施维群先后自拟“芪灵合剂”“二至和肝方”治疗慢性乙型肝炎，显示出了良好疗效。他提出的慢乙肝患者中药调节免疫功能与西药抗病毒并重的治疗方法也被业内高度认可，为慢性乙型肝炎的治疗提供了新方法、新思路。

施维群较早地提出运用“双抗理论”来干预乙肝肝纤维化，即抗肝纤维化中药与抗病毒西药合用。在肝纤维化的治疗中，提出益气化瘀、温阳化瘀、养血化瘀、滋阴化瘀的治则，中西并重，其基本治法为益气养阴、活血化瘀。

在慢性肝病的中医外治法方面，施维群推崇“外治之理即内治之理，外治之药即内治之药，所异者，法耳”的观点。自创中药“消臌透脐贴”脐部贴敷治疗肝硬化内毒素血症及肝门静脉高压症，“清肠合剂”保留灌肠治疗肝性脑病，均取得较好的临床疗效。

4. 临证经验

施维群针对慢性肝病的诊治，提出辨体、辨证、辨病、辨时相结合，清补为主调整人体免疫功能，达到未病先防、既病防变、天人合一的目的。他认为慢性肝病的病位主要在肝，多涉及脾肾两脏及胆、胃、三焦等腑，病性属本虚标实，虚实夹杂；病机特点是湿热疫毒隐伏血分，分为湿热蕴结证、肝郁气滞证、肝郁脾虚证、肝肾阴虚证、脾肾阳虚证、瘀血阻络证。施维群强调慢性肝病治疗时应注意以人为本，正确处理扶正与祛邪的关系，关注阴阳、气血、脏腑功能。临证中施维群倡导内治之法当“谨察阴阳所在而调之，以平为期”；外治之法当“辨证施治，调经气通百脉”，提出慢性肝病之养肝益肾法、疏肝健脾化瘀法、滋阴益气化恶血法、调和气血阴阳法等治法。

六十九、程锦国

1. 名医简介

程锦国，男，1963 年生，浙江温州人，二级教授，主任中医师，博士研究生导师，第六批全国老中医药专家学术经验继承工作指导老师，第六批浙江省名中医，浙江省杏林之星，现任温州医科大学党委副书记，温州医科大学中医药研究院院长，主要从事中西医结合防治肾脏病的临床及科学研究工作，是温州地区中西医结合肾病专业创建人，为浙南地区肾脏病学科发展及中医药事业作出了重要贡献。

2. 学术渊源

程锦国从事中医专业近 40 年，1986 年毕业于浙江中医学院，长期在温州市中医院从事临床工作，因温州地区肾脏病的患病率较高，中西医学尚未形成专科，透析治疗也刚刚开始，于是程锦国开始专研肾病科业务，大胆探索，先后向徐玉兰、李学敏、王永钧等中西医肾脏病专家学习，博采众长，中西汇通，形成了“虚损劳三纲辨证”“一本五源”“正本清源”“使气周流”等一系列治疗慢性肾脏病独特的学术思想和临床经验，临床上取得了较好的效果。

3. 学术思想

（1）“一本五源”学说：程锦国认为，无论慢性肾脏病病情如何发展，病机如何复杂，总体着眼于脾肾两脏，将其概括为“一本”，就是脾肾亏损，“五源”为风、湿、热、瘀、郁。按照“补虚当去其实”“治实勿忘其虚”的治疗理念，总结出“正本清源”治疗慢性肾脏病的临证经验。其中脾肾为主的脏器亏损是贯穿慢性肾脏病病程的基本病机，临床应以肾为本、以脾为纲，提纲挈领，加以清热利湿、祛风行血、条达疏郁等治法，审因论治，指标求本，攻补活用，以效清源。

（2）基于“肾络学说”的“使气周流”论治思想：程锦国认为，肾脏由肾单位构成，其中入球小动脉进入肾小球后逐级分支形成襻状毛细血管网，且这种组织结构与络脉“支横别处，网络分支，纵横交错，细窄迂曲，末端连通”的结构相似，肾小球选择性滤过及重吸收营养物质的功能又与肾络“渗灌气血，周循营卫，互化津血”的功能高度吻合。故通过对肾络学说进行深入研究，应用中医药对肾脏疾病在分子细胞层面进行了新的诠释。肾络病中虚、瘀为致病之关键，肾络空虚是肾络病的发病基础，肾络瘀痹为其主要病理改变，风湿热邪入络化瘀是疾病进展的重要环节。程锦国根据络病的特点，提出肾络病有“四易”，即易入、易滞、易瘀、易积，总体治疗应多法合用，处处推动气机周流，时时注意保护脉络，脉通气无留滞，其病可愈。

（3）治“肾”防“硬”：肾小球硬化（纤维化）是多种慢性肾脏疾病进展、恶化的最终表现，程锦国在长期的临床实践和基础研究中，致力于中医药防治肾脏纤维化方面的多维探索，开展了一系列中药抗肾小球硬化的研究，为慢性肾脏病的治疗提供了更多高质量的研究证据。尤其是从2005年起对肾病Ⅰ号方进行的多维度探索，从临床研究及动物实验均证实肾病Ⅰ号方在抗肾纤维化疗效确切，也取得了较好的临床反馈，并且在转录组学、代谢组学、微生物组学等方面开展与肾纤维化相关的研究，对肾纤维化的病理机制进行了深入探索，为阐明传统中医药防治慢性肾脏病的现代化机制提供了重要依据。

4. 临证经验

程锦国长期从事慢性肾炎、慢性肾衰竭的临床工作，对于这类疾病的病机特点，提出肾病以虚为本，以邪为犯。邪之所凑，其气必虚，肾气不足，加之脾胃功能减退，肺失宣畅，三焦壅塞不通，外邪乘虚侵犯，风邪、湿热、瘀血等多种病理因素互结，致使疾病迁延难愈。例如在治疗系膜增生性肾小球肾炎（含IgA肾病）方面，以清热利湿、活血祛瘀为主，辅以扶正祛邪、健脾益肾，在消除难治性蛋白尿、血尿方面取得良效。在硬化性肾小球肾炎方面，以扶正为主，兼以虫类走窜，软坚散结，能较好地控制蛋白量，起到缓解进展的作用。在膜性肾病方面，大剂量使用温阳之剂，效果明显。在糖尿病肾病方面，重用温阳通络、益气固摄之药，屡起沉疴。在慢性肾功能不全的治疗方面，认为应抓住虚、损、劳三纲辨证，总以补虚固本复元为主，兼以祛邪，补虚宜准，祛邪当尽，使补虚不助邪，祛邪不虚虚，尤其是脏腑衰败、正气耗竭、邪浊壅滞、三焦不通之际，必须扶阳温肾，荡涤浊毒，取得了较好的治疗效果，得到了业界广泛认可。

七十、傅晓骏

1. 名医简介

傅晓骏，女，1960年3月生，浙江金华人。中共党员，主任中医师，专业技术二级，教授，硕士研究生导师，第六批浙江省名中医，第六批全国老中医药专家学术经验继承工作指导老师。金华市名中医馆馆长，金华市中医医院首席专家，浙江省中医药重点学科、金华市医学重点学科（一类）学科带头人。任浙江省中医药学会常务理事、肾病分会副主任委员、内科分会常务委员、膏方分会常务委员，浙江省医学会透析移植分会委员，浙江省康复医学会肾脏病康复分会委员。

2. 学术渊源

傅晓骏出生于中医世家，1976年高中毕业后师承金华中医院建院元老、名中医林秀春，后考入金华市“五年制中医师承班”，师承丹溪学派后人许锡珍，深得其养阴论、健脾观真传。后游学于杭州、上海、南京等地，跟随国家级名老中医李学铭学习，并赴上海中医药大学附属曙光医院研修。

3. 学术思想

（1）强调本虚标实，病证结合治疗肾病：①针对慢性肾衰竭提出脾肾气（阳）虚、浊瘀互结的本虚标实证。瘀浊是主要病理环节，瘀浊蕴毒是病情进展的重要病机，化浊逐瘀解毒是延缓进展的重要措施。②论治慢性肾脏病重视肺、脾、肾三脏功能，补肺健脾益肾，兼祛风、利湿、化瘀。③强调湿热为患，清热利湿法是治疗慢性肾炎的重要方法，应注意辨别湿热轻重和湿热所在，辨证选药。④注重瘀血阻滞，认为瘀血是慢性肾脏病持续发展和肾功能进行性减退的重要原因，补益脾肾的同时活血化瘀，补而不滞，条达气机，脉络疏通则精微得以封藏。⑤善于从肺论治，调整脏腑气化功能，减少慢性肾脏病的触发因素，处方中多有玉屏风之义，强调防优于治，“正气存内，邪不可干”，体现了“上工治未病”的思想。⑥“治未病”思想贯穿慢性肾脏病三级预防。一级预防主补益肾气，控制原发病，防止慢性肾衰竭发生；二级预防兼顾活血化瘀，清热除湿，减少病情进展的因素，防止和延缓尿毒症的发生；三级预防用通腑泄浊之法，针对尿毒症患者，积极控制并发症，保证生存质量，降低死亡率。

（2）祛风蠲痹通络法诊治风湿病：提出辨痹要点为外邪致痹，以湿为先；日久则变，度其邪正。强调早期以祛湿为主，后期疏通气血兼扶正通络。善用二陈汤燥湿运脾，羌活、独活祛风胜湿，桂枝温阳化湿。痹病反复，久病入络，痰、瘀、毒互结，气血不畅，配伍疏通气血、通络止痛之品，如三棱、莪术、桃仁等破血化瘀，青风藤、海风藤等以形治形、清热解毒、通利关节。痹病日久，适当配伍虫类药物如全蝎、蜈蚣、地龙等搜风剔邪，直达血分，加强逐瘀通络止痛之功。久病顾护正气亦重要，常根据气血虚损偏重给予人参、附子、当归、白芍等温补气血。病重者当先扶正、后祛邪，选祛邪不伤正之品，一药多用。如丹参活血化瘀兼养血扶正，桑寄生补肾强膝兼通络祛邪，鸡血藤活血养血，祛邪不伤正。

（3）巧用时方诊治内科杂病：以祛风化痰、活血祛瘀、清肝明目为基础，创“清振汤”治疗头痛。继承朱丹溪滋阴思想，创“养阴益胃汤”治疗慢性胃炎，创“散结化瘿汤”治疗瘿病，在此基础上化裁出宣肺散结化瘿汤、疏肝散结化瘿汤、祛痰散结化瘿汤。认为失眠多因情志忧郁、气郁化火、灼津为痰、内扰心胆、心神不安所致，善用解郁安神汤加减治之，疏肝清热，解郁安神。

（4）中医膏方调治亚健康：针对亚健康人群的调理，强调中医体质辨识分类，辨证治疗。针对婺州地区气候特点和婺洲人群体质特点，提出调治要点为脾胃为本、祛湿为调、脾肾同治。

4. 临证经验

傅晓骏认为瘀浊是慢性肾衰竭的主要病理环节，瘀浊蕴毒是慢性肾衰竭进展的重要病机，化浊逐瘀解毒是延缓慢性肾衰竭进展的重要措施。在“浊毒”的治疗中，宜以“解毒”为法，即“化浊逐瘀”“祛邪即所以安正”，使邪有出路，防浊瘀蕴毒。根据婺州地区属中亚热带季风气候，易损伤脾胃，致气失于濡润，出现“胃气乃厚”的病理结果，提出无论何期、何型的肾脏疾病都要注意脾胃功能，强调健脾化湿法在慢性肾脏病治疗中的重要地位。遵循“中央健，四旁如”的理念，重视中央脾土在疾病发生发展中的重要作用，一方面温补脾肾，另一方面通调中焦脾胃气机，恢复中焦气机枢纽的作用，以期气血阴阳调和。认为风邪与慢性肾脏病关系密切，临床常用防风、徐长卿、海风藤等祛风类药物。

七十一、蔡宛如

1. 名医简介

蔡宛如，女，1960年5月生，浙江宁波人。中国农工民主党党员，二级教授，主任中医师，博士研究生导师，第六、第七批全国老中医药专家学术经验继承工作指导老师，第二批浙江省国医名师，第五批浙江省名中医，浙江省医师协会“浙江省优秀呼吸医师”获得者。曾先后任浙江省中医院呼吸内科主任、浙江中医药大学医管处副处长、浙江中医药大学第二临床医学院院长、浙江中医药大学附属第二医院（浙江省新华医院）院长、浙江省政协教科文卫专业委员会副主任、浙江省人大常务委员会委员等职。

2. 学术渊源

蔡宛如1982年毕业于浙江中医学院（现浙江中医药大学），是恢复高考后入学的第一届大学生，毕业后进入中医内科名师云集的浙江省中医院工作。蔡宛如参加工作不久，便被时任浙江省中医院院长的杨继荪先生选中，亲自教授中医课程，系统地学习了“杨氏内科”中医肺病诊疗理念和流派特色。随后几年，蔡宛如常受到葛琳仪、徐志瑛、王会仍等一批学识渊博的前辈、名师的器重与点拨。1997年，蔡宛如成为第二批全国老中医药专家学术经验继承人，师从王会仍老师，继承和发展王老病证互参、西为中用思想，学习中西医选择如何把握时机、优化选择、优化治疗。

3. 学术思想

（1）治病求因，病证合参：蔡宛如主张明确诊断后，把握中医治疗时机。治病求因包括中医辨证的准确性和西医诊断的准确性，临诊时着眼中医整体辨证，全面分析疾病的病位、病邪性质、邪正盛衰状况，也不忘明确西医诊断和疾病的定性定位，故在临证过程中提倡辨病与辨证相结合。

（2）缓急分治，随证应变：蔡宛如认为慢性肺病有共同的发病规律，分为急性加重（发作）期和慢性稳定（缓解）期。在急性加重（发作）期注重祛邪及宣通肺气，必要时中西合参；在稳定期或缓解期则认为主要病机是肺、脾、肾三脏脏气虚损，故治疗上以调补肺脾肾为主。蔡宛如认为疾病的证候在其发生发展过程中必然有所改变，因此辨证过程中应充分注意疾病动态变化，治法也应随之而变。

（3）脏腑同治，非独取肺：蔡宛如认为慢性肺病的发生发展，除肺脏本身功能失调外，还涉及心、脾、肝、肾，以及大肠传变，因此需注重脏腑同治。

在治疗已发展成慢性肺心病的各类肺病时，提倡心肺同治，常加入温（心）阳利水、活血通络等药物。“脾为生痰之源”，脾虚水停聚而为痰，故治疗上宜健脾益气。慢性肺病患者常因病致郁，肝气不舒，故在治疗时常用疏肝祛风、平肝清肺等法。肺肾为“金水相生”之脏，咳喘日久伤及肾气，致肾不纳气，故而久病者还需注重补肾纳气。蔡宛如认为肺气失于肃降，气不下行，津不下达，会致腑气不通，患者除咳、痰、喘等症外，多伴有腹胀、便结等胃肠道症状，反之亦然，故在临证时不忘保持腑气通畅，使腑气通而肺气降。

（4）益气活血，贯穿始终：慢性肺病发病始动因素为肺气虚，疾病初期肺气虚明显，应补益肺气为主，中后期肺脾肾俱虚，灵活应用补肺健脾纳肾，扶正益气贯穿疾病始终。慢性肺病反复发作，肺气阻塞，痰气交结，日久肺气必虚，而致气虚血瘀，亦即“久病必瘀”“有虚必有瘀”。因此，蔡宛如主张在运用治咳、平喘、定哮、扶正固本诸法时加入活血化瘀之品，气、痰、瘀同治。

4. 临证经验

蔡宛如擅长中西医结合治疗肺系疾病，临证提倡“衷中参西”理念，尤善治疗慢性咳嗽、哮病、肺胀、肺痿等咳喘顽症，遣方用药上活用芍药甘草汤、小柴胡汤、旋覆代赭汤、玉屏风散等经方，尤善用药对。治疗慢性咳嗽强调外因重视风邪，内因重视肺、肝、胃脏腑之间相互作用，祛风止痉固表、清热化痰宣肺、疏肝泄热顺气、和胃降逆理气等法灵活运用。

蔡宛如诊治哮病在遵循相关指南、共识的基础上，以“宣肺降气豁痰，健脾补肾益气”为准则。她指出哮病总属邪实正虚之证，发时以邪实为主，应祛痰利气，攻邪治标，未发时以正虚为主，宜补肺、健脾、益肾，遣方用药时寒热并用，痰瘀兼顾。

关于肺胀，蔡宛如指出发病初始为肺气虚，随病程日久，逐渐发展为阳虚、气阴两虚，并累及脾、肾、心三脏，故而疾病后期常见多脏合而为病。肺气亏虚、脾虚失运，以至痰浊潴留，水饮内生，心阳虚衰，无力行血而成瘀，痰、饮、瘀相互转化，相互胶结，错杂为患。本病总属本虚标实，治疗应抓住治标、治本两个方面，祛邪和扶正共施，分清缓急，有所侧重，强调活血通络，调气治痰。

七十二、万海同

1. 名医简介

万海同，男，1965 年 5 月生，河南人，中共党员，医学博士，主任中医师，二级教授，博士研究生导师。首届岐黄学者，全国老中医药专家学术经验继承工作指导老师，享受国务院政府特殊津贴，浙江省“万人计划”杰出人才，浙江省“151人才工程”第一层次和重点人才，浙江省卫生领军人才。先后任浙江中医药大学生物工程学院院长、生命科学学院院长、脑心同治研究院（校企合作）院长、心脑血管病研究院院长等职。

负责获教育部、国家中医药管理局、浙江省政府科技奖一等奖多项，承担国家重大重点科研项目多项；撰写专著《中西医结合脑血管病临床》《中医汗法》《中医临证常用药对》等，主编教材《中药制药工程》、副主编《温病学》等；研制中药新药多项。担任中华中医药学会感染病专业委员会副主任委员、世界中医药学会联合会代谢病专业委员会副理事长、中国中西医结合学会脑心同治专业委员会副主任委员，以及浙江省中西医结合学会脑心同治专业委员会主任委员、浙江省中医脑病重点实验室主任、浙江省博士后联谊会副理事长等。

2. 学术渊源

万海同于1996年毕业于南京中医药大学中医学专业，获博士学位，是浙江省首位中医学专业博士和我国首位中医药学领域的生物医学工程学博士后（浙江大学）。早年师从首届国医大师张学文教授和全国著名中医学家郭谦亨教授，后师从我国现代温病学科创始人、中医学家孟澍江教授（南京）和全国著名中医学家王灿晖教授等，不拘派别，兼收并蓄。万海同师古而不泥古，注重中医经典（伤寒论、温病学等）的传承创新，重视临床诊治，融入现代医学和先进生物医学技术等探讨中医药学内涵，逐步形成的独特中医心脑血管病、肺病、感染病等诊疗观，具有明显治疗优势。

万海同从医40余年，屡使心脑血管等疑难顽疾患者康复；培养博士、硕士150余名。先后讲授中医临床基础（心脑血管病部分）、温病学、伤寒论选读、中药制药工程、中药药物代谢等课程。

3. 学术思想

万海同善用中医经典，汇通现代医学，发展脑心同治等整体辨治观，创新多种治法与方药，指导临床精准用药，显著提升疗效水平与用药安全。

（1）*注重中老年人多病同病或并病的中医诊治*：提出越来越多人同时患有两种或两种以上长期疾病，即“多病并病”，尤其是心脑血管病常多病并发，针对目前医者常忽视多病并病状态下病机和诊治之间关联，造成不完整诊断，影响治疗策略和方案的制定，明确提出单一治疗心或脑（心/脑梗死等）的药物已不能满足临床治疗需求，心脑与神志、血脉密切关联，在生理上心脑互通共用，发病时心脑互损共病，以益气阴，活血、通心脑等治法标本兼治，发展了心脑血管病的脑心同治整体辨治观，负责制定脑心同治观标准与专家共识。

（2）提出缺血性心脑血管病“气阴两虚致血瘀”核心病机：针对缺血性心脑血管病不同病期，提出急性期以血瘀标实急症为主，宜活血以急则治标；恢复或稳定或陈旧期宜应用益气活血类方精准治疗，具有较强示范性与可行性。

（3）构建清解宣透肺卫方药等治疗外感热病：擅长肺脾胃病等感染性疾病的中医诊治，构建感染病初期、中期、恢复期系列治法。外感热病初起邪在卫分，应以清解宣透肺卫方治之，可克服目前多重用清热解毒方药，易致寒凝闭滞、邪不外散、耗伤正气等弊端，研发中药新药银花平感颗粒；中期注重宣肺畅中渗下配伍祛除湿滞；恢复期从肺胃阴伤、余湿未尽角度论治。

4. 临证经验

通过大量临床诊治和科学研究，明确提出心气虚、血瘀是心衰基本病机和始动因素，气虚进一步发展为气阳两虚、阳气虚脱、气阴两虚；血瘀进一步发展而兼有水湿内停、痰浊内阻，致虚实交错形成复杂证候；心钠素、血管紧张素Ⅱ、降钙素基因相关肽等血管活性肽及心功能参数等与心衰各证型相关，构建气虚阳虚血瘀类证与益气温阳活血类法治疗方案，显著提高生存质量、延长生命。

明确提出气阴两虚致血瘀是缺血性中风核心病机，创建气阴两虚，瘀血阻络证与益气养阴活血类方新治法，克服益气活血法“补气活血有余、滋阴养血不足”弊端，为心脑血管疾病提供新治法。

七十三、王邦才

1. 名医简介

王邦才，男，1962 年 5 月生，浙江奉化人，中共党员，主任中医师。全国老中医药专家学术经验继承工作指导老师，全国优秀中医临床人才，浙江省名中医，首批宁波市名中医、卫生名医、领军人才，宁波市有突出贡献专家。现任世界中医药学会联合会消化病分会常务理事、中华中医药学会脾胃病分会常务委员、中华中医药学会肝病分会常务委员、浙江省中医药学会脾胃病分会副主任委员等。

2. 学术渊源

王邦才 1982 年毕业于浙江医科大学宁波分校。从医之初，师从甬上名医黄志强、钟一棠、王晖等。黄志强承范氏遗风，胆大心细、用药简洁，对其产生了深远的影响。后师事钟一棠，钟老对中医事业的挚爱令其大为触动。在优才培训期间，又得路志正、朱良春、陆广莘、郭子光、王琦、王庆其等诸大家指点，深受启迪。王邦才重临床实践，对经方情有独钟，仰慕范氏“但愿人皆健，何妨我独贫”的情怀，因此，临床治病务求辨证准确，用药简洁明快，在甬地有“两高一低”的美誉。高是指门诊量高，中药饮片使用疗效高；低是指药价低，剂均费用低。

3. 学术思想

（1）凡病宜通，拓展“通法”：王邦才认为，肥胖、脂肪肝、糖尿病、代谢综合征、心脑血管病、肿瘤等疾病的共同特征是营养过剩，气血凝滞，阴阳失调，脏腑功能紊乱。王邦才通过深研历代医家立论及临床实践总结，提出“通法”是中医八法之外的又一治疗大法，指出凡能祛除病邪，消除气血津液运行阻滞，协调脏腑功能的方法都属“通法”范畴。将“通法”思想贯穿以上疾病治疗全过程。

（2）三辨结合，融通中西：王邦才主张辨体、辨病、辨证结合，先察患者之体，再进行辨病。病有中医的病与西医的病，两者都要研究；在辨体、辨病基础上再进行辨证论治。辨证的关键在于分清表里、寒热、虚实。他强调临床既要正确运用中医辨证施治，又能掌握和使用现代诊断技术与抢救技能，才能以最优治疗方案为患者解除病痛。做到西医诊断明确，中医辨证准确，辨证与辨病、辨体结合。

（3）反激逆从，难病可疗：疑难杂证，病机错杂，大多寒热互见，虚实并呈，邪正混乱，升降失常，治疗颇为棘手。若能善于运用“反激逆从，理偏求和，相反相成”治则，常可拓展思路，以起沉疴。

（4）调理脾胃，医中王道：明代医家龚信在《古今医鉴·病机赋》中说：“胃乃六腑之本，脾为五脏之源。胃气弱则百病生，脾阴足而万邪息。调理脾胃，为医中之王道，节戒饮食，乃却病之良方。”脾胃病证，虚者自当补之，而实者则应泻之、通之。旨在复其纳运、升降、润燥之功能。调脾胃以治五脏，调五脏以理脾胃。上下交损治其中，脾胃为人体气机升降之枢纽，故临证时如遇气机转输不畅，上下交通不能或上下交损证时，调脾胃不失为治疗的有效方法。

4. 临证经验

王邦才临床勤求古训，博采众长，中西结合，融古创新。处方用药，效法仲景、天士，精简价廉，每方多 6 ～ 10 味。他主攻肝胆、胃肠疾病，擅长治疗病毒性肝炎、酒精肝、脂肪肝、肝硬化、消化性溃疡、萎缩性胃炎、慢性结肠炎等内科疑难疾病。

王邦才在乙肝诊疗中，常采用剿扶并用的治疗大法。他认为乙肝的中医辨证以本虚标实为主，标实多为湿热疫毒，又可见瘀血、痰凝、肝郁、气滞等证；本虚则以脾虚、肾虚、气虚、阴虚为主。采用益气扶元、化湿祛邪、解毒活血法组成的复肝灵冲剂治疗，效果明显。对乙肝引起的肝硬化实行三期六型分证论治，即肝纤维化期、肝硬化期、肝硬化腹水期，在祛除病因前提下，积极发挥中医药抗肝纤维化优势，运用益气健脾、活血软坚法，自拟益气消癥方（由炒白术、丹参、茜草、泽兰、桃仁、绞股蓝、炙鳖甲等组成），治疗数百例乙肝肝纤维化患者，获得显著效果。

通降立法治疗胃肠疾病。胃为水谷之海，以通为用，以降为顺。通降是胃生理特点的集中体现；滞而不通是胃病理特征的高度概括。故王邦才临床治疗胃病多以“通降”立论，运用益气健脾、解毒消积法治疗慢性萎缩性胃炎、肠上皮化生能有效控制病情进展。

七十四、王宏献

1. 名医简介

王宏献，男，1967 年 1 月生，浙江义乌人，中共党员，主任中医师，二级教授，第七批全国老中医药专家学术经验继承工作指导老师，第三批全国优秀中医临床人才，国家级非物质文化遗产代表性项目传统中医药文化（朱丹溪中医药文化）市级代表性传承人，义乌市第二届医疗卫生事业贡献奖获得者。曾先后任义乌市中医医院内科主任、副院长、院长、党委书记等职。

2. 学术渊源

王宏献师出科班，1990 年毕业于浙江中医学院中医专业，2001 年、2013 年先后获浙江中医药大学硕士、博士学位。求学期间，获程志清教授、柴可夫教授悉心教诲与指导，并得其真传。博士在读期间，他熟读经典，潜心钻研仲景之学。全国优秀中医临床人才研修期间，师从国家级名中医连建伟教授、王庆其教授、黄煌教授，集各家之所长。同时，深研朱丹溪杂病论治思想。在 30 余年临床实践中，他善于参悟经典理论，强调致中达和。辨证以方证为先，次参病机，倡导方证相应，证机相符。用方首选经方，主张重剂起沉疴。治疗外感病主张邪有出路，治疗内伤杂病注重和中，顾护脾胃正气。

3. 学术思想

（1）方证相应、证机相符的诊疗方式：王宏献倡导方证辨证，强调方证相应，证机相符，“有斯证，用斯方”。临证首先考虑经典方证，忠实原文，力求方证统一，再根据四诊合参，审证求因，推求病机，验证方证的准确性。同时，根据疾病谱的变化，不断总结提炼现代方证，有效扩大了经方的使用范围，解决“古方与新病不相能”的问题。在时方的应用上，王宏献也强调方证相应，形成了独特的方证思维模式。

（2）治病求本，致中达和的诊治理念：王宏献始终秉持“治病必求其本”的理念。疾病的临床表现千变万化，同一证候可以有不同病因及致病机制。然而，其现象背后的“本”是唯一的。疾病的发生就是在各种致病因素作用下打破固有的阴阳平衡，或有余，或不足。辨证的本质就是透过现象看本质，抓住主要矛盾和矛盾的主要方面。在疾病的治疗上强调致中达和，“损其有余，补其不足”。使机体重新恢复平衡，达到新的阴平阳秘状态。主张急病、重病，重剂起沉疴，慢病缓图。治疗方法上善用和解法治疗临床各科疾病。

（3）用药精准，合乎法度的用药特点：王宏献临证以辨证精准，善用经方为特点，遣方用药皆有法度。其用方用药特点可以归纳为以下几个方面：一是病情简单、病机单纯者，忠实原文，尽可能使用原方，善用单方小方；二是病情复杂，病机多变者，善用经方合方；三是急病、重病者，遵从“甚者独行”的原则，使用经方重剂，发挥势大力猛优势，以求速效。四是根据《内经》“其高者，因而越之；其下者，引而竭之”理论，遣方用药，善于因势利导，根据病位上下、深浅，依据药性升降沉浮，因势而为。五是重视气机升降出入，方剂配伍，注重理气药的应用，以求生生之机。

4. 临证经验

王宏献以治疗呼吸系统疾病见长，认为咳嗽气喘等病的外因为外感六淫，以风邪为首；内因为正气不足或特禀体质，病机为痰饮内伏，气机升降失常。在致病过程中，外风、内风均发挥重要作用。因风“善行而数变”的发病特性及“诸暴强直皆属于风”的临床表现特征与支气管哮喘的临床特点高度吻合，故在支气管哮喘的治疗中注重祛风化痰顺气。肺开窍于鼻，咽为肺之门户，慢性咳嗽虽主因在肺，但鼻咽不利所致者不在少数，临诊需审证求因，常用利咽通窍法治疗慢性咳嗽。在呼吸系统疾病的治疗上，王宏献将祛痰化饮贯穿全过程，让痰有出路，戒敛痰止咳。

王宏献也善于治疗风湿免疫病，基于对《内经》痹病的深刻理解，认为痹病是在肝肾不足、气血亏虚的内在因素基础上，由风寒湿三气杂至的外因诱发而发生的。在“复感于邪”的情况下，才发生“内舍五藏”。这与现代医学的免疫学具有高度一致性。病性上属于正虚邪恋，病机上属于正邪相争。治疗上主张以和营祛风为主。开创性地以和解法治疗干燥综合征等风湿免疫病。

七十五、吴国伟

1. 名医简介

吴国伟，男，1966 年 3 月生，浙江开化人，中共党员，主任中医师，第七批全国老中医药专家学术经验继承工作指导老师，第七届浙江省名中医。现任中华中医药学会血液病分会常务委员、肾病分会委员，中国中药协会呼吸病药物研究专业委员会委员，浙江省中医药学会血液病分会副主任委员。曾先后任开化县中医院院长、开化县中医院医共体党委书记等职。

2. 学术渊源

吴国伟，1990 年毕业于浙江中医学院。求学期间，获名医何任、葛琳仪等名师的教诲与真传，深得中医学之精华。毕业后至开化县中医院中医内科工作，初期师从当地名医陈大成，深得其悉心栽培和学术引领；其后师从现代著名中医肾病大家王永钧、中医血液病大家陈信义，王永钧、陈信义作为中西医汇通大家，创立了“审病－辨证－治病 / 证”理论。吴国伟以该理论为指导，勤求古训，博采众方，在数十年的临证中逐渐形成了自身独特的“寻因而治”“因体而疗”“多维立体”“衷中参西”学术思想和临证特色。

3. 学术思想

吴国伟以寻因而治、因体而疗、多维立体为诊疗方向，多方位、多角度、多渠道、多靶点、多途径，中医为主、西医为辅治疗为诊疗手段。善从脏腑阴阳气血入手，以补脏通腑为法，和气血、调升降，治内伤多补阴精，治外感常护阳气，倡导辨证、辨病、辨症三位一体的诊治模式，谨查病机，准确辨证，以扶正固本、攻补兼施为治则立法，遣药灵活，善用经方，体现了中医“治病必求于本”和“知常达变”之法。

吴国伟认为肾是全身脏腑功能的化源，先天之本，生命之根，对人的生长发育、预防疾病、健康延年等方面都是非常重要的。肾脏之元阴元阳是人体最宝贵的物质与最重要的功能，保护好肾的功能，可促进生长发育，减少疾病与提高疗效，而祛病延年。因此，吴国伟不仅在肾脏病的治疗中注意维护肾的功能，在老年人的保健、抗衰老治疗中，也很注意保护肾的气化功能，每到冬季建议老年人应用膏方滋补，培土先天肾气肾阴而延年益寿。

肾气不足是发病之因，在治疗上以维护肾气、加强肾的气化功能为治疗肾病的根本原则。维护肾气的措施，一方面常于辨证中伍以益肾之品，如川续断、桑寄生、杜仲、山茱萸之类，根据患者体虚正亏的表现加以扶正。如易外感者注意补气固卫，使用玉屏风散等；另一方面防止克伐肾气，尽量避免过用苦寒、辛凉之品。西药中伤肾的抗生素等药临床要慎用、少用，尽量不用。

吴国伟在辨证施治中注意活血化瘀的运用。使用范围很广，急、慢性肾炎，肾性高血压，多囊肾，肾功能不全等均可运用此法，通过活血和络，运行血气，达增强肾气的目的。对慢性肾病久病入络，他从血分求治，疗效更佳，常用药物有当归、赤芍、桃仁、红花、怀牛膝、紫丹参、益母草等。

吴国伟一向重视脾胃功能的保护，常说病者有胃气则生，无胃气则死，所以非常强调调理脾胃功能，以强化后天而养天。慎用苦寒伤败胃气的方药，虚实夹杂者，也应扶正祛邪。

4. 临证经验

吴国伟以善治肾系疾病著称，在诊治肾病中，认为风、毒、瘀、虚为其主要病机所在，本虚标实是病机特点，治疗把祛风、排毒、活血、祛邪、扶正有机结合，以活血化瘀贯穿全程；强调宏观辨证与微观辨证相结合，广泛采用现代医学的实验室检查、肾组织活检病理诊断等手段，丰富和延伸了中医传统辨证依据。

诊治血液病中，吴国伟从扶正及调节阴阳、气血平衡入手，以益气养阴活血为基本治法。

诊治风湿病中，吴国伟认为营卫失调、风寒湿热乘虚而入是其病机特点，立法调和营卫，祛风散寒祛湿。

诊治疑难、危重病，吴国伟强调中西合璧，要有整体观念，标本兼顾，因期治宜；固护肺卫为治疗疑难、危重病的重要环节；针对正虚邪实的错综复杂病情（扶正太过，则留寇于内；利水透邪太过，则易于伤阴损正），以扶正祛邪并行为治疗原则，适时变通调理，辨别主次。

诊治老年病时，针对老年病证“以虚为本，因虚致实、虚实夹杂”之病机特点，指出要补虚泻实，以脾肾双补为法，以化痰、活血为主。

七十六、张永华

1. 名医简介

张永华，男，1961年10月生，浙江长兴人，中共党员，主任中医师，博士研究生导师，博士后合作导师，享受国务院政府特殊津贴，首批全国优秀中医临床人才，第七批全国老中医药专家学术经验继承工作指导老师，第六批浙江省名中医。曾先后任杭州市红十字会医院副院长，杭州市第七人民医院院长，杭州市中医院院长等职。现任浙江省中医药学会副会长，杭州市中医药协会会长等学术职务。

2. 学术渊源

张永华，受外祖父医学熏陶，1979年考入浙江中医学院学习中医，毕业后至长兴县中医院工作。曾跟随浙北名医谭兆林先生深入偏远农村体悟中医的“简便验廉”，从此坚定行中医之路。1987年前往天津中医学院攻读中医学硕士学位，师从天津名医邵祖燕，深得学术精髓。在2004年首批优秀中医临床人才的研修学习中，又获中医大家邓铁涛、任继学、朱良春、张琪、路志正等老先生的指点和教诲，对中医更是痴迷和执着。张永华兼收并蓄，博采众长，在数十年的临证中，综合创新，逐步形成了“和阴阳、顾脾胃，重情志”“无火不失眠”等学术思想，并创立了“张永华情志辨证理论”。

3. 学术思想

（1）和阴阳、顾脾胃、重情志学术理念：张永华在临证中首倡“和阴阳”，认为凡内科杂病，均为机体阴阳消长失于平衡的状态，“阴平阳秘，精神乃治”，调和机体的阴阳平衡当为治病总纲。脾胃者，为阴阳升降之枢轴，故临证时应顾护脾胃和顺，纠脾胃虚衰，防用药失当。此外，张永华尤其重视情志对疾病发生发展及预后的影响，如情志因素为主要致病因素，则治疗以调情志为重；如情志因素为次要致病因素，则需辅以调情志之品，方可截断病势，促使疾病向愈。

（2）无火不失眠的学术思想：张永华认为“火”是失眠最重要的病理因素。急性失眠者，以实火多见；慢性失眠者，也鲜少有纯寒凉之证，即使为寒，寒郁久而蕴火，多为寒热夹杂之证，宜芩连姜附合用。经云：阴盛则内热，阳盛则外热。且五脏情志过极或脏腑气机过旺，均易化火成邪，故处方时需仔细循因泻火。

（3）情志辨证理论体系：随着社会的进步，疾病谱也在更替，张永华发现情志因素所致疾病在不断增加，而传统辨证方法不能完全适宜于情志疾病的诊治，故张永华根据《内经》情志理论，结合三十余载临证体悟，创立了情志辨证理论，该理论与形神合一理论相契合，继承而不拘泥五行－五脏－五志，提出情志及相关疾病的治疗应重视素体禀赋及个性的七情五志特征，须从“烦、郁、虑、惊、悲”把握情志症状，从“气、痰、火”认识情志病机，方能执简驭繁，随证立法，畅情志以愈疾病。该理论有效补充了现有中医辨证方法在情志及相关疾病诊疗上的不足，不仅可更好地指导相关疾病的治疗，提高临床诊疗水平，更有助于中医学术的传承和发展。

4. 临证经验

张永华以善治失眠、焦虑等情志疾病著称，提出了“从气、痰、火论治失眠”的学术理论，认为“气、痰、火”为失眠的三大核心病机。对于慢性失眠患者，首先，须辨先天禀赋及个性特征，如《内经》中的木形人“好劳心”，火形人“少信多虑”，金形人“急心”，各异的素体禀赋特征对失眠的易感性不同，疾病病机不同，预后不同，如木形劳心之人以气为核心病机，火形多思之人以痰为核心病机，金形急心之人多以火为核心病机；其次，辨临床特点中的情志症状，如心烦易怒者多以火为核心病机，忧郁不欢者多以气为核心病机，多思善虑者多以痰为核心病机，过喜自夸者多以痰火为核心病机，惊恐不安者则常有兼夹病机。再次，尤其对存在易感因素的失眠人群，需酌情辅以中医情志调摄之法，中医强调养身先养心，可于诵读条文、音乐治疗等心理调摄中体悟“恬淡虚无，真气从之，精神内守，病安从来”等圣人不病之法。

七十七、胡臻

1. 名医简介

胡臻，男，1963 年 1 月生，浙江温州人，主任中医师，二级教授，第三届浙江省国医名师，第七批全国老中医药专家学术经验继承工作指导老师，第六批浙江省名中医。历任温州医科大学国际教育学院院长、杂志社社长、中医系主任，以及温州附属第二医院中医科主任、中国援助纳米比亚医疗队队长、巴西巴拉那州卫生研究院客座教授、泰国东方大学孔子学院中方院长、温州市中医院副院长等职。

2. 学术渊源

胡臻自幼经常随家父上山采药施茶，1979 年就读于浙江中医学院期间获何任、朱古亭等老一辈名医大师的教诲，深得祖国医学的精华。大学毕业后，先后赴巴西、纳米比亚、泰国、美国等地开展中医国际交流，有机会汲取不同学派和民族的传统医药精华，2003年参加首届国家优秀中医临床人才培养期间，有机会得到全国诸中医学大家的面授指导和悉心栽培。胡臻学验俱丰，挖掘中医传统精华，确立“升阳医学体系”，探索中医现代化发展道路，始创“具身中医学”理论体系，挖掘中医文化基因，开展“瓯越民俗医药”体系研究，推广“温州胡氏草茶”，为“温州胡氏草茶”非遗传承人。

3. 学术思想

（1）挖掘中医传统精华，确立升阳医学体系：“升阳疗法”是中医药学宝库中的一块瑰宝，其理论自成体系，并且一直指导着中医临床实践。胡臻通过四十多年的上下求索和国内外医疗实践，遍历上自《内经》《伤寒论》，下至金元大家和明清诸家，悟道中医大法，确立了升阳医学体系，著有《中医升阳疗法》一书。

（2）开展气化理论研究，提出辨证新八纲和治疗新八法，奠定升阳疗法理论基础：胡臻从《内经》“阳化气，阴成形”理论出发，认为气的聚散离合等运动变化是维持人体生长壮老已各个生命过程的基本要素。人体的疾病来自不正常的气化作用，导致“寒热燥湿”等病理变化，以及气机运动失常而出现“逆陷闭脱”病理变化，从该角度确立“辨证新八纲”，在治疗上提出了“燮理阴阳，疏瀹气机”治则，以及“温、清、润、燥、升、降、宣、固”的“治疗新八法”，并施用于临床实践，取得独到的疗效。著《中医气化理论与实践》一书。

（3）探索中医现代化发展道路，始创“具身医学”理论体系：具身医学是胡臻教授提出的一个崭新的概念。生命与具体的身体密切相关，人的生理和病理始终与具身结构和活动形式保持内在关联。具身医学通过观察和分析患者的体征及临床症状，揭示疾病规律，把握疾病本质，提出治疗方法，整个过程以医疗大数据库为依据。可见具身医学是以信息化手段揭示疾病现象本质的医学，是整体程序的个性化医疗。

（4）挖掘中医文化基因，开展“瓯越民俗医药”体系研究，推广“温州胡氏草茶”：胡臻认为开展对民俗医药的研究不仅是挖掘古人防病治病的方法技艺，而且是为了传承中医文化基因。他主编出版了《温州草茶文化与中医药》《瓯越民俗医药与中医药文化》《温州谚语与中医药文化》民俗医药文化的系列专著。

4. 临证经验

胡臻注重临床实践，倡导升阳疗法，发挥升阳风药的独特作用，在临床上一方面重视调理脏腑功能和气血的运行，特别是激发脏腑升发宣散的气机作用来治疗疾病，另一方面重视风药的运用。风药在方剂学中主要是用于疏散风邪，解除表证的药物，其治疗的部位在表，胡臻认为而风药在升阳疗法中用于升提、发越机体的阳气，其治疗部位在里，故称之为升阳风药。他提出了升阳法及升阳化湿等60余个的临床主证主方，临床上用于治疗慢性肾功能不全、糖尿病、胃肠功能紊乱、视网膜病变等疑难杂症，取得了显著效果。

胡臻注重民间验方，善用草药。他将家传非遗草茶单方用于当代医疗实践，如花麦肾（金荞麦）治疗肺部及气管支气管感染，白茅根用于治疗慢性肾炎的血尿、蛋白尿，薄荷治疗过敏性鼻炎等。新冠肺炎疫情暴发以来，胡臻深入一线病区开展中医治疗，其配方中大量使用温州胡氏草茶，疗效颇佳。

七十八、倪京丽

1. 名医简介

倪京丽，女，1961年12月生，祖籍安徽，生于北京，长于丽水。九三学社成员，主任中医师，浙江中医药大学硕士研究生导师，全国老中医药专家学术经验继承工作指导老师，第八批浙江省名中医，丽水市绿谷特级名中医、丽水市名中医，丽水市首届中国医师节爱心奖获得者、丽水市市直百名优秀医务人员、市级坚守抗疫一线杰出医师。曾先后任浙江省丽水市中医院丽东分院院长、丽水市中医院副院长等职。

2. 学术渊源

倪京丽的先辈太舅公黄叔文是一位在浙江历史名人辞典中记载的中医师，她从小耳濡目染，培养了对中医的浓厚兴趣，并从祖辈留存的中医古籍中领悟到治疗各种疑难杂症的独到经验。

1978年倪京丽入职丽水市中医院，同年进入浙江省卫生厅中医大专班学习，先后跟随第三届国医大师李佃贵及王以文、郑海焕、唐国俊、程法森等多位省、市级名老中医临证，又在杭州市西溪医院、全国名老中医经验传承培训班等进修深造。后为系统学习中医理论知识，她投入大量时间精力完成了浙江中医药大学的学历教育。竭尽全力的刻苦钻研和不断进取，为她的事业奠定了坚实基础。她精于中医典籍，衷中参西、用药灵活、善用药对、源出经典、造诣颇深，针对内科疑难杂症，审证求因标本同治，兼顾后天之本。疗效广受患者好评。

3. 学术思想

（1）运用中医“治未病”理念，采用辨病辨证辨体相结合诊疗模式：倪京丽秉持《素问》“不治已病治未病”理念，在疾病诊疗上分阶段进行管理，未病先防、既病防变、病后防复。根据不同阶段的证候特点，在中医辨证论治的基础上结合王琦教授“体质九分法”，结合红外热成像技术等现代科技，衷中参西，明确疾病诊断、证候及患者的体质特点，开展个体化、精细化综合论治。

（2）以三因制宜和五运六气为指导的亚健康体质人群膏方调护：倪京丽采用宋代本地名医陈无择《三因极一病证方论》中提出的三因学说，结合五运六气指导亚健康体质人群的中医调治，根据节气、患者体质等的不同，开展冬令膏方、夏季清膏等膏方调治。引进红外热像仪，结合中医体质辨识开具膏方，开全省之先河，疗效显著，深受群众喜爱。

（3）内外合治、综合诊疗，探索医养结合新模式：丽水的地理和气候环境独特，中药材资源丰富，并具有民族特色的畲族医药。倪京丽注重发挥中医药“药食同源、医养结合”优势，将食疗药膳、中医药膳、香佩疗法与疾病的防治和保健有机结合，根据畲族医药特色科学配伍，整合创新，在省内外多项大赛斩获佳绩，荣获第二届中华药膳烹饪大赛银奖、浙江十大药膳、浙江省第二届香囊设计制作大赛三等奖等，并致力于在临床诊治中推广应用，根据患者不同疾病及体质特点辨证施膳，开展膳食指导及药膳选择。

4. 临证经验

对亚健康人群开展冬令膏方调治，创丽水市先河。倪京丽认为在传统中医辨证论治基础上结合现代红外热成像技术辨识体质，利于直观全面地了解患者体质分类，准确辨识证候真假，去伪存真，提升诊治用药的准确性，提高整体疗效，更符合膏方“一人一膏、量身定做”的特色，有效促使虚弱者恢复健康，增强体质，改善生活质量。

新冠肺炎疫情期间，倪京丽担任疫情防控中医攻关组组长，带领团队承担整个丽水市中医药防控攻关工作，结合三因制宜和五运六气学说，根据本地区地理和气候特点，制定 3 种防感汤剂，针对不同人群及疾病不同阶段推出 10 个方剂，免费向群众发放扶正清化防疫茶饮。同时为使人群更为便捷使用，倪京丽推出“防感合剂”，获省制剂新药批准。疫情防控全面放开后，又针对 3 种不同人群制定“清热防感方”，有效发挥中西医救治“组合拳”，使新冠感染患者中医药全程参与率达到 99% 以上。

倪京丽主张失眠当从肝论治，主以柔肝、清肝、平肝诸法，兼顾心、脾、肾等脏腑关系，又因“胃不和则卧不安”，治疗时注意固护胃气，同时注重身心同治，结合中医情志疗法进行心理疏导，劝慰患者积极运动，增进与他人交流，抒发情感，及时调节抑郁焦虑情绪，屡获良效。

七十九、高祥福

1. 名医简介

高祥福，男，1964年12月生，浙江瑞安人，中共党员，教授，主任中医师，医学博士，浙江省名中医，第七批全国老中医药专家学术经验继承工作指导老师，中国中医药信息学会免疫分会副会长，浙江省中医药学会副会长，中华中医药学会内科分会、风湿病分会常务委员，浙江省中医药学会内科分会副主任委员，浙江省中医药学会风湿病分会副主任委员。曾先后任浙江省中山医院院长、浙江省中医院院长等职。

2. 学术渊源

高祥福博士毕业于浙江中医药大学，先后师从全国名中医陈意、范永升教授，主攻中医内科学方向。毕业后先后于浙江省新华医院、浙江省中山医院、浙江省中医院工作。其间师承全国名中医、浙江省特级专家范永升教授，系统学习《伤寒论》和《金匮要略》，深刻领悟范永升教授治疗风湿免疫病的临证经验和学术思想。同时进入浙江省名中医李学铭教授工作室学习，比较全面地掌握了李老治疗肾脏病的精髓。高祥福师承名派名家，博采众长，熟谙经典，兼容并蓄，汇通中西，在多年临证中形成了独特的“中医伏邪新说”“重视望诊、舌脉”等学术思想和临证特色。

3. 学术思想

（1）对病因病机的认识：高祥福认为致病因素有五大方面：一是百病生于风寒暑湿燥火，二是百病生于气，三是百病生于过用，四是百病生于刀刃、虫兽、房室，五是百病生于脾胃虚弱。除了虫兽、外伤、急性起病外，正气虚弱、伏邪致病是常态。

（2）中医伏邪新说：伏邪存在的条件是正气存内，邪不可干；邪之所凑，其气必虚；冬伤于寒，春必病温；藏于精者，春不病温。由于肾为先天之本，主生殖生长发育，维持人体一身水液代谢和机能活动，赖后天气血以滋养。由于人体正气不断被消耗和滋养，因此肾脏长期处于一种接近亏虚的状态。由于正气偏于亏虚，人体随时都处在一种被致病的状态。扶正祛邪为治病大法。现代医学中，很多致病因素和“伏邪”十分相似。比如正常人体内，肠道中存在着500余种菌群，分为有害菌、有益菌、中立菌等，泌尿系统也存在着大量致病菌，在人体抵抗力下降或细菌数量超过一定程度时就会成为导致疾病的致病微生物。

（3）扶正祛邪治疗法：高祥福认为，只要是在固护正气的同时，祛除各种致病因素的治疗方法都应认为是扶正祛邪。核心要义就是辨证精准，方简药轻，四两拨千斤。常用治法有益气活血祛瘀、补肾健脾利水消肿、滋阴补肾祛瘀解毒、滋阴清热利湿通淋等。

4. 临证经验

治病求本，重视标本传变。慢性肾脏病的病机多为气虚夹瘀浊，常用消瘀泄浊饮，或肾气丸加减。强直性脊柱炎中，中轴关节受损为主的，多责之于脾肾亏虚，督脉涩滞；外周关节受损为主的，多属湿热痹阻，脾肾亏虚为本，健脾补肾运督为基本大法。治疗上常以桂枝芍药知母汤、葛根芩连汤合金匮肾气丸。系统性红斑狼疮的病机多为阴虚内热，后可发展为气阴两虚，常用青蒿鳖甲汤合二至丸，加以补益气阴，如补中益气汤、黄芪生脉饮等。

高祥福指出，需要重视给伏邪以出路，常用以下诸法：解表开腠理，如麻黄、防风；通便泄瘀浊，如制大黄、枳壳、玄参；利尿清湿热，如石韦、泽泻、绵萆薢、车前子。活血化瘀，去宛陈莝，如丹参、川芎、地龙、水蛭等。

高祥福熟知中药性味、屡用达效，善用对药。例如血尿用仙鹤草、白茅根凉血活血止血。蛋白尿用金樱子、芡实固涩收敛。泌尿道感染用石韦、车前草、绵萆薢利尿通淋，女性可再加用忍冬藤、白毛藤。女性生殖道感染用红藤、败酱草清热解毒、活血消痈。

八十、黄平

1. 名医简介

黄平，男，1963年5月生，安徽广德人，中共党员，主任中医师，中医学博士，二级教授，博士研究生导师，第七批全国老中医药专家学术经验继承工作指导老师，第七批浙江省名中医，第三批全国优秀中医人才，浙江省名老中医药专家传承工作室指导老师。曾先后任浙江省中医院党委副书记、浙江中医药大学附属第二医院副院长。现任中华中医药学会内科分会副主任委员、中国中医药研究促进会代谢病学分会副会长、浙江中医药学会中医内科分会主任委员等。

2. 学术渊源

黄平师出科班，1982 年就读于浙江中医学院，1987 年 8 月学士学位毕业后参加工作，1999 年于浙江大学获临床医学硕士学位，2006 年于浙江中医药大学获得博士学位。先后于浙江省中医院、浙江中医药大学附属二院从事中医、中西医结合治疗内分泌疾病临床、科研、教育，以及管理工作 36 年。曾师从杨继荪、盛玉凤、连建伟、范永升、黄煌等名家，为国医大师葛琳仪学术经验继承人和工作室负责人。黄平博采众长，擅长诊治糖尿病及其并发症、各类甲状腺疾病、骨质疏松、月经不调、痤疮、多囊卵巢综合征、痛风、单纯性肥胖、高脂血症、胃肠疾病及呼吸系统疾病等。

3. 学术思想

（1）*阴平阳秘，以和为贵*：黄平在临床上注重阴阳平衡，讲究“中庸之道”。凡阴阳不衡，脏腑不和，气血失调导致各科疾病时，即用和法，通过调和表里、阴阳、升降、寒热等，纠正人体之偏，通调人体表里、升降开阖，纠其偏胜，扶其不足，使人体气血阴阳脏腑等归于和谐，则病去人安，临床应用表里双解、平调阴阳、升降气机、辛开苦降等治法。黄平遵经方之旨，不泥经方，谨守病机，以平为期，选药力求平和，用药精妙，动静结合，贵在一个“和”字，中病即止，不滥伐无过，忌大热、大寒、大补、大泻和过度滋腻之剂。

（2）*衷中参西，病证结合*：黄平坚持中医为主，西医为辅，一切以疗效为准，同时主张明确西医诊断，进而明晰发病机理、病理生理改变、疾病的发展与转归、就诊病患所处的病程节点，同时结合中医辨证论治和随证加减以提高临床疗效，充分发挥中西医结合的优势，规范中西医治疗。如果临床上遇到一时难以辨病的疾病，就暂时辨证治疗，同时尽快明确辨病。

（3）*调情怡志，心平气和*：现代人生活工作节奏快，职场压力大，常常处于紧张不满、焦虑抑郁等情绪之中，进而发生肝气郁滞，肝木克脾土，脾土化源不足等脏腑功能失衡之变。如木郁克脾土、脾土克肾水，肾精亏损，脾病而致肌肉干瘦；脾土生肺金，母病及子，肺气虚弱，不能运布，水精留于胸中化为痰。所以黄平注重对患者进行积极的健康教育及心理疏导，遣方用药兼顾疏肝理气、养护肝血，以期患者心平气和。

（4）*重视脏腑，整体辨证*：黄平始终坚持以中医整体观辨治内科疾病，治疗内科杂病尤应重视脾胃。黄平提出“未病和脾，已病理脾，善后益脾”的原则，即病轻、病缓、无症可辨时治本调脾胃；病重、病急时，健运脾阳顾护脾胃；病之后期、恢复期，防外感、复正气亦当助益脾胃。

4. 临证经验

黄平在中医治疗内分泌和代谢性疾病领域有独到见解。认为糖尿病及其并发症乃禀赋不足，过食肥甘，中满内热，迁延日久，导致脾肝肾虚损的本虚标实、虚实夹杂的消渴病，树立“治未病”治疗理念，从“郁、热、虚、损”四个阶段入手，将活血化瘀、病络同治贯穿全程。

黄平认为甲状腺疾病是饮食、情志失调、水土失宜、外感邪毒和不良生活方式等导致，以气滞痰凝血瘀为基本病机的瘿病，治疗上多从肝脾肾着手，以疏肝健脾、理气化痰、活血凉血、清热解毒、软坚散结、温阳补肾为主要治法。

黄平认为难治性痤疮兼有肺胃热盛、脾胃肝胆湿热等实证及阴虚内热、脾虚不运等虚证，治疗上从肺脾胃肝切入，以凉血解毒、宣肺健脾、散结祛瘀、滋阴降火为主要治法。

黄平治疗月经病、多囊卵巢综合征等遵循“序贯疗法”，按照经后期、排卵期、经前期和行经期从重阴到重阳的潮汐变化，采取疏肝补脾、益气和血、补肾调冲等治则治法。

八十一、傅华洲

1. 名医简介

傅华洲，男，1960 年 4 月生于浙江杭州，祖籍浙江义乌，中共党员，主任中医师，浙江中医药大学研究生导师、教授，杭州国医馆馆长。第七批全国老中医药专家学术经验继承工作指导老师，第七批浙江省名中医。中华中医药学会综合医院中医药工作委员会常务委员，内科、肿瘤、膏方等分会委员；浙江省中医药学会理事、老年病分会副主任委员；杭州市中医药协会副理事长。

2. 学术渊源

傅华洲毕业于浙江中医药大学，读书期间受教于蒋士英、徐文斋等中医大家，其后跟师于杨继荪、陈意等中医名家。熟谙全国名中医陈意“调气法”，临证以八纲和脏腑辨证为基础，将“扶正气，调气机”与化湿祛瘀解毒相结合，形成了自身独特的诊治思想。“实践出真知，患者成就名医”，经四十载临证，傅华洲领悟中医经典，尊崇衷中参西对疾病更深刻的理解，四诊合参、司外揣内，逐渐形成了“培本健脾”“调免疫”“祛癌毒”“恒动观”及“身心同调”等学术思维和临证特色，诊治疾病涉足广泛，在常见病、疑难杂症及肿瘤等多方面均有建树。

3. 学术思想

（1）衷中参西，守正创新：既熟通经典，又勤学新知。善于对经典著作中的原理原则领会其精神实质，在实际中创造性地灵活运用，主张因地制宜、因时制宜、因人制宜。注重吸收现代科学理论和医学最新研究成果，实现中医宏观辨证与西医微观辨病结合，注重个体化与精准化相融，肿瘤治疗上提出“培本健脾、调免疫、祛癌毒”理论，逐步形成“辨证辨病辨靶结合”的学术思想。根据现代科技对中药药理的研究，合理选择具有抗肿瘤作用的中药，认为性味归经和中医病机是该类药物选择的前提。

（2）益气健脾、扶正抗癌：总结出“益气健脾、扶正抗癌”中医免疫抗肿瘤思想，临床以肿瘤患者的证候为靶点，通过四诊合参进行辨证，方证结合，通过调整患者的阴阳、寒热、虚实，达到新的“阴平阳秘”，进而实现带瘤生存。提倡“与瘤共存，人瘤合一”。主张依据患者肿瘤病灶分期、大小、部位、病理类型等，结合其重要脏腑功能和体能状态评分等正气情况，从全身角度进行治疗，并嘱患者进行生活起居调养。

（3）病证结合，身心同调：针对内科疾病尤其是肿瘤相关的情志病，注重心理调理，提出“抑癌固本为主，调肝解郁为辅”的治疗原则，将情志疗法和辨证论治配合，通过探求肿瘤致郁因素，应用中医情志疏导、中药对症治疗躯体化症状等方法实现心身同治。

（4）天人合一，万物恒动：注重人与环境、社会的统一性，强调任何发生于局部的肿瘤与全身脏腑阴阳失衡具有相关性，是全身病变的局部表现，提倡根据病因、病位、病性、病机及病势变化，结合现代医学诊疗技术，明确患者的中西医诊断，由于疾病的病、证、症“动而不息”，主张根据疾病的正邪消长、阴阳盛衰、五行生克制化，不断调整诊疗方案，临证不拘一格，善于同病异治、异病同治，灵活运用中西医诊治，尤擅经方，发挥创新，独创“人参二苓汤”，平和治之。推崇藏象学说中的对立统一观、整体观、恒动观在疾病诊断治疗及预后判断中的使用。

4. 临证经验

擅长于肺癌及恶性肿瘤诊治。傅华洲认为肿瘤的病机多为患者先天禀赋不足或长期不良生活习惯致燥火煎灼阴液，肺阴亏虚而宣发肃降失运，气滞痰凝血瘀积聚成为癌毒。肿瘤在发展过程中，与机体肝气郁结及脾失健运密切相关。主张病证结合，健脾化湿、培土生金治疗各期肺癌患者，同时兼顾疏肝理气、清肺化痰等相关治疗思路。辨证辨病辨靶结合，独创的“人参二苓汤”疗效显著，在此基础上研制的“香草扶正合剂”在恶性肿瘤全程综合治疗中可帮助患者术后快速恢复，缓解放化疗毒副反应，为放化疗增敏，延缓靶治疗耐药的出现等。

运用“司外揣内、取象比类”方法，系统性认识痹证类疾病本质，芟繁就简提出“正虚邪实，风袭痰结血瘀痹阻，骨节肌肤血脉脏腑受损”的痹病理论。正气不足、气血亏虚是发病的内在因素，毒邪损络是疾病进展、病情恶化的关键因素，痰瘀痹阻是疾病迁延难愈、病情反复的继发性因素。治疗中宏观辨阴阳、辨虚实、辨体质、辨痰瘀与微观辨疾病（分类）、辨部位、辨系统、辨轻重结合，采用治病求本，标本兼治的原则，扶正有气血阴阳之分、祛邪有风散寒湿痰瘀通络之不同，吸收现代免疫学观点，根据正邪虚实辨析分期治疗，疗效显著。

第四节　浙江省名中医

一、严兆象

1. 名医简介

严兆象（1940—2022年），浙江省温州市人，中共党员，主任中医师。温州市名中医、浙江省名中医师、浙江省优秀中医院院长。曾先后任温州市中医院院长，浙江省中医研究院研究员，浙江省中医学院兼职教授，《浙江中医杂志》编委，温州市医学科技评委会及温州市南氏医药科技评委会评委，浙江省中医学会理事，温州市中医学会副理事长，浙江抗癌协会传统医学委员会副主任委员，浙江省中医医院管理委员会副主任委员等职。

2. 学术渊源

严兆象生于中医世家，其父严邦光为浙南儒医陆建之先生的大弟子，1955年，被颁予“中医师证书”。严兆象幼受庭训，1959年，考入浙江中医学院，受到陆芷青教授悉心栽培。毕业实习，师从温州名医金慎之先生，毕业后分配至浙江省中医研究所，又承潘澄濂所长传带。熟谙《内经》《伤寒论》《金匮要略》《温热经纬》等中医典籍。从医40余年，始终立足于中医药，提倡中西医结合，强调辨证论治，注重医疗实践，形成自身鲜明独特的“以人为本”“衷中参西”“多元思辨”的学术思想；在用药上擅长用对药，博采众长，融会贯通，熔经方与时方于一炉，广罗中医名家及民间经验方，无门户之见。

3. 学术思想

严兆象对内科疑难病证，特别是对温病、慢性阻塞性肺部疾患、急性热病、肿瘤、白血病、肾病等疾病的辨证和论治，累积丰富的临床经验，撰写学术论文20余篇。

（1）多元思辨、衷中参西的诊断模式：首先，在诊断上重视实践，细致周详，临证提倡传统中医辨证与辨病相结合方法，善于综合脏腑辨证、六经辨证和卫气营血辨证；其次，对疑难杂症及重症等辅以西医诊断，利用现代医学技术确保中医诊断的准确性，充分了解疾病的发展规律，避免误诊，把握最佳治疗时间。

（2）以人为本、扶正祛邪、标本同治的诊治理念：严兆象主张分清标本，秉持“急则治其标，缓则治其本”原则；对标证倡辨表里寒热，用中药治疗急性病，力纠“中医只能治疗慢性病，中医师只是调理医生”的观念；对于本证倡辨脏腑，采用扶正祛邪调治，以固其本。

（3）善于组方、精于配伍、与时俱进的用药特点：首先，严兆象在明辨证候的基础上，善于组方，精于配伍，常用处方多由数个方剂化裁而成，主次分明，配合巧妙，结构严谨，浑然一体；其次，根据现代药理研究，与时俱进地使用中药；最后，一切以治疗为目的，对急重症如有必要，亦会施以西药，力求药到病除。

4. 临证经验

严兆象对温病学说素有研究，主张临证应辨病与辨证结合，诊治温病须掌握其病理特点和病情变化规律，认为温病辨证关键在审察内外，以遵循卫气营血法则为主，结合六经、脏腑辨证的方法，重点辨证候、舌苔、斑疹白痦，辨病以期求证准确，借以探测进展或消退，注重审辨津液质和量的变化，早防津液耗损；施治关键要审因辨证论治，合理使用清法和养阴护津法，对证处方，灵活化裁。

严兆象治疗肿瘤坚持“以人为本”、整体观念，努力降低西药副作用，提高患者生存质量为要旨，最大限度达到康复。他治疗杂病多从脾胃立论，擅用和法、下法、活血化瘀法，保津养液，曲尽其妙。在呼吸系统疾病临诊中，注重中西医的优化选择，善于发挥其各自治疗优势，中西药起到协同作用。对慢性肾功能衰竭，临床中根据标本缓急、邪正盛衰，审因度势，灵活变通，常用温脾汤与自拟方，以及中药降浊灌肠汤治疗慢性肾衰，疗效明显。

除临床外，严兆象还曾从事毒蛇咬伤、乙型脑炎、晚期血吸虫病、肿瘤白血病等病的临床科研工作。

二、姜琦

1. 名医简介

姜琦，男，1934年生，浙江湖州人，湖州市中医院主任中医师、浙江省名老中医，浙江省名中医研究院研究员，享受国务院政府特殊津贴。曾任湖州市中医院院长、名誉院长、湖州市中医学会会长。

2. 学术渊源

姜琦师出科班，早年师承名浙江省名老中医朱承汉先生。朱老学术底蕴深厚，临证经验丰富，处方理法方药丝丝入扣。讲课深入浅出，敦敦善诱，在浙江享有盛誉，姜琦从学数年，深得其传。1955年，姜琦被破格推荐进入浙江省中医进修学校（浙江中医学院前身）学习，受到何任、史沛棠、杨继荪等德高望重的老前辈教导，杨继荪老带教入门第一课即要求背诵孙思邈的《大医精诚》，姜琦深受教益，深悟“医乃仁术”的道理。姜琦从事中医临床工作50余年，对高血压、糖尿病、肾病、恶性肿瘤等疑难杂病的辨治有独到之处，疗效卓著。

3. 学术思想

姜琦具有深厚的中医理论基础及50余年的临床实践经验，善于向同道学习，不断更新知识，结合西医理论，率领学生向科研领域进军，结合多年临床经验，总结有效方药，改进中药剂型，在临床运用中取得良好的治疗效果，深受病家的好评。如化癥丹、清夷丸、得谷丹、轻盈茶等，制成医院制剂，供临床应用。

临证之暇，姜琦勤于著述，在省级以上学术杂志上发表论文10余篇。编著《内经辑要浅释》《治法与方剂》等著作，深受学员弟子的好评。

4. 临证经验

姜琦善治外感疾病和内科杂病，认为大凡外感六淫为病，其因在邪，湿食痰，此邪蔽也，因其最易与外邪相搏，尤其湿邪有内湿外湿，无论风与热与寒相杂，则气滞难解，病程缠绵，所以治湿者重通阳利湿，分消走泄，在情不同芳香、淡渗、苦泄有所侧重。中病即止，有所适度，一般标说在气、苔、脉、二便。

消渴病机，自唐宋以来，多认为系肾阴不足、胃火偏旺，以知柏八味、人参白虎汤等方论治，但姜琦结合数十年经验，认为阴虚火旺，很少渴而引饮；阳明烦渴，是由高热烁津。而消渴一症，渴饮而小便量多，能食而身体反瘦，表明系因消而渴，重在脾肾二脏藏纳无权，脾不藏荣（营），肾不藏精。故拟五味消渴饮为主方，重在炙黄芪以补一身之气，配白术以健脾，合肉桂、知母以益肾滋源，五味为佐敛阴生津。但临床上消渴一症，病因多端，病机不一，又当审证求因，审证论治。

在对消化道肿瘤类疾病的诊治当中，姜琦认为消化道肿瘤以脾虚为基本病机，已成中医临床之共识，故治疗以益气健脾为主要治则，殆无异议。有部分患者虽手术治疗，但残留的癌毒蕴蓄体内，潜移默化，伺机而动。值人体劳逸失常、忧郁恚怒、饮食失节之时，蓄势而发，渐至有形，癌毒鸱张，汩汩乎不可至，乃至于败。故祛除癌毒亦为要紧之图，不可因无证可辨而忽之，无形不等于不存在，中医早就有“无形之痰”的表述。癌毒据痰、瘀、湿、热等的偏重，有不同治法，用药亦有所侧重。猫人参、藤梨根、徐长卿、赤芍等化瘀解毒，是针对无形癌毒而设。

三、詹学斌

1. 名医简介

詹学斌，男，1937 年 10 月生，浙江台州人，中共党员，第一批浙江省名中医，浙江省名中医研究院研究员，主任中医师，二级教授，温岭市终身科技拔尖人才，温岭市政府医疗技术顾问。曾任温岭市中医院院长并获得省优秀中医院院长称号，历任台州市中西结合学会、温岭市中医学会理事长等职，现任台州市德禄堂国医馆馆长。

2. 学术渊源

詹学斌出身于中医之家，父亲詹朝升是秀才学医，在黄岩县海门镇（现台州市椒江区）悬壶济世，擅长内外杂病，创办德禄堂医馆。1954 年詹学斌考取温州高级医学专科学校（现温州医科大学）学习西医，又于 1958 年就读浙江医科大学中医学院首届西学中班系统学习中医，成为新中国第一批培养的中西医结合医师。随后在浙江省中医院实习 1 年，先后跟随针灸大师金文华、省级名老中医黄叔文学习针灸及内科。詹学斌刻苦攻读、认真实践，不断总结掌握老师的宝贵经验。工作后他擅长用针灸治疗风湿性心脏病，并对黄老治疗呼吸系统疾病及脾胃病的经验深有领悟，传承应用至今。

3. 学术思想

詹学斌重视人身之正气，把古今中医学者对正气的论述提升为“正气学说”，与“阴阳学说”并论。他认为正气的含义很广，它包括了现代医学人体的免疫功能、代谢功能、神经内分泌功能、造血功能，以及各脏器组织细胞的功能等。无论哪一个部位正气虚损，都会产生疾病，因此顾护正气是作为治疗一切疾病的首要措施。

詹学斌提倡辨病、辨证、辨症相结合，认为这样既有利于与现代医学相结合，认识疾病本质，明确疾病诊断，推断疾病预后，又有利于提高中医辨证的精准度，提高中医治疗效果。他主张三者结合的多元思维，把整体、宏观、全息调控的中医思维与微观、局部、定位对抗的西医思维有机结合。

詹学斌在医学理论上知西识中，临床做过各科医生，主张中医辨证一定要掌握主诉，通过审证求因，切中疾病主要矛盾，治疗中以中医为主，西医为辅，该中不西，衷中参西，中西医整合，优势互补，如此遣方用药能大大提高中医疗效。

詹学斌认为痰瘀同源、瘀毒互结是顽疾、怪病、重危病的根结。善用化痰散结、豁痰开窍、活血化瘀、清热解毒、以毒攻毒等治法治疗癫痫、各类结缔组织病、脑出血、脑梗死、心肌梗死、脉管炎、慢性肺源性心脏病、各种癌症等，取得较好效果。他将"痰瘀同源同治、瘀毒互结同治"作为治疗顽疾、怪病、危重症有效的重要措施，在理论上和实践上相互印证，体现了中医的特色优势。

4. 临证经验

（1）*治癌经验二十八字诀*：20 世纪 80 年代以后，詹学斌集中精力专攻恶性肿瘤的中医治疗，取得了显著的临床效果，积累了丰富的临床经验，提出了治疗肿瘤的二十八字诀：固两本贯穿始终，攻邪毒雷打不动，观邪正盛衰变化，攻补法灵活应用。此思路可以比较广泛地适用于各种癌症不同阶段的立法、遣方、用药。

（2）*宏微观辨证巧结合*：根据慢性萎缩性胃炎伴肠上皮化生致胃黏膜屏障破坏、供血不足、神经营养功能减退，造成胃黏膜萎缩的病理变化，詹学斌思悟出应用健脾理气和胃、行瘀解毒治法，自拟验方，一般患者服用五十剂以上，常可逆转为慢性浅表性胃炎，并逆转肠化（见《疑难病证锦囊妙法》）。

（3）*癫痫紧抓痰热风*：詹学斌抓住癫痫病是痰热化风的病因本质，确立用化痰息风镇静止痉法，治疗该类型癫痫取得满意效果，积累病例发表临床报道"抗痫汤治疗癫痫 104 例临床观察"，对不同类型的癫痫，如腹痛型、关节型、外伤血瘀型等均可随症加减使用。

（4）*脉管炎宜选温通*：詹学斌治脉管炎在当地有一定威望，他抓住脉管炎与中医手足厥寒证相符，应用当归四逆汤为主，配合活血通痹药物，掌握温、通两法，效果显著，挽救许多患者免于高位截肢。

四、张良骥

1. 名医简介

张良骥，男，1940 年 2 月生，浙江乐清人。浙江省名中医、主任中医师、浙江省名中医研究院研究员、首届乐清市专业技术拔尖人才。曾任乐清市中医院副院长、乐清中医学会副会长，温州市中医学会常务理事、浙江省中医学会理事、乐清市政协常务委员、乐清市人大常务委员会副主任（兼）、温州市人大代表、浙江省第七、第八届人大代表。

2. 学术渊源

张良骥师出科班，1965 年毕业于浙江中医学院，为浙江省首批中医学院学生。求学期间，获名医名师史沛堂、何任、潘澄濂、蒋士英、吴颂康、蒋文照、罗鸣岐等的教诲，打下了坚实的中医基础。毕业实习期间，张良骥在黄岩人民医院师从台州名医陈弼臣、郑子静先生，得其医道，树立了学中医、信中医的信心。回乡从医，实现初心，服务临床，又受当地名医的熏陶，遂具浙南中医用药当以清疏、清化、清利、清补、平和稳健的特色。

张良骥平素熟读《脾胃论》《时病论》《医林改错》《临证指南医案》《医学衷中参西录》《外感温热篇》等名著，博采众长，兼收并蓄，在诊疗过程中突出脾肾为本，气血并用，滋清兼治，顾护胃气。

3. 学术思想

张良骥认为中医治病要坚守中医辨证思维，深化和发展辨证思维模式，贯穿在诊断、辨证、治法、处方的全过程。

重视气机失调、百病由生的机理，认为气机升降，表里出入是人体阴阳对立和统一的基本形式。气机失常，升降失司，是疾病发生的内在机制。在诊疗过程中首重中焦脾胃的气机升降，次重肝气的疏泄功能，肝气有余，横犯脾胃，气火上刑于肺，扰乱于心，下滞通道。气机的病变可产生湿、痰、火、瘀、积、食等诸多病理产物。协调阴阳、气血、脏腑功能之平衡无不以调整气机为先，进补消之剂无不以胃气和降、三焦通达为先。

在方药运用上要求精准治疗，强调精工巧活。针对当前临床“复症复因”的复杂病证、“古方新病不相能也”。提出组方过程中要贯穿五个结合，即经方时方、名家之长、专病专方、民间单方验方、现代医学研究成果等，提倡古方新用、用好用活，遵古不泥古，合理增减，寓以新意。把遣药、配伍、药量作为提高疗效的三大至关重要的关键，注重用药要精当，配伍要得当，药量要适当，一药多用，使方药醇正灵动，安全有效。

中西医互参互补，相向协同。中医药学术的发展与时俱进。作为现代中医师、应努力抓好中医自身学术的传承和创新，并要学习现代医学诊断疾病的知识。在治疗上可以找到中西结合用药的切入点。吸收现代医学的理论、诊断方法及中药研究成果，有利于对疾病早诊断、早治疗及预后的判断，并能提高中医辨证水平和治疗效果。

4. 临证经验

张良骥善治内科杂证，更长于治胃痛，自拟六型六方。在一型一方的基础上，重视病机及药物配伍和剂量的变化对疗效的影响。如运用消补并用，润燥相宜，气血调和之法，平衡气机升降，从速纠正脾胃的病理状态，恢复脾胃的正常功能。同时兼顾治血和络，胃痛在气者，亦加入 1 ～ 2 味治血之品，气药少佐血药有利于改善胃壁血供状况，促进康复，胃痛久而屡发者必有凝痰聚瘀，用辛柔和血之法。胃痛不减者，须辨析兼症，有忧思不遂，心脾郁结，或肾脏虚损，或肝郁阳亢或肺失肃降，酌情变更药物。

张良骥将中医辨证与西医辨病相结合，进行相关的理化检查。如糜烂性胃炎，常用蒲红二仁三白汤；反流性胃炎，常用疏肝降胃宣肺而治；萎缩性胃炎常用补虚扶正，活血和络，清热解毒三结合之法。

诊治失眠的思路以虚实为纲，虚者以养心安神为主，实者以清疏和胃化痰为治，自拟养心安眠汤、清疏无忧汤为基础方。在治法上突出心肾并治，辅以治肝。在诊治过程中重视三辨：一问病因，辨明七情及外在因素对脏腑功能的影响，以心理疏导、方药、经穴三结合，多能收效；二问兼症，辨析原有宿疾，注意机体内环境阴阳脏腑不平衡的状态，使方药更周全；三望形态，切脉察舌，辨痰瘀轻重，参合化痰和络之品。如妇人肥盛多郁，不得眠，脉数滑有力多属痰火，舌苔黄腻中有宿滞痰热。介类潜阳，未能奏效者，“必以交通之路有所滞凝”，宜用黄连温胆汤加味，舌边瘀斑或舌紫，可加入活血和络之品，如丹参、益母草、赤芍、鸡血藤等，对顽固失眠者，要施行综合治疗才能奏效。

五、周亨德

1. 名医简介

周亨德，男，1938 年 6 月生，上海人，1964 年毕业于上海中医学院，主任中医师，九三学社社员，1997 年被评为浙江省名中医，浙江省政协第八届常务委员，中华中医药学会脾胃病分会第一、第二届委员，浙江省中医药学会脾胃病分会首届主任委员，浙江省中医院大内科主任，浙江省名中医研究院研究员。

2. 学术渊源

周亨德，1964 年毕业于上海中医学院，是新中国最早一批中医科班生。学生时代获上海名医名家程门雪、金寿山、张伯萸等先生的指导。周亨德 1985 年调入浙江省中医院，工作期间受教于浙江省临床大家杨继荪先生，融各家学术之长，深入临床实践，继承发扬了孟河学派之伤寒温病学统一，熔经方、时方于一炉，寒温融合的辨证体系。在脾胃病的诊治中，形成独有的辨证特点和对药用药特色。

3. 学术思想

（1）辨证与辨病结合：周亨德通过中医传统精华与现代医学密切结合，充分利用现代科学手段，灵活辨证，与辨病相结合，提高辨证水平，对疑难病证通过中西结合的方法，先按现代医学诊断疾病，再按传统中医辨证论治，常取得较为满意效果。

（2）治病必求其本：周亨德临证时特别强调治病必求其本。大凡治病，必须针对疾病的本质进行治疗，探究阴阳偏盛偏衰的程度和原因，弄清标本虚实和疾病的轻重缓急，或正治或反治。

（3）四季脾旺不受邪：周亨德认为脾为后天之本，气血生化之源。“人以水谷为本，人绝水谷则死。”强调四季脾旺不受邪。而“内伤脾胃，则百病由生”。大凡“诸湿肿满，皆属于脾”。

（4）调整气机升降出入：周亨德始终注重调整气机的升降出入。认为胃气宜和，以降为顺。目前临床上常见的脾胃疾病，如嗳气、呃逆、恶心、呕吐、反胃、反酸大都是胃气不和、胃气上逆所导致。

（5）欲治百病，化湿为先：周亨德认为江南一带，湿气尤甚。湿易困脾，而脾受湿困，脾不健运，不能运化水湿，则会使湿、痰、水饮等病理产物产生。所以化湿在脾胃病的治疗中尤为重要。湿气不化，后续治疗困难。俟湿化后再顾他疾。除健脾化湿、苦寒燥湿，芳香化湿、祛风胜湿、淡渗利湿等化湿方法外，特别告诫学生化湿不利小便，非其治也。

（6）肝胃同治：周亨德在治疗脾胃病强调“脾胃之运化，赖肝气之疏泄”，而肝病的治疗须知“见肝之病，知肝传脾，当先实脾”。推崇王旭高的治肝三十法。

（7）活血化瘀：周亨德重视活血化瘀法在脾胃疾病中的运用，推崇王清仁的血府逐瘀汤，认为周身气通而不滞，血活而不留瘀，何患疾病不除。

4. 临证经验

周亨德治疗胃炎主张肝脾同调，病位在胃，热证实证多因胃所致；虚寒痰湿多因脾所致，将此类患者的临床表现归纳为嘈杂、嗳气，胀滞、痞塞、疼痛，并用相应药对治疗；同时强调培养良好的饮食习惯，主张进食小口吞咽，急性发作时忌过酸、过甜、过辣、过咸、油炸及碱性食品，使不适症状在尽可能短的时间内缓解。治胃必先治肝，治胃勿忘治脾，肝脾同调，久病夹瘀，此外用药还需通时令。

在治疗急性胰腺炎上，以通腑清热为法。止痛先通腑，通腑是关键，善用大黄通腑，把生大黄或生大黄粉 3 克，浸泡后口服，内服药物选择清热解毒，利胆活血，如要取效快，可以用口服加保留灌肠双管齐下。

周亨德在溃疡性结肠炎的论治上，主张祛邪扶正，内外合治。活动期多以湿热内蕴为主，恢复期多以气虚血瘀湿滞为主。临床上以湿热型和脾虚肝郁型最为多见，病程日久及肾，致脾肾气虚，瘀血阻络，初期治疗清热利湿疏肝以驱邪，病程日久，脾肾虚衰，治当温肾固涩，理气活血贯穿始终推崇血竭粉吞服。血竭为活血圣药，专入血分，活血破瘀，去腐生肌。内服灌肠疗效更佳。

灌肠方的基本药物以锡类散和云母粉组成，自古以来，中医就有用云母粉治疗泄泻的经验，如《药性论》指出云母“主下利肠澼”。

六、郑源庞

1. 名医简介

郑源庞（1938—2020 年），浙江乐清人，九三学社社员。浙江省立同德医院主任中医师、硕士研究生导师。1998 年被评为浙江省名中医。历任浙江省中医药研究院临床研究室副主任、心血管病研究室主任等。曾任浙江省中药新药研究评审委员、中国中西医结合学会心血管专业委员会委员、浙江省中西医结合学会心血管专业委员会副主任委员、中国无创性心功能学会理事、浙江省中医药学会内科分会委员、浙江省中药新药研究评审委员、《浙江中医杂志》编委等学术职务。

2. 学术渊源

1965 年毕业于浙江中医学院中医系。郑源庞求学期间，得史沛棠、何任、潘国贤、陆芷青等名师亲炙。他遵循中医传统理论体系，擅治心脑血管疾病、老年病、脾胃病、神经内分泌疾病、风湿病等，对高血压、冠心病、心律失常、心肌炎、心肌病、肺心病、风湿性心脏病、慢性心衰、慢性胃炎、高脂血症、类风湿性关节炎、中风后遗症、糖尿病等多种内科疑难杂病。

3. 学术思想

（1）注重气血辨证，强调气血同治：治病以气血为纲，首辨气血虚实，次辨瘀血有无。重视理血诸法，郑源庞强调理气活血法与益气活血法，谓此二法乃理血之基本大法。理气活血法，如用血府逐瘀汤加减治疗头痛、脑震荡后遗症、冠心病心绞痛、风心病、心悸怔忡、胃脘痛、眩晕、不寐等。或酌加延胡索、郁金、姜黄、失笑散等“血中之气药”；或酌加理气、行气药，如枳实、青皮、陈皮、木香、乌药、厚朴、薤白、佛手等。益气活血法，郑源庞在治疗老年性疾病中用得最多。他临证善用补阳还五汤治疗冠心病、高脂血症、脑血管病、顽固性水肿等。

（2）重视调理脾胃，擅用舒络气法：郑源庞治病注重调理脾胃，做到“祛邪不忘脾胃，补虚不碍中土”。一是百病可从脾论治。他汲取李杲、叶桂之长，既重视脾胃之阳，又顾护脾胃之阴。认为阴虚之体，用药避温燥之品，反对滋腻滞胃之味，常选山药、石斛、麦冬、玉竹、沙参等，或配白芍、乌梅酸甘化阴；对于阳弱气虚之体，用甘温补脾益胃法，诸如四君子汤、六君子汤类。二是创制理脾八法，为健脾益气、补中升提、温中补脾、补益心脾、化湿运脾、清胃泄热、化痰健脾、舒络和胃。三是创制舒络气法治疗胃病。胃痛既久，必着于络，所谓“久痛入络”。凡胃脘刺痛，痛处不移、拒按，食后痛甚，或吐血、便黑，舌质紫暗或有瘀斑，脉弦者，宜从瘀论治，方选血府逐瘀汤为主，兼阴虚，加麦冬、沙参、石斛；兼脘胀，加郁金、香附子、广木香等；对虚寒胃痛，喜用自拟乌拉九香汤加减。

（3）辨证结合辨病，创新心病诊疗体系：对心律失常，主张区分过速性和过缓性。过速性心律失常可归结于气血失和，治以益气活血、宁心复律，方用养心汤（黄芪、丹参、当归、苦参、炒枣仁、麦冬、甘松、淡附片、炙甘草等）加减。过缓性心律失常有心气（阳）不足者，有气阴两虚，或心肾阳虚，甚或阳虚欲脱者，一般以温阳益气、活血通脉为主要治则，自拟扶本增脉汤（黄芪、桂枝、淡附片、补骨脂、丹参、川芎、炙甘草、干姜、细辛等）加减。

4. 临证经验

（1）缓慢型心律失常：有以心气（阳）不足为主者，有气阴两虚者，也有心肾阳虚，甚或阳虚欲脱者。心气（阳）不足者，常用人参四逆汤加味；气阴两虚者，常选生脉饮，酌加黄芪、生地黄、丹参、淮小麦。心肾阳虚者，用参附汤合右归丸加减；阳虚欲脱者，常用人参附子龙骨牡蛎汤加味。痰浊内阻者，主瓜蒌薤白半夏汤合温胆汤加减，以通阳化痰，宣痹通络。总结缓慢性心律失常的治疗一般以温阳益气、活血通脉为治则。创制黄芪四逆汤，药用黄芪、桂枝、淡附片、补骨脂、丹参、川芎、炙甘草、干姜、细辛。

（2）快速性心律失常：本病可分为心气虚弱、心血不足、心阳不振、心血瘀阻、痰浊内阻等证，但总的病机归于气血失和，故治以益气活血、宁心复律。拟养心汤为基本方：生黄芪、丹参、当归、苦参、炒酸枣仁、麦冬、甘松、淡附片、炙甘草。

（3）治虚寒胃病喜用乌拉草。乌拉草出自我国东北，民间于每年八月采拾晒干，经锤打后放入鞋中，供御寒之用。该药温中散寒，用于治疗脾胃虚寒所致胃脘痛、腹痛、呕吐吞酸效果甚佳。自拟乌拉九香汤（乌拉草、九香虫、潞党参、茅白术、茯苓、姜半夏、桂枝、延胡索、当归、炙甘草等）加减，用于治疗各类虚寒性疾病，如心肾阳气虚衰的病窦综合征、高度房室传导阻滞，心阳不足之胸痹证，以及类风湿性关节炎、痛风等病证。

七、赵国仁

1. 名医简介

赵国仁，男，1937 年 4 月生，浙江新昌人，主任中医师。1997 年被评为浙江省名中医，浙江省名中医研究院研究员；2015 年被国家中医药管理局列为全国 200 例基层名老中医药专家学术传承人。曾任浙江省中医男性分会副主任委员，宁波市中医药学会常务理事，奉化市中医药学会名誉会长，奉化市中医院副院长、名誉院长，奉化市第十二、十三届人大常务委员会副主任。先后获“奉化市有突出贡献科技人员”“奉化市先进工作者”称号。

2. 学术渊源

赵国仁师出科班，1963 年毕业于上海中医学院。求学期间，获程门雪、章巨膺、张镜人、黄文东、石筱山、陆瘦燕、王玉润等大家的谆谆教诲，基础理论扎实。毕业后分配至奉化市人民医院，1992 年调至奉化市中医医院工作。从医路上赵国仁并无名师指导，全凭自己的实践摸索，临证时以重经典、涉诸家为根本；平时深入基层，访贤求教，汲取民间经验。他擅长中医内科，以中医消化、泌尿、生殖系统疾病为专长。20 世纪 70 年代从事乡村医生和乡镇卫生院医生培训四五年，写培训材料若干。先后发表论文百余篇，编写著作（《中医临床验案400例传心录》，2012年3月由人民卫生出版社出版）。

3. 学术思想

50多年的行医生涯，赵国仁积累了丰富的临床经验，在中医消化、泌尿、生殖系统疾病方面尤为擅长。治疗上注重脾胃，重视疾病的诱发因素，善于总结前人治病经验以及民间效验方。他潜心研究《脾胃论》，将补中益气汤、升阳益胃汤、补脾胃泄阴火升阳汤应用于晕厥、头昏、失音、咽痛、二便不适、唇痛、口腔炎、口舌生疮等病证，因其病机属于中气不足，清阳不升，谷气下流，阴火上冲，临床效果满意。

赵国仁对"阴火"的研究倾注了大量的精力，深研丹溪"相火论""阳有余阴不足论"，赵献可"水火论""相火龙雷论"，张景岳"论相火为元气之贼""论气有余便是火"等，他认为"阴火"即为离位之相火，也即为人体的应急能力和脏腑的代偿功能。其离位之因，或为"水涸"，或为"水寒"，龙不潜藏，而上逆为火。对相火上逆治之之法，因"水涸"者宜蓄鱼置介，育阴潜阳；因"水寒"者宜补肾壮阳，引火入宅。切忌大剂苦寒，伤及生生之火，东垣虽时用芩、连之物，但从不作主药，而仅为佐使之药，而弗能伤其正气。

4. 临证经验

赵国仁对慢性前列腺疾病，赵国仁以"浊属心肾"为宗旨，采用清热解毒、疏肝理气、活血化瘀、辛咸泄急、滑利通阳、补肾益精、养心安神、调理奇脉等法。

赵国仁对慢性肾炎，在辨证论治基础上采用调理奇脉的方法，应用血肉有情之品，对尿蛋白、红细胞的减少和消退有良好疗效，还熔古方、前辈验方及民间验方于一炉，创制了健脾温肾泄浊汤，用于治疗慢性肾功能不全。

赵国仁在治疗慢性萎缩性胃炎中创立香茶花芽汤，基本组成有香茶菜根、刺猬皮、莪术、绿萼梅、厚朴花、玫瑰花、佛手花、代代花。该方由活血化瘀药物加上五花饮组成，五花饮为名老中医魏长春提出，该方理气而不燥烈，长期服用不伤阴，若患者确属阴虚，可将厚朴花改为白槿花。该方治疗萎缩性胃炎效果很好，但临证中一定要叮嘱患者动态复查胃镜，防止萎缩性胃炎转变为胃癌。

在治疗实体性肿瘤方面，他自创消癥散，由白英、香茶菜根、蛇果草、鬼球、猫爪草、三叶青等组成，疗效颇佳，但该方性属苦寒，不宜长期服用。

赵国仁临诊时灵活运用中医理论，解决临床难题。对排尿性晕厥，西医无特效疗法，根据《内经》"水不流于膀胱，则为溺与气"，认为若气不足，排尿时气随散失，而且肾阳虚不能暖土，上奉于脑，故尿半而厥，可通过温补肾阳治疗。对于疾病属上热下寒或上下所属病机不同时，治疗上需注意同性相亲、同气相求。如晨属阳，早晨服用以阴治阳的药物，晚属阴，晚上可服用以阳治阴的药物，这与临床上中药煎 2 次，分早晚服有区别，并提高了临床疗效。

八、姚真敏

1. 名医简介

姚真敏，男，1939 年 3 月生，浙江嘉兴人，中共党员，主任中医师，硕士研究生导师。1965 年毕业于浙江中医学院医疗专业（六年制），毕业后分配到浙江省义乌县人民医院中医内科工作，1981 年调入浙江中医学院从事教学、临床、科研工作。先后担任《金匮要略》教研室主任、附属门诊部主任，浙江省中医药学会老年病分会主任委员。1997 年被浙江省人民政府评为“浙江省名中医”。

2. 学术渊源

姚真敏是浙江中医学院第一届毕业生。求学期间先后师从宁波钟式内科第四代传人钟一棠先生、杭州名医唐福安先生、杭州眼科名医李云泉先生。获诸位名医的教诲，深得真传。在义乌工作期间，将诸位名医的临证经验与自己的临床感悟融会贯通，逐渐形成了博采众长、独树一帜的诊疗风格。在教学方面有幸得到首届国医大师、被誉为“中国研究《金匮要略》第一人”的何任教授悉心指导，潜心钻研仲景之说。临证缜密心细，处方知常达变，注重理论联系实际，善于运用经方，对中医内科杂病、妇科疾病及老年病的诊治有独到之处。

3. 学术思想

（1）*“有”“无”结合，辨证为要*：尊崇仲景“有者求之，无者求之”辨识病机。姚真敏强调这些应无、未有的症状和体征对临床辨证论治至关紧要。医者治病既要着手眼前，尤须明辨暗机。在临床中，应结合患者应无、未有的症状和体征明辨病因病机。处方用药既为已有病证而设，也为尚无、但有可能产生的病证而设。在辨证基础上加以施治，以患者临床已有的症状、体征为依据，同时参考其临床未有的症状、体征相辅相成，明确治疗。

（2）*病证合参，明辨病机*：辨证论治是中医学的特点和精华，“病”和“证”是密切相关的不同概念。姚真敏主张临床既要辨证，又要辨病。中医诊断以证为名，反映了辨证论治的诊疗体系和同病异治、异病同治的基本精神。

中医病名诊断是在中医学理论指导下，在四诊的基础上，对患者临床资料综合分析，揭示内在病变机理，反映其发展转归，为施治提供依据。强调辨证应知常达变，注重辨证与治法的关系。

（3）辨证施治，巧用对药：姚真敏临证强调辨证用药，再结合病情灵活加减。注意药物配伍，斟酌用量大小。他熟悉药物炮制，强调因人而异。注意煎服方法，力求疗效最佳。针对患者具体情况，巧施对药，每获良效。

（4）经方为主，时方辅之：姚真敏执教多年，治学严谨，稔熟经典，长于《金匮要略》。临床以擅用经方闻名，巧施时方为奇，时或一方微加减，时或合方治疑难。经方为主，时方为流。治病求本，注重标本同治，用药精准。

4. 临证经验

姚真敏所擅长治疗的心系疾病，主要包括冠心病、不寐病、风湿性心脏病、心预激综合征等，临床喜用瓜蒌薤白半夏汤、葶苈大枣泻肺汤、炙甘草汤、半夏秫米汤、酸枣仁汤、黄芪生脉饮、黄连阿胶汤、百合地黄汤、甘麦大枣汤、增液汤等，诸方随手起效。

姚真敏治疗脾胃疾病，主要包括浅表性胃炎、萎缩性胃炎，肠上皮化生、溃疡性结肠炎、老年便秘、肠易激综合征、克罗恩病等，偏爱半夏泻心汤、葛根黄芩黄连汤、平胃散、四神丸、参苓白术散、健脾丸、济川煎、痛泻要方、金铃子散等。

姚真敏所擅治的肺系疾病，主要包括肺炎、喑哑、咽痛、老年性慢性支气管炎、支气管扩张、哮喘、肺癌等，选方麻杏石甘汤、升麻鳖甲汤、沙参麦冬汤、苏子降气汤、金水六君煎、桃红四物汤、葶苈大枣泻肺汤、二陈汤、苓桂术甘汤、咳血方等。

姚真敏还善治多种疑难杂症，主要有更年期综合征、月经失调、不孕不育、汗证、多发囊肿息肉、淋巴结肿大、虚劳、复发性口腔溃疡、肥胖、阴疽、下肢静脉曲张、脚气病、狐惑病等，巧施二仙汤、百合地黄汤、甘麦大枣汤、天麻钩藤饮、消瘰丸、五苓散、升麻鳖甲汤、阳和汤、二陈汤、苓桂术甘汤、鸡鸣散、六味地黄丸、甘草泻心汤等，屡试不爽。

九、顾兆雄

1. 名医简介

顾兆雄，男，1937 年 8 月生，浙江湖州人，主任中医师，第二批浙江省名中医。曾任湖州市政协第三届常务委员，2007 年 2 月被聘为浙江省名中医研究院研究员。

2. 学术渊源

顾兆雄师出科班，1957年毕业于浙江省嘉兴医士学校，于吴兴县人民医院任西医内科医生3年，由于工作表现突出，于1960年9月被选送到浙江中医学院读书。

在校学习期间，有幸侍诊于经方派名医范文虎嫡传弟子张百川老师。张老擅长治疗外感湿热病、内伤脾胃病。受张老之学术影响，顾兆雄诊治疾病以胃气为本，"有胃气者生，无胃气者死""内伤脾胃，百病由生"。认为凡病之发生转归莫不与脾胃有关。故诊病必先察患者之脾胃强弱，治病必先顾脾胃之盛衰。张老治疗脾胃病认为中虚不任重剂，脾胃虚弱之病，药量宜轻，宁可再剂，不可重剂，重则欲速则不达，反致虚弱更甚。凡治内伤杂病，尤应重视胃气，处方用药，轻灵纯正。张老认为胃气受戕则内伤难复，故上损及胃，下损及中，皆在难治之列。脾胃健，后天资生有源，中气斡旋得复，顽疾总有转机。张老调治脾胃，取法于东垣、天士两家之长，讲究升降润燥通补权宜而施。"六腑以通为补"，通则化生气血，壅滞则害。

3. 学术思想

勤求古训，博采众方，在临床衷中参西，主张中西互补，可以提高临床疗效。同一疾病不同阶段出现不同症状，可采用中西不同治法。

如现代医学中的伤寒病，初起体温持续升高阶段，先以西药抗生素治疗速退其热，此时患者湿热内困中焦脾胃，症现低热起伏不尽，纳呆，乏力，脘痞，舌苔黄腻，西药已无能为力，顾兆雄以中医辨证论治，清热化湿为主，湿热得解，脾胃运化功能逐渐恢复，纳渐启，精神好转，如此可大大缩短伤寒病程，提高了临床疗效。

又如颅脑外伤，经西医外科手术后转危为安，但遗留脑外伤综合征，出现头痛、头晕、烦躁、焦虑、失眠等症，中医辨证属颅脑内瘀血未净使然，顾兆雄治以活血化瘀、通窍滋肾、平肝宁心，方用通窍活血汤加三七、天麻、白蒺藜、酸枣仁、远志、石菖蒲、龙骨、牡蛎治疗，效果显著，临床症状逐渐消失。

以上两个病例充分说明了在临床中西互补的优越性，体现了中医的治疗特长。

4. 临证经验

顾兆雄擅治脾胃病，对各种慢性胃炎伴有肠化，异形增生及幽门螺杆菌

（HP）感染的治疗极有经验。顾兆雄认为各种慢性胃炎和溃疡病是脾胃气虚为本，胃热血瘀气滞为标，亦有部分患者出现脾胃虚寒，肝胃不和，胃阴不足，《素问·六元正纪大论》曰："木郁之发，民病胃脘当心而痛。"临床中因情志抑郁致病者不在少数。本病以中虚气滞血瘀、脾胃升降失常、虚实夹杂为主要特点，且以"滞"为重点。

对各种慢性胃炎伴肠化不典型增生者，在健运脾胃清热化瘀方中，可参用石见穿、仙鹤草、半枝莲、白花蛇舌草、八月札、生薏苡仁、重楼等，选其一二味加入方中。

慢性胃炎伴HP感染者在补中理气益胃的同时，注意杀菌祛邪，如兼有湿浊，舌苔白腻，口黏不欲饮，胸脘痞闷纳呆者，可用藿香、川厚朴、苍术等芳香化湿药；如湿热阻滞，表现为舌苔黄腻、口苦腻、脘痞嘈杂、烧心、不思纳谷者加川黄连、黄芩、蒲公英、川厚朴、陈皮、薏苡仁、法半夏等；泛酸者加象贝、煅瓦楞，或左金丸；对气滞脘胀久治不效者，可用葛根、荷叶、升麻之类，升发脾阳，达到脾升胃降，常能出奇制胜。对胃镜中发现有胆汁反流者，可用代赭石、茵陈；对脾胃虚寒者，宜用温补脾胃之剂，如理中汤、黄芪建中汤；对胃阴不足者，可用沙参麦冬汤或益胃汤，加佛手、绿萼梅、玫瑰花等理气而不伤阴之品。

十、徐素仙

1. 名医简介

徐素仙，女，1940年生，浙江省苍南县金乡镇人，中共党员，主任中医师，教授，浙江省名中医。曾任浙江中医学院中医系党总支书记、成人教育部副主任，浙江中医学院附属医院常务副院长等职。并兼任浙江中医药学会副秘书长，浙江省老年病学会主任委员，浙江省药品评审委员会委员，全国中医成人教育学会理事。

2. 学术渊源

1965年毕业于浙江中医学院，从业后拜师叶熙春、裘笑梅两位名医。从事中医内科临床、科研及教学40余年，临证注重临床与理论相结合，脉学理论基础尤为扎实，从脉症论治，擅长心血管内科疾病，如冠心病、心绞痛、心律失常、高血压病、高脂血症等，以及因虚损所致多种内科慢性老年性疾病。发表诸多论文、著作，参加多项省级科研课题，曾先后赴日本、欧洲、美国等国家或地区进行学术交流及诊疗工作。

3. 学术思想

（1）“以脉辨治，四定为纲”的诊疗模式：徐素仙注重《素问·阴阳应象大论》“察色按脉，先别阴阳”，倡导国医大师李士懋《脉学心悟》中的脉学理论，认为脉诊在中医四诊中起决定性作用。临床中以浮沉迟数虚实六脉为纲，以六脉定阴阳表里寒热虚实，脉象是脏腑气血的体现，也是外感疾病时机体与病邪抗争势态的体现。诊脉辨脉必须分析脉理，反对以脉主症，避免刻板机械。

（2）“以脉辨治，四定为纲”的诊疗模式：中医需要一个完整的诊断，中医诊断主要包括四大要素，病性、病位、程度、趋势，也即定性、定位、定量、定势，徐素仙认为脉学可以全面反映真实的四性，可据脉象推断表里寒热虚实属性。《难经》三部九候法可以正确指导脏腑定位。定量的确难以量化，需在长期临床实践中反复练习实践，才能做到心中有数。定势是对预后的判断，依据《伤寒》“脉静者为不传，脉数急者为欲传”，《金匮要略》“夫男子平人，脉大为劳，极虚亦为劳”，可对疾病的发展趋势做出预判。

（3）“以脉辨治，四位为纲”的诊疗模式：徐素仙认为临证中必须深刻领悟脉诊纲要、脉诊的。虚实是脉学的纲要，《景岳全书》曰：“千病万病不外虚实，治病之法无逾攻补。欲察虚实，无逾脉息。”“虚实之要，莫逃乎脉。”《脉学辑要》言：“以脉来有力为阳证，脉来无力为阴证。”尤其对于心肺疾病尤为重要，攻补之要，脉诊为要，不然犯虚虚实实之戒，《素问·五脏生成》谓：“诸血皆属于心，诸气皆属于肺。”气血是脉诊的原理，脉象就是气血的外在反映，脉的形成原理，实为气血，脉乃血脉，赖血以充盈，以气为鼓荡，《医学入门》曰：“脉乃气血之体，气血乃脉之用也。”脉象可以反映气血平和与否。综上，脉诊可定四位，辨虚实，析气血，其后理法要药随出，焉能乱乎。

（4）辨证与辨病相结合，辨证论治与专科方药有机结合：徐素仙对心血管疾病有所专攻，以中医的证为诊断主导，以中医病名为前提，参考西医诊断，完善疾病诊断，注意使用对专科有特别治疗效果的药物，借鉴现代药理研究成果，以求最大的临床疗效。

4. 临证经验

徐素仙以善治冠心病等心血管疾病而著称，认为张仲景之“阳微阴弦”“责其极虚也”是关键病机，指出本病以虚居多。虚则表现为心气不振，心阳不足，而出现气塞而短气，脉见阳微无力或沉迟。实则为气滞，为痰饮，为水邪，为瘀血，表现为胸痹而痛。正因为胸痹乃本虚标实，以虚致实，故治则应以补为主，以补为通，兼以祛邪，通补兼施，补而不壅塞，通而不损正气。当归补血汤是基础方，兼证相机用药。

徐素仙在脾胃病慢性泄泻的诊治中，认为脾、肾、肝三脏是关键，而脾为关键之关键，肝木乘脾，火不暖土，最后落足于脾虚湿盛之泄泻，只是侧重点不同。慢性泄泻是以本虚为主，治当以扶正。另外，由于脾不健运，胃失和降，或气机阻滞，或湿从内生，或湿郁化热，甚则热毒蕴盛而损伤脉络，而常有胸胁痞闷，嗳气腹胀，腹痛肠鸣，大便不畅，甚则里急后重，粪便夹有黏冻、脓血等实证，法当以祛邪。故治疗上慢性泄泻宜以扶正为主，祛邪为辅，即治本为主，兼顾其标，补气健脾、理气化湿、清热活血；以虚为主，则补中为主，兼顾祛邪；邪盛为主，则先以祛邪，兼顾扶正，不可偏执。

十一、黄孝明

1. 名医简介

黄孝明，男，1935 年 12 月生，浙江省嵊州市人，中共党员，主任中医师。曾任嵊州市人民医院中西医结合科主任、医教科科长。历任嵊州市中医学会副理事长兼秘书长、绍兴市中西医结合学会常务理事、浙江省中西医结合学会消化专业委员会委员。浙江中西医结合杂志通讯编委，1998 年被评为浙江省名中医。

2. 学术渊源

黄孝明于 1957 年毕业于绍兴市卫生学校医师班，毕业后在嵊县人民医院从事外科工作，1 年后被选送去浙江医学院（现浙江大学医学院）参加首届西医离职学习中医班学习中医。实习期间，师从嘉兴市中医院省名中医潘韵泉先生，并将其病案、处方逐日保存，归纳整理，汇总成医案录，反复揣摩、学习，深得潘老师真传。学成后回嵊县人民医院从事中西医内科，再得省名中医丁伯荪先生指点。1977 年被组织选送到浙江省中医院进修，系统地学习了中西医结合的诊疗思维，回院后于 1998 年创建了中西医结合病房，收治肾病综合征、急慢性肾炎、胆囊炎、胆石症、上消化道出血等患者。此后，黄孝明从事中西医结合内科临床数十年，逐渐形成了中医辨证论治和西医辨病论治相结合的治病方式。

3. 学术思想

黄孝明主要学术思想是中医辨证论治与西医辨证论治相结合，取长补短，特别是对于各类感染性疾病，如肺炎、流行性出血热、胆道感染等疾病，在西药治疗的同时，根据中医温病学说的卫气营血理论进行辨证论治。如 20 世纪 80 年代嵊县流行性出血热大流行，根据其临床表现属于中医“温病”范畴。黄孝明提出，关键在于瘀毒并治，而且温病极易伤阴，而“存得一份津液，便留得一份生机”，所以常用“急下存阴”治疗流行性出血热少尿期、急性肾功能衰竭，并将其分为毒瘀病重、毒盛夹瘀、瘀重于毒三型进行治疗，取得了较好疗效。

黄孝明对分阶段治疗肾病具有独到见解，认为肾脏病属于中医学“水肿”范畴，治疗应根据病情的不同阶段，不同表现进行辨证施治，并常见于脾肾之虚和瘀血阻滞，常分为脾肾阳虚、肝肾阴虚、肾虚血瘀三型施治，同时发现西医激素治疗存在很大不良反应。往往表现为阴虚阳亢症状，亦即柯兴征，同时出现血液高凝状态，故常用滋阴降火、活血化瘀，用知柏地黄汤加桃红四物或用自拟滋阴保肾汤，最大限度地降低激素的不良反应。

黄孝明对妇科杂病也有较高的研究，认为“肾先为天之本，脾为后天之本”。说明机体物质基础来源为脾肾，而对于功能的维持和调节则依赖于肝脏，女子以血为用。肝脏与妇女的生理、病理关系极为密切，故有“肝为女子先天”之称。《素问·脏气法时论》中说：“肝苦急，急食甘以缓之。”“肝欲散，急食辛以散之，用辛补之，酸泻之。”说明肝为血脏，血燥则苦急。其性喜条达，故欲散，且以散为补，以敛为泻，具体到妇科临床，内容就更加丰富。黄孝明认为在妇科常见病、多发病的治疗中，可归纳为疏肝调气、清肝泻火、抑肝潜阳、清热平肝、镇肝息风、养血柔肝、化阴缓肝、暖肝温经治疗八法。

4. 临证经验

黄孝明擅长治疗慢性肾炎和肾病综合征，西医学认为，这是由于免疫反应紊乱所致肾小球内免疫复合物沉积，导致肾小球病理改变。由于病情迁延不愈，导致气阴两虚及脾肾虚损，故常用六味地黄汤和补元煎为补肾阴之药，使肾阴恢复，促其代谢充足，则肾功能可逐渐恢复。黄孝明还认为慢性肾炎因虚致瘀，“瘀血化水，易发水肿”，与西医认为本病发展过程中，机体内存在高凝状态相一致。故常用活血利水之药，以改善肾脏微循环，恢复肾功能。

黄孝明还擅长治疗胆系疾病和慢性胃炎，认为胆腑和胃腑均应以通为用，根据胆囊炎、胆石症、慢性胃炎的临床表现，属于胁痛、胃脘痛范畴，因此常表现为不通则痛，如气滞不通，湿热中阻，瘀血内停。故在整个治疗中贯穿“通”字。临床分为肝胆气滞型、湿热阻滞型、脾胃气虚型、脾胃虚弱型、胃阴不足型、寒湿寒热夹杂型、瘀血停滞型。对病程日久，久病入络者加当归、赤芍、丹参、鸡血藤等活血之药，常获良效。

十二、王瑞根

1. 名医简介

王瑞根，男，1936年10月生，中共党员，主任中医师。1987年被评为浙江省名中医。1956年赴磐安新渥镇创建磐安县第一卫生所，后任副所长，1967年12月调入东阳市人民医院中医科工作。曾任东阳市人民医院中医科主任，浙江省中医药学会第一届理事，浙江省老年病专业委员会委员，世界中医药学会联合会老年医学专业委员会第一届理事，东阳市中医药学会副会长、名誉会长，金华市首届人大代表，东阳市第六、七、八届政协委员，第七届政协常务委员。

2. 学术渊源

王瑞根是“西学中”学员中的翘楚，1953年9月就读于杭州市卫生学校医士专业，1956年毕业，1960年进入浙江中医学院医学系读书，学制六年，王瑞根以各科全优成绩毕业，求学期间有幸得国医大师何任先生教诲，何老“不断扶正、适时祛邪，随证治之”的学术思想对王瑞根影响深远。实习期间王瑞根获金华名医吴心禅、衢县名师江仲林教诲，受益颇深。毕业以后王瑞根一直扎根基层，工作涉及面广且杂，他仍旧刻苦钻研《伤寒论》《金匮要略》《丹溪心法》《脾胃论》《温病条辨》《医学心悟》等众多经典医籍，博采众长，在临床中不断摸索，总结经验，慢慢在工作中形成独到见解，形成“固护脾胃”“补虚、化痰、祛瘀”“衷中参西”等具有代表性的治疗方法。

3. 学术思想

王瑞根在临床上主张辨证辨病合参，中西结合，掌握疾病的主要矛盾，从本质上揭示疾病特点，先根据患者的症状，辨别病位、病因、病势，总结患病特点和规律，再做出中、西医诊断。因为长期扎根基层，服务百姓，王瑞根深知疾病痊愈对于百姓的意义，诊断既结合西医理化检查，又不拘泥于检查结果，根据疾病的不同阶段做出不同的治疗方案，以期达到最佳治疗效果。

王瑞根深谙人是一个有机整体这一根本原则，局部病变可以影响全身，脏腑病变可以造成气血阴阳失常和精神活动的改变。诊治多是从整体进行多方面考察，了解疾病的病因病机、脏腑气血阴阳变动状况，治疗要“未病先防，既病防变”，现在人们很喜欢说“找中医调理”，其实都是立意在“治未病”思想上，未病先防就需从增强人体正气、增强抗病能力和防止病邪侵害两方面入手，而脾胃是“后天之本”“气血化生之源”，因此“固护脾胃”思想贯穿于王瑞根治疗始终。

4. 临证经验

王瑞根临证用药简单、实用，力求疗效显著、费用低廉。辨证用药与辨病用药结合，经方和验方结合，总结多年临床经验，确保用药精准，在医保尚不普及的年代，他以精湛的医术获得患者一致好评。

王瑞根擅长以化瘀法治疗各种疑难杂症。认为久病多留瘀，比如思虑疲劳过度，气机受阻，气血运行不畅，瘀血内阻，脑失所养形成失眠；肝旺气滞导致痛经；年老体衰，气阴两亏，虚风内动，气血逆乱导致脑卒中；瘀湿留滞，蕴久不化，形成阑尾脓肿；心气不足，心阴亏损，血行不畅，心血瘀阻致冠心病；风痰互结，伤络致瘀，上扰清阳形成偏头痛；以及瘀留胞宫的宫外孕等，治疗中以“活血祛瘀”法为基本原则，参以行气化痰、健脾祛湿、滋补气阴等法，临床上屡试不爽，大受裨益。

王瑞根认为活血祛瘀是中医学的一种独特疗法，于临床各科中广泛应用，在治疗久病顽疾、疑难重症方面开辟了新的途径。在有瘀血征象的病证中加入活血祛瘀药是医者常理，而有些病例临床未见瘀血征象，王瑞根在治疗过程中亦审慎求新，适当加入活血祛瘀药，收效颇佳。数十年临床经验证明活血祛瘀法在临床治病中有相当的实用价值，值得后辈深思、活用。

除以上所述之外，许多中医基础理论在王瑞根的临床实践中得以广泛应用，如脾主运化，胃主受纳，脾升胃降，他治疗各种脾胃疾病注意调理气机。根据肺的宣发与肃降互相依存与制约理论，他用麻黄与乌梅组成药对治疗各种咳嗽。他治疗各种类型的肝炎，清热化湿大法贯彻始终，结合辨证参以“养阴、扶脾、活血、温阳”，以及借鉴“中气不足溲便为变”理论治疗小便失常症等。

十三、王明如

1. 名医简介

王明如，男，1940 年 2 月生，浙江宁波人，浙江省名中医、主任中医师。曾先后任浙江省名中医研究院研究员，中华中医药学会会员，宁波市中医药学会副会长，宁波市干部保健医疗专家组成员，宁波市第一医院中西医结合病房主任，宁波市中西医结合学会常务理事，宁波市老年医药卫生工者协会常务理事等职。

2. 学术渊源

1963 年 5 月王明如拜名医王庆澜为师。15 年的师生情同父子，颇得范氏内科的精髓。两次作为中国援外医疗队成员外派马里，援外期间，作为援外先进工作者，个人事迹被马里国家报刊报道，马里周围国家的患者也慕名前来求诊，不仅提升了中国医疗队在非洲的威望，而且扩大了中医在世界的影响。

3. 学术思想

王明如强调学医者宜食古而不泥古，酌今而不背今，应该有所发展，有所发明。他不仅注重经典传承，也精通西医理论，主张古为今用，洋为中用。在汲取前人学术思想的基础上，结合现代医学，不断发扬中医理论。著有《近代名医学术经验·范文甫专辑》《名医谈肾炎》《中医养生之瑰宝——补益中药》《养生·健康·保健》等著作。在各级医学杂志上发表临床论文 40 多篇。

4. 临证经验

临床擅长治疗各种内科疑难杂病，如用健脾益气、调补肝肾、活血化瘀、清热解毒等法治疗肝恶性肿瘤、乳房恶性肿瘤、甲状腺恶性肿瘤、胃恶性肿瘤等内科肿瘤，在改善症状、提高生活质量、延长寿命等方面有较好效果；作为治疗肾病、脾胃病的名家，王明如对难治性狼疮性肾病，形成了独有的中医治疗方式，取得显著成效；用益气补肾活血祛风汤治疗慢性肾小球疾病，有效率达 92% 以上。他还擅长以卫气营血辨治温病。他在治疗儿童矮小症、不孕不育症、痛经、更年期综合征等方面也颇负盛名，为许多患者称道。尤其提倡未病先治，治在病先的“治未病”养生方式。

王明如治病首重诊断，对患者，善观气色，察其舌苔，达到烛隐见微，防患于未然。治病主张应因人而异，因时而异，对阴阳、虚实、寒热、表里尤为重视，主张人和自然界存在密切联系，每个人的社会环境、家庭环境不同，并结合现代医学，强调中西医结合。他对《医林改错》尤有研究，其中解毒活血汤、血府逐瘀汤、少腹逐瘀汤等在多年的临床应用中取得了显著的效果。

十四、李钧烈

1. 名医简介

李钧烈，男，1937 年 10 月生，浙江绍兴人，中共党员，主任医师，浙江省名中医研究院研究员，曾先后任绍兴市上虞中医院院长，绍兴市上虞人民医院中医药科主任，绍兴市上虞人民医院中西医结合肿瘤科主任及《浙江中西医结合杂志》编委等职，1998 年获“浙江省名中医”称号，2020 年获绍兴市“越医名家”称号。

2. 学术渊源

1963年李钧烈毕业于浙江医科大学医疗系，就读期间，聆听了名医吴颂康讲授的中医学概论，在绍兴市上虞人民医院内科工作7年后，于1970年由组织推荐至浙江医科大学“西医离职学习中医班”学习中医，获中医临床大家杨继荪院长、魏长春院长等先生的真传。在杨继荪先生的引领下，李钧烈钻研明代大医学家张景岳痰病学说。李钧烈临证数十年，在治疗代谢性疾病、恶性肿瘤上积累了一定的经验。

3. 学术思想

李钧烈认为，辨病辨证是中医治病的特色，衷中参西是发展中医之必须，天时、地域、人之素质关系疾病之发生与转归。张仲景提出“病脉证并治”，蕴含着辨病与辨证结合思想。具体的病往往具有特定的病因、病机和症状，因而显示其特异性。证是对机体在疾病发展过程中某一阶段病理的概括，反映这一阶段病理变化的本质。有病必有证，有证必有病，病为本、为体，证为标、为象，辨病辨证不能分离。辨证辨病是一个不断深化诊断的过程，可以达到提高疗效的目的。方药是治疗疾病的锐利武器，根据辨病用药、辨证用药，广集名家、民间和个人经验用药。随着时代发展，中医辨病辨证应当有新的认识，现代化科技与辨病辨证有机结合，可使诊断更明确，治疗更精准。对药物应用遵循传统中药药性和现代药理分析，做到处方用药简练准确。

李钧烈运用痰病学说基本理论指导临证实践，倡导截痰以养生治病。痰可分为外痰和虚痰，外痰易见，虚痰是由于脏腑虚衰，水谷精微不归正化，聚而为痰。五脏六腑俱能生痰，痰之本在肾，痰之源在脾，痰为病理产物，又为致病因子，痰生百病，百病生痰。痰随气行，无处不到，涉及人体各个系统，危害甚广。先天禀赋不足、后天失养及年老易致肾亏、脾陷、肝郁，阴精阳气渐衰，气血亏损，气机阻滞，容易发生水谷精微不能按正常途径奉养周身，化失其正，聚而为痰。因此，截痰在养生治病中具有显著的地位。

4. 临证经验

李钧烈在治疗恶性肿瘤方面积累了一定的经验，在临床实践中开辟了“健脾益肾、疏肝理气、化痰解毒”治疗恶性肿瘤的新途径。认为恶性肿瘤的发生主要病理无不与痰、痰毒相关。正气亏虚是恶性肿瘤产生的基础，痰毒是恶性肿瘤产生的必要条件。机体先天禀赋不足或后天失养，正气亏虚，长期感受邪气，饮食不节，长期或突然的情志刺激等多种内外因素作用下阴阳平衡失调，脏腑经络受损，导致气滞痰聚，日久酿成痰毒，形成肿瘤。李钧烈认为在恶性肿瘤的治疗中扶正气是根本，祛痰毒是目的，扶正气寓祛痰毒，祛痰毒寓于扶正气。正确处理这一组关系可以掌握治疗恶性肿瘤的主动权。主要治法有三：一是健脾益肾。脾肾在生理上是先天与后天的关系，相互资助，相互促进，在病理上互为因果，肾虚不温脾，脾虚肾无所养，水谷精微，运化不正，聚而为痰。健脾益肾是扶正培本治疗肿瘤重要法则。二是理气化郁。水谷精微有赖气的推动，气郁则水谷精微聚而为痰，气郁以肝气郁结最为多见，痰气交结，久而不化，诱发恶性肿瘤，因此治疗恶性肿瘤方中多配行气理气之品。三是清热解毒。热为温之渐，火为热之极，痰毒之邪内蕴火热，火热与肿瘤的发生、发展关系密切，因此清热解毒药历来是预防治疗恶性肿瘤的必然组成部分。

十五、张谟瑞

1. 名医简介

张谟瑞，男，1938 年 7 月生，浙江奉化人，中共党员，主任中医师，全国中医药杰出贡献获得者，曾先后任浙江省第五、六届人民代表大会代表，奉化市人民代表大会代表，奉化市第五、六届政协委员。

2. 学术渊源

张谟瑞师出科班，1963 年毕业于上海中医学院，求学期间获名医程门雪、裘沛然、徐辉光、王啸山、吴诚德、陈耀堂、石筱山、夏少农、黄文东、钱伯文、范新孚、周文哉、徐治本等名老中医医德医风鼓舞影响，在数十年的临床中逐渐形成了自身“多元思辨”“善用清和”“用药简练”“经方时方结合”“衷中参西”学术特色。

3. 学术思想

张谟瑞倡导辨体、辨病、辨证之三位一体的多元思辨模式，强调辨证辨病相结合的证治思路，倡导以中为主，衷中参西，即根据患者特点，结合现代医学检测手段，明确疾病的中西医诊断，此所谓辨病，同时在审病的基础上，根据病理的本质，实施中医传统的辨证。

张谟瑞秉持谨守病机，正本清源的证治理念，常借《素问·至真要大论》“谨守病机，各司其属，有者求之，无者求之，盛者责之，虚者责之”说明谨守病机的重要性。

今日求治于中医者往往是西医治疗不效的慢性病、老年病、疑难杂症、虚实夹杂的杂病。张谟瑞衷中参西，用药简练，力求速效，辨证用药、辨病用药和经验用药相结合，辨证是论治的前提，论治是辨证的结局，方药则是治病的利器。

4. 临证特色

《金匮要略·中风历节病脉证并治》记载：“诸肢节疼痛，身体尪羸，头眩短气，温温欲吐，桂枝芍药知母汤主之。”桂枝芍药知母汤是治疗关节炎确有良效的方剂，其功效是通阳行痹，养阴清热和利，张谟瑞认为本方温而不伤阴，对风寒湿三气杂至而成痹证确有奇效，可随证加减应用。

十六、林真寿

1. 名医简介

林真寿，1942年8月生，浙江省台州市人。1998年被评为“浙江省名中医”。主任中医师，浙江中医药大学兼职教授，浙江省名中医研究院研究员。曾任台州市中医院业务副院长。2005年退休后移居上海，受聘于上海中医药大学附属曙光医院、岳阳中西医结合医院和上海市中医医院等多家医院特需门诊，并聘为“上海岳阳杏林经方工作室导师”“岳阳膏方名医大师”，上海市中医医院首届、第二届名师传承导师等。

2. 学术渊源

林真寿于1967年毕业于黄岩中医专修班，毕业后既得到浙江省名老中医陈弼臣先生的精心指导，又得到全真龙门派道医、中国道协副会长、北京白云观蒋宗瀚方丈的教诲，深研仲景学说和越人、思邈、东垣、丹溪、叶氏理论，从而打下了深厚的中医基础。1979年林真寿成为南京中医学院首届研究生，1982年获硕士学位。求学期间，得到导师当代伤寒大家陈亦人教授的悉心栽培，私淑丁甘仁、蒲辅周、岳美中、金寿山、裘沛然等现代名医并吸取其学术精华，成为“既有经典学派风范，又有汇通各派特色”的全科型医生。

3. 学术思想

（1）学经典用经典，广治全科疾病：临床上林真寿擅长诊治全科疾病、疑难杂症。病情不管如何复杂，均用经典指导临床。林真寿尤对《伤寒论》推崇备至，认为《伤寒论》非外感病专著，是临床治疗学基础，也可以说是内科学基础、诊断学基础、方剂学基础等。他用《伤寒论》“具体分析”的辨证方法，掌握脉证合参，着眼整体，抓住主证，通常达变等，为施治提供了依据，遵循《伤寒论》祛邪扶正、调整阴阳、因势利导和“观其脉证，知犯何逆，随证治之”的治疗原则；如果不遵循这个原则，否则无所适从。对于方药，林真寿首先考虑经方，认为经方配伍严谨，选药确切，疗效神奇。如常用柴胡剂治疗肝胆疾病，泻心剂治疗脾胃疾病，苓桂剂治疗水气病变等，都有很好的疗效。由于临床病情复杂，林真寿师仲景心法，研制经验良方，都取得很好的效果。

（2）顾脾肾、重正气，提高治病效果：林真寿认为《内经》重正气思想是指导临床的重要学术思想。因脾为后天之本，气血生化之源，肾为先天之本，人体一身阴阳之根本，滋补脾肾即补先天与后天之本，能固护一身之正气。他常采用李东垣、薛己、赵献可、李中梓诸家之说，治病从脾肾先后二天入手。治先天根本，则有水火之分，水不足者用六味丸，火不足者用八味丸。治后天根本，则有饮食劳倦之分，饮食伤者用枳术丸、保和丸，劳倦伤者用补中益气汤、参苓白术散。同时他主张补肾与理脾并举；认为滋养本源重在治脾补土，运化不健贵在益命火助运。所以不论阴虚阳虚，他用药常选取一些较为常见的滋补脾肾药物以求阴阳平衡。对于老年虚证，尤重视脾肾，滋腻药品酌情使用，治疗无一不是从脾、肾先后二天入手。

4. 临证经验

林真寿有丰富的中医临床诊疗经验，他认为，首先诊察疾病、重视四诊是中医治病的绝技，为辨证提供可靠依据，必须重视。其次是辨明体质、分辨阴阳；确立病位，抓住病根；还有精准立法方药轻灵、选药确切、配伍严谨等，这是中医治病的大智慧。

林真寿尤为擅长诊治脾胃病。他认为诊治脾胃病，首先要明白脾胃特性，如“太阴湿土，得阳始运，阳明燥土，得阴自安”。脾以升为健，胃以降为和。如脾胃虚寒者常效李杲健脾升阳之法，运用补中益气、理中、香砂六君等健脾益胃、温运脾阳。对于胃阴亏虚者，循叶氏治胃宜润宜通之理，常用甘凉、甘润之品，使之通降，如益胃汤。他又强调脾胃与多脏有关，认为调肝胆为治脾胃大法，“培土必先制木”“制肝木，益胃土”，经常采用参、苓、半夏通补阳明，连萸、苓夏枳姜泄肝和胃等。为了提高治疗脾胃病的效果，还经常运用黄元御的中土回环圆圈理论调理脾胃升降，这也是治疗脾胃病的关键所在。

十七、钟达锦

1. 名医简介

钟达锦（1934—2023 年），福建武平人，中共党员，教授，主任中医师。1959 年毕业于浙江医科大学医学系后留校工作，先后在浙江医科大学内科基础教研室、放射医学研究所、血液病研究室、内科教研室、中医教研室从事教学、研究工作。三次参加西学中培训，结业后于1973年到浙江大学医学院附属第一医院中医科工作，历任中医科科室负责人、副主任、主任。曾任中国中西医结合学会血液病专业委员会委员、浙江省高级卫生技术职务任职资格评审专家、浙江省普通高校教师高级职务任职资格评审专家、浙江省医疗事故鉴定专家、浙江省卫生厅药品审评专家、浙江省中西医结合学会常务理事兼副秘书长、《浙江中西医结合杂志》副主编等职务。出版著作9册，发表论文30余篇，科研成果曾获浙江省科技进步奖二等奖1项，厅级医学科技进步奖4项。

2. 学术渊源

钟达锦科班出身，1960年起分别在浙江医科大学、浙江中医学院、中国中医科学院3次参加西医离职学习中医至结业，为新中国最早一批西医学习中医专家。钟达锦西医功底扎实，后又研读中医经典，博采众长，将现代西方医学和祖国传统医学相结合，在几十年的临证中逐渐形成了“衷中参西，西医辨病中医辨证结合”“顾护正气，重视脾胃”等临证特色。钟达锦十分重视人才培养，曾开创性地举办浙江医科大学西学中培训班，传承创新，培养了多名中医人才。

3. 学术思想

钟达锦学贯中西，中西医并重，倡导辨病辨证结合、中医西医结合的思辨模式。根据患者病、症、证特点，充分利用现代医学辅助检查手段，明确疾病的中西医诊断，进行辨病；同时根据中医的望闻问切实施中医辨证，辨病辨证结合进行全方位中西医结合论治，诊疗过程提出必须掌握辨证求因、审因论治思想。

钟达锦从整体观念出发，认为肿瘤的发生虽表现在局部，但与全身正气关系密切。肿瘤是一种“正不胜邪”“邪进正退”的渐进过程，正确辨明其可能的致病邪气和患者全身状况（正气），对中西医结合治疗本病具有重要指导意义。

钟达锦临证选方用药精简，主方通常在15味以内，其遣方选药遵循辨证辨病、顾护脾胃、维护正气。辨证辨病是前提，辨证论治是目的。钟达锦认为医者临证时要重视对正气的维护，提倡脾胃为后天之本，重视对脾胃的调理。

4. 临证经验

钟达锦是20世纪50年代我国最早从事中西医结合临床、教学、科研的专家。在50余年的临床工作中积累了丰富的经验，尤其在中西医结合治疗血液病、艾滋病、肿瘤、心血管病等领域有着深厚的造诣和丰富的临床经验，深受患者爱戴。发表“升白冲剂治疗白细胞减少症的研究”“中西医结合治疗再生障碍性贫血的研究”“复方甘松得治疗心律失常的基础与临床研究”等论文。

在治疗艾滋病方面，钟教授早年就提出本病不是单纯的“温病”，也非单纯的虚证，而是一种正邪相恋、虚实错杂的本虚标实证。基本治法为扶正与祛邪相结合，早期应用益气养阴、补肺益肾为主，第二阶段在益气养阴基础上，加用凉血解毒药，扶正祛邪并用，取得较为满意临床疗效，延长生存期。曾主编《艾滋病的中医治疗》中英文版一书，为新中国最早运用中医药治疗艾滋病的中医著作之一。

在治疗肿瘤方面，钟教授认为采用中医中药治疗肿瘤一般分为诱导、维持、巩固三个阶段。需准确把握治疗时机，适时制定有效治疗方法，权衡利弊，积极采用中西两法治病，发挥中医中药增效减毒作用。同时重视整体调治，提高患者的免疫功能和脏腑功能。钟教授认为还须对患者进行心理疏导，消除患者疑虑是治疗的重要环节，对帮助患者树立战胜疾病的信心，配合各种治疗具有重要意义。

十八、王福仁

1. 名医简介

王福仁，男，1939 年 10 月生，浙江杭州人。主任中医师，浙江省名中医，浙江省名中医学术经验指导老师，浙江省名中医研究院研究员。先后被评为浙江省中医先进工作者，杭州市劳动模范。曾任杭州市萧山区中医药学会理事长，杭州市中医药学会常务理事，浙江省中医药学会理事，浙江省中医药学会肾病分会副主任委员等职。

2. 学术渊源

1961 年师从杭州市名中医陈佩永，陈佩永是萧山十大名医之首，宗《医宗金鉴》之心法要诀，对中医学术思想和预防诊疗有独特的研究。王福仁作为陈氏内科的学术继承人，继承并发扬了陈氏“仁义、精诚、允执其中”的学术特色。

3. 学术思想

王福仁长期从事中医内科临床、科研及教学工作，对内科疾病的防治逐渐形成了全面、有序、严谨的临证思路，并渗透于整个临床诊疗过程中。学术上重求本、善理瘀，探究中西医整合的新途径；临证时明理识病，标本兼治，善用化瘀理气法；应用名医名方加减，灵活变通，治疗现代病新顽疾，探索中医治疗的新途径、新方法；老药新用，与现代药理研究相结合，探本求源，开发药物新途径。

（1）重视脾胃功能："脾胃强则诸脏强，脾胃弱则诸脏弱。"故在治病过程中，必先顾其脾胃之盛衰，切忌妄施克伐及滋腻之剂，以免影响后天化生之本。要使脾得健运，胃能受纳，关键在于疏通。王福仁提出健脾药物，应补而不滞，润而不腻，避免使用滋腻厚味。认为五脏中不论何脏之病，皆可从脾胃论治，在治病过程中时刻强调保护胃气，以胃为养，力求避免妨碍脾胃。推崇吴鞠通"中焦如衡，非平不安"之说，故不论外感、内伤或是虚证、实证，均应重视脾胃，力求达到升降、润燥、寒温等平衡协调。

（2）崇尚活血化瘀：王福仁认为"久病必瘀，久病入络"。无论外感六淫之邪，内伤七情之气，初病气结在经，久病血伤入络，导致气滞血瘀。清代医家傅青主指出：久病不用活血化瘀，何除坚固之深疾，破日久闭结之瘀滞。"指出中医所谓"瘀"，除了有热瘀、寒瘀之分，还有一类以阴虚为本的虚瘀存在。他认为，瘀血蓄积体内，往往损伤正气，加上使用活血化瘀药物。所以必须注意保护元气，适当应用补气药物，既维护元气，又提高疗效，有助于瘀血的去除。

（3）善于调畅情志：重视情志因素对疾病的影响，认为一个人心理的变化，往往要比生理的变化复杂。同一疾病，发生在心理承受能力不同的人身上，会表现出不同的变化，而心理障碍又会导致各种疾病的发生和加重。《丹溪心法·六郁》曰："气血冲和，万病不生，一有怫郁，诸病生焉，故人身之病，多生于郁。"在治疗时多从心、肝二脏入手，以"心"为主，"养心以安五脏"。治疗中多以养心安神之法，使五脏安和，以助脏腑功能的恢复。王福仁常说，医病必先医心，治疗既包括药物治疗，更需要通过语言开导为患者解开精神上的"结"，调整其心理状况。治疗情志疾病及疾病的情志问题，实为中医一大特色，往往能收到极好的疗效。

4. 临证经验

糖耐量降低是 2 型糖尿病发展过程的中间阶段，几乎所有 2 型糖尿病都是从糖耐量降低阶段进展而来。王福仁运用中医辨证论治，有效控制病情，减少 2 型糖尿病的发生。

（1）脾虚失运为其本。王福仁认为脾运失健，升降失司，"脾不能为胃行其津液"，使饮食精华不能"上归于肺"而"朝百脉"，以敷布全身为机体所利用，从而导致水谷精微生而不化，故以健运脾气、散精化浊之化裁治疗。

（2）痰瘀互结为其标。糖耐量低减多发于肥胖患者及老年人，除脾气虚外，临床上往往与痰浊、瘀血等病理产物互相纠缠。脾虚导致精微之气不能生清而随浊气下流，不仅难为机体诸脏腑所利用，且壅滞之气郁于血分易生痰浊、瘀血、痰瘀。互结化火伤脾耗气，使脾土虚竭，阴津亏耗，继而引发消渴。因此以活血祛瘀、化痰除湿之法加减。

（3）肝郁气滞需辨证。糖耐量低减的发生除脾虚、痰瘀互结之病理因素外，还与肝气郁滞有密切关系。肝郁致气机不畅，升降失调，气血津液运行输布紊乱，不能上输而随清气下陷。脾主升清降浊亦有赖于肝之疏泄，即所谓“土得木达”。肝郁气滞，水液不布，凝阻而生痰；气为血帅，气滞而血瘀，故肝郁与痰、瘀等病理产物也互为因果。因此认为糖耐量低减患者尤应注重疏肝解郁，理气和中。

十九、沈力

1. 名医简介

沈力（1941—2023 年），主任中医师，浙江省名中医，宁波市中医药学会顾问及宁波市癌症康复协会副会长。历任舟山卫生学校讲师、宁波大学兼职教授、宁波市第二医院中医科主任。为第四批“浙江省名中医”，宁波市第一、二、三批名老中医专家学术经验继承工作指导老师，浙江省中医药管理局杏林工程指导老师。2012 成立浙江省沈力名老中医专家传承工作室。

2. 学术渊源

沈力 1967 年毕业于浙江中医学院本科，多年来潜心中医临床与中医学教育，执教严谨，临证勤勉，能知常达变，融合新知。工作室共带教学生 10 名，其中 1 名学生获得宁波市名中医称号，1 名学生获得江北区最美医生称号，1 名学生获得博士学位。为更好地传承学术思想，沈力除在宁波市第二医院带教外，年逾古稀的他仍深入基层带教学生，每周下社区卫生服务中心指导和参与诊疗实践，为推进中医药防治肿瘤工作、弘扬中医药文化积累宝贵经验，为实施“三名三进工程”作出了积极贡献。

3. 学术思想

沈力先后撰写有关癌症、中风治疗的医学论文近 20 篇并公开发表于省级以上医学期刊；著有《名医谈中风》系列丛书，于 2000 年由宁波出版社在全国公开出版发行。

4. 临证特色

沈力临证50余载，长期致力于中医药对恶性肿瘤的防治工作，疗效颇佳，尤其在癌症术后、放化疗后及多种晚期肿瘤患者的诊治上独具特色，享誉宁波及周边地区，求诊者络绎不绝。此外，除潜心于癌症的临床实践与研究外，还擅长神经系统、消化系统、呼吸系统等多种疑难杂症的中医药诊治。对上述疾病的不同阶段提倡“据症、求医、别病、辨证”的方法进行“因人而异”治疗，疗效卓著。

二十、陈学达

1. 名医简介

陈学达，男，1937年1月生，浙江省绍兴市人，九三学社社员，主任中医师，浙江省名中医。曾任鄞县政协第十一届副主席，宁波市中医药学会副会长。

2. 学术渊源

陈学达1962年毕业于上海中医学院，同年参加工作，任内蒙古医学院中医系教师，并参加中医系附属中蒙医院的临床工作。其间精研《内经》《金匮要略》，并大量收集近代研究《金匮要略》的资料和中草药资料，编写了中药学讲义；以《内经》《伤寒论》《金匮要略》《温病条辨》四大经典著作、历代医案及新中国成立后中医杂志文献为主，整理编写了基础中医学讲义。

在浙江鄞县工作期间，对当地常见病——胆系疾病进行了较系统的观察，摸索治疗经验。通过阅读《内经》、李东垣的相关学说及《临证指南医案》，并在实践中验证胆系疾病的治疗方剂，探索消化系统疾病中慢性胃炎、慢性肠炎的中医理论。

3. 学术思想

（1）衷中参西，坚守中医思路的诊疗模式：陈学达治学精勤，博览群书，除中医类书籍外，还包括中国传统文学、哲学，及西医学理论书籍，这有助于他对中医自然观、人体观、疾病观、诊疗观和方法论的理解。但陈学达在临证时始终以中医理论为指导，以四诊与辨证论治为主分析病因病机、诊断治疗疾病，避免简单地以西医检验单为主选方用药。

（2）气机贯通，首重脾胃的诊治理念：陈学达在治疗疾病中特别注重气机的通畅。他认为“气化”是中医学对人体物质代谢的高度概括，必须经过脏腑气机的升降出入运动才能把饮食物变化为自身所需的营养成分。若生克制化功能失司，就会导致痰、饮、水、湿、瘀等病理产物的产生，从而产生疾病。脾胃在这一过程中尤为关键，为气机之枢纽。人身中气如轴，经气如轮，中气左旋右转，经气左升右降。中气左旋，则脾经之气升，中气右转，则胃经之气降。脾升则下焦诸经之气皆升，胃降则上焦诸经之气皆降。只有中焦脾胃气机斡旋正常，脏腑功能才能得以完成，人体才能维持正常的生命活动。

（3）用药轻灵，善用对药的用药特点：陈学达在临证处方用药时常遵循“方不在大，对症则效；药不在贵，中病即灵”的基本原则。组方法度严谨，轻灵活泼，补而不滞，行而不散，因而虽用小方常药，往往也可以起沉疴而愈痼疾。陈学达善用对药，往往事半功倍，在长期临床实践过程中，形成独具特色的药物配伍经验，并在辨证论治立法选方基础上，注重药物的选择与配伍，或相须为用，或气血并用，或寒热相反，或升降相调，或动静结合，如枳术丸、水陆二仙丹、金铃子散、二至丸、左金丸等。

陈学达提倡应继承不泥古，创新不离宗，对中医的继承应着眼于对中医基础理论的继承，应从临床实际应用角度出发来整理中医基础理论，用中医传统理论研究西医临床疾病。在认识西医所说的疾病时，应思考其病因或病理变化的中医原理，然后定出治疗原则，确定治疗方法，再处方遣药，然后再总结，看所确定的中医病机是否正确。如此反复探索，形成新的中医理论，以此作为创新的第一步。

4. 临证经验

陈学达以善治胆石病、胆系感染、脾胃病等消化系统疾病而著称。陈学达认为胆石病、胆系感染的病因病机是饮食劳倦、情志悲伤，使肝胆脾胃功能失调，滋生湿热、痰浊、瘀滞。而所生之邪进一步加重肝胆脾胃功能的紊乱，形成恶性循环，这是胆系疾病、胆石病缠绵难愈的根结所在。此类疾病在临床上有明显的发作期和缓解期之分。在治疗上发作期对准胆胃腑实、湿热阻遏募原、三焦气机闭阻的病机，采用疏胆清胃通腑的治疗原则，以通滞攻下为主，佐疏理气机、清热利湿解毒之法。为求根治，还应在缓解期根据机体所处的病理生理状态进行治疗，采取扶正祛邪的治则，用健脾养胃、疏肝解郁、清理湿热、活血化浊之法。

在慢性胃炎的治疗上，陈学达认为其病机为肝胆脾胃气机失调，湿热（浊）互阻，中焦失畅。临床常表现为寒热错杂、虚实兼夹、脏腑不和，故治疗上主张以和为主。选方用药上主张健脾以正其本，清热化湿以澄其流，新开苦降以畅其中，通利二便以排其毒。如是则脾旺湿消热清，中焦枢转复常，后天之本得固而病瘥。

二十一、钱宝庆

1. 名医简介

钱宝庆，男，1940 年 2 月生，浙江海宁人，主任医师、教授，浙江省名中医。曾任杭州市中医院心内科主任医师、主任，浙江省中医、中西医结合冠心病临床中心主任，兼中华中医药学会内科分会委员，中华中医药学会急诊分会常务委员，浙江省生物医学工程学会心脏病专业委员会委员，浙江省名中医研究院研究员。

2. 学术渊源

钱宝庆 1964 年毕业于浙江大学医学院医学系。1976 ～ 1978 年杭州市卫生局西学中班结业，师从国家级名中医盛循卿，得盛老真传。他反复研读中医文献，打下了深厚的中西医内科理论基础，在数十年的临证中逐渐形成了独特的学术思想和临证特色。

3. 学术思想

（1）*中西结合，衷中参西*：钱宝庆认为医者在诊治患者时需同时辨明西医病证及中医病证，中医遣方用药时既要沿用传统中医经典的辨证论治方式，即辨证立法、方证相对，同时参西，充分了解疾病发展规律及预后，合理使用现代药理研究有效的中药，配合使用经循证医学证明获益的西药，中西医结合增效减毒，加强临床获益。

（2）*气血阴阳，医之根本*：钱宝庆认为气血阴阳失衡是导致心血管疾病产生的根本，临床证候虽复杂多变，但总不外首先辨明气血阴阳。心主全身之血脉，外邪稽留、内舍于心、七情内伤、心失所养，均可发为心病。心病则心气、心阳虚衰，无力鼓动血脉，血行失畅，五脏失养，气虚血瘀，血瘀阻于脉中，又可影响气血的运行。钱宝庆认为冠心病、心衰等疾病可以说无虚不成病，治疗关键在于气血阴阳的充盈与平衡。

（3）*兼顾五脏，整体治疗*：钱宝庆在临证治疗心血管疾病用药上注重五脏兼顾，协调诸脏器的总体功能，善于调动人体正气，以达到扶正祛病的目的。心肾两脏一阴一阳，在维系人体阴阳平衡，协调脏腑生理功能方面起着极为重要的作用；心肺同居上焦，心主血，肺主气，气血相贯，心主血脉，肺朝百脉，宗气积聚胸中，以贯心脉；心属火，脾胃属土，本身存在着相生相克的关系，阳明胃土必得心火的温煦才能生化不息，心火必得脾土的滋润才能制而不亢；肝属木，母病及子，子病亦可及母，肝血不足、肝阳上亢、肝郁气滞等情况同样会影响心脑血管情况。因此心血管疾病治疗，必须着眼大局、顾护整体。

（4）活血祛痰，以通为用：钱宝庆认为心脑血管疾病的标实多与血瘀痰浊有关，痰浊与瘀血互结，互为影响，阻滞经脉。因此，要注意痰瘀交阻这一病机，痰瘀不可偏废。追本溯源，痰来自津，瘀本乎血，“津血同源”，因此病理上必然出现“痰瘀相关”。病程较为缠绵者，单用化痰则瘀不去，纯用祛瘀则痰不化，必须痰瘀同治，治痰不忘瘀，治瘀须顾痰，采用化痰活瘀通络兼顾之法，进行辨证论治，才能分化痰瘀交阻之势，逐步取得治疗效果。

4. 临证经验

钱宝庆擅长于运用中西医结合的方法治疗各种心脑血管病及疑难病。

钱宝庆认为冠心病所致胸痹心痛其病位在心，与心、肝、肾、脾诸脏的盛衰相关，常在心气、心阳、心血、心阴不足或肝、脾、肾失调的基础上，兼夹痰浊、气滞、血瘀、寒凝等病变，属本虚标实。因此治疗上要通补结合，在治法上归纳为“三补三通”：三补即补气、补阳、补阴（血），三通即活血通络、豁痰通阳、芳香温通。其中，三补之中以补气为最常用，三通中以活血通络最常用。兼痰浊阻闭者可配伍豁痰通阳，心痛较剧及呈现寒象者可配合温通。对冠心病患者除施以药疗外，还应重视调摄，帮助其解除消极心理状态，助其进入“恬淡虚无”的思想境界，古人称之为“意疗”，有利于痰浊的消除。

钱宝庆认为“心衰”病位在心，但不局限于心，“五脏皆致心衰，非独心也”，病机上主要循气阳亏虚、瘀血阻滞、气阴亏虚的发展演变规律。以心之气（或兼心阳、心阴）亏虚为本，瘀血水饮为标。故补益心气为主法，善用黄芪因其在补气升阳、利水消肿方面优于人参、白术；温通心阳首选桂枝，《本经》言其“利小便，益气力”“温阳利水”。同时重视完善改善预后的西医治疗方案。

二十二、杨友发

1. 名医简介

杨友发，男，1958 年 2 月生，浙江安吉人，主任中医师，浙江省名中医。第一批全国优秀中医临床人才，全国基层名老中医药专家学术经验继承指导老师，二级教授。曾获浙江省中医药科学创新奖二等奖。湖州市首批特聘专家。浙江省中医药重点学科中医骨伤科学学科带头人。

2. 学术渊源

杨友发师出科班，1982 年毕业于浙江中医学院。求学期间，获名医何任、徐荣斋、沈敦道等教诲，深得中医学之精华。其间得湖州名医朱承汉、吴士彦，顾兆雄及嘉兴名医周荣江、周通海、俞长春等在临床上给予指导，获益良多。毕业后一直在基层工作，得全国老中医药专家学术经验继承工作指导老师、衢州市中医院钟坚主任学术指点，临证水平有所提高。曾赴中国中医研究院骨伤研究所、望京医院、山东文登整骨医院、山东大学周易研究中心首届大易文化研讨班、国家首批中医临床优秀人才研修班学习。杨友发还师承浙派各家，坚持中医思维，运用中医工具处理疾病。临证以骨伤及其他多科杂病为主。形成"整体思辨""理伤整体观""筋骨痹非独治筋骨"等特色。

3. 学术思想

整体思辨是中医的优势和灵魂。杨友发认为形气互化能彰显整体思辨，如日月星辰、人体脏腑经脉属形，是源于无形之气的凝聚，即所谓"万物无形而有形"。有形的本质是无形之气的运动变化，所谓"有形而实无形"。无形之气行于形体之内而生长壮老已，有形之体又化于无形之中。中医既重视有形，更重视无形，中医整体思维无疑更完善。如积聚、痰核、痛风肿块、颈腰椎间盘突出等，用中药调理无形之气，使其吸收或消失，属有形化于无形之内。

杨友发认为，理伤注重整体辨证，筋骨痹不独关注筋骨，应全面综合考虑患者病情，再制定最佳治疗方案。如治老人骨折，先理其虚，待虚得复，始攻其瘀，而非固守先攻、继和、后补三期治疗。三期治法中，后期用补，若无虚不补。瘀去虚现，唯补为要，是为整体观。如骨与关节退行性疾病，患多年高，往往有多系统疾病同时存在，辨证必须综合全身情况，若全身与骨伤病兼顾，需辨其表里阴阳寒热虚实及其错杂之象。

中医临证重视整体观，顾及全身及骨伤科本病才会有更好的治疗效果。杨友发称之为"综观全身，兼及全科，综合治疗"。中医学临床有内、外、妇、儿、伤、眼、鼻喉、针、推等分科，但各科医生首先应是一个全科医师，所谓"十三科一理贯之"。患者都有一种或多种他科疾病，如高血压、冠心病等。因此，医生视野要广及全身而不仅仅局限于所谓伤病，治疗方案方法也可从各科经验中借鉴，变通化裁。故辨证施治需要多科功底。

4. 临证经验

杨友发善治腰腿痹病，如腰椎间盘突出症及椎管狭窄证等。从生理上看外属筋骨，内应五脏；病机属痰瘀阻隧，标实本虚；论施治，化痰祛瘀，通痹培本，认为其属痰瘀有形之物阻滞隧道使然，用中药调理无形之气，使炎症消失或突出物吸收，即有形化于无形之内，从而达到治疗目的。分痰瘀虚痹、痰瘀热痹、痰瘀寒痹三型施治。

杨友发治疗项痹病如颈椎病，以六经论治效佳。认为颈部上撑头颅，下连躯体，为经脉所过之要道，头身气血相贯之要冲。是经络、气血、筋骨肌肉等的综合枢纽。其活动频繁，易招致病损。颈椎病是指因颈椎退行性变引起颈椎管或椎间孔变形、狭窄、刺激、压迫颈部脊髓、神经根、交感神经等造成其结构或功能性损害所引起的临床综合征。颈椎病临床表现复杂，危害严重，病证关乎全身。太阳型颈椎病为颈椎病招致太阳经不能宣发卫外、阳不化气或水液代谢失调者；少阳型颈椎病为颈椎病见少阳经所过见症，并具有少阳枢机障碍特点者；阳明型颈椎病为颈椎病见阳明经所过见症，并具有阳明合机障碍特点者；太阴型颈椎病为颈椎病见太阴经所过见症，并具有太阴开机障碍特点者；少阴型颈椎病为颈椎病见少阴经所过见症，并具有少阴枢机障碍特点者；厥阴型颈椎病为颈椎病见厥阴经所过见症，并具有厥阴合机障碍特点者。

二十三、林上助

1. 名医简介

林上助，1959 年 2 月生，浙江苍南人，九三学社成员，温州市中医院主任医师，消化内科学科带头人，浙江省名中医，温州市名中医，浙江省名中医研究院研究员，全国首批优秀中医临床人才。温州市干部保健委保健专家小组成员。曾任苍南县政协第四届、第五届委员，第六届常务委员；温州市政协第七届委员。

2. 学术渊源

林上助幼时受父辈爱好中医的影响，立志学习中医。1975 年，高中毕业后拜当地名中医（祖传中医世家）学习，中医启蒙 2 年多，为日后学习中医打下了良好的基础。1977 年，林上助如愿考入浙江中医学院（现浙江中医药大学）。自 1982 年大学毕业后一直从事临床一线工作，1985 年，在温州医学院附属第一医院西医内科进修。2004 年，经全国统考，被遴选为全国优秀中医临床人才培养对象，其间得到邓铁涛、王绵之、王永炎等老一辈中医大师的言传身教，通过 3 年的遥闻传授，笔写耳取，又有更深造诣，医术上更上一层楼。多年来，在理论上博采广收，深得医理之精髓，在临床应用上摭拾众说，参以己见，在临床上积累了丰富的治疗经验。

3. 学术思想

（1）辨证论治，参以其他辨析：林上助认为辨证论治是中医治病的核心，所谓辨证明则用药灵，如再参以其他辨析方法，往往能够提高疗效。林上助除对疾病出现的症候群进行辨证，还对患者的体质、微观等方面进行辨证，其微观辨证包括检验和黏膜等的变化；做出西医诊断，并究其疾病的病因病机和病理改变，结合现代中药研究，有的放矢选用药物，然其用药均以不违反辨证论治用药为前提。

（2）重视脾胃，调治先顾脾胃：林上助临症治病重视脾胃，认为各脏腑疾患，凡与脾胃直接间接关系者，皆以顾脾胃为先，使脾胃有权则脏病可复，主张脾胃有病少用甚至不用滋腻类、矿石类、虫类药物。

（3）善用升降，提高临床疗效：林上助临症重视中医升降理论，将升降理论应用在临床辨证、分析病因病机、制定治法和组方选药方面。林上助继承和发扬了李东垣升阳法，临症中尤其注重脾胃的升降，升发脾阳，调理升降；升发肝胆，燮理脾胃；升阳发散，疏泄火郁；掣引升发，升阳除热；升阳燥湿，助脾运化；升阳通脉，调理气血；升阳祛风，透达外邪；升阳助运，化生阴阳。

（4）变药用量，扩大治疗范围："中医不传之秘在用量。"中医中药用量的重要性不仅体现在方剂配伍中各药比例上，也体现在单味中药的用量上，不同的量有不同的作用，不同的治疗目的要用不同的量。林上助善于调整药物用量以改变药物作用。

（5）活学经典，善于活用经方：林上助善于将经典理论知识灵活应用于临床，比如根据《内经》认为失眠的病机是阴阳不和，他在临床上对顽固性失眠除了从痰、从瘀论治外，有时用小柴胡汤调和阴阳而获效。

4. 临证经验

林上助对很多疾病的治疗有独特见解，如对慢性肝病，认为燮理肝脾为治肝之要，要扶正祛邪并驾齐驱；对慢性肝病，调理气血要分证论治，治疗时要对气滞、气虚、血瘀、血虚等不同证分别治之。对肝硬化的治疗，他认为其病机是本虚标实，湿浊虫毒之邪侵入肝脏，肝失疏泄，气滞血瘀，肝气横逆犯脾，脾失健运，导致水湿内停，而致气滞、血瘀、水停。其多表现为本虚（肝阴、肝血、肾阴、肾阳、脾气的不足），标实（肝气郁滞、瘀血内阻、水湿内停），早期常累及肝脾，表现为肝郁脾虚，血瘀水停，后期才累及肾脏，故治疗上应用理气活血、健脾利水为基本法则。

林上助在治疗脾胃病上“分型辨治，治标求本”“急则治标，缓则治本”，不一味用健脾益气之药。对慢性萎缩性胃炎治疗，他认为补益脾胃、益气培土是治疗的切入点，是基本治则，根据脾胃的运化与肝的疏泄可相互影响和久病入络理论，以及现代医学有关的研究，林上助在益气基础上佐以疏肝活血，再根据其兼证加味可获良效。

林上助在几十年的临床实践中还总结创立了很多行之有效的方剂，如减味升阳益胃汤、加味四逆散、加味麻杏石甘汤、健脾止泻汤、金海散、疏肝健脾化瘀疗肝汤、疗胃治萎汤等方剂。

二十四、马红珍

1. 名医简介

马红珍，1962 年 4 月生，浙江上虞人，主任中医师，二级教授，博士研究生导师，浙江省名中医。2009 年被评为浙江省中青年临床名中医，2012 年获全国优秀中医临床人才称号，2014 年被评为浙江省名中医。浙江省中医院肾病科主任。历任中华中医药学会肾脏病分会常务委员、浙江省医学会肾脏病专业委员会、浙江省中西医结合学会肾脏病专业委员会、浙江省中医药学会肾病分会的副主任委员等职。

2. 学术渊源

马红珍本科毕业于浙江中医学院，1985 ～ 1888 年于天津中医学院攻读硕士学位，师从津门名医、全国名中医黄文政教授，毕业后就职于浙江省中医院肾病科。1997 年师从第二批全国老中医药专家学术经验继承工作指导老师李学铭，李学铭师从江浙名医叶熙春和史沛棠，为“叶氏内科流派”第二代传人。“叶氏内科流派”创始于浙派名医叶熙春，民国时期，叶熙春和史沛棠两位分别跟随名医姚梦兰、姚耕山父子研习中医内科，姚梦兰属浙江晚清四大名医之一，溯源可至清代名医叶天士。2009 ～ 2012 年间马红珍分别拜师于张琪、王永钧、范永升等国医大师、国医名师门下，聆听他们的敦敦教导，深得悉心栽培。

3. 学术思想

马红珍对中医内科疾病，特别是各类肾脏疑难杂病有独到辨治思路和方法，她密切关注现代医学的前沿进展，注重肾脏病的病因诊断，强调在明确诊断的基础上制定治疗方案。

（1）*注重诊断，治病求因*：首先明确现代医学的疾病诊断和鉴别诊断，并通过实验室指标及其动态变化判断其转归。在明确现代医学诊断的同时，通过四诊合参，概括其病机，判断病位、病性及病势等，明确中医诊断。

（2）分清缓急，精准论治：①急则治标，以祛邪为先。风寒、风热、水湿、痰饮、湿热、瘀血、毒浊等均为标实之邪，会导致病情反复或病情进展加快。治标之法，有利于祛邪，邪去则正安。祛邪之法适合邪实明显、正虚不甚的患者，但宜中病即止，不可久用，并兼顾扶正。②缓则补益，以扶正为主。在病情的缓解期、恢复期以扶正为主，根据阴阳虚衰而选择补气、滋阴、温阳、填精等方药。

（3）立足脾胃，以平为期：治疗慢性病，马红珍主张不用或少用峻烈之品，谨察阴阳，以平为期。脾肾同补、补益气血等是常用治法，即通过健脾益肾、平补气血等方法匡扶正气，达到增强体质、调节免疫的目的。以平为期，是指注重人体的阴阳平衡、邪正平衡，通过眼前和局部病情看变化、看整体，长远考量，不以短期疗效论成败，通过调整个体阴阳平衡改善机体免疫状态，维持慢性病患者长期的病情缓解和稳定。

（4）融会中西，接轨现代：马红珍强调将中医药诊疗手段与现代医学临床诊疗有机结合起来，规范中西医诊疗行为，提高医疗质量与临床疗效，促进中医药辨证论治的客观化和现代化。

4. 临证经验

马红珍擅长诊治难治性肾病综合征、IgA 肾病、糖尿病肾病、慢性肾衰竭、复杂性尿路感染、狼疮性肾炎等肾内科疾病。

（1）善用经方：如参芪地黄汤用于 IgA 肾病、糖尿病肾病、膜性肾病、狼疮性肾炎等辨证为气阴两虚者，加味四君子汤用于慢性肾炎、肾病综合征、慢性肾衰竭脾胃虚弱患者；消瘀泄浊饮用于各类慢性肾衰竭气虚夹瘀浊而湿热不重者；黄连温胆汤用于代谢综合征及慢性肾脏病之湿热壅滞的患者；桂枝茯苓丸用于糖尿病肾病、慢性肾炎、血管炎等气虚夹瘀夹湿者等。

（2）中西合璧：如对膜性肾病低、中风险患者，在西医优化支持治疗基础上用纯中药调节治疗，不使用免疫抑制剂；对于高风险和极高风险患者，中药联合中小剂量免疫抑制剂，减少药物副作用，预防复发，维持长期缓解。对 IgA 肾病急性期以祛邪为主，慢性迁延期则攻补兼施，遣方用药平和灵动，安全有效。对慢性肾脏病 3 ～ 5 期非透析患者，中药结合降压、降钾等方法改善患者病情，避免或延缓其进入透析治疗的结局。对表现为急性肾衰竭的系统性血管炎、系统性红斑狼疮等危重患者，立即行肾活检明确诊断，采用透析、甲泼尼龙联合环磷酰胺冲击等规范治疗，同时加用中药缓解症状、改善预后。

二十五、李伟林

1. 名医简介

李伟林，1963 年 5 月生，浙江台州人，中共党员，主任中医师，本科毕业于浙江中医学院。先后任台州市中医院内科主任、副院长。首批全国优秀中医临床人才，第六批浙江省名中医。中华中医药学会感染病分会常务委员，浙江省中医药学会肝病分会副主任委员、感染病分会副主任委员、肿瘤分会常务委员、名老中医经验与学术流派传承分会副主任委员；台州市中医药学会副会长、秘书长，肿瘤专业委员会主任委员。

2. 学术渊源

李伟林 1983 年毕业于浙江中医学院。大学期间，李伟林笃志好学，曾聆听何任、潘国贤、马莲湘、杨继荪、徐荣斋、吴颂康等先生教诲。1986 年赴上海龙华医院进修 1 年，其间跟诊徐嵩年、胡建华、姚培发、张志秋等诸海派名医。经考试遴选，2004 ～ 2007 年，李伟林作为优秀中医临床人才研修项目培养对象聆听任继学、邓铁涛、张琪、朱良春、张学文等诸位国医大师和知名中医专家授课，并向台州当地数位老一辈省级名中医学习，提升了应用中医解决各种复杂疾病的能力与水平。

3. 学术思想

（1）*发皇古义，融会新知*：李伟林重视理论实践相结合，对时病、热病，善用江南温病学派诸法；对大病难证勤求古训，采经方、金元医家方，务求效高而治捷。将现代解剖、生理、病理、免疫等基础知识融于中医药思辨和临床诊疗过程中，从而更加深刻地认识疾病，提高疗效。

（2）*治病有法不囿法，不拘一格论处方*：李伟林认为经方法度井然，示人以规矩；时方、单方、验方虽法度稍逊，但只要有效必有真理蕴含其中。师经方而不泥于经方，李伟林认为学习经方是学习一个体系，即用六经八纲辨证思维开出处方。“故用方者，不贵明其所当然，要贵明其所以然”。李伟林推崇许叔微所云：“读仲景之书，用仲景之法，未尝执仲景之方，乃为得仲景之心也。”学习应用前人的处方，不但要学习井然有序、丝丝入扣的经方名方，更要重视那些貌似杂乱无章的大方，用方一定灵活多变，“用药如用兵”，有几分病机就可有几层用药。

（3）*重视调畅气机*：《金匮要略》言“若五脏元真通畅，人即安和”。丹溪曰："气血冲和，百病不生，一有怫郁，诸病生焉。"故治疗上李伟林尊《素问·至真要大论》"疏其血气，令其条达，而至和平"。通过宣展肺气、开郁散结、宣通三焦、调畅气血、化痰导滞、通达腠理诸法以畅达气机。

（4）重视病位病性辨析：李伟林认为无论外感内伤，应首定病位，他将治疗外感的思路应用于内伤杂病，或以外感方治内伤，或以内伤方治外感，时刻关注使"邪有出路"，将六经、三焦、卫气营血辨证与八纲、脏腑辨证等有机地结合。重视辨识假象，寒热有真假，虚实亦有真假，真者正治，知之无难，假者反治，乃为难耳，若用心审究，则真假灿然矣。

（5）善用虫类药：仲景《伤寒杂病论》中运用虫类药的方剂，法度严谨，寓意良深，《肘后备急方》《备急千金要方》《外台秘要》多有记载，清代叶天士、杨栗山等亦多用之。李伟林学习张锡纯、章次公、朱良春等先辈的宝贵经验，广泛应用虫类药治疗各种疾病，往往取到出奇制胜的疗效。

4. 临证经验

李伟林经过多年临床积淀，总结出了首辨少阳阳明、次辨虚实、三辨湿热、四辨气血的慢性乙型肝炎四步辨证法。临床运用该法诊治慢乙肝，化繁为简，层次分明，条理清晰。创加味当归芍药散治疗慢性肝病抗肝纤维化，对肝硬化腹水重用白术创实脾通隧除臌方，治疗效若桴鼓。

对外感热病患者，李伟林主张不能墨守成规，按部就班，初起即可卫气同治，表里双解；次必重痰瘀内邪，末须顾正伤之外尚有余邪未清。对急危热证则提倡提前联合使用清气分与清血分药，早用、重用清热解毒凉血药，截断病之去路，镇挫病势。

治疗肺系疾病，对慢性咳嗽，重视外邪、内邪、机体三者之间的关系，重视风邪入络，重视痰饮，重视肺气郁痹，治邪重搜风剔邪、化痰蠲饮，调肺从宽胸与降肺两个途径帮助肺之宣降。对重度肺心病者善以温心通脉、温阳化饮论治常取效。

治疗胃肠病，李伟林寒温并用、升降并作、补泻并举、气血并调、燥润并施、通涩并行，以衡为期。

治疗恶性肿瘤，李伟林应用六经学说、标本中气学说和八纲辨证治疗，倡导减毒除恶、散结软坚、调畅元真等多种方法并举，达到肿瘤毒减恶消、人本元真通畅、人瘤共存的目的。

二十六、宋力伟

1. 名医简介

宋力伟，男，1961年9月生，浙江丽水人，主任中医师，第六批浙江省名中医，第二批全国优秀中医临床人才。先后就职于丽水市中医院、丽水市人民医院。丽水市名中医，丽水市首届绿谷名医。获“丽水市十佳美德医务人员”“丽水市第四届敬业奉献道德模范”等荣誉称号。担任浙江省中医药学会中医经典与传承分会常务委员、肿瘤分会委员等职。

2. 学术渊源

宋力伟毕业于浙江中医学院，从事中医临床工作40余年，系浙江省首批名中医王以文主任中医师学术经验继承人，在第二批全国优秀中医临床人才研修期间，师承全国名中医连建伟教授、陈意教授，浙江省国医名师宋康教授，深得诸师悉心指导。宋力伟作为王以文学术经验继承人，继承发扬了王氏“治病首重开郁为先”“病分时杂、治重标本”“衷中参西、辨证治病”等学术思想。

宋力伟学有渊源，精读经典与各家学说，在40余年的临床实践中逐渐形成“注重调护本元”“注重阳气学说”“注重寒热并调”“注重调和气血”等学术主张和临床特色。

3. 学术思想

（1）注重调护本元：本元者，脾肾也；脾为万物之母，仓廪之本，主运化输布津液，升清降浊，为生化之源也；肾为万物之源，主蛰，封藏之本，水火之脏，藏真阴而寓元阳，生命之本也，脾肾充足，虽病无伤。脾肾虚弱，则“五脏不安”，邪能伤正。“五脏元真通畅，人即安和”。临证遇疑难杂症，宋力伟常选补中益气汤、参苓白术散、资生丸以调理脾胃；遣六味地黄汤、金匮肾气丸以调补肾之阴阳而获效。

（2）注重阳气学说：“阳气者，若天与日，失其所则折寿而不彰，故天运当以日光明。”“阳者，卫外而为固”“凡阴阳之要，阳密乃固”。张景岳：“天之大宝，只此一丸红日，人之大宝，只此一息真阳。”强调阳气在阴阳协调中之主导作用。临证凡见阳虚见症，如精神委顿、四肢不温，或阴凝之症如局部冷感、舌质淡胖嫩、苔白或水滑、脉沉迟而弱，辄重用附子随证加减，多有获效。如用麻黄附子细辛汤加味治疗特发性耳聋、感冒失音、腰突症；桂枝加附子汤治疗过敏性鼻炎、慢性鼻窦炎；薏苡附子败酱散治疗慢性前列腺炎；茵陈二金汤加附子治疗慢性乙型重型肝炎等。

（3）注重寒热并调：大凡疾病，若病情单一，或寒或热，或虚或实，则辨之非难，治之也简。然临床每见疑难杂症，寒热错杂，虚实互见，阴阳互损实不少见，宋力伟临证寒热并调，温清并治，阴阳调和。如常选乌梅丸治疗慢性结肠炎、顽固性腹胀、妇女更年期综合征；选半夏泻心汤、干姜芩连人参汤治疗慢性胃炎、胆囊炎、顽固性口疮；大黄附子汤治疗急性肠梗阻、慢性肾功能衰竭及尿毒症均取得良效。

（4）注重调和气血："人之所有者，血与气耳""五脏之道皆出于经隧，以行血气，血气不和，百病乃变化而生"。朱丹溪亦云："气血冲和，万病不生，一有怫郁，诸病生焉。"内伤杂病，郁为致病之主因，凡湿停、气滞、血瘀、痰凝、食积、火伏，皆与郁相关，临证常选小柴胡汤合越鞠丸治疗诸郁，逍遥散加减治疗情志所致疾病及妇科诸疾；四逆散合半夏厚朴汤治疗癔病、梅核气、食道炎等。

4. 临证经验

宋力伟继承发扬先师王以文学术经验，临证善用雷公藤、马钱子、斑蝥等剧毒之药，屡起沉疴。常用雷公藤治疗肺吸虫病、类风湿性关节炎、强直性脊柱炎、红斑狼疮；用马钱子治疗阳痿、内脏下垂、不射精症、中风后遗症、重症肌无力症、运动神经元病、面神经麻痹、带状疱疹后遗神经病、腰椎间盘突出症，以及肝癌、胃癌、肺癌、食管癌、结肠癌、皮肤癌等。重用白附子治疗脑胶质细胞瘤、脑膜瘤、血管神经性头痛；用青黛雄黄散治疗骨髓异常增生综合征、慢性粒细胞白血病；运用金钱白花蛇、天龙、斑蝥、泽漆等治疗各类恶性肿瘤，以及肿瘤术后放化疗后的患者，积累了丰富的临床经验。

二十七、陈霞波

1. 名医简介

陈霞波，女，1965 年 4 月生，浙江宁波人，中国农工民主党党员，浙江省名中医，现任宁波市中医院大内科主任，国家临床重点专科（中医类）宁波市中医院内分泌科学科带头人，浙江省中医药学会糖尿病分会主任委员，宁波市中医药学会内分泌分会主任委员。曾获"第二届全国百名杰出青年中医""全国首届中医药传承高徒奖""宁波市首届中青年优秀科技人才"等荣誉称号。

2. 学术渊源

陈霞波 1987 年毕业于浙江中医学院（浙江中医药大学），求学期间，学习刻苦，实习时，有幸跟随首届国医大师何任教授，以及蔡鑫培教授、魏长春教授等随诊，打下了坚实的中医理论基础。毕业分配至宁波市中医院内科，师从浙江省首批名中医钟一棠、张沛虬两位甬上名医 3 年余，大大拓展了中医临证思维的深度和广度。2003 年作为第三批全国老中医药专家学术经验继承人，师承王晖主任中医师。王晖是第二批浙江省国医名师，浙江省名中医，是甬上名医代表。王晖老师对陈霞波理法体系、组方格局的形成和学科主攻方向的确立起到了关键作用，陈霞波作为传承人深得王晖真传，并获“全国首届中医药传承高徒奖”。

3. 学术思想

（1）纵横分辨，阴阳和调：陈霞波从事内科临床科研 30 余年，尤其擅长内分泌疾病的诊治，认为内分泌疾病作为一种系统性疾病，囊括了多脏腑、多系统病证，其病变规律也不同于一脏一腑的病机变化，而是涉及多脏腑的气血津液病变，是一个多脏腑共病的内科杂病综合体，故把纵横分辨、阴阳和调作为内分泌疾病的辨治总纲，以“和法”贯穿始终。采用养阴四法，分别为补阴、育阴、滋阴、护阴；和阳三法，分别为阴中求阳以扶阳、补泻兼施以通阳、寒热并用以和阳。她组方灵活，用药平和，不投峻猛药，慎用毒烈药，全面兼顾，从而达到调阴阳、理气血、平升降、衡出入，致和者也。

（2）衷中参西，病证结合：在坚守中医辨证论治核心思维的基础上，陈霞波坚持衷中参西、病证结合，做到中医辨证与西医辨病相结合，充分参考现代医学检验、检查等手段以拓展中医四诊的广度、深度和精度，了解掌握现代医学对疾病的新进展、新技术，以明确疾病、充分了解其发展规律及预后，更好地治“病的人”。

（3）调治并重，未病先防：内科杂病及内分泌疾病具有病程长、病机变化多、变证复杂等特点，陈霞波将调治并重、未病先防、已病防变等治未病观点贯穿防治始终。如提出阶段论治、防治结合治疗糖尿病及其并发症，在王晖老师提出的四期辨治糖尿病基础上，提出对高危人群（原始期、前驱期）开列饮食、运动处方及调体防治的食疗药膳方，未病先防；对已确诊糖尿病者（消渴期、逆归期），采取减轻症状、控制病情、预防并发症之中西医结合治疗方法，达到已病防变之功。

4. 临证经验

陈霞波以擅治内分泌系统疾病著称，认为内分泌疾病是一组以气化功能失常所致气、血、津液紊乱的内科杂病综合征。她提出阶段论治，防治结合治疗糖尿病；疏肝解郁，化痰通瘀治疗甲状腺疾病；益气健脾，升清降浊治疗代谢综合征；育阴和阳，肝肾同治治疗围绝经期综合征。尤其在糖尿病肾病的治疗中，进行了深入的临床和实验研究，她认为糖尿病肾病是一类本虚标实之证，本虚为气阴两虚、脾肾亏虚，标实为气滞、血瘀、痰浊、浊毒、湿热等，渐至肾络癥阻、精微渗漏，提出因虚致瘀、肾络癥阻的基本病机，独创益气养阴消癥方、温肾健脾方治疗气阴两虚、脾肾阳虚的糖尿病肾病，对改善肾功能及尿蛋白紊乱，降低血液黏稠度，改善肾小球微循环及超微结构具有良好疗效，主持的相关课题获得浙江省科学技术进步奖三等奖及浙江省中医药科技奖二等奖。

二十八、钱静华

1. 名医简介

钱静华，1963年生，主任中医师，浙江省名中医，浙江中医药大学教授、硕士研究生导师。曾任嘉兴市中医医院副院长、急诊科主任、治未病科主任；嘉兴市中医药学会副会长、秘书长；嘉兴市中医质控中心主任，嘉兴市中医养生康复学科带头人；浙江省中医药学会常务理事、学术工作委员会委员；浙江省中医药学会中医基础理论分会副主任委员；浙江省中西医结合学会保健康复分会委员；嘉兴市中医药学会“治未病”专科分会主任委员等。

2. 学术渊源

钱静华就读于浙江中医学院中医专业，后成为嘉兴市中医院第一批急诊内科医生，她不断提升抢救水平的同时，探索运用中医药抢救急、危、重症患者，积累了丰富的临床经验。2007年，师从湖墅学派名中医陆文彬，传承了陆老丰富的养生保健经验，开始致力于中医治未病的实践与创新。她系统钻研中医养生保健理论，积极运用汤剂、膏方、中医非药物技术治疗常见病及多发病，尤其擅长调理呼吸系统疾病。

3. 学术思想

（1）重视个体特点：钱静华指出，基于对人体生理及病理的认识，我们可以根据患者的性别、年龄、体质等因素，在疾病发生之前做出预判，尽可能避免或减少疾病造成的危害。如年轻女性，需重视其情志情况，发现情绪波动，及时疏导，可减少乳腺、甲状腺、子宫疾病的发生；壮年之男性，血气方刚，常妄作劳，不惧熬夜、饮冷，当再三叮嘱饮食有节，起居有常；年老之人，五脏皆疲，气血凝滞不充，尤其肾精不足，肝血亏虚，当注重补肾养肝、活血化瘀。

（2）重视脾胃："一补、二和、三消"是钱静华药物干预、保护脾胃的主要治疗方法。一补：适用于脾胃虚弱或预计用药可能损伤脾胃的情况，常以四君子汤或理中汤补气、温阳。二和：由于脾胃运化受纳水谷，脾病易虚易寒，胃病易实易热，故脾胃病常见寒热虚实错杂，以调和为主法，多以半夏泻心汤为主方进行加减治疗。三消：药食入口，胃先受之。消法适用于饮食积滞或预计药物可能阻碍脾胃运化的情况，予保和丸开胃导滞，滋腻的熟地、黄精等配少量的生姜、肉桂温通，补气的黄芪、人参配少量陈皮、木香理气。

（3）擅用膏方：膏方具有服用方便，口感好，疗效明确的特点，钱静华较为推崇，提倡从体质入手个性化调配，调理和补益兼施，以气血阴阳平衡为期。因现在保存条件好，服用时间不必拘泥于冬至到立春，四时皆可服用。但由于节气不同，组方应有所变化，如春夏不可过于滋腻，秋冬不可太过克伐，春夏加用理气，秋冬加用温通。

4. 临证经验

钱静华长期从事呼吸系统疾病的中西医诊治和中医治未病研究。提出需综合患者多种慢性病、体质特点、寒热偏向、脏腑关系、气血状态、阴阳偏盛给予综合调摄，达到既治疗疾病，又预防复发的目的。同时运用中药汤剂、夏季药饼灸、冬季膏方固本扶正以增强体质，防止疾病复发。

近年来钱教授致力于肺部肿瘤的研究与治疗，特别是肺癌晚期不能手术，或手术后有转移，或手术后仍有胸痛、咳嗽、气短等症状，用中药分别以扶正为主、祛邪为主、扶正祛邪共用，可以明显抑制疾病的发展，改善胸痛、咳嗽、乏力等症状，减轻患者痛苦，提高生活质量。

钱静华指出肺癌虽以实证为主要表现，其根本病因仍为正气不足，以肺、脾、肾三脏虚损为主，导致气、血、水运行失调而出现气滞、血瘀、痰聚，故治肺癌之大法，仍应以扶正为主，若一味攻邪，难免会犯虚虚实实之戒。扶正以健脾为主，健脾药选党参、黄芪、焦六曲、甘草、淮山药、红枣、茯苓、猪苓等。祛邪以化痰、瘀为主，无形之"痰"多用二陈汤，有形之"痰"多用贝母、半夏、牡蛎、南星、山慈菇等，化瘀常用桃仁、皂角刺、三棱、莪术、乳香、没药等。清热解毒常用蜀羊泉、石上柏、石见穿、三叶青、白花蛇舌草、白毛藤、猫人参等。她认为从中医辨证论治角度来看，肺癌形成的实证因素仍是血瘀、痰湿、气滞、热毒等邪相互凝聚，癌细胞是其聚集的产物，故治疗当予以细辨，不能以抗癌细胞一言蔽之。

二十九、王真

1. 名医简介

王真，男，1963 年生，浙江杭州人。中国农工民主党党员，主任中医师，教授，博士研究生导师，浙江省名中医，浙江中医药大学附属第一医院呼吸内科学术主任。现任国家中医药管理局重点学科（中医肺病）学科带头人、国家临床重点专科（中医专业）专科带头人、浙江省“新世纪 151 人才工程”第三层次人才。全国卫生计生系统先进工作者，浙江省教育系统“三育人”先进个人。

2. 学术渊源

王真，出生于中医世家，1987 年毕业于浙江中医学院。在校学习期间，通过各位老师的谆谆教诲与自己的不懈努力，初识中医之大要。毕业后至浙江省中医院工作，先后师从国医大师晁恩祥教授、葛琳仪教授，时常跟随二位先生侍诊左右，虚心请教诊治经验，逐渐体会到了中医之奥妙。晁老从医 60 余年，长于肺病，悉心钻研，创新中医“风邪”理论，形成风咳、风哮的辨治体系。葛老作为杨氏内科流派的传承人，继承、发扬了杨氏内科“谨严求实、术精德高”的流派特色。在二位先生的悉心教导下，在数十年的临证中，王真传承精华，守正创新，在中医药现代化的道路上迈出了自己的步子，形成了自己独特见解。

3. 学术思想

（1）中西融汇，理论创新：王真强调中西医并重，不拘泥于中西医之分。“融汇中西医学，贯通传统现代”，王真始终贯彻着杨继荪院长这一理念。在医疗实践中，王真非常重视中医与现代医学相结合，要将中医辨证与现代科学方法有机联系起来，从而更准确、更深入地认识疾病本质。同时，他也十分注重中医理论的创新，认为当一名中医应注重不脱离临床，临床为学术创新发展、经验的积累提供了基础，要敢于面对临床各种疑难病证探讨规律，通过积累切实可行的临床经验，进行大胆理论创新。

（2）治病求本，辨证论治：王真在学术上特别重视继承与发扬，重视整体观念、辨证论治等，他认为中医是反复实践、推敲，逐步完善的一门学科。辨证论治是中医的精髓，而辨证的关键，在于掌握疾病的性质及临床演变规律，从而能够有的放矢。他擅长集各家之长，从内经、伤寒等经典中汲取知识，并将之融会贯通。临床辨证，他认为治病必求于本，创新不离其宗。采用寻根探源、证因合参的方法审明标本。

（3）*擅用经方，不拘经方*：王真在临证遣方用药中，灵活运用经方，临床组方多是从经方化裁而来，表面看来找不到经方的影子，但治疗法则，组方寓意均暗合经方之意，得经方之神而不拘于形。王真对经方的继承创新之探索，还体现在扩大了经方使用范围方面，将经方灵活运用到治疗肺系疾病中去。而这，也体现了其治病求本的学术思想。

4. 临证经验

王真在临床30余年工作中，对呼吸系统疾病诊治有独到见解，针对慢阻肺患者，他注重顾护脾胃，认为脾胃为后天之本，脾胃健则肺肾得以充养，临床擅用补气健脾之法，自拟六君子汤为主方加减而成的益气健脾方，用于治疗肺脾气虚的慢阻肺患者，临床效果显著。

在治疗慢性咳嗽中，重视前人“风、寒、暑、湿、燥、火皆令人咳”“风为百病之长”的论述，结合自己多年临床实践体会，继承了晁老“风咳、风哮”这一理论，针对较为常见的风咳，将风咳和四时之气相关联，提出了“祛风解痉、宣肺利咽止咳”的基本治则，擅用风药，在辨证论治的基础上，因时因人制宜，临床取得较好疗效。

对于肺部小结节患者，王真继承了葛老“三位合一，多元思辨”的学术思想，强调“辨病为先、辨证为主、辨体结合”，临证时发现气虚质和气郁质患者为多，治疗上多以补气、理气、活血为主，治疗效果亦不俗。

三十、朱可奇

1. 名医简介

朱可奇，1968年9月生，浙江宁波人。宁波医学院附属第一医院传统医学中心主任。第三批全国优秀中医临床人才，第七批浙江省名中医，宁波非物质文化遗产范氏内科第四代传承人，宁波市领军人物，宁波大学医学院兼职教授，宁波市中西医结合呼吸重点学科带头人，宁波市干部保健专家。

2. 学术渊源

朱可奇1990年毕业于浙江中医药大学中医专业，毕业后分配至宁波大学附属第一医院。师从全国名老中医黄志强，黄师为清末民初宁波地区名医范文甫第三代弟子，范氏内科尊崇“医之用方，如将之使用重兵，用药得当，其效立见，若不对证，祸不堪言！临症处方，胆欲其大，辨证审因，务须细心”的宗旨，受其丰富的临床经验和孜孜不倦的工作态度影响，朱可奇开启了辛勤耕耘、锐意进取的医学之路。2013年经过国家中医药管理局严格考试选拔，入选第三批全国优秀中医临床人才。师从邓铁涛、王琦、陆广莘、孙广荣等，大师们毫无保留地传授宝贵临床诊治思路和经验，重温历代悬壶济世、誉满杏林的中医世家的人生成功经验。通过跟名师、学经典，临证思路更加深邃和宽广，收获满满。

3. 学术思想

朱可奇精研络学，对清代名医王清任《医林改错》尤为推崇。七情内伤及跌仆外伤等原因，皆可影响血液之正常运行，致使其滞留脉道之内，或溢流于经脉之外形成瘀血，然而有瘀血络阻于内，必有各种形式和症状反映于机体之外，诸如疼痛如针刺刀割，痛处固定不移，痛而拒按，或局部肿块，或见瘀斑瘀点，或面色晦暗，唇甲青紫，脉弦迟或涩滞，舌质紫黯等。在辨证中，无论是对症状、舌象、脉象，每抓住其关键性的一两点，即能准确诊断。他运用逐瘀攻坚、益气通络法治疗内外妇科的一些疑难杂症，喜加用走窜通络之虫类药，疗效明显。

4. 临证经验

朱可奇在工作中总结了一套中医理论应用于临床诊疗实践的指导方案，自拟处方六十多张，如运用补肾壮骨法调理青少年生长发育，散结通络法调节小儿性早熟，健脾祛湿法调理慢性脾胃病，益气通络法调治高脂血症及冠心病，宣肺祛瘀法治疗慢性阻塞性肺疾病，扶正化瘀法治疗各种肿瘤等，形成了自己独特的经验方。在临床治疗上取得了较好的效果。

三十一、刘云霞

1. 名医简介

刘云霞，1967年10月生，浙江乐清人，中共党员，主任中医师，硕士研究生导师。第七批浙江省名中医，杭州市劳动模范、浙江省医疗卫生系统优秀共产党员，第二批全国优秀中医临床人才。现任杭州市第三人医院肿瘤科兼中医科主任。任中华中医药学会综合医院中医药工作委员会委员、膏方分会委员，浙江省中医药学会中医经典与传承研究分会副主任委员、浙江省中西医结合学会肿瘤专业委员会常务委员、浙江省抗癌协会中医肿瘤委员会副主任委员、杭州市中西医结合学会肿瘤专业委员会副主任委员等职。

2. 学术渊源

1991年毕业于浙江中医学院中医学专业，毕业后分配至杭州市第三人民医院，先后从事中医科、内科和肿瘤科工作。2010 年、2012 年先后获浙江中医药大学和上海中医药大学博士学位。全国老中医药专家学术经验继承工作指导老师金亚城、徐珊的继承人。全国优秀中医临床人才项目培养期间先后师从王绪鳌、李学铭、陈意、连建伟等名家。参与整理、研究并继承了一脉相传的医学流派——蒋文照医学，从陈莲舫到蒋文照再到徐珊及其所指导的学生刘云霞为第 6 代。

3. 学术思想

刘云霞长期从事中西医结合内科临床、科研及教学工作，在恶性肿瘤的辨治上有独到的观点和特色。

（1）*寻因探源，以湿为重*：湿邪致病最广，肿瘤尤甚。江浙患者，癌之所成，多源于湿邪。盖江南之地，气候湿润，易生湿邪，朱丹溪言：“江南地土卑弱，湿热相火为病者最多。”其民喜食水产甘美之品，日久聚湿生痰。其人善思多虑，肝失疏泄，脾失健运，水湿内停。湿邪致病，徐而不骤，伏久化热，阻遏气机，气滞血瘀。湿热、痰凝、气滞、血瘀等久聚成积。积聚日久或化疗药毒损伤脾胃，运化失司，湿毒更甚。

（2）*临证诊病，以辨为先*：辨病辨证，中西并重。现代医学的实验室、影像、病理、分子基因等检查，是诊断分期和决策治疗的重要依据。临证首先辨病分期、辨证分型。手术、化疗、放疗、靶向、免疫治疗是恶性肿瘤的主要治疗手段，通过明确疾病的诊断和抗肿瘤治疗的不同阶段，运用八纲、脏腑、六经或三焦辨证，将中医药全程融入恶性肿瘤的综合治疗中。

（3）*扶正祛邪，以期为变*：《医宗必读》：“积之成也，正气不足，而后邪气踞之。”恶性肿瘤是全身疾病的局部表现，本虚标实之病，本虚为气血阴阳亏虚，标实为湿阻、热毒、痰凝、气滞、血瘀等。动态分析肿瘤不同时期正气与邪瘤的盛衰变化，在整体观和辨证论治思维指导下，遵循“虚则补之”“坚则消之”“结则散之”等原则，谨守病机，随证治之。强调“扶正不离祛邪”“祛邪意在扶正”。

（4）*遣方用药，以和为治*：肿瘤疾患每多寒热错杂，虚实夹杂，刘云霞临证处方严谨，寒热并用，攻补兼施，相反药物协调合用，平和之品相伍为用，用药性平质轻，作用缓和。如《辞源》注：“和，顺也、谐也、平也、不刚不柔也。”补非培本固脱，攻非大汗峻下，寒非苦寒直折，热非破阴回阳。如《素问 · 至真要大论》云：“谨察阴阳所在而调之，以平为期。”

（5）*饮食起居，以度为要*：刘云霞倡导饮食清淡，营养适度。强调湿重患者切忌大量饮水和粥汤。《备急千金要方》指出:“饱食过多，则结积聚；渴饮过多，则成痰癖。”多数肿瘤患者心情抑郁，睡眠障碍，喜卧懒动，刘云霞细心开导，鼓励其多运动，但不可太过，以舒畅为度。

4. 临证经验

刘云霞擅长中西医结合诊治胃癌、结直肠癌、肺癌、乳腺癌、甲状腺癌、鼻咽癌等常见肿瘤，及骨肉瘤、尤文肉瘤、恶性黑色素瘤等罕见肿瘤。在中医药减轻化疗毒副反应、抗肿瘤复发转移上有丰富临床经验和深入研究，中医药全程参与恶性肿瘤的综合治疗。

胃癌是最常见的消化道肿瘤，脾胃同居中焦，为气机升降之枢纽，胃癌的发生发展，究其根源在于脾胃虚弱，湿浊内生，气机阻滞，郁久化热。术后以脾肾亏虚为根本，治疗强调顾护脾胃为本，兼顾清热化湿，注重调节气机，防止复发转移。经验方益气补肾方抗胃癌术后复发转移的研究，获国家自然科学基金面上项目2项。

骨肉瘤好发于儿童及青少年，极易发生肺转移。禀赋不足，正气亏虚，邪气乘虚而入，随经络气血走行，深入骨髓，气血凝滞，经络受阻，伤筋蚀骨，日久结毒而成骨瘤。骨瘤初起，宜首辨阴阳；药毒伤正，当顾护肝脾；瘥后防复，重清肺固金。针对化疗或放疗引起的急性口腔黏膜炎，研制有效验方三草愈疡汤，获得国家发明专利。

三十二、李亚平

1. 名医简介

李亚平，男，1965年5月生，浙江平阳人，中共党员。浙江省名中医，第二批全国优秀中医临床人才。现任浙江省中西医结合学会秘书长，浙江省立同德医院主任中医师（二级），兼任中华中医药学会神志病分会常务委员、中药临床药理分会常务委员、内科分会委员、风湿病分会委员；浙江省中医药学会内科分会副主任委员、风湿病分会副主任委员、睡眠与情志疾病分会副主任委员等。

2. 学术渊源

李亚平1979年考入浙江中医学院，求学期间，得何任、吴颂康、陆芷青、徐荣斋等名师亲炙。1984年参加工作，先后师从国医大师朱良春，全国老中医药专家学术经验继承指导老师陆拯、胡荫奇，首批全国名中医范永升，浙江省名中医郑源庞，以及董浩、薛盟等名家。主攻心血管病、情志病、风湿免疫病等各科疾病的中医诊治。

3. 学术思想

治病务求其本，突出整体思想。李亚平认为“治病求本”内涵丰富，应从邪正斗争、病因学、病理变化和机转、突出整体思想四个方面加以正确、全面的理解。中医药治疗具有“标本兼治”、整体调治的独特疗效和优势，达到人体气血阴阳平和、脏腑功能健旺、身心俱健、内外和谐的目标。

（1）*辨证辨病结合，强调辨证为主*：主张注重辨证论治，重视辨病论治，延伸传统四诊手段。认为以辨证施治为指导，同时区别不同疾病，进行针对性治疗，才能提高疗效。以病为纲，证从于病，不能以偏概全，以辨证代替辨病。但必须强调以辨证为主，否则会影响整体疗效。在有证可辨的情况下，辨证用药是整个治疗的基础，而好的疗效则往往需结合针对疾病的辨病治疗。

（2）*燮理阴阳求平和，调治气血在于通*：认为阴阳维持动态平衡、和谐协调，是促进五脏安和，保持人体生命活力的重要前提。如若真阴亏虚于下，虚阳浮越于上，气血脏腑、升降出入，失其常度，则诸病丛生。生命以气血为本，辨证以气血为要，治病以气血为纲，必须在辨明气血虚实的基础上立法遣方用药。

（3）*百病皆可从脾论治，顾护脾胃即是固本*：不管外感内伤，无论表里虚实，在治疗中均应时刻顾护脾胃，倡健脾益气、补气升提、化湿运脾、温中补脾、补益心脾、清胃泻火、化痰健脾、养阴益胃、舒络和胃、消食导滞等理脾十法。并融合调和肝脾、温补脾肾、和胃降逆、滋养脾阴等法。

（4）*法遵仲景善用经方，勤求古训屡用达药*：仲景制方注重立法，方依法而立，法以方而传。读仲景书，不仅要“学其方”，还要“用其法”，更要“悟其理”。应遵章次公先生“发皇古义，融会新知”的遗训，临证之时，需师法不泥，灵活变通。

（5）*运用“治未病”理论，突出预防为主思想*：将“治未病”理论贯穿应用于疾病防治全过程。尤其在治疗心血管病过程中，密切结合现代医学一级预防、二级预防理念，发挥中医所长，防治并重。在“既病防变”方面，还应采取必要的提早干预措施。

4. 临证经验

（1）*冠心病的治疗*：强调遵循“四个原则”：一是以补为主，以通为用。确立益气通阳、活血通脉为治疗大法，自拟益气通阳活血汤。二是急则治标，缓则治本。把握“虚实相宜”“通补合度”的原则和标本兼顾的策略。三是谨守病机，重在辨证。四是整体调治，重视预防。

（2）高血压的治疗：围绕高血压虚实夹杂的证候特点和阴阳失和的核心病机，提出以益阴和阳、养肝滋肾，参以化痰、祛瘀、息风等为基本治法。在辨证分型证治基础上，结合现代药理研究成果，参用具有降压作用的中药。创制母子降压汤、益母降压汤等为基本方，配合辨证用药及综合调治，取得良好疗效。

（3）心悸的治疗：立足心悸“病本于心、关乎五脏”，以及心气不足、阴阳气血失和的主要病机特点，治疗上重视补心，调和气血阴阳。①心阳不足，温通心阳救逆；②阴阳两虚，滋阴通阳复脉；③心脾同病，补脾建中化饮；④心肾同病，滋肾温阳化水；⑤心肝同病，疏肝养血和营；⑥心肺同病，宣上通下逐饮。

（4）不寐的治疗：病证结合，以辨证为基础，结合辨病调整治疗用药策略，同时结合陆拯天癸理论，从调至神角度，配合辨证辨病用药，结合情志疗法。具体可分为：①谨守病机，首辨虚实；②病证结合，兼调情志；③调治脏腑，调理天癸。

（5）风湿病的治疗：融合前人认知，结合陆拯毒证论、朱良春治风湿理论和虫类药应用经验等，提出治疗四原则：①补虚为本，蠲痹为用；②抓住主症，随其所得而攻之；③痰瘀胶结，从毒论治；④久病入络，善用虫药。

三十三、周建扬

1. 名医简介

周建扬，1954年3月生，浙江宁波人，中共党员，主任中医师，浙江省、宁波市名中医。全国首届杰出百名女中医师，浙江省、宁波市名老中医药专家学术继承指导老师。曾任宁波市中医院内科副主任、医务科科长、治未病中心主任等职，现任宁波市老年医学会中医治未病分会主任委员。

2. 学术渊源

1983年毕业于浙江中医学院中医专业，同年进入宁波市中医院工作，从事中医药内分泌代谢疾病防治及中医体质学相关临床、科研及教学工作近四十年。自从事中医工作后，即师从全国名老中医药专家钟一棠，曾荣获“名老中医优秀继承人”称号。她将所学理论应用于实践，在临床工作中继承发扬、上下求索、开拓创新。2013～2016年，周建扬参与“钟一棠治疗疑难杂病经验的整理与研究”课题，并共同完成了全国名老中医药专家传承工作室“钟一棠名中医工作室”的建设任务；她致力于系统挖掘、提炼钟老的学术思想与临证经验，以宁波市特色科室“钟氏内科”第五代传承人之一的身份，坚守在宁波市非物质文化遗产“钟氏内科医术”传承工作的第一线，并于2016年加入钟一棠中医文化研究会，任副会长一职。

3. 学术思想

“中医治未病”思想是中医学的传世瑰宝，是中医学的突出优势之一，近年来已逐渐成为中医药新兴发展的方向与热点。作为省内首批把“治未病”及中医体质学理论应用到临床的中医专家，周建扬将多年对中医药代谢病防治研究工作的经验与中医“治未病”及体质学说、中医养生保健思想相结合，带队创建了宁波市中医院治未病中心。她以钟一棠老先生的百年养生之道为指导思想，提出了包括：中矩有节的起居养生观、持之以恒的运动养生观、谨和有味的饮食养生观、却病健体的食疗养生观、通补结合的外治养生观、治养互补的医疗养生观六方面的特色养生保健方案，称之为“养生六观”，指导临床的“治未病”诊疗工作。行医数十年来，周建扬始终勤勤恳恳，坚持跟师学习，致力于继承与发扬钟老的临床经验，并博采众长，虚心好学，形成了“调气养血补肾，治病之要；重视脾胃，着力升降润燥；理偏求和，相反相成；扶正固本，因势利导”的主要学术思想。

4. 临证经验

周建扬在临诊中善用规范化的中医体质辨识方法，结合红外热成像检查等先进设备，开展中医体质辨识工作，并对糖尿病、甲状腺疾病、女性内分泌失调疾病、肥胖、代谢失调等内分泌代谢疾病的中医内治外疗方面有独特见解和治疗手段。在用中药汤剂的基础上，还结合冬病夏治、冬病冬治、膏方调补等一系列“治未病”诊疗方法，为就诊人群提供个体化体质调护；在采用传统内服中药制剂进行体质调护外，她还积极推广中医外治法的临床应用，带领治未病中心同道在医院门诊开设的一百多平方米中医传统治疗室，针对不同体质的患者采用辨体施法，开展了熏蒸、拔罐、灸法、耳穴治疗、贴敷等十数种中医外治疗法。如用补气养阴之芪杞降糖汤加减治疗气阴两虚之糖尿病，起到稳定血糖、改善症状、预防并发症的作用；用疏肝理气、补血活血的内服制剂，结合灸法、熏法、贴敷等外治方法，治疗女性月经不调、不寐怕冷等症；用拔罐、耳穴治疗、灸法结合饮食运动疗法、内服祛湿补气等方法治疗肥胖症等，使中医学这一瑰宝得以充分发挥她的作用，为广大老百姓带来价廉效佳便捷的治病疗体强身方法。

三十四、胡万华

1. 名医简介

胡万华，男，1960年7月出生，浙江温州鹿城人，中共党员，第七批浙江省名中医，浙江省优秀医师，温州首位中西医结合主任医师，温州市首届瓯越名医，温州市名中医，首届温州市民心目中的好医生。曾先后担任温州市中医院内科主任、神经内科（脑病科兼神志病科）主任，温州市中医院神经内科创始人。国家中医重点专科（神志病科）、浙江省重点专科（脑病科）学科带头人。

2. 学术渊源

胡万华之祖父及大姑均为永嘉县“回春堂”名医，主攻内科杂病，声名斐然。胡万华自小耳濡目染，立志学医。他17岁进入温州制药厂，后考取温州医学院临床专业，在大学期间他自学中医基础理论，1984年毕业被分配到温州市中医院工作，逐渐对心脑血管疾病产生浓厚兴趣。至浙江省中医院进修期间，师从浙江省国医名师裘昌林，深受裘教授“辨病与辨证相结合，躯体疾病与心理疾病同治”理念影响。其以西医为经，中医为纬，极其重视诊疗的实效性，逐渐形成了“中西合璧”“先辨病再辨证”“谨守病机而善思辨”“个体化与求衡性相协调”的学术思想和临证特色。

3. 学术思想

（1）注重先辨病（中医）再辨证：中医临床思维应是辨病（中医）—辨证—辨病（西医），但目前临床现状是“辨病（西医）—辨证”思维模式，往往忽视了先辨中医“病”这一重要环节，多针对西医诊断去思考中医治疗，有的病可以治好，而一些疑难病证则疗效不佳。

（2）重视“三因制宜”及辨证论治的个体化：胡万华认为中医治疗要想有效，除了辨证准确外，还需了解患者当时所处的环境、气候、体质和具体情况，即“三因制宜”，进行选方与加减选药。此外，中医思维方式与观察方法具备宏观性、整体性和综合性的特点。现代中医提出了辨病（西医的病）与辨证相结合的思维方式，是适应社会发展需要的，亦提高了中医诊治水平。但是忘记中医宏观辨证这个根本理论，临床上亦会出现问题，故应个体化辨证论治。

（3）中西医结合思想贯穿诊疗始终：胡万华认为中医之核心是聚焦于整体观及个性化的辨证论治，需谨守病机，采异病同治或同病异治之法，根据疾病的不同情况，结合内治法与外治法。同时，其强调在疾病的认识和中药的运用方面可结合现代医学的相关研究，尤其可以借鉴中药药理研究成果。

（4）*谨守病机，异病同治*：胡万华认为谨守病机、异病同治是中医“治病必求于本”的重要原则。不论是中医还是西医，只要诊断明确的病，如果出现某阶段相同的证候或属于相同的病机，均可用同一种治法治疗。

（5）*求衡性治疗原则*：疾病有时十分复杂，寒热错杂亦多常见，可出现表里、上下、脾胃、肾阴肾阳寒热错杂等。若不仔细辨证，则容易丧失治疗时机。胡万华认为，治病旨在以诊察病证、分辨病机为基础，力求阴阳寒热虚实平调。

4. 临证经验

（1）*精研气虚血瘀学说*：胡万华以治疗中风病著称，认为缺血性中风多由气虚，血瘀脑脉痹塞引起。气虚是中风发病之本，因虚致瘀、脉络痹塞是中风病的病机关键。据此胡万华在补阳还五汤的基础上加减化裁，组成中风1号方，功能气行、瘀消、络通。

（2）*运用风寒热痰瘀理论辨治面神经疾病*：胡万华根据多年治疗面神经疾病的经验，提出“风寒热痰瘀理论”，将病理因素与遣方用药、针灸拔罐等技术紧密结合，并强调同病异治的重要性，临床使用不出其左右。

（3）*针对偏头痛，独创颅痛饮*：胡万华认为痰瘀型是该病最常见的证型，祛瘀通络是其基本治疗原则。颅痛饮祛瘀通络息风，在治疗偏头痛、顽固性头痛方面效如桴鼓。

（4）*重视情志调节，独创解郁方*：针对脑卒中后抑郁、偏头痛伴焦虑状态、帕金森病抑郁患者，独创解郁方。以发挥疏肝解郁、行气活血之功效。

（5）*在脑病中活用虫类药*：虫类药具有息风止痉、活血通络、去瘀生新止痛等功效，胡万华结合现代药理配伍使用，对脑梗死、血管性头痛、三叉神经痛、面神经麻痹、癫痫、血管性痴呆等脑科常见病疗效甚佳。

三十五、郭兰中

1. 名医简介

郭兰中，1965年10月生，浙江东阳人。中共党员，主任中医师。第七届浙江省名中医，金华市最美科普人，金华市劳动模范。曾先后任东阳市中医院书记、东阳市妇幼保健院院长、书记等职，兼任中华中医药学会综合医院中医药工作委员会常务委员、浙江省中医药学会内科分会常务委员、浙江省中西医结合学会肾脏病专业委员会副主任委员等。

2. 学术渊源

郭兰中科班出身，1987年毕业浙江中医学院，曾师从国家级名老中医李学铭教授，得其真传，在临床上有较高造诣。20世纪90年代初，他白手起家在东阳市创建中西医结合肾脏病专科，该学科先后被评为浙江省中医重点学科和国家级重点专科。由他主持完成的“中国农村肾脏病流行病学调查分析”课题在第三届国际肾脏病会议（新加坡）大会交流，在《国际肾脏病杂志》2005年第四期发表，填补了国内农村肾脏病流行病学调查的空白，为肾脏病的防治奠定了基础。

郭兰中是金华市地方制剂“九味头”的非遗传承人，他博采众长，格外注重脾胃调理。

3. 学术思想

郭兰中从医30余年，以崇高的医德和精湛的医术救治了大量肾病患者；在中医肾病诊治方面，提出了“脾肾同调，从脾治肾”的创新思路；采用“清补相合”治法。

（1）“四结合”的诊疗模式：体质辨证与病理因素辨证相结合；整体宏观辨证与微观辨证相结合；中医与西医相结合；辨证与辨病相结合。在体质辨识基础上，结合气滞、血瘀、痰浊、浊毒、湿热等病理因素，审证求因，辨证论治。从理化检验、肾脏病理表现等角度切入，宏观层面辨证结合微观层面辨证，做到中医个体化治疗。古代对疾病的认识与现代检查检验手段相结合，即西医辨病与中医辨证相结合。

（2）“扶正祛邪、标本兼治”的诊治理念：肾系疾病多病程日久，缠绵难愈，病机多本虚标实，正虚为本，邪实为标，后期多虚实夹杂。本虚多脏腑气血虚弱，主要与肺、脾、肾之不足有关，尤以脾肾虚衰为主；实邪常见于外感、气滞、血瘀、痰浊、浊毒、湿热等。郭兰中重视脾肾虚损在慢性肾病发病中的作用，常脾肾双补，脾肾两脏互促互助，补先天以养后天，补后天以滋先天。因肾系疾病久病多虚，肾之泄浊、脾之运化功能障碍，精微不摄而下注，水湿内留，郁而化浊，且久病多瘀，瘀浊内阻，故治以祛邪，消瘀泄浊，使邪去正安。

（3）“擅用经方、用药精简、中病即止”的用药特点：郭兰中遣方用药以辨证为基础，法从仲景、东垣，用药简练精准。临床诊疗注重三因制宜，即因时、因地、因人制宜，根据季节变化、属地特点及患者体质辨识而用药有别；

辨证辨病相结合，在实际工作中，擅用药对，提高疗效。

2022年底新冠疫情流行期间，郭兰中结合彼时江南适逢阴寒多雨及江南多湿的地域特点，认为该轮疫情可归属“寒湿疫”，紧扣核心病机，针对高热、咽痛、咳嗽等常见症状和不同的人群，立足寒湿，发挥中医药特色优势，创制东疫病一号方、东疫病二号方分消走泄，在疫病急性期治疗中取得了显著的临床疗效。

4. 临证经验

郭兰中擅从中西医结合角度治疗肾系疾病，肾系疾病病位在肾，可涉及五脏六腑，病性多本虚标实，肾虚为本，后期五脏气血阴阳俱虚，标实多为气滞、血瘀、痰浊、浊毒、湿热等，“扶正祛邪”为根本治则。

郭兰中对使用激素的肾病综合征患者分阶段、中西医结合治疗，中医药的参与，一方面可使患者的症状体征得以消减，提高机体免疫功能，部分中药具有减轻蛋白尿及替代激素疗效的作用；另一方面，中药可减轻激素副作用，拮抗激素减量、停药后的反跳现象。对于反复发作及不适合手术或体外碎石的肾结石患者，中医药治疗有其独特优势，可用石韦散为基础方加减化裁，清热利湿贯穿始终，气血同调，辨证加减止痛药物。针对儿童过敏性紫癜性肾炎，不可见血止血，重视扶正祛邪兼顾，擅用风药，祛风活血。在IgA肾病治疗过程中，郭兰中注重活血止血、化瘀通络，“止血不留瘀”。郭兰中用膏方调治慢性肾病时，着重补肾，兼顾脾胃，调补后天以资先天，兼顾次证，调和气血。自拟“扶正泄浊方”，作为基础方加减应用于慢性肾衰各期辨证为虚实夹杂、湿浊瘀阻者。自拟“固肾利湿汤”治疗复发性泌尿系统感染治疗，补益脾肾、清热利湿，兼以活血理气，调畅气机，攻补兼施。

三十六、黄琦

1. 名医简介

黄琦，1961年9月生，浙江杭州人，中共党员，浙江省名中医，主任中医师，二级教授，博士研究生导师。任浙江省中西医结合学会副会长、糖尿病分会主任委员，浙江省中医药学会副会长、老年病分会主任委员，中华中医药学会治未病分会副主任委员。担任省中医药重点学科内分泌学学科带头人，浙江省中医治未病保健中心主任。曾任浙江省中医院党委书记。

2. 学术渊源

黄琦1984年毕业于浙江中医学院。求学期间，获湖州名医朱承汉先生教诲与真传。毕业后，在浙江省中医院从事中医内科。跟随首批全国名中医、浙派中医·钱塘医派代表人物杨继荪先生学习。牢记“论医讲学，力学笃行传医道”宗旨，跟师期间谨记“谨严求实、术精德高”之教诲，倾心钻研医学经典。后于浙江大学、澳大利亚新南威尔士大学进修现代医学，专注于中西医结合内分泌与代谢疾病防治，着力临床研究，挖掘中医药防治糖尿病的科学依据。集各家之长，衷中参西，在四十年临证中逐渐形成了“四元合辨”“施方稽考”“整合叠加”等学术思想和临证特色。

3. 学术思想

临证秉持辨证施治，审症求因，治病求本，提出四元合辨的诊疗模式——以体为本、以证为基、以病为参、以症为据，即体证病证四元的多角度、多层次恒动观中医思辨方式。首先，黄琦据《灵枢·逆顺肥瘦》“黑白各为调之，血气调和，端正敦厚”，强调体质学说之关键，指出禀赋不足、居食不节、体质偏颇是病证发生进展的首要因素；证型是体质偏颇的进展演变，是“病之人”的体现，通过八纲辨证纠正虚实寒热是立方之基；借助现代医学手段丰富“中”之病证，中西参合，不拘泥于临床症状的改善，同时力图具体指标趋于正常。

大量收集中医经典与名家医案，师古而不泥古，创新不离宗，总结其遣方经验，取其法而拓其适用，不论经方时方，切以对证为先均为良方，内化升华以求方清灵，此谓施方稽考。此外，积极探索中医药防治的科学依据，利用生物信息学与基因测序手段筛选中医病证的分子水平改变，寻找“证”之源头，筛选中药化合物的核心有效成分，是以挖掘“功”之内涵，均取得了可观成果并发表多篇SCI收录论文，希望通过现代科学手段指导中医临床遣方用药，此谓整合叠加以发扬祖国医学之精华。

继承与丰富“阳常有余，阴常不足”与“气有余便是火”理论。一者，提出现代社会中阳常有余是“六气皆能化火”“五志过极皆为热甚”理论的渐变，而心君不宁，七情所感引动的“相火妄动”是导致阴精耗损的重要原因，以滋阴降火为治疗原则，清泻相火以顾护真精。再者，据李东垣之“火”为元气之贼之观点，“火与元气不两立，一胜则一负”，相较内火之阳升太过而言，中焦升清不能，累及肾脏蒸化，以致精微润泽之气不行，是以临证虚证多立足于气阴两虚，补益不能图峻猛从速而一味投补气助阳之品，而应取益气养阴之法源远流长，甘温之法中当添甘寒之滋润。

4. 临证经验

黄琦善治内分泌代谢疾病。认为消渴夙疾经年历久难以痊愈，当以动态观思辨审视，以病程中变证为要旨。消渴仍可分，脾瘅肥满，消瘅势峻，二者传化演变为消渴。消渴起于中焦，终于脉损，消渴病程如同春夏秋冬四季更替，即“土壅生热，郁久致虚，变从痰瘀”，提出“补清化消”治消四原则。久病必瘀，消渴治之不论早晚、不拘固方，当须理血，以利夙瘀。此外，临证之中消渴以气阴两虚多见，在《备急千金要方》生脉散基础之上，演化创立“三参汤”共奏益气养阴之效，并添化瘀行畅之功。同时，基于科学实验，提出一系列经验用药的化裁加减，有助西医治疗的增效减副。

在治疗肥胖方面，黄琦结合刘完素之玄府理论，归纳多年临证消脂轻身经验，创“健脾祛浊饮”应对腹型肥胖及伴随之慢性疾病，力从健脾化湿、祛痰化瘀标本并施，收效显著。

在治未病方面，黄琦针对糖尿病前期、糖尿病期及并发症期，采用体质辨识、辨证施治，通过饮食（药膳）、运动、外治、中医处方，建立未病先防、既病防渐、已病防变、病瘥防复的治未病慢病防治管理模式。

三十七、鲁盈

1. 名医简介

鲁盈，1962年5月生，浙江杭州人，主任中医师（二级岗），博士研究生导师，浙江省名中医，浙江省名中医传承人项目指导老师。曾长期担任国家中医药管理局“十一五”肾病重点专科协作组大组长、杭州市中医院肾病科科主任。现任浙江省立同德医院肾病科科主任，中华中医药学会肾病分会副主任委员，中国中西医结合学会肾病分会常务委员、浙江省中医药学会常务理事、国家自然科学基金通讯评审专家等学术任职。

2. 学术渊源

鲁盈1985年毕业于浙江中医学院中医系，同年入职杭州市中医院，2011年作为人才引进到浙江省立同德医院工作。曾于1995年2月～1996年8月前往北京大学第一临床医院肾内科及北京大学肾脏病研究所研修肾脏病临床和实验研究。1999年10月作为访问学者前往法国国立健康及医学研究第489所（INSERM Unite 489），研修期间因工作出色，获法国医学科学院全额奖学金资助就读法国巴黎第七大学Bichat医学院，2001年底毕业获硕士学位。2004年2月至8月在上海交通大学附属仁济医院风湿免疫科进修。鲁盈医师临床耕耘近

40年，根植中医，勤于钻研，善于接受现代先进的临床诊疗技术，融会贯通运用到中医临床实践中，逐步形成了自身的行医风格和学术经验。

3. 学术思想

（1）追求“精准”辨证，提高中医疗效：善于通过微观辨证将中医“肾”与西医“肾”有机结合，以获取更精准和具时效性的中医辨证。鲁盈医师善于利用现代科学技术尽可能早地察觉一些细微的、潜在的变化，将中医宏观辨证的时间点前移，并使辨证依据尽可能客观化和量化。在治疗上针对慢性肾脏病病因复杂，病情迁延，病程漫长，最终导致尿毒症，预后差，且治疗手段有限的难点，主张运用络病理论诠释其中医病机，提出治疗上需把握“通”与“补”的辨证关系，活血通络应贯穿治疗始终。

（2）从关键病机入手，发挥中医优势：慢性肾脏病多属于难治性中医病证，把握关键病机，往往可以成为破解临床难题的重要途径。比如狼疮肾炎是横跨风湿和肾病两个领域的疾病，治疗难度大，是尿毒症重要的源头疾病。鲁盈医师针对狼疮肾炎易复发、难控制的特点，认为“风湿”和“瘀血”相互关联是导致疾病病情反复发作、迁延难愈的中医关键病机，创新性地提出“瘀血”可能是导致患者激素耐药从而影响疗效的关键，并进一步通过实验研究证实活血化瘀中药能逆转狼疮肾炎患者的激素耐药，阐明了中药协同西药增效的作用机制。

（3）提出“管治并行”的慢性肾功能衰竭中医防治策略：慢性病的治疗是一个漫长的过程，借助现代科技手段，将中医知识渗透到患者的日常生活和治疗行为中，可达到更优的临床疗效。鲁盈医师认为应转变医生只注重药物治疗的行医理念，提出“管治并行”的防治策略，主张建立以中医药为主的集患者教育、中医药辨证治疗、医护指导下的自我管理与康复保健和心理干预等为一体的中医随诊治疗模式，同时借助计算机信息管理技术实施有效的动态化管理。

4. 临证经验

鲁盈医师对狼疮肾炎的诊疗颇有造诣，主张重视维持期治疗，认为难治“愈”、高复发、易进展为其特点，因此，该阶段是防治病情进展至尿毒症的关键时期。提出此期主要病机有三：其一，因急性期机体受热毒所伤，加之大量精微物质流失（尿蛋白、红细胞等），及大剂量激素的使用，耗气伤阴，常见气阴两虚之证候。其二，狼疮肾炎的病理基础是小血管炎，具备了中医络病之特点，“瘀血阻络”成为该期重要的病理机制。其三，“风湿”是狼疮性肾炎维持期病情复发的关键病机，但由于其临床表现较为隐匿和不典型，容易被疏忽。治疗上主张重在益气养阴、活血化瘀、祛风清利，选药组方多补中有疏，通中寓补，通补兼施。

肾衰病是常见的慢性肾脏病证，本虚标实是其主要中医病机。鲁盈医师认为本虚以脾肾气虚为主，标实则以瘀血、湿浊最为多见，形成因虚致实，因实致虚之恶性循环。提出“扶正气，重在脾肾；祛邪实，主攻瘀血和湿浊；重辨证，贵在衷中参西”为治疗原则，善用黄芪资后天以补养先天，六月雪、积雪草清利活血等，组方重在健脾益肾，活血化瘀，利湿泄浊。

三十八、叶人

1. 名医简介

叶人，1968 年 6 月出生，浙江温州人，温州医科大学附属第一临床学院中医系副主任、中医内科学教研室主任、硕士研究生导师。中国民主促进会会员，浙江省第十三、十四届人大代表，第三批全国老中医药专家学术经验继承人，第三批全国优秀中医药临床人才，首批浙江省中青年临床名中医，第八批浙江省名中医，温州市名中医，温州市“551 人才”。

2. 学术渊源

叶人，1990 年 7 月毕业于浙江中医学院中医专业，在温州医科大学附属第一医院从事中医内科临床、教学与科研工作 30 余年。毕业实习期间跟师省名中医、中医肾病专家程锦国教授；全国第三批师承学习期间主要师从浙江省名中医、脾胃病专家蔡慎初教授，攻读中医内科硕士学位期间师从省名中医、心血管专家程志清教授；在省中青年名中医培养计划研修期间跟师范永升教授、连建伟教授等中医名家；在国家优才项目研修期间又先后拜师颜德馨后人颜新、杨乾麟老师，得孙光荣老先生指点。在跟师学习与反复临床实践中，对中医内科多种疾病的治疗均有心得。

3. 学术思想

从学生时代的中医系统学习到走上工作岗位参加的各种学习、研修、培养计划，叶人始终非常重视四大经典的学习与研读，擅长用经方治疗各种内科杂病。

（1）极为重视后天之本“脾胃”：在错综复杂的病情中，善于把握主要矛盾，纯熟运用“上下交损，当治其中”的理论，从脾胃着手，调治五脏疾病，在临床上践行先贤“五脏不足，调于胃”“四脏有病亦必待养于脾”“故善治脾者，能调五脏”“治脾以安五脏”理论，在内科难治性疾病的治疗中取得较满意的疗效。

（2）重视“二少阳同治法”：清代何秀山在《通俗伤寒论》蒿芩清胆汤的按语中指出：“足少阳胆与手少阳三焦合为一经。其气化，一寄于胆中以化水谷，一发于三焦以行腠理。若受湿遏热郁，则三焦之气机不畅，胆中相火乃炽。”即胆经与三焦经同属少阳，所以“合为一经”。三焦壅滞，胆郁痰阻是内科许多疾病的基础病机，特别是失眠、代谢综合征、风湿免疫病的主要病理基础，临床重视畅达三焦、清胆化痰，保持气机的上下、表里通达，才能祛除病邪，维护人体的健康状态。

（3）重视中西医高效的结合：从仝小林院士提出的“态靶辨治理论体系”中得到启示，认为采用中医疗法“调态”，采用西药“打靶”，中西医结合的目的是用最少的西药用量达到最好的临床疗效，甚至最终可以停用一些现代医学认为需要终生服用的药物。

4. 临证经验

代谢综合征是指人体的蛋白质、脂肪、碳水化合物等物质发生代谢紊乱的病理状态，是一组复杂的代谢紊乱症候群，是导致糖尿病、心脑血管病的危险因素。临床常见有肥胖、高血糖、高血压、高脂血症、高尿酸血症、脂肪肝等。这些病证或单发或合并多发，患者需要长期服用多种药物达到降压、降糖、降脂、降尿酸及保肝降酶等目的，这给患者造成沉重的经济负担与精神压力。代谢综合征最常见于痰湿体质，最基本病机为脾虚肝郁，湿浊壅滞，痰瘀互结。“二少阳合治法”用来指导代谢综合征的治疗，常收良效。用和解少阳的小柴胡汤，合方分消走泄通三焦的温胆汤及调气和血、渗湿健脾的当归芍药散作为基础方，加减治疗代谢综合征。如糖尿病加槟榔、厚朴、草果；高脂血症加红曲、荷叶、生山楂；高血压加天麻、蒲黄、僵蚕；高尿酸血症加蒲公英、川牛膝、薏苡仁；脂肪肝加女贞子、制鳖甲、三七。

三十九、汤军

1. 名医简介

汤军，1966年1月生，浙江兰溪人，医学硕士，毕业于浙江中医药大学。中国国民党革命委员会浙江省委员会委员，主任中医师，浙江省中医院中医内科主任兼治未病科主任，宋康全国名老中医药专家传承工作室主任。浙江省名中医，第四批全国老中医药专家学术经验继承人，第三批全国优秀中医临床研修人才，国家中医药管理局中医药文化科普巡讲专家，世界中医药学会联合会中医临床思维专业委员会副会长，海峡两岸医学交流会睡眠专业委员会副主任委员，中华中医药学会膏方分会副主任委员，中华中医药学会体质分会、治未病分会、科普分会常务委员，浙江省中医药学会体质分会主任委员。

2. 学术渊源

谨遵先贤“勤求古训，博采众长”，曾师从多位多学科中医名家，并在此基础上有所创新。汤军出生于医学世家，曾外祖父清末在兰溪诸葛八卦村一带行医，外祖父吴锦文民国时期在兰溪开设“春松堂”，母亲、舅舅、舅母、姨夫均从医。受各位长辈影响，汤军高考第一志愿报考浙江中医学院。大三教学实习时追寻先人足迹来到兰溪，跟随张山雷先生再传弟子吴恨非老师学习。1988 年入职浙江省中医院，工作伊始即跟随徐志瑛老师抄方，2008 年作为第四批全国老中医药专家学术经验继承人师从宋康老师，2012 年考取第三批全国优秀中医临床研修人才，继续师从宋康老师、徐志瑛老师，同时还有幸跟随院士、国医大师王琦教授、中华中医药学会学术顾问温长路教授、上海著名蔡氏妇科第八代传人黄素英主任中医师学习。目前仍在“王琦书院”继续深造。

3. 学术思想

（1）*推崇“扁鹊”全科思想及整体观念，分科不分家*：故在遵循中医整体观念及辨证论治基础上，内外妇儿、已病未病，兼收并蓄。

（2）*不唯独辨证论治论*：运用王琦院士“三辨模式”“主病主方论”，深入研究“寤寐”生理机制及不寐病机，提出“卫气寤寐节律系统”，为临床运用交合安魂汤治疗不寐奠定了理论基础；选择经典方或自拟方制定风咳、肥胖、汗证、胃脘痛、泄泻、便秘、湿疮、瘾疹等的主病主方。

（3）*对《内经》“能毒者以厚药，不胜毒者以薄药”有新的诠释*：汤军认为其不仅指体质强壮者适合作用强烈的祛邪药物、体质瘦弱者适合作用柔和的祛邪药物，同时也是指患者在疾病不同阶段对补益药的耐受程度及补益药的补益强度。具体体现在疾病急发期至缓解期的序贯动态遣方用药。

（4）*发展蔡氏妇科育肾助孕周期调治法*：在祖传秘方基础上加以改进，除用于备孕调理外，主要用于经水早断诸证（卵巢早衰）治疗。

（5）*膏方运用*：在冬令膏方基础上，倡导四季膏方治未病，运用于内、外、妇、儿各科。

4. 临证经验

擅长运用中西医结合方法处理内科常见病、多发病、疑难病，尤其对呼吸系统疾病反复感冒、过敏性鼻炎、慢性咳嗽、哮喘、慢阻肺、支气管扩张、肺纤维化、烟草依赖有较好疗效，对失眠、肥胖、高脂血症、慢性肝病、女性月经不调、更年期综合征等内科妇科杂病疗效有独到之处。如玉屏风法由“薄”至“厚”序贯疗法在肺系疾病中的运用。肺系疾病发作至缓解期用扶正固本药（方）应循序渐进，从攻（祛邪—清肺化痰）到缓攻缓补（驱邪扶正—清肺化痰兼益气固表），再到补（扶正—补肺健脾益肾）。一张玉屏风散，延伸为玉屏风法，可以化裁出由薄到厚4张处方，适合不同阶段：①慢支急发用人参叶、苍术、防风。②好转期A用太子参或黄精或淫羊藿、白术、防风。③好转期B用生黄芪、白术、防风。④缓解期用炙黄芪、白术、防风基础上加人参、蛤蚧、冬虫夏草、金匮肾气丸。

防治结合，内外治结合，擅长各类疾病缓解期的固本治疗即冬病夏治、冬令膏方、四季膏方。

潜心中医体质研究，擅长体质评估，擅长用中医养生方法综合调理偏颇体质与亚健康状态。

四十、沈一平

1. 名医简介

沈一平，1960年12月生，浙江杭州人，中共党员，主任中医师，浙江省名老中医。兼任中华中医药学会血液病学会常务委员、中国民族医药学会血液病分会常务理事、浙江省中医药学会血液病分会主任委员、浙江省免疫学会血液病分会常务委员、浙江省中西结合血液病分会委员、浙江省抗癌学会血液淋巴肿瘤专业委员会委员等职。

2. 学术渊源

沈一平师出科班，1985年毕业于浙江中医学院，求学期间发现中医学的博大精深。毕业后至浙江省中医院中医内科工作，师从吴颂康先生。吴颂康先生善于将《易经》理论与中医传统思想理论相结合，精于“五运六气”。沈一平崇古而不泥古，取精华而扬其芳华，在前人经验及研究成果上大胆探索，临证中强调“阴阳对立统一”“五行生克制化”以及“天人合一”观念，善用“和法”，重视脾胃“卫气”，灵活辨证辨病，以达到治疗血液顽疾之目的。

3. 学术思想

（1）“观病入髓、辨病入微”的诊疗模式：沈一平认为血液病之发生多为顽疾，在古代当属“膏肓”之病。对于疾病的认识，传统的望、闻、问、切之法难以充分探知，且较难辨析“病复”之变化。强调中医血液病的诊治应当辨证和辨病相统一，两手齐抓。在充分认识疾病性质的前提下，从整体论治，结合气血、阴阳、脏腑、八纲灵活辨治。

（2）“谨守病机、守正固本”的诊治理念：肾为先天之本，脾为后天之本。血液病病入髓骨，殃及脾胃“卫气”，致使脾不健运，肾气不鼓。沈一平在诊疗中，强调要清楚辨析疾病的病因病机，尤其对于血液病西药治疗中可能出现的混杂“假证”需要予以认知，切不可犯虚虚实实之戒。用药中，沈一平尤其重视顾护脾胃，强调“盘活中路，则周身皆动”，在祛邪化毒的基础上，擅以理气健运、固护卫气，以防邪凑。

（3）辨证辨病、灵活用药：沈一平认为“辨证”和“辨病”是目前中医血液病诊疗行为中密不可分的步骤，用药亦是如此。古有“尝百草”“试百药”而“先知”，当代中医之处方用药，在坚守审证求因、辨证论治的基础上，同样需要灵活用药，结合药理学研究和中药之“四气五味”而合理配伍。对于顽疾和难病，同样需要药专力宏，并兼顾脾胃正气。

4. 临证经验

沈一平擅长血液病的中医治疗，尤其是老年白血病、出凝血疾病、骨髓衰竭性疾病方面，有独特见解。沈一平认为老年白血病患者以气阴两虚者多见，且化疗后表现为气阴大伤，提出“固阴清毒”之法，在抗白血病七味汤基础上加减化裁而成抗白延年汤1号方和2号方（其中1号方以清热解毒为主，佐以益气养阴，多用于化疗期；2号方以益气养阴为主，佐以清热解毒，多用于化疗间歇期和化疗后）。“风者，百病之始也”“风者，百病之长也”“八风发邪，以为经风，触五脏，邪气发病”。由此沈一平认为风邪是慢性免疫性血小板减少症患者起病的先导，其他邪气往往依附于风邪而侵袭人体，病情迁延不愈，风邪转化为热毒之邪，入血伤络，日久损及人之正气。沈一平强调以祛风清热解毒、止血为治疗大法。沈一平认为慢性再生障碍性贫血的基本病机是脾肾亏虚，但同时强调“伏毒”在再障发病中的作用，常在补肾填精、益气化瘀之时，灵活给予清宣解毒之品，以防外邪引动“伏毒”而致疾病加重。

四十一、陈洪宇

1. 名医简介

陈洪宇，1971年11月生，浙江杭州人，中共党员，主任中医师，博士研究生导师，浙江省名中医，浙江省名老中医药专家传承工作室专家，国医大师王永钧学术经验继承人。获首届中国中西医结合青年贡献奖，浙江省五一劳动奖章、杭州市十大青年英才等荣誉称号。现任杭州市肾脏病医院院长，国家临床重点专科、国家中医药管理局重点学科 / 专科学科带头人，国家中医药管理局重点专科肾病协作组组长。

2. 学术渊源

陈洪宇毕业于浙江中医学院（现浙江中医药大学）中医系本科，师从国医大师王永钧，2005年获得中医内科学博士学位。毕业后在杭州市中医院工作，长期从事中医内科及中西医结合肾病的临床、教学及科研工作。深得王老之真传，为其主要学术思想继承人。近三十载从医光阴中，精研理论、博采众长，学古而不泥古，重视理论与实践的传承创新，学术上形成了“法古融今、西为中用、审病求因、病证结合、宏观与微观并重、见微需知病萌何处”的独特风格。

3. 学术思想

（1）治病必求本，肾虚非本证：前人言肾炎病本多属“虚”、病标多夹有“邪”。临证遇及慢性肾病，不能一概以“肾虚”治之，而忽略了其“实证”的辨识，如风、寒、湿、热、疮毒、水毒和瘀血等外邪或内生邪，以上诸邪皆能戕害肾脏，若邪稽日久或反复感邪，均可损伤正气，进而因实致虚，形成虚实夹杂之证。故在慢性肾病早、中期阶段，其病机总体趋势是以“因实致虚”多见，而在中、晚期，则以“因虚致实、虚实夹杂”多见。治病必先求于本，应审症求因，将证候的病因、病性、病位、病情、病势综合起来做出全面而统一的阐释，勿将慢性肾病一概“从虚论治”。

（2）外风与内风并治：风湿扰肾的病机变化随病情发展，由肾失封藏可逐步进展到肾失主水、司开阖、泌别清浊功能，久之则内扰肾络，形成局部微癥积，是一个动态演变加重的过程。肾病诊治需重视风湿之“外风”，亦需重视肝风之内风。因肝肾同源、水不涵木，肝的疏泄与风的开泄之性，均可干扰肾主封藏，使尿中精微物质外泄增多，加重肾病病情。若风湿或肝风扰动肾的封藏职能，初始可见泡沫尿，并可逐步加重，导致肾功能减退、血压增高、水肿、尿少、溺毒内留等，因此强调辨证存在内外风合邪扰肾，就应内外风并治。

（3）见微知著，已病防变：对于复杂难治的肾病如糖尿病肾病一定要树立“治未病”的临床思维，重视微观辨证，提倡疾病的早防早筛早治。如在糖尿病肾病早期以清热养阴调血为主，清热养阴时注重调节阴阳平衡，注重滋阴不碍气，清热不伤阳，益气不伤阴，顾护中焦脾胃；进展至糖尿病肾病中晚期则注重祛风湿、化痰浊，权衡邪正，先安未受邪之地，延缓疾病进展。

4. 临证经验

陈洪宇擅长以中西医结合手段治疗各类原发性肾病及糖尿病肾病、高血压肾损害、尿酸性肾病等继发性肾脏疾病。临床往往兼顾肝脾，攻补兼施，善于发现肾病的主要增恶因素，辨证准确，在固本的基础上尽早应用祛风除湿、平肝息风等药物，及时截断，甚至逆转病情。陈洪宇在临床用药上善用药对，如黄芪－当归、三棱－莪术、女贞子－墨旱莲、芡实－金樱子、穿山龙－汉防己、桑寄生－石决明、菟丝子－淫羊藿、地龙－僵蚕等。经过长期临床实践，证实无明显不良反应，安全性高，且对肾脏病具有多靶点、多环节的治疗作用。对于慢性病，陈洪宇强调日常饮食养生调护，不仅强调十二时辰养生的重要性，更注重四季变换，甚至节气、昼夜更替，春季宜疏肝升阳，夏季宜醒脾祛暑湿，秋季宜养阴，冬季宜补肾益精，并由此拟定了四季茶饮方。善用中医外治法治疗慢性肾病并发症，利用熏蒸、足浴等多种方式自创相应组合改善肾病患者瘙痒、水肿、湿疹等症状及并发症。

四十二、柴秀娟

1. 名医简介

柴秀娟，1962 年 2 月生，浙江杭州人，中国农工民主党党员，主任中医师，浙江省名中医。1985 年毕业于浙江中医学院中医系，获学士学位，就职于浙江省中医药研究院临床研究所呼吸病研究室，后担任浙江省中医药研究院临床研究所呼吸病重点实验室（省级）主任。2001 年至浙江省立同德医院肿瘤科，从事临床工作。2002 年毕业于浙江中医学院，获硕士学位。2004 年 8 月起至今在浙江省立同德医院呼吸科工作，担任医疗组长。

2. 学术渊源

柴秀娟求学期间，获名医何任、吴松康、徐荣斋等先生的教诲与真传，深得祖国医学之精华。毕业后至浙江省中医药研究院临床研究所工作，初期师从虞小霞和党聚兴两位老师。虞老师是全国首届西学中学员，中医临床师从施沛堂老师。党聚兴老师是 1965 届上海中医药大学毕业生，后师从国家级名中医宋康和徐志瑛两位教授。宋教授在呼吸系统疾病的临床和科研方面均具有独到见解，独创止咳十法等，取得显著临床疗效。徐教授在疑难杂症和急重症的治疗上，强调中西并重，巧用现代科学；不拘病名，合理辨证，灵活施治，疗效显著。

3. 学术思想

（1）多元思辨的主张：柴秀娟主张临床辨证需辨证、辨病、辨体相结合。首先强调辨病与辨证相结合，提倡以中为用，衷中参西，即根据患者症、征特点，结合现代医学检测手段，诊断标准，明确疾病的中西医诊断与转归。在此基础上参合中医传统辨证，把握患者的体质，明确患者的病、证（症）、体，从而掌握疾病的本质和转归、预后，并找出同病异治、异病同治规律。为辨证施治打下坚实的基础。

（2）谨守病机、正本清源的诊治理念：柴秀娟根据《素问·至真要大论》中“谨守病机，各司其属，有者求之，无者求之，盛者责之，虚者责之”的经文，高度重视病机在临证中的重要性。对临证中与病机相应之症，力求正本清源，辨析主次，以准确把握病机的归属。呼吸系统疾病患者，老年病、慢性病及疑难杂症居多，大多病程长而缠绵难愈，因病致虚、因虚致实之本虚标实、虚实错杂的病理状态为多见，病机复杂，虚实错综，故正本清源尤为重要，病机明确，才能标本兼治、攻补兼施，从而达到事半功倍的效果。

（3）衷中参西、用药精当的特点：遣方选药主要体现在辨证用药、辨病用药和经验用药三个方面。谨守中医理法方药，辨证论治。先明理法，再分证辨析，最后是遣方用药。结合现代医学理论，充分掌握疾病诊断和传变、预后，即辨证立法、以法遣方。以经方为思路，以经验方为基础，结合现代药理研究结果，遣方用药。同时强调剂量合理，切勿过当，从而顾护脾胃，防止不良反应。力求以最小的药量、药味达到最大的效果。

4. 临证经验

柴秀娟对慢性阻塞性肺病、哮喘、支气管扩张、间质性肺病等呼吸系统常见病，常采用辨证与辨病结合，经方与时方同用，急者治肺以“清”法为主，表里同治，攻补兼施；缓者肺脾肾同治，益气补肾活血，养阴必加清热，补中不忘祛痰，灵活化裁，取得显著疗效。呼吸科疾病多以慢性病为主，常反复发作，故针对每一位患者不同的疾病阶段，采取个体化方案：急者治标，缓者标本同治，稳定期扶正，调节阴阳平衡，常常取得事半功倍的效果。对难治性疾病，柴秀娟勇于探索，开拓创新。如消散延迟性肺炎、间质性肺病、晚期肿瘤不能耐受放化疗，以及带状疱疹、脓疱疮等，柴秀娟以扎实的中医理论为依据，积极探索中医治疗，辨证求因，审因论治，厘清错综复杂的病因病机，攻补兼施，表里同治，取得显著疗效。

柴秀娟根据中医治未病优势，利用中医“春夏养阳，秋冬养阴”的原则，积极探索呼吸系统疾病慢病管理规范。在浙江省内率先采用中药制剂穴位注射联合穴位贴敷、中药内服等序贯方式，开展冬病夏治，进行慢性阻塞性肺病、哮喘、支气管扩张、过敏性鼻炎、气虚易感等亚健康状态的呼吸系统慢性疾病管理，取得显著疗效。能明显改善患者的生活质量，减轻症状，减少急性加重。该方法价格低廉，安全有效，避免了内服药可能产生的不良反应，节约了成本和社会资源，减少社会经济负担，具有明显的社会效益和经济效益。同时积极探索规范治疗，采用规范诊断、规范操作、规范评估观察疗效，希望能制定一套切实可行的疗效确切的冬病夏治方法加以推广，使更多患者获益。

四十三、徐甦

1. 名医简介

徐甦，1963 年 8 月生，浙江湖州吴兴区人，中共党员，浙江省名中医，主任中医师。曾任湖州市中医院大内科主任、急诊科主任、内镜中心主任。

2. 学术渊源

徐甦出生于医学世家，父亲徐恩源毕生从事临床工作，徐甦自幼受父亲言传身教，立志从医。1979 年考入浙江中医学院中医系，系统学习中医理论及西医基础知识。其间聆听何任、马莲湘、朱古亭、蒋文照、林乾良、汤金土等在校任职名医指点教诲，打下了坚实的中医理论功底。毕业后至湖州市中医院内科，先后随吴士彦、顾瑞麟、顾兆雄等湖州中医名家临诊学习。2001 年完成苏州大学临床医学专业研究生进修班学习。工作近 40 年来，逐渐形成自己的学术观点和临床特色，善治内科杂病，尤精于胃肠疾病的诊疗。

3. 学术思想

（1）临诊治病整体观：秉承《内经》天人合一的整体观，认为人体可接触的自然环境和社会环境改变，致病因素、疾病谱、人体的生理病理都会发生相应变化，诊疗也应随之而变。如脾胃病的病因，金元时期，社会动荡，战乱频繁，人们常颠沛流离，饥寒交迫，病因常为饮食劳倦，脾胃病虚证、寒证居多，故东垣立论制方，着重补中益气，升阳益胃。当今社会生活水平已初步小康，酒文化盛行，人们生活节奏加快，工作压力日增，脾胃病的致病因素主要体现在饮食不节，恣食肥甘辛辣之物，饮酒过多，影响脾胃运化受纳功能，湿浊内生，湿邪致病；忧思恼怒，肝郁气滞，影响脾胃升降功能而情志致病。

（2）治病求本重脾胃：脾胃为后天之本，气血生化之源，脾胃运化功能不全，则化源不足，抗病能力下降，外邪容易入侵。徐甦指出调理脾胃是治疗疾病的重要一环，胃气之盛衰，关系人体生命活动及其存亡，药物发挥治疗作用亦赖胃气施布药力，临床辨治内科杂症，运用祛邪之法时，不忘顾护脾胃。

（3）*病证并重增疗效*：辨证论治是中医诊断疾病和治疗疾病的基本原则，也是中医数千年长盛不衰的基石。临诊处方病证并重，主张把中医辨证与现代科学技术有机联系起来，以丰富中医的辨证内容。徐甦认为在疾病的发展过程中，中医的证是会发生变化的，可同病不同证或同证不同病，证具有普适性，应该病证结合，针对病的特殊性，选用针对性强的专方专药以提升疗效。

4. 临证经验

善于治疗内科疑难病，徐甦重视脾胃的扶正作用，认为内科疑难病多已病久，正气耗损，无力抗邪，临证要重视脾胃的养正作用，宜轻剂缓图，从顾护脾胃入手，在调理脏腑气血阳的同时，兼顾后天脾胃，以后天补养先天，激发人体的抗病能力，以养正气，达到治疗目的。

徐甦治疗胃病善用通降法。胃为水谷之腑，“六腑者传化物而不藏”，以通为用，以降为顺。降则和，不降则滞，反升则逆。“通”字即调畅气血、疏其壅塞、消其郁滞并承胃腑下降之性推陈出新，导引食浊瘀滞下降，给邪以出路。胃腑实宜消积导滞，专去其邪，不可误补。如病由胃及脾，因实致虚导致脾胃气虚，气机不运，虚中有滞，不可壅补，宜补虚行滞。

徐甦注重疏肝法的灵活运用。一方面，继承前人经验，如王旭高《西溪书屋夜话录》所记载“治肝卅法”，结合当地病患实际，主取六法：疏肝理气（香附、郁金、苏梗、青皮），疏肝通络（旋覆花、当归、桃仁、泽兰、橘络）、培土泄木（六君子汤加白芍、木香）、泄肝和胃（二陈汤合左金丸，豆蔻、金铃子）、清肝（牡丹皮、栀子、黄芩、淡竹叶、连翘、夏枯草）、肝实泻子（黄连、生甘草）。另一方面，根据多年临证积累，总结自己的疏肝特色治法，如素体肝郁气滞的胃病患者如新发风热感冒，适用于银翘散者，只取一味蒲公英代替之，此药泻火而不伤土，既疏肝行滞，又不似银翘散内多药肃肺降气太过，克伐肝木，肝气愈发不得伸张，旧有胃病不但加重，新发感冒也可因此迁延。提出“归经方”的概念，对于部分患者需用归肝经药，又与具体情况略相冲突，则以一个小的归肝经组方来代替归肝经药，组方各药可互相监制，量小而中和，不良反应小。

擅用膏方调理体质，调整疑难久病。认为《内经》提出了以甘药为基础治疗虚劳不足之病的根本原则，围绕甘药，激活脾胃系统，基于病情，准确选择五味多少，调整阴阳进退、气血刚柔、五脏流转，解决针灸、普通中药方剂久治不效的疾病。膏方具体配伍中，不专用补药。

参考文献

[1] 王象礼 . 陈无择医学全书 [M]. 北京：中国中医药出版社，2015.

[2] 刘时觉 . 永嘉医派研究 [M]. 北京：中医古籍出版社，2000.

[3] 任应秋 . 中医各家学说 [M]. 上海：上海科技出版社，1980.

[4] 许浚 . 东医宝鉴 [M]. 北京：中国中医药出版社，2014.

[5] 朱震亨 . 格致余论 [M]. 北京：中国医药科技出版社，2018.

[6] 王大鹏 . 中医气血五脏治则 [M]. 南京：南开大学出版社，1992.

[7] 李中梓 . 医宗必读 [M]. 北京：中国医药科技出版社，2019.

[8] 秦伯未 . 秦伯未医学丛书：谦斋医学讲稿拾遗 [M]. 北京：中国医药科技出版社，2021.

[9] 张景岳 . 景岳全书 [M]. 北京：人民卫生出版社，2017.

[10] 丹波元坚 . 皇汉医学精华书系：药治通义 [M]. 王春燕，田思胜校注 . 北京：中国医药科技出版社，2019.

[11] 范永升 . 浙江中医学术流派 [M]. 北京：中国中医药出版社，2009.

[12] 张景岳 . 张景岳医学全书 [M]. 北京：中国中医药出版社，1999.

[13] 张承烈 . 钱塘医派 [M]. 上海：上海科学技术出版社，2006.

[14] 张志聪，高世栻 .侣山堂类辩　医学真传 [M]. 北京：人民卫生出版社，1983.

[15] 唐容川 . 金匮要略浅注补正 [M]. 北京：学苑出版社，2013.

[16] 陈修园 . 陈修园医书全集（中）[M]. 北京：中医古籍出版社，2017.

[17] 李国平 . 清代名医医案选评 [M]. 哈尔滨：黑龙江人民出版社，2000.

[18] 张志聪 . 侣山堂类辩（附：醫塘医话）[M]. 陆健，邢玉瑞，蔺焕萍注释 . 上海：上海浦江教育出版社，2011.

[19] 高世栻 . 医学真传解析 [M]. 北京：人民军医出版社，2014.

[20] 王士雄 . 温热经纬 [M]. 北京：中国医药科技出版社，2019.

[21] 刘弼臣 . 刘弼臣临床经验辑要 [M]. 北京：中国医药科技出版社，2002.

[22] 沈元良 . 绍派伤寒名家学术精要 [M]. 北京：中国中医药出版社，2016.

[23] 陈言 . 三因极一病证方论 [M]. 北京：人民卫生出版社，1957.

[24] 禄颖，吴莹，鲁艺，等 .《三因极一病证方论》七情学说特点分析 [J]. 吉林中医药，2013，33（8）：858–860.

[25] 何若苹 . 国医大师何任教授三因学说养生与生育关系的探讨 [J]. 中华中医药杂志，2014，29（11）：3371–3373.

[26] 朱丹溪 . 格致余论 [M]. 北京：中国中医药出版社，2021.

[27] 王维广，陈子杰，王慧如，等 . 命门学说理论框架变迁及其原因的历史考察 [J]. 北京中医药大学学报，2016，39（8）：624–629.

[28] 赵献可 . 医贯 [M]. 北京：人民卫生出版社，1959.

[29] 蒋应时 .《内经》六气病机的选择论 [J]. 广州中医学院学报，1993（2）：101–104.

[30] 陈希成 .《三因极一病证方论》五运证治方的立方思路研究 [D]. 北京：中国中医科学院，2021.

[31] 鲁晓聪 . 朱丹溪《格致余论》中医哲学思想研究 [D]. 长沙：湖南大学，2021.

[32] 浙江省卫生志编纂委员会 . 浙江省卫生志 [M]. 杭州：浙江人民出版社，2019.

[33] 浙江省医史分会 . 浙江历代医药著作 [M]. 浙江省中医学会杭州市医药商业公司，1991.

[34] 张伯臾 . 中医内科学 [M]. 北京：人民卫生出版社，1988.

[35] 朱震亨 . 丹溪心法评注 [M]. 高新彦，等解析 . 西安：三秦出版社，2005.

[36] 陶华 . 伤寒全生集 [M]. 北京：中国中医药出版社，2023.

[37] 朱震亨 . 局方发挥 [M]. 北京：中国中医药出版社，2021.

[38] 高士栻 . 医学真传 [M]. 宋咏梅，李圣兰点校 . 天津：天津科学技术出版社，2000.

[39] 朱丹溪 . 脉因证治 [M]. 太原：山西科学技术出版社，2008.

[40] 陈士铎 . 石室秘录 [M]. 北京：中国中医药出版社，2019.

[41] 戴思恭 . 秘传证治要诀及类方 [M]. 北京：商务印书馆，1955.

[42] 朱丹溪 . 丹溪治法心要 [M]. 张奇文，等校注 . 济南：山东科学技术出版社，1985.

[43] 李鸿涛，张明锐 . 世医家学内涵及其对中医传承的启示 [J]. 中医杂志，2018，59（1）: 81–84.

[44] 王焘 . 外台秘要方 [M]. 太原：山西科学技术出版社，2013.

[45] 汪讱庵 . 医方集解 [M]. 王云凯，等点校 . 天津：天津科学技术出版社，1997.

[46] 楼岳中 . 楼塔往事 [M]. 杭州：浙江人民出版社，2008.

[47] 楼英 . 医学纲目 [M]. 北京：中国中医药出版社，1996.

[48] 吴云峰 . 证治心得：序 [M]. 嘉善：嘉善吴氏藏版，1925.

[49] 陈康 . 浙北陈氏中医内科历代医家生平及著作考（上）[J]. 浙江中医药大学学报，2018，42（6）: 449–452，457.

[50] 刘时觉 . 浙江医人考 [M]. 北京：人民卫生出版社，2014.

[51] 曹炳章 . 中国医学大成终集 点校本 杂著 31[M]. 上海：上海科学技术出版社，2013.

[52] 张喜德，赵仁龙 .《陆氏三世医验》学术思想探析 [J]. 陕西中医学院学报，2014，37（5）: 76–77，82.

[53] 陆养愚，陆肖愚，陆祖愚 . 陆氏三世医验 [M]. 北京：中国中医药出版社，2011.

[54] 杨振江，杨振泳. 叙述历代医家朱丹溪的学术思想与贡献 [J]. 世界最新医学信息文摘，2017，17（37）: 161–162.

[55] 杜松，张玉辉 . 丹溪学派形成及其影响 [J]. 云南中医学院学报，2011，34（6）: 1–3.

[56] 刘时觉 . 朱丹溪弟子续考 [J]. 医古文知识，2000，2：25–29.

[57] 刘玉玮 . 明代丹溪学派考 [J]. 中华医史杂志，2001，3：38–43.

[58] 赵雪莹. 虞抟治学思想浅析 [C]// 中华中医药学会 . 中医学术流派菁华——中华中医药学会第四次中医学术流派交流会论文集，2012：162–164.

[59] 徐珊. 明代名医虞抟学术思想探要 [J]. 中医函授通讯，1999，3：5–6.

[60] 吴徐来 . 浙北历代医家贡献初探 [J]. 浙江中医药大学学报，1980（6）: 52–54.

[61] 崔为，王姝琛 . 姚僧垣与《集验方》[J]. 长春中医药大学学报，2006（3）:

3–4.

[62] 许敬生 . 姚僧垣用大黄 [J]. 河南中医杂志，2008（9）：16.

[63] 赵永辰，卢丽君，王涛，等 . 朱肱及其病证结合观 [J]. 医学研究与教育，2017（5）：11–15.

[64] 王照迪 . 朱肱对《伤寒论》中“阴阳辨证”的理论传承与研究 [D]. 成都：成都中医药大学，2021.

[65] 刘素平 . 朱肱《类证活人书》的伤寒学术思想研究 [D]. 沈阳：辽宁中医药大学，2012.

[66] 刘时觉 . 永嘉医派 [M]. 北京：中国中医药出版社，2022.

[67] 王硕 . 易简方 [M]. 北京：人民卫生出版社，1995.

[68] 郑玄 . 周易郑注导读 [M]. 北京：华龄出版社，2019.

[69] 刘时觉 . 中国医籍补考 [M]. 中国：人民卫生出版社，2017.

[70] 张雪丹，王其倩，张如青 . 罗知悌生平及《罗太无口授三法》考 [J]. 中医文献杂志，2016（1）：14–16.

[71] 陈姝宇，张雪丹 . 宋元时期医家罗知悌学术思想探析 [J]. 中华中医药杂志，2021（6）：3222–3225.

[72] 任宏丽，张如青，段逸山 .《罗太无先生口授三法》成书及主要内容——评罗知悌对金元医学发展的贡献 [J]. 上海中医药杂志，2007（10）：67–68.

[73] 朱紫尧 . 吴绶《伤寒蕴要全书》主要类方的药物运用规律研究 [D]. 昆明：云南中医药大学，2021.

[74] 周云逸 . 明代太医吴绶《伤寒蕴要全书》的医药学贡献 [J]. 中医药文化，2022（3）：275–280.

[75] 朱震亨 . 金匮钩玄 [M]. 北京：人民卫生出版社，1980.

[76] 戴思恭 . 推求师意 [M]. 北京：中国中医药出版社，2021.

[77] 曾慧珍，周红 . 戴思恭治疗郁证经验 [J]. 中医学报，2021，36（3）：529–532.

[78] 戴思恭 . 秘传证治要诀及类方 [M]. 北京：中国中医药出版社，1998.

[79] 柴瑞义 . 张景岳学说对朝鲜李朝后期医家的影响 [D]. 杭州：浙江中医药大学，2021.

[80] 王玺慧 . 张景岳养生思想及方法研究 [D]. 哈尔滨：黑龙江中医药大学，2022.

[81] 肖巍 . 张景岳医学思想的哲学探源 [D]. 长沙：湖南大学，2007.

[82] 龙迪 . 张景岳论治咳嗽的学术思想与方药研究 [D]. 成都：成都中医药大学，2017.

[83] 薛松 . 张景岳医易思想研究 [D]. 北京：北京中医药大学，2008.

[84] 陆文彬 . 高鼓峰先生学术经验研讨 [J]. 浙江中医药大学学报，1980（6）：32–35.

[85] 周德生 . 高鼓峰之学术思想 [J]. 江苏中医杂志，1992（1）：26.

[86] 王志斌 . 高鼓峰 .《医家心法》对胃阴的阐述 [J]. 中医药研究杂志，1986（2）：39–40.

[87] 吴小明 . 浙派中医高鼓峰“不得见病治病”医案浅析 [J]. 浙江中医药大学学报，2019（4）：321–323.

[88] 赵啸虎，宋咏梅，郭栋 . 赵献可《医贯》学术思想探析 [J]. 山东中医药大学学报，2022，46（6）：766–769，781.

[89] 赵献可 . 医贯 [M]. 北京：人民卫生出版社，2017.

[90] 吴润秋 . 中华医书集成 医经类 [M]. 北京：中医古籍出版社，1999.

[91] 安艳秋 . 赵献可对易水学派的贡献 [J]. 中医研究，2011，24（6）：79–80.

[92] 缪顺莉，周涛，王鹏 . 从《医贯》探析赵献可辨治咳嗽特色 [J]. 山东中医药大学学报，2019，43（4）：347–349.

[93] 钱旭武，姜雨辰，谢文兴，等 . 赵献可肾水命火理论思想源流考及对后世治疗咳嗽的影响 [J]. 中国医药导报，2020，17（25）：149–152.

[94] 江凌圳，丁立维，黄爱军 . 明代浙派名医楼英学术传承与思想文化 [J]. 中医药文化，2020，15（4）：40–46.

[95] 郭佩兰 . 本草汇 [M]. 北京：中国中医药出版社，2015.

[96] 刘一震，郑红斌 . 神仙太公楼英学术思想与临证应用 [M]. 北京：中国中医药出版社，2019.

[97] 楼英 . 医学纲目 [M]. 北京：中国中医药出版社，1996.

[98] 吕桂敏，徐长卿 . 脉经 [M]. 郑州 . 河南科学技术出版社，2017.

[99] 武之望 . 济阴纲目 [M]. 北京 . 中国医药科技出版社，2014.

[100] 张景岳 . 景岳全书系列 妇人规 [M]. 北京：中国医药科技出版社，2017.

[101] 俞根初 . 重订通俗伤寒论 [M]. 北京：中国中医药出版社，2011.

[102] 刘更生 . 灵枢经 [M]. 北京：中国中医药出版社，2006.

[103] 杨继荪 . 叶熙春 [J]. 中国医药学报，1988（1）：68.

[104] 高彦沁，王邦才 . 江南名医叶熙春诊治特色探述 [J]. 中华中医药杂志，2021，36（4）：2243–2245.

[105] 凌奂 . 本草害利 [M]. 北京：中医古籍出版社，1982.

[106] 何少山，何嘉琅 . 叶熙春先生妇科经验选要 [J].浙江中医学院学报，1983（1）：32–33.

[107] 付璐，林燕，马燕冬 .《太平惠民和剂局方》香药考 [J]. 中华中医药杂志，2016，31（10）：3917–3921.

[108] 于海艳，贾波，沈涛，等 .《太平惠民和剂局方》治伤寒及中暑的用药特点研究 [J]. 成都中医药大学学报，2012，35（4）：84–88.

[109] 王宇僖，王彤 .《太平惠民和剂局方》温病救阴防治思想分析 [J]. 环球中医药，2021，14（4）：646–648.

[110] 周士英，张海英，刘鹏，等 .《太平惠民和剂局方》泄泻治疗方药的统计研究 [J]. 光明中医，2006（10）：23–24.

[111] 王晓棣 .《太平惠民和剂局方》脘腹痛病证诊治思想研究 [J]. 亚太传统医药，2014，10（7）：43–44.

[112] 朱靓贤，苏前敏，陈德兴，等 . 基于数据挖掘探讨《太平惠民和剂局方》治头痛方药配伍特点 [J]. 中成药，2015，37（7）：1435–1439.

[113] 于海艳，沈涛，雍小佳，等 .《太平惠民和剂局方》治诸风的用药特点 [J]. 广州中医药大学学报，2014，31（1）：154–157.

[114] 王宇僖，孟依临，王彤 . 基于复杂系统熵聚类分析《太平惠民和剂局方·治痰饮附咳嗽篇》的用药规律 [J]. 浙江中医药大学学报，2022，46（8）：913–919.

[115] 范佳佳，刘阳，刘旎，等 .《太平惠民和剂局方》中煮散剂的使用特点 [J]. 中医杂志，2019，60（4）：291–294.

[116] 邢丹，贺莹，郑虎占 . 从《太平惠民和剂局方》论中药煮散技术规范 [J]. 中国临床医生，2012，40（11）：73–75.

[117] 张玉芳，琚玮，李雁，等. 煮散常用量标准化研究［J］. 河南中医，1996，16（4）：253–254.

[118] 马娜，朱建华，杨继红 .《太平惠民和剂局方》版本考略 [J]. 世界中西医结合杂志，2021，16（2）：264–266，329.

[119] 王雨秾 .《三因极一病证方论》对中医临床辨证的贡献 [J]. 中医药临

床杂志，2004（3）：195–196.

[120] 孙晓波 . 陈无择医学心理学思想初探［J］. 成都中医学院学报 .1984（3）：46–48.

[121] 张洋，史耀勋 . 生附散治疗复发性尿路感染（冷淋）的临床研究 [J]. 北方药学，2011，8（7）：62.

[122] 李志广 . 控涎丹新用 [J]. 新中医，2004，36（6）：67–68.

[123] 周颖，魏俊伶，王婷婷等 .《三因极一病证方论》疫病证治探析 [J]. 中国中医基础医学杂志，2022，28（9）：1397–1398+1412.

[124] 王琳，李翠娟 .《三因极一病证方论》论治泄泻病经验探析 [J]. 河北中医，2014，36（3）：435–436.

[125] 韩海伟，柳成刚 .《三因司天方》剖析 [J]. 天津中医药,2020,37（11）：1261–1264.

[126] 许鑫欣，杨向东，席志伟 . 庚子年（2020 年）运气推演及运气立方 [J]. 亚太传统医药，2020，16（9）：180–181.

[127] 史锁芳，刘清泉 . 从“江夏方舱中医模式”探讨中医药在新型冠状病毒肺炎治疗中的价值 [J]. 江苏中医药，2020，52（4）：11–14.

[128] 王国为，徐世杰，杨威 . 浅析五运时气民病证治方的用药规律 [J]. 中国中医药图书情报杂志，2017，41（1）：33–36.

[129] 宋修道，王国为，杨威 .《三因极一病证方论》六气方用药规律研究 [J]. 中国中医基础医学杂志，2022，28（2）：236–238.

[130] 陈冰俊，顾植山，陶国水，等 . 司天“五运方”组方原则初探 [J]. 中华中医药杂志，2020，35（2）：667–669.

[131] 王霜 . 六气的时令特点及用药规律研究 [D]. 北京：中国中医科学院，2022.

[132] 刘美含，薛一涛．三因方麦门冬汤辨治心悸失眠验案一则 [J]．世界最新医学信息文摘，2018，18（98）：237，239.

[133] 樊毓运，孙百荣，金鑫，等．陈无择紫菀汤临床应用心得 [J]．中国中医药现代远程教育，2017，15（14）：134–136.

[134] 周敬文，老膺荣，周薇，等 . 基于文献梳理的备化汤中地黄使用之解析 [J]. 广州中医药大学学报，2023，40（2）：488–493.

[135] 陶国水，顾植山 .2015 乙未年之气运气方推荐 [N]. 中国中医药报，2015–04–01（5）.

[136] 王莹，鲁明源．基于六庚年运气格局解读牛膝木瓜汤配伍原理 [J]. 山东中医杂志，2023，42（2）：113–117.

[137] 李明，谢鸣．温胆汤类方追溯引发的思考 [J]. 陕西中医,2002,23（5）：451–452.

[138] 严令耕，潘林梅，薛博瑜．温胆汤及其类方治疗抑郁症的研究 [J]. 吉林中医药，2008，28（2）：141–142.

[139] 申绎莛，王连志．温胆汤化裁治疗高脂血症（痰瘀互阻）[J]. 实用中医内科杂志，2018，32（4）：66–67，77.

[140] 吴晓丹，马伯艳，李然等．《三因极一病证方论》温胆汤改善睡眠的实验研究 [J]. 中医药信息，2004（5）：31–32.

[141] 李海峰，陈正，周国琪．论《格致余论》的辨治特色 [J]. 中医文献杂志，2010，28（2）：17–18.

[142] 周杰，王玥慧，王大力，等．《格致余论》指导下的内伤杂病临证与调摄 [J]. 中国医药导报，2020，17（2）：128–131.

[143] 施仁潮．朱丹溪论治痿证探要 [J]. 江苏中医杂志，1986（3）：12–15.

[144] 翟争，巩勋，崔家康，等．朱丹溪痹证论治特色探析 [J]. 中国中医基础医学杂志，2020，26（5）：583–584，612.

[145] 吴元洁．朱丹溪痹证辨治特色探析 [J]. 中医杂志，2010，51（3）：281–283.

[146] 张帆，周胜利．浅论朱丹溪《格致余论》从血论治痛风特色 [J]. 中医药学报，2018，46（6）：106–108.

[147] 蒋艳姣．对朱丹溪《格致余论》与《丹溪心法》有关瘀血论述的评析 [J]. 辽宁中医药大学学报，2008（10）：170–171.

[148] 毛毳．从《格致余论》论肺胀的中医治疗与调养 [J]. 中医学报，2016，31（10）：1465–1467.

[149] 柳亚平，潘桂娟．朱震亨及其门人痰证诊疗思想探讨 [J]. 中国中医基础医学杂志，2009，15（12）：889–890.

[150] 夏宁俊，顾根网，田永立，等．基于朱丹溪学术思想从气、血、痰、郁论治胃癌 [J]. 江苏中医药，2023，55（2）：16–18.

[151] 朱广辉，李杰．基于“阳非有余”及“阳常有余”探讨温阳法论治恶性肿瘤 [J]. 辽宁中医药大学学报，2021，23（12）：41–44.

[152] 吴同越，钱小溪，伊慧敏，等．基于朱丹溪“阴难成易亏”观点探讨

帕金森病证治 [J]. 福建中医药，2022，53（4）：31–33.

[153] 焦烁颖，付守强，汤阳，等 . 从朱丹溪“心动则相火动”论治复发性甲状腺功能亢进症 [J]. 北京中医药大学学报，2022，45（7）：733–737.

[154] 李敏 . 明代医学家楼英的学术渊源与治学方法 [J]. 广州中医学院学报，1995（4）：54–56.

[155] 汪珊 . 试述《医学纲目》的编辑方法和学术特色 [J]. 实用中医药杂志，2002（11）：50–51.

[156] 黄龙祥 . 中医学理论体系重构的典范——楼英《医学纲目》理论创新启示 [J]. 中国针灸，2021，41（8）：823–833.

[157] 黄龙祥 . 明刊 45 卷本《医学纲目》的版本及文献价值 [J]. 中华医史杂志，2021，51（3）：137–150.

[158] 周明道 . 楼英与《医学纲目》[J].浙江中医学院学报，1986（5）：32–33.

[159] 吴侃妮，江凌圳 . 试论楼英《医学纲目》脾胃部理法特点 [J]. 中医文献杂志，2020，38（2）：35–38.

[160] 林红 .《医学纲目》扶正法在辨治积聚中的应用浅析 [J]. 浙江中医杂志，2021，56（4）：266–267.

[161] 徐世杰，王国为 . 中医历代名家学术研究丛书・虞抟 [M]. 北京：中国中医药出版社，2017.

[162] 周向锋 . 虞抟《医学正传》之脾胃学说特色发微 [J]. 江西中医药，2022，53（3）：20–22.

[163] 戴永生，刘慕松 . 试析虞抟对补中益气汤的发微 [J]. 贵阳中医学院学报，1995（4）：7–8.

[164] 王玉龙，韩金凤 . 虞抟《医学正传》中辨脉运用补中益气汤探讨 [J]. 山西中医，2019，35（2）：1–3.

[165] 张爱焕 .《医学正传》便秘证治特色述要 [J]. 中国中医急症，2006（3）：297.

[166] 周向锋 . 虞抟《医学正传》之火热证治特色探微 [J]. 中国民间疗法，2020，28（24）：1–2.

[167] 熊飞达，陈明显，傅睿 . 虞抟“疏利三焦，温扶肾命”论治泄泻特色 [J]. 中医文献杂志，2021，39（5）：8–11，13.

[168] 古婷婷，李泽庚，朱雪娜，等 . 虞抟《医学正传》咳嗽病治疗思路探

析 [J]. 中医药临床杂志，2022，34（7）：1220–1223.

[169] 张仕玉，艾相乾．虞抟痹证论治浅析 [J]. 中国中医急症，2008（4）：525，537.

[170] 孙晓霞，杨帆，席鹏飞，等．虞抟辨治积聚学术思想浅析 [J]. 世界中医药，2014，9（11）：1471–1473，1478.

[171] 王国为，夏洁楠，徐雯洁，等．虞抟论治虚劳特色探析 [J]. 中华中医药杂志，2015，30（10）：3508–3510.

[172] 周楠．明代医家刘纯学术思想研究 [D]. 南宁：广西中医药大学，2019.

[173] 任雨笙，顾建河，龚纯．明代医家刘纯生平初探 [J]. 中华医史杂志，2000（3）：155–157.

[174] 李然，章红英．《玉机微义》的引文分析：以消渴为例 [J]. 湖北中医药大学学报，2015，17（2）：126–129.

[175] 李海啸，闫磊．《玉机微义》胸痹虚证探析 [J]. 陕西中医，2021，42（10）：1439–1441.

[176] 沈敏南．评述《伤寒全生集》[J].浙江中医学院学报，1983（5）：40–42.

[177] 邢淑丽，秦玉龙．陶华《伤寒六书》及其学术思想探讨 [J]. 浙江中医杂志，2005（4）：3–5.

[178] 金庆江．论《伤寒全生集》对叶天士学术思想之影响 [J]. 上海中医药杂志，1993（3）：43–44.

[179] 连松．陶节庵伤寒学术思想研究 [D]. 武汉：湖北中医药大学，2017.

[180] 颜林钧，马鸿杰，李康康．柴葛解肌汤合达原饮治疗淋证验案 1 则 [J]. 湖南中医杂志，2015，31（9）：103–104.

[181] 李华俊，梁荣华，卢娅利，等．柴葛解肌汤加减方联合奥司他韦治疗冬季流感样病例的疗效观察 [J]. 甘肃医药，2022，41（2）：155–157.

[182] 李茎茎．柴葛解肌汤临证应用体会 [J]. 山东中医杂志，2013，32（12）：892–893.

[183] 谢平金，温俊茂，廖璐．柴葛解肌汤治疗紧张性头痛应用心得 [J]. 中国中医急症，2014，24（8）：1576–1577.

[184] 李敬武，何明亮，董凤飞．登革热早期应用银翘散联合柴葛解肌汤的效果分析 [J]. 深圳中西医结合杂志，2020，30（11）：37–39.

[185] 熊兴江 . 基于 CCU 重症病例的《伤寒六书》柴葛解肌汤方证及其在医院内感染、急性上呼吸道感染等外感热病中的运用 [J]. 中国中药杂志，2019，44（18）：3876–3882.

[186] 林杰，邓厚波，沈东，等 . 刘铁军教授运用扶阳益气法治疗肝癌发热临床经验 [J]. 中西医结合肝病杂志，2018，28（3）：185–187.

[187] 卢国 . 再造散临床应用的体会 [J]. 光明中医，2008（4）：501.

[188] 李红亮 . 再造散治疗单纯型流行性感冒 60 例观察 [J]. 实用中医药杂志，2013，29（9）：723.

[189] 陈士耀 . 论陶华再造散加减治多寐病与不寐病 [J]. 中国处方药，2018，16（11）：120–121.

[190] 周红 . 再造散加减对肺肾气虚型慢性阻塞性肺疾病患者的临床疗效观察 [J]. 湖北中医杂志，2016，38（12）：9–11.

[191] 陈少忠，黄定靠，刘晓，等 . 黄龙汤加减对老年脓毒症胃肠功能障碍患者胃肠激素的影响 [J]. 山东中医杂志，2021，40（7）：703–709.

[192] 薛宏亮，刘媛媛，马玉蝉，等 . 基于网络药理学研究黄龙汤治疗便秘的作用机制 [J]. 中国医药导刊，2021，23（1）：35–41.

[193] 张叔琦，符佳 . 张景岳胃气学说发微 [J]. 中华中医药杂志，2022，37（4）：2174–2176.

[194] 杨建猛，林丽珠 . 朱丹溪与张景岳对噎膈的认识 [J]. 吉林中医药，2013，33（7）：651–653.

[195] 程泓，贺百林，章代亮，等 . 张景岳便秘学术思想浅析 [J]. 成都中医药大学学报，2016，39（1）：104–106.

[196] 李磊磊，刘安，熊之焰 . 基于数据挖掘研究《景岳全书》治疗便秘用药规律 [J]. 山西中医，2022，38（1）：57–59.

[197] 刘海旭，周洪伟，杨勇 .《景岳全书·痞满》用药规律及特点探析 [J]. 中医药学报，2022，50（4）：68–73.

[198] 李三洋，林晓峰 .《景岳全书》论治咳嗽特色浅析 [J]. 江苏中医药，2018，50（2）：13–14.

[199] 王云峰，李萍 .《景岳全书》喘证论治学术思想探析 [J]. 光明中医，2019，34（14）：2128–2130.

[200] 吴时礼，高红芳 . 基于张景岳学术思想浅析肺癌中医辨治思路 [J]. 中医肿瘤学杂志，2022，4（3）：5–8.

[201] 张冰，杜渐 . 张景岳中医情志思想探析 [J]. 中国中医基础医学杂志，2015，21（9）：1072–1073.

[202] 边致远，石淼，李心悦，等 . 从《景岳全书》情志之郁理论探讨情志致痛 [J]. 中医杂志，2019，60（16）：1367–1370.

[203] 魏泾纹 . 张景岳“邪正”理论在不寐中的运用与局限 [J].中国民族民间医药，2021，30（22）：8–10.

[204] 徐福平，杨洋，王凯，等 .《景岳全书》不寐学术思想及其方药特色探讨 [J]. 西部中医药，2017，30（5）：41–43.

[205] 王广民，侯桃红 .《石室秘录》学术特色浅识 [J]. 山西中医，2007（2）：47.

[206] 周轩，付强，赵泽世，等 .陈士铎三消治法析要 [J]. 中医药学报，2021，49（12）：86–88.

[207] 陈润花，张海鹏 . 陈士铎辨治泄泻特点分析 [J]. 北京中医药，2009，28（5）：358–360.

[208] 李利超，李兰兰，徐磊，等 .《石室秘录》治疗遗精学术思想探讨 [J]. 环球中医药，2022，15（8）：1381–1384.

[209] 张海丽，倪海祥，秦铮然，等 . 陈士铎“水升火降”治疗消渴理论探讨 [J]. 中华中医药杂志，2018，33（2）：483–485.

[210] 吴菊英，李永亮，曹云 . 陈士铎治疗血证之顺气归经法探析 [J]. 中国中医急症，2022，31（3）：520–522.

[211] 欧阳天赋，高日阳 . 陈士铎《石室秘录》情志病方药分析 [J]. 亚太传统医药，2019，15（5）：172–174.

[212] 胡鑫才，贺丹，张光荣，等 . 陈士铎运用补中益气汤解析 [J]. 光明中医，2021，36（18）：3058–3060.

[213] 周嘉虹，许银坤，钟嘉城，等 .《石室秘录》茯苓类方用药规律分析 [J]. 亚太传统医药，2020，16（1）：155–159.

[214] 湛韬，毛以林，李杰 . 陈士铎附子用药解析 [J]. 中华中医药杂志，2020，35（1）：69–72.

[215] 赵新秀 .《石室秘录》应用人参探析 [J]. 中医药学报，2000（5）：40–41.

[216] 谢邦军 .《石室秘录》对药拾遗 [J]. 光明中医，1996（1）：29–30.

[217] 薄立宏，张大明 .《伤寒来苏集》评述 [J]. 中医学报，2012，27（8）：

945–946.

[218] 周豪坤，钱俊华. 试探《伤寒来苏集》中的“方证思想”[J]. 浙江中医杂志，2020，55（8）：600–602.

[219] 李敏，荆鲁. 从《伤寒来苏集》初窥柯韵伯六经新论 [J]. 环球中医药，2019，12（11）：1667–1672.

[220] 陈稀林，段晓，邱明义. 李培生教授对柯韵伯学术思想之发挥［J］. 湖北中医药大学学报，2014，16（5）：105–106.

[221] 宋俊生. 从《伤寒论翼》看柯韵伯在学术上的创见［J］. 广州中医药大学学报，2002，19（2）：157–158.

[222] 孙金芳.《伤寒来苏集》“六经地面”学说之我见［J］. 中医研究，2002，15（3）：2–3.

[223] 蔡文就. 浅谈柯韵伯对乌梅丸的发挥及临床应用 [J]. 新中医，2004（3）：68–69.

[224] 宋向元. 漫谈《痧胀玉衡》的贡献 [J]. 黑龙江中医药，1965（2）：27–31.

[225] 赵美丽，焦玉梅，李贤巧，等. 古代痧症的诊断与鉴别诊断 [J]. 中国中医基础医学杂志，2007（11）：854–856.

[226] 周震，李岩. 论《痧胀玉衡》的学术思想及其贡献 [J]. 针灸临床杂志，2007（3）：5–7.

[227] 张文风，林雪宇. 清代痧证发展与启示 [J]. 长春中医药大学学报，2022，38（1）：5–8.

[228] 黄学勇. 清代刮痧专家郭志邃与《痧胀玉衡》[J]. 针灸临床杂志，2009，25（10）：41–42.

[229] 覃薇. 明末清初医家冯兆张学术经验研究 [D]. 南宁：广西中医药大学，2021.

[230] 袁久林，汤晓龙，邸若虹. 冯兆张用药特色探析 [J]. 时珍国医国药，2009，20（4）：813.

[231] 武秋秋，徐里. 冯兆张活用八味丸探析 [J]. 河南中医，2016，36（6）：981–982.

[232] 呼兴华，丁辉，焦振廉.《冯氏锦囊秘录》湿证文献考察及学术思想探析 [J]. 中医文献杂志，2019，37（1）：17–19.

[233] 夏学传. 全真一气汤探析 [J]. 安徽中医学院学报，1999（5）：21–22.

[234] 叶佐荣，张绍文，陈铁龙 . 全真一气汤治疗心力衰竭临床观察 [J]. 新中医，2016，48（5）：23–25.

[235] 张晶，严桂珍 . 全真一气汤治疗肾气虚型支气管哮喘缓解期 32 例疗效观察 [J]. 福建中医药，2016，47（3）：40–42.

[236] 李希，安志鹏，张川林 . 全真一气汤治疗慢性阻塞性肺疾病临床观察 [J]. 中国中医药现代远程教育，2017，15（19）：87–89.

[237] 李大治，王春娥，陈可强 . 全真一气汤通过骨骼肌肌动蛋白 A1 调节慢性阻塞性肺疾病大鼠呼吸肌功能 [J]. 中医临床研究，2020，12（22）：14–17.

[238] 蔡志胜，王春娥，陈可强 . 全真一气汤通过 ACTA2 调节 COPD 大鼠肺动脉平滑肌细胞收缩功能 [J]. 亚太传统医药，2022，18（2）：10–15.

[239] 徐春巍，陆瑞峰，叶进 .《金匮要略论注》简析 [J]. 中医文献杂志，2019，37（1）：5–8.

[240] 胡梦楚，姚楷南，郑聪聪，等 . 从《通俗伤寒论》刍议俞根初外感热病之诊疗经验 [J]. 四川中医，2019，37（7）：18–19.

[241] 董汉良，胡再永 .《通俗伤寒论》治外感表证制方用药特色 [J]. 陕西中医，1996（1）：44.

[242] 张宏瑛 . 浅谈俞根初对《伤寒论》伤寒阳明证治的发挥 [J]. 浙江中医杂志，2012，47（11）：793–794.

[243] 章惠琴 . 略论《通俗伤寒论》对治疗热病神昏方剂的贡献 [J]. 贵阳中医学院学报，1983（4）：4–6.

[244] 熊益亮 . 浅谈俞根初《通俗伤寒论》的温病证治特点 [J]. 浙江中医药大学学报，2013，37（10）：1189–1190，1193.

[245] 孟凡滕，宋素花 .《通俗伤寒论》治疗温病用药规律探析 [J]. 山东中医药大学学报，2023，47（1）：43–48，93.

[246] 傅金缄，董纪林 .《重订通俗伤寒论》与甲型 H1N1 流感的治疗 [J]. 中华中医药杂志，2011，26（2）：223–224.

[247] 易彬 .《通俗伤寒论》脾胃病诊断特色及用药经验 [J]. 亚太传统医药，2016，12（22）：58–59.

[248] 张婷婷 . 蒿芩清胆汤应用于慢性萎缩性胃炎 1 例 [J]. 河南中医，2014，34（3）：551.

[249] 沈元良 . 蒿芩清胆汤衍变与考释 [J]. 浙江中医杂志，2012，47（9）：696.

[250] 林坚．谈蒿芩清胆汤 [J].浙江中医学院学报，1999（6）：9–10.

[251] 张立平，汤尔群，黄玉燕．浅论俞根初和解法 [J]. 中华中医药杂志，2019，34（4）：1635–1637.

[252] 侯鉴宸，杨凤，张瑶，等．基于知识元标引的《通俗伤寒论》“病因脉证治”辨治体系探析 [J]. 浙江中医药大学学报，2023，47（3）：280–286.

[253] 莫家舜．俞根初《通俗伤寒论》祛湿方剂的配伍规律研究 [D]. 杭州：浙江中医药大学，2010.

[254] 宋昊翀．《通俗伤寒论》101 首方剂方药剂量规律的文献研究 [D]. 北京：北京中医药大学，2012.

[255] 董汉良．《通俗伤寒论》承气汤衍化方探释 [J]. 河南中医，1992，12（4）：164–166.

[256] 沈元良．《通俗伤寒论》方柴胡达原饮衍变及考释 [J]. 浙江中医杂志，2009，44（2）：132.

[257] 沈元良．《通俗伤寒论》方加减葳蕤汤的衍变考释 [J]. 实用中医内科杂志，2008，22（12）：18.

[258] 冯跃龙．蒿芩清胆汤应用研究简况 [J]. 实用中医内科杂志，2017，31（7）：89–90，93.

[259] 高展翔．蒿芩清胆汤对流感病毒感染湿热证小鼠水通道蛋白影响的实验研究 [D]. 广州：广州中医药大学，2012.

[260] 张怡，屈杰，谭万初．蒿芩清胆汤对幽门螺杆菌相关性胃炎小鼠血清 IL–8 及胃黏膜 IL–8、NF–κB p65 的影响 [J]. 中国实验方剂学杂志，2014，20（2）：152–156.

[261] 杨雪梅．《笔花医镜》与脏腑辨证 [J]. 天津中医学院学报，2003（3）：7–8.

[262] 徐远．印会河脏腑辨证带教录 [M]. 北京：中国科学技术出版社，2019.

[263] 周富明．江涵暾《笔花医镜》杂病从肾论治探析 [J]. 中医文献杂志，2017，35（6）：12–15.

[264] 唐鸿，翟慧媛，王东旭．程国彭与江涵暾辨治咳喘之异同 [J]. 中医药导报，2022，28（10）：119–122.

[265] 王笃智，高毅，朱君华．《时病论》所构建的六淫致病体系初探 [J]. 浙江中医杂志，2020，55（8）：550–552.

[266] 王振洲，张思超 .《时病论》从伏气论治冬季咳嗽的理论与临床探析 [J]. 山东中医杂志，2022，41（10）：1055–1061.

[267] 林慧光 . 雷少逸治妇人时病特点初探 [J]. 福建中医学院学报，1997（3）：39–41.

[268] 邱根祥，徐华文，许宝才，等 . 衢州雷氏医学儿科时病精华初探 [J]. 中医儿科杂志，2019，15（3）：8–11.

[269] 何汝强，李廷保 . 清代名医雷丰治疗时令病临床用药配伍规律研究 [J]. 中医研究，2014，27（7）：61–63.

[270] 汪如镜，龚人爱，邱根祥 . 雷丰《时病论》运用鲜药特色探析 [J]. 浙江中医杂志，2021，56（7）：477–478.

[271] 徐慕鸽，龚婕宁 .《时病论》药引应用探析 [J]. 吉林中医药，2017，37（6）：636–638.

[272] 朱骏骁 . 雷丰论治咳嗽常用药对探析 [J]. 江西中医药，2009，40（10）：13–14.

[273] 唐素萍，徐寅，喻斌 .《时病论》论治“泄”和“痢”常用药对浅析 [J]. 湖南中医药大学学报，2022，42（5）：825–829.

[274] 吴海凤，苏悦，杨恺，等 . 从伏气理论探讨雷丰临证六十法在杂病中的运用 [J]. 中华中医药杂志，2020，35（12）：6074–6076.

[275] 付灿鋆 . 雷少逸《时病论》的学术特点 [J]. 成都中医学院学报，1988（4）：5–8.

[276] 金淑琴 . 雷丰诸法（诸方）杂病治验 [J]. 山东中医杂志，2003（4）：247–248.

[277] 张文选 . 温病方证与杂病辨治 [M]. 北京：中国医药科技出版社，2017.

[278] 陈宝忠，李志强，王庆双 . 王士雄学术思想影响的研究 [C]// 中华中医药学会 . 中医学术流派菁华——中华中医药学会第四次中医学术流派交流会论文集 .2012：2.

[279] 宋镇星 . 王孟英治病注重调理气机思维浅析 [J]. 中华中医药杂志，2013，28（2）：323–327.

[280] 李相平 . 王孟英治疗呕吐的经验探讨 [J]. 中医文献杂志，2017，35（2）：25–27.

[281] 郑威 . 王孟英礞石滚痰丸用方经验初探 [J]. 中医文献杂志，2018，36

（3）：24–28.

[282] 卢俊鹏，邹汶珊，王军 . 王孟英保津养阴思想的临床应用特色 [J]. 上海中医药杂志，2019，53（12）：39–41.

[283] 洪靖，张佳乐，刘永尚等 . 王孟英辨治血证特色探微 [J]. 中国中医基础医学杂志，2018，24（9）：1241–1244.

[284] 余霖，柳志成，周燕萍 . 基于数据挖掘技术的王孟英湿温用药规律研究 [J]. 时珍国医国药，2021，32（5）：1279–1282.

[285] 寇冠军，黄兴，李梦等 . 基于医案浅谈王孟英运用经方的思路 [J]. 中华中医药杂志，2016，31（9）：3679–3681.

[286] 邹赜韬，顾学林 .《秋瘟证治要略》探讨 [J]. 南京中医药大学学报（社会科学版），2016，17（4）：243–246.

[287] 陈永灿，马凤岐 . 曹炳章秋瘟学术经验探析 [J]. 中医杂志，2018，59（3）：265–268.

[288] 林曦，李永宸 .1918 年流感在中国的传播及其中医药防治研究 [J]. 中医文献杂志，2022，40（3）：77–80.

[289] 王广尧 . 张山雷《中风斠诠》学术思想浅析 [J]. 吉林中医药，1986（2）：35–36.

[290] 徐泉玉 . 张山雷治疗中风学术思想探析 [J]. 浙江中医杂志，1996（8）：363–364.

[291] 刘冬玲，吴鹏亮 . 张山雷《中风斠诠》学术思想研究 [J]. 陕西中医，2008（10）：1349–1351.

[292] 赵艳青，滕晶，娄政驰 . 张山雷《中风斠诠》中风病“闭”“脱”证治探讨 [J]. 中国中医急症，2014，23（5）：883–884.

[293] 宋培瑚 .《中风斠诠》学术思想撷菁 [J]. 辽宁中医药大学学报，2009，11（10）：16–17.

[294] 周辉 . 张山雷治疗中风的脉因证治 [J]. 辽宁中医杂志，2003（10）：786.

[295] 刘利娟，童东昌，周德生 . 清末民初医家“三张”治疗脑出血学术思想探析及其影响 [J]. 中国中医急症，2016，25（4）：616–618，660.

[296] 刘向哲，张鲁峰，张暑霞 . 张山雷治疗中风八法 [J]. 河南中医，2001（2）：34–35.

[297] 程如海 . 张山雷治疗中风八法探讨 [J]. 四川中医，1996（12）：1–2.

[298] 李俊红 . 张山雷“中风八法”浅析 [J]. 中国中医急症，2006（7）：772–773.

[299] 安国文，李和平 . 张山雷“中风八法”临证应用探讨 [J]. 新疆中医药，2013，31（3）：1–3.

[300] 王硕，齐文升 . 张山雷“中风八法”临床应用 [J]. 中国中医急症，2010，19（8）：1376–1377.

[301] 赵艳青，滕晶 . 张山雷《重订中风斟诠》治疗中风病组方用药规律分析 [J]. 中医药信息，2015，32（6）：94–96.

[302] 傅延龄 . 伤寒论研究大辞典新修 [M]. 北京：中国中医药出版社，2017.

[303] 杨娜，张毅，李娟，等 . 从祝味菊治疗肠伤寒探讨里之表学术思想 [J]. 新中医，2020，52（15）：195–197

[304] 农汉才 . 民国名医祝味菊对中医药抗感染的认识 [J]. 中国中医基础医学杂志，2018，24（10）：1363–1365，1372.

[305] 招萼华，王翘楚 . “脑神阳衰”证对“热入心包”证的发展 [C]// 中国睡眠研究会中医睡眠医学专业委员会，上海中医药大学附属市中医医院，国家中医药管理局中医药优势学科继续教育基地，全国名老中医王翘楚传承工作室 . 睡眠疾病临床与相关基础研究学术交流会暨继续教育培训班论文集 .2014：3.

[306] 宋亚伟 . 祝味菊“温潜法”临证治验 3 则 [J]. 江苏中药，2021，53（4）：57–59.

[307] 李国政，林力森 . 运用祝味菊“温潜法”治验 2 则 [J]. 江苏中医药，2017，49（3）：63–64.

[308] 招萼华 . 祝味菊医案经验集 [M]. 上海：上海科学技术出版社，2007.

[309] 祝味菊 . 祝味菊医书四种 [M]. 邸若虹点校 . 福州：福建科学技术出版社，2008.

[98] [illegible]. "中风八法" [illegible][J]. 中国中医急症, 2006(7): 772-773.

[99] [illegible]. "中风八法" [illegible][J]. [illegible], 2013, 31(5): 1-2.

[100] [illegible]. "中风八法" [illegible][J]. [illegible], 2010, 19(8): 1376-1377.

[101] [illegible][J]. [illegible], 2015, 32(6): 94-96.

[102] [illegible][M]. 北京: [illegible], 2017.

[103] [illegible][J]. [illegible], 2020, [illegible]: 195-197.

[104] [illegible]

[105] [illegible]

[106] [illegible]

[107] [illegible]

[108] [illegible]

[109] [illegible]

[110] [illegible][J]. [illegible], 2012, 48(3): 63-64.

[111] [illegible][M]. 上海: 上海科学技术出版社, 2002.

[112] [illegible][M]. [illegible]: 福建科学技术出版社, 2008.